中医内科疾病
诊治与针灸推拿

主编 史能军 姜传文 王丁磊 高 鑫
吴耿旭 李 燕 孙 清

黑龙江科学技术出版社
HEILONGJIANG SCIENCE AND TECHNOLOGY PRESS

图书在版编目（CIP）数据

中医内科疾病诊治与针灸推拿 / 史能军等主编. --
哈尔滨： 黑龙江科学技术出版社，2023.7
ISBN 978-7-5719-2010-4

Ⅰ. ①中… Ⅱ. ①史… Ⅲ. ①中医内科－疾病－诊疗
②针灸疗法③推拿 Ⅳ. ①R25②R245③R244.1

中国国家版本馆CIP数据核字（2023）第107038号

中医内科疾病诊治与针灸推拿

ZHONGYI NEIKE JIBING ZHENZHI YU ZHENJIU TUINA

主　　编	史能军　姜传文　王丁磊　高　鑫　吴耿旭　李　燕　孙　清
责任编辑	包金丹
封面设计	宗　宁
出　　版	黑龙江科学技术出版社
	地址：哈尔滨市南岗区公安街70-2号　邮编：150007
	电话：（0451）53642106　传真：（0451）53642143
	网址：www.lkcbs.cn
发　　行	全国新华书店
印　　刷	黑龙江龙江传媒有限责任公司
开　　本	787 mm×1092 mm　1/16
印　　张	23
字　　数	582千字
版　　次	2023年7月第1版
印　　次	2023年7月第1次印刷
书　　号	ISBN 978-7-5719-2010-4
定　　价	198.00元

编委会

◎ **主　编**

史能军　姜传文　王丁磊　高　鑫

吴耿旭　李　燕　孙　清

◎ **副主编**

高立帮　李钦亮　张　友　李敬涛

徐娅丽　冯瑞英

◎ **编　委**（按姓氏笔画排序）

王丁磊（临邑县中医院）

史能军（济南市莱芜人民医院）

冯瑞英（武安市第一人民医院）

孙　清（威海口腔医院）

李　燕（贵州省黔西市人民医院）

李钦亮（临沂高新区罗西街道社区卫生服务中心）

李敬涛（德州市德城区妇女儿童医院）

吴耿旭（罗湖医院集团田贝社康）

张　友（山东省济南市历下区人民医院）

姜传文（临邑县中医院）

徐娅丽（湖北省襄阳市中医医院/襄阳市中医药研究所）

高　鑫（淄博市淄川区中医院）

高立帮（聊城市退役军人医院）

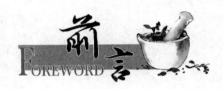

中医内科学是运用中医学理论和中医临床思维方法,以中医脏腑、经络、气血津液等生理病理学说为指导,阐述内科所属疾病的病因病机、辨证论治及预防康复规律的临床学科,是中医临床各科的基础。针灸学与推拿学亦是中医学的重要组成部分,针灸推拿疗法因其适应证广、疗效显著、应用方便、经济安全等优点,数千年来深受广大人民欢迎,为中华民族的繁衍昌盛做出了巨大贡献。近年来,随着医疗科技的飞速发展和中医事业的振兴,中医内科学、针灸推拿学与现代化医疗科技交叉渗透,均得到了迅速发展,并率先走向世界。作为新时代中医工作者,不仅要继承发扬传统医学中的宝贵经验,还应掌握现代科技赋予中医的新内涵,以求更好地为患者服务。为此,我们编撰了《中医内科疾病诊治与针灸推拿》一书。

本书紧密贴合临床,首先介绍了中医学发展简史、中医学说、中医病理观、中医诊断方法和中医常用技术,然后重点讲解了肺系、心系、脾胃系、肝胆系等多种病证的诊疗方法,最后阐述了常见病证的针灸治疗、推拿治疗,以及常见疾病的中医康复治疗。本书在编写过程中,充分结合了基础理论、基本技能与临床实践,集科学性、系统性、实用性于一体,注重对传统中医诊疗技术的传承与现代临床诊疗手段的有机统一,可供中医各科临床医师、针灸推拿技师,以及从事中医教学、科研工作者参考,也可作为中医院校学生的参考书。

鉴于我们编写经验有限,加之时间仓促,书中存在的疏漏之处,恳请广大读者批评指正。

《中医内科疾病诊治与针灸推拿》编委会

2023 年 5 月

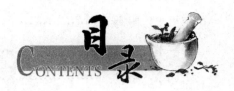

目录 CONTENTS

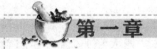

第一章

中医学发展简史

第一节 中医学理论体系的形成和发展

中医学有悠久的历史,是我国人民在长期生产、生活的过程中,不断在同疾病斗争的实践中总结出来的传统医学科学。它经过数千年岁月的洗礼,仍然焕发着强大的文化和医学魅力。

一、中医的起源

中国古代就有"神农尝百草"的传说,这充分反映了我们的祖先在上古时期探求医药真知的过程何等的艰辛。实际上,原始人在获取食物的过程中,常常会误食有毒的植物,导致呕吐、腹泻甚至死亡等后果,同时也会偶然吃了某种植物使得病痛减轻或消除。正是原始人类经过无数次有益或者有害的尝试,才积累了植物药用的知识。随着狩猎、捕鱼、冶炼等生活技能的提高,动物药、矿物药又逐渐被人类所掌握。在出土的商代甲骨上,就有关于植物、动物和矿物的药用记载。周代以后人们用药经验不断丰富,《周礼》《诗经》《山海经》中都有关于药物的记载。商代后,药物的使用由单种药拓展到复合药,并发明了汤剂,古书有"伊尹始创汤液"的记载,说明这种中药剂型和烹调有很大的关系。

传统医学中,针灸是重要的诊疗手段,这是运用针刺和艾灸防治疾病的一门科学。相传"尝百药而制九针"的伏羲发明了针灸。新石器时代的原始人掌握了较为精细的研磨技术,除打造必需的生活工具外,出现了我国最早的原始外科工具——医用的砭石。针刺的原始雏形源于生活实践,人们发现身体的某些部位的病痛,用一些工具对身体相应部位进行刺激可以医治;而灸法则源于人们在烤火取暖时发现身体某些病痛会得到缓解,从而采取用树枝或者干草燃烧进行局部热刺激的方法。

按摩术和外治法是人们在狩猎或部落之间械斗中受伤后,不自觉压迫或抚摸伤口,或拿泥土、草药、树皮等包裹伤口,从而逐步形成并发展起来的。

由此可见,中医学是伴随人类文明的发展而出现的。人类为维持生存而进行的医疗活动中,逐渐形成了对医学的理性认识,经过反复实践验证、更新和发展,形成了中华民族独有的传统医学理论体系。

二、中医的形成

中医学理论体系初步形成于春秋战国至三国时期。这一时期对医药经验进行了总结和提升,使得《内经》《难经》《神农本草经》《伤寒杂病论》等著作相继问世。这"四大经典"著作标志着中医学理、法、方、药学术体系的建立。中医学理论体系主要由阴阳五行、脏腑经络、病因病机、诊法辨证和治则方药五个部分组成。

《内经》是《黄帝内经》的简称,包括现存《黄帝内经·素问》和《黄帝内经·灵枢》两部分,每部分原书各 9 卷,每卷9 篇。该著作虽托名黄帝所著,但据考证,著作内容实为集诸多战国、秦汉时期医学家的论著而成,是该时期医学成就的全面总结。《内经》内容丰富,对人体的生理、病理、疾病的诊断、治疗和预防进行了较全面的论述,是我国早期的医学总集,代表了当时我国最高的医学成就。《内经》在指导我国传统医学的临床实践方面发挥了重要作用,可以说千百年来中医学就是沿着《黄帝内经·素问》和《黄帝内经·灵枢》的道路不断向前发展的。

《难经》原名《黄帝八十一难经》。"难"有"问难"之义,该书以问答解释疑难的形式编撰而成,共讨论了 81 个医学问题,故又称《八十一难》。"经"指《内经》,主要是对《内经》某些理论问题进行阐述,包括脉诊、经络、脏腑、阴阳、病因、病理、营卫、腧穴、针刺等基础理论,另外还分析了一些病证。《难经》在《内经》基础上发展,也是我国古代早期医学著作之一。

《神农本草经》是我国现存最早的药物学专著,成书于东汉,也是一本集合秦汉众家之长的论著。全书共 3 卷,收载药物共 365 种,其中,"本草"(即植物药)252 种,动物药 67 种,矿物药 46 种。根据药物性能、功效的差异,对其采用上品、中品、下品分类法。书中对于药物性质的定位和对其功能主治的描述准确,对大部分药物学理论和配伍规则做了规定,另对药物的产地、采集时间、炮制、质量与真伪鉴别等也有描述。直到今天,仍是中医药学的重要理论支柱,成为医学工作者案头必备的工具书之一。

《伤寒杂病论》是东汉末年张仲景博采众方,凝聚自己毕生心血写就的一部优秀的古典医学名著。原著因战乱失散后,晋代的王叔和以及宋代林亿、孙奇经整理,分为《伤寒论》和《金匮要略》两书,是我国最早的理论联系实际的临床诊疗专书,书中提倡辨证论治的基本原则,可以归结为"八纲辨证"和"六经论治"。所谓八纲即阴、阳、表、里、寒、热、虚、实,是通过运用望、闻、问、切四诊法来分析和检查疾病的部位和性质而归纳出来的。六经是指对病情综合、分析的条件下,用三阳经、三阴经的名词,归纳成为六个证候类型。书中所载方剂的药物配伍精炼,疗效确凿,如麻黄汤、桂枝汤、柴胡汤、白虎汤等。经过千百年临床实践的检验,这些著名方剂都被证实有较高的疗效,甚至一些国外著名的中药制药工厂中,伤寒方能占到半数以上。《伤寒杂病论》也为中医方剂学提供了发展的依据。由于《伤寒杂病论》经典的地位,历代医家对之推崇备至,至今仍是我国中医院校开设的主要基础课程之一。

(李敬涛)

第二节　中医学各专科的形成和发展

中医学理论体系的形成和完善,为中医学的全面发展奠定了基础。众多医家的辛勤实践和不懈探索,促进了中医学的进步和各专科的形成和发展。

一、药物学

自《神农本草经》问世后,历代医药学家在长期的实践中,积累了丰富的用药经验,形成了独有的理论体系。其中南朝梁代陶弘景编著的《本草经集注》,是对汉魏以来本草学的一次较为全面的总结。书分7卷,载药730种,首创按药物自然属性分类的方法。按不同病症将有同样治疗功效的药物集中归于门下,并采用朱墨两色书写标注,使之一目了然,便于查看。在此书基础上,世界第一部由国家政府颁布的药典《新修本草》于公元659年问世。该书卷帙浩博,共54卷,载药844种,书中有关药物的图谱、图经,是我国本草学史上的首创。

明代医家李时珍经过27年的辛勤努力,完成药物学巨著《本草纲目》。全书52卷,是李时珍参考800多种文献,历经3次大的修改完成,堪称我国古代文化科学的宝贵遗产,问世不久即传至海外,先后被译成日、朝、法、德、英、俄等多种文字,在国外产生了巨大影响。《本草纲目》具有多方面的重要成就:集中总结了明朝以前我国的药物学,收载药物1 892种,其中新增药物374种,附有药图1 000余幅,药方1万多个;提出了当时最先进的药物分类法,即按自然演化的系统分类,从简单到复杂,从低级到高级,这种分类法在当时是十分先进的,把药物分为16部,60类,纲目清晰;全面系统地记述了各种药物的知识,从药物的名称、产地、品种、形态,到炮制、性味、功效等。19世纪著名生物学家达尔文曾评价《本草纲目》,说它是中国古代医学的"百科全书"。清代赵学敏编撰的《本草纲目拾遗》,总结了《本草纲目》之后药物学发展的成就。

二、针灸学

针灸是秦汉以前最常使用的治疗方法,《内经》中有"藏寒生满病,其治宜灸",便是指灸术,在实践中还产生了扁鹊、华佗、涪翁、郭玉等针灸圣手。隋唐时期,针灸学发展成为专门学科,针灸著作倍增,针灸被正式列入国家的医学教育课程。魏晋著名学者皇甫谧对针灸学进行了首次总结,完成了《针灸甲乙经》。它是我国现存最早,并以原本形式传世的第一部针灸专著。该书12卷,128篇,系统整理了人体腧穴,定腧穴349个,提出了分部划线布穴的排列穴位的方法,阐明了针灸操作方法和针灸禁忌,总结了临床针灸的经验和按病论穴的原则。在针灸理论上,该书强调"上工治未病"之病,体现了该书对预防疾病和提倡早期治疗的重视。在前人经验的基础上,提出适合针灸治疗的疾病和症状等共计800多种。《备急千金药方》中有若干篇针灸内容,并最早提出阿是穴。《外台秘要》卷三十九对灸法有较多论述,着重介绍了明堂灸法。

五代及宋金元时期,针灸学有很大发展。北宋医官王唯一考订腧穴主治,统一腧穴定位,撰著《铜人腧穴针灸图经》一书,颁行全国,并铸造了体表刻穴657处的铜人模型为针灸教学工具,对针灸学术发展起了极大的推动和促进作用,另撰《新铸铜人腧穴针灸图经》3卷。元代滑寿的《十四经发挥》共分3卷,每卷1篇,书中把奇经八脉的任督二脉提高到与十二正经同等的地位,共汇为十四经,其倡导的循经取穴方法一直为后世针灸医师所遵从。

明代是针灸发展的高潮,重视针刺手法是其特点之一。徐风增加了使气至病所的"调气法",用捻转、按压、插针等手法控制针感传导的"龙虎升腾"和"纳气法"。杨继洲在《针灸大成》中广泛吸收了以前的数十种单式和复式手法,并发展了透穴针法。针刺手法的丰富和改进,提高了针刺疗效,扩大了针灸应用范围。明代灸法也有明显的发展,汪机、薛己等善用矾灸法、隔蒜灸法以治疗外科疾病;李善用"炼脐"法养生防病。

针灸疗法具有独特的优势,疗效迅速显著,适应证广泛,操作简便易行,医疗费用经济,早在唐代就已传播到日本、朝鲜、印度、阿拉伯等国家和地区,为维护人类健康发挥了巨大的作用。

三、内科

春秋战国时期,内科医学体系逐步形成,出现了《脉法》《五十二病方》《治百病方》《上下经》《扁鹊内经》等医学著作。东汉时期,《伤寒杂病论》首次系统地阐述了内科杂症的病因、病理、治疗原则。魏晋时期,内科疾病的病因学有较大发展,《诸病源候论》所载内科疾病27卷,详列内科病症达784条,其中对绦虫病、恙虫病、清渴、麻风等疾病的认识已达到很高水平。宋元时期,关于内科杂病方面的理论和医疗实践都有新的发展,如《圣济总录》《太平圣惠方》。明清时期,有天花人痘接种术的发明出现,接种方法有痘衣法、痘浆法、旱苗法、水苗法四种。该方法传遍欧亚各国,间接地促进了接种"牛痘"的人工自动免疫方法的产生。以清著名临床学家叶天士为代表创立的温病学说,把外感温热的病理现象以"温邪上受,首先犯肺,逆传心包"来总结概括,辨证时把温病症状分为"卫、气、营、血"四个类型。

四、外伤科

中医外伤科历史久远,早在殷商时期,就有"疾目、疾耳、疾齿、疾舌、疾足、疾趾、疥、疕"等外科病名的记载,周代已独立成科。战国时期的《素问·生气通天论》载有"膏粱之变,足生大丁"说法,并最早提出用截趾的手术治疗脱疽。汉末华佗堪称"外科鼻祖",他是第一个应用麻沸散作为全身麻醉药,进行死骨剔除术、剖腹术的人。现存我国第一部外科专著《刘涓子鬼遗方》是由南齐龚庆宣整理的。该书记述了金疮、痈疽、疥癣、瘰疬等外科疾病,列有内、外治处方140余个。葛洪所著《肘后备急方》记载了许多简易有效的医方与外治方法,如首次记载了下颌关节脱位的复位方法,并创用了竹片作为大小夹板的外固定法,是骨伤治疗学的新进展。巢元方所著《诸病源候论》是我国现存最早论述外科病因病机的专著,上有关于肠吻合、血管结扎术等的记载。《备急千金药方》作为一部临床实用百科全书,孙思邈在书中记述了整复下颌关节脱位的手法;采用葱管导尿治疗尿潴留的记载比1860年法国发明橡皮管导尿早1 200多年。宋代《太平圣惠方》最早提出了治疗痈疽疮疡用内消、托里的内治法则。元代《世医得效方》是一本创伤外科专著,对脊椎骨折采用的悬吊复位法,早于西方600余年。明清时期,外伤科理论及手术均有显著进展,如陈司成的《霉疮秘录》是我国第一部梅毒病专著;吴师机的《理瀹骈文》,治病范围遍及内、外、妇、儿、五官等科。

五、妇科

战国时期,《内经》提出了妇女的解剖、月经生理、妊娠诊断等基本理论,初步论述了血崩、月事不来、带下、不孕等妇科病理情况。马王堆汉墓出土的文物中有《胎产书》,是现存最早的妇产科专著。隋朝的《诸病源候论》中载有妇人病8卷,探讨妇产科多种疾病的病因病机及临床症状。《千金要方》更将妇产一门列于卷首。唐末《经效产宝》中对妊娠、难产、产后等妇女常见病的诊疗方法都有论述,是我国现存最早的妇产科专书。宋元时期,妇产科已发展成为独立专科,并在国家医学教育设置的九科之中列有产科,专著有杨子建撰写的《十产论》,详述横产、倒产、坐产、碍产等各种难产的处理方法,其中转胎手法是异常胎位倒转术的最早记载。清代将妇产科统称为妇人科或女科,该时期著作较多,流传也较广,影响较大的首推《傅青主女科》《达生篇》《医宗金鉴·妇科心法要诀》和《沈氏女科辑要》。

六、儿科

两晋南北朝时,儿科著作约有 20 种。唐代孙思邈所著《备急千金药方》对妇、儿科设置了专卷论述,为宋代妇、儿科独立打下了基础。专卷中将儿科分为 9 门,对小儿的发育、护理、哺乳等均有论述。隋唐间的《颅囟经》,书名取小儿初生时颅囟未合之义,文字简略,是现存最早的儿科专著。宋元时期的儿科领域取得重要成果,以钱乙的《小儿药证直诀》最为著名。该书共分 3 卷,是经其弟子分类整理而成,从理论上系统分析了小儿生理、病理特点,提出了治疗原则,并创设了儿科专用方剂。《小儿药证直诀》对后世儿科理论和实践有指导作用。明清时期儿科全面发展,清代夏禹铸的《幼科铁镜》,是影响较大的儿科专著。

(高 鑫)

第三节 中医学的发展与展望

一、中医药事业的发展

自新中国建立后,党和政府十分支持中医药事业的发展。1950 年,第一届全国卫生工作会议制定了包括"团结中西医"在内的卫生工作方针。1966－1976 年期间,中医药事业遭受重创。1976 年后,中医药事业迅速恢复和发展。1982 年,"发展现代医药和传统医药"的内容正式载入宪法,成为中医药学发展的法律保证。1986 年,成立了国家中医药管理局。2003 年,我国第一部专门的中医药行政法规《中华人民共和国中医药条例》颁布实施。

中医医疗服务体系已覆盖全国,截至 2005 年,中国城市中半数以上基层社区卫生机构能提供中医药服务,农村有 75％的乡镇卫生院有中医科。中医院门诊急诊服务量占全国医院门急诊服务量的 17％。中医药人才专业化队伍不断扩大,到 2005 年,包括助理医师在内的中医类执业医师达 49 万人。国家自 20 世纪 50 年代起大力推进中医药高等人才培养计划,北京中医药大学、上海中医药大学、成都中医药大学、广州中医药大学成为最早建立的中医类本科院校。

到 2000 年,全国有独立的高等中医院校 30 所、中等中医学校 51 所,另有 22 所高等医学院校和近百所中等卫生学校设置中医或中药专业。在校生 45.6 万人,既培养本、专科基础人才,又培养硕士、博士研究生等科研人才。开展了中医药继续教育,从整体上提高了中医药人员的业务水平。在多地建立起中医药国际培训中心,与 100 多个国家和地区建立了中医药学术交流和医疗、科研合作关系,很好地推动了世界传统医药学的发展。

中医及中西医结合研究成绩斐然。自新中国建立以来,广大中医及中西医结合工作者为中医基础理论和临床研究的进步付出了艰辛的努力。

在基础研究方面,收集整理了 10 余万种方剂编撰成书;建立了中医古代文献数字化平台,汇集整理了千余类中医药古珍贵书籍;制定了中医相关国家标准,如《中医基础理论术语》《经血主治》等。运用现代医学手段,对脏象学、诊法辨证、经络学、针灸理论和气功以及方剂配伍规律等方面进行了研究,取得了重要成就。脏象学方面对"肾""脾"的研究较为突出,对"心气虚""肺气虚""肝郁证"的研究也有较大进展。四诊法的研究集中于舌诊、脉诊,利用电脑技术处理数据、绘制脉象,对脉象出现的机制进行探讨。舌诊则采用现代基础医学的理论及舌象仪等现代科学技术,从中确定若干种多发病、常见病的一般舌象,明确了舌象在常见疾病中的变化规律,并对其原理做出阐明。治法的研究表明,扶正固本可提高免疫功能,清热解毒具有抑制细菌的效果,运用通里攻下能调整胃肠道功能,活血化瘀能改善血液运行,增强纤溶酶活性。

我国中药改革几十年来,将基础研究成果成功运用到临床实践中,取得了较好的临床疗效。如心脑血管疾病方面,通过益气活血治疗急性心肌梗死,通腑化痰治疗缺血性卒中(中风);抗肿瘤方面,中药有抑制肿瘤细胞迁移和黏附,抑制新生血管生成,切断肿瘤转移通路的作用;血液病治疗方面,中药补肾可治疗慢性再生障碍性贫血;小夹板局部外固定是中西医结合治疗骨折的一项突出成果,以手法整复和患者自主功能锻炼为主要内容的中西医结合治疗骨折的新方法,居世界领先水平。另外,中医在调理健康状态、摄生养生、防老抗衰等领域也具有显著优势。近几年中医药在防治 SARS、禽流感等流行病方面也发挥了独特作用。

中药的研究和针刺麻醉也取得丰硕成果。目前,全国药材种植面积达到 1 150 万亩,中成药企业千余家,中药从原料栽培到药品生产已自成体系。利用现代化学和药理技术从 150 余种常用中药中分离出活体性单位 500 余种,发现了一批活性强的新结构成分。特别是从中药青蒿中提取的青蒿素,是抗疟药物史上继喹啉之后的又一重大突破。2011 年,中国药学家屠呦呦创制新型抗疟药——青蒿素和双氢青蒿素,获得生物医学界被誉为诺贝尔奖"风向标"的拉斯克奖。20 世纪 50 年代以来,针灸医学在国际上的发展进入了传统的针灸学术与现代科学技术相结合的崭新阶段。20 世纪 70-80 年代,针灸医学越来越受到各国医学界的关注,针灸已传播到 120 多个国家和地区,国际性的针灸学术交流活动日益频繁。1987 年,国际针灸学会联合会创建,有力地促进了针灸学向世界各地的传播。

二、中医药事业的展望

中医学的发展已有数千年的历史,近年来随着医学模式的深刻变革,中医正逐渐为世界各国人民赞同和接受。为了加强对中医的认识和学术交流,许多国家建立起中医学术团体,以针灸类为最。同时关注并学习中医理论体系中的治病原理,并将《内经》等多部经典的中医典籍翻译成本国语言,极大地加深了各国人民对中医精髓的认识。我国政府也不断加强对外交流合作,与70 多个国家的政府卫生部门签订了传统中药的合作协议,为 120 多个国家培养了 5 000 多位针灸医师。博大精深的中医药学在走向世界的同时,如何在现代科学技术飞速发展的今天进一步发展并长盛不衰,是摆在我们面前的一个艰巨而迫切的问题。

(一)走现代化发展之路

运用现代化技术和现代化学术思想是世界各领域学科发展的必由之路,中医要想更好地发展,必须走现代化道路。走现代化道路并不是说要使中医全盘西化,历史经验教训也证明了西化中医的错误。在现代化的过程中既要保持中医特色,又要用现代的科技手段去诠释中医的经验和理论,用合理的设计、规范的过程给出科学研究的数据,得出有效的结论。顺应时代发展,在继承发扬自身优势的基础上,大胆创新,不断反思和超越,是传统医学发扬光大的正确途径。

(二)走创新之路

中医药创新既包括理论创新,又包括人才和学术创新。中医理论是用来指导临床实践的,而其本身又来源于实践。随着社会和外部环境等客观因素的变迁,我们所面对的临床疾病谱也发生了改变,而人类自身年龄、饮食结构、体质等都发生了变化,这些变化就要求我们在新的形势下,在继承中医理论的基础上进行创新,只要是临床证明有效的新理论、新学说就应该支持和发扬。人才和学术的创新是中医药发展的保证,应通过人才培养带动学术进步,提高中医药的科技含量。

(三)走与时俱进之路

回顾中医发展史,中医学的发展壮大恰恰是遵循与时俱进的结果。六经辨证理论、金元各大家学说、温热疾病学说的逐步发展,张仲景、金元四大家、叶天士等中医名家的出现都是极好证明。几千年来中医得以传承不衰,恰恰说明中医始终站在时代前列和实践前沿,在大胆探索中继承发展。

中医学与印度医学、埃及医学、罗马医学同为人类历史上四大传统医学。这四大传统医学为推动人类社会的发展发挥了巨大的作用,然而,随着社会的进步、科技的发展,除中医以外的其他三个古老医学流派逐渐衰落甚至消亡。今天,中医学既面对现代医学日新月异的发展机遇,又面临着生存、发展、壮大的强有力挑战,只有深刻反思存在的问题,方能创造明日的辉煌。

(高　鑫)

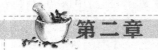

第二章

中 医 学 说

第一节 阴 阳 学 说

阴阳学说是中国古代朴素的对立统一理论,它认为阴和阳两个对立统一的方面,贯穿于一切事物之中,是一切事物运动和发展变化的根源及其规律。

阴阳是宇宙中相互关联的事物或现象对立双方属性的概括。凡是运动的、外向的、上升的、温热的、无形的、明亮的、兴奋的都属于阳,相对静止的、内守的、下降的、寒冷的、有形的、晦暗的、抑制的都属于阴。

一方面阴阳双方是通过比较而分阴阳,如 60 ℃的水同 10 ℃的水相比,当属阳,但同 100 ℃的水相比则属阴,因此单一事物就无法定阴阳;另一方面,阴阳之中复有阴阳,如昼为阳,夜属阴,而白天的上午属阳中之阳,下午则属阳中之阴,黑夜的前半夜为阴中之阴,后半夜为阴中之阳。但是必须注意任何事物都不能随意分阴阳,不能说寒属阳,热属阴,也不能说女属阳,男属阴,必须按照阴和阳所特有的属性来一分为二才是阴阳。

阴阳学说的基本内容概括为以下五个方面。

一、阴阳交感

阴阳交感是指阴阳二气在运动中互相感应而交合的过程,阴阳交感是万物化生的根本条件。在自然界,天之阳气下降,地之阴气上升,阴阳二气交感,形成云、雾、雷、电、雨、露,生命得以诞生,从而化生出万物。在人类,男女媾精,新的生命个体诞生,人类得以繁衍。如果阴阳二气在运动中不能交合感应,新事物和新个体就不会产生。

二、阴阳对立制约

对立即相反,如上与下,动与静,水与火,寒与热等。阴阳相反导致阴阳相互制约。如温热可以驱散寒气,冰冷可以降低高温,水可以灭火,火可以使水沸腾化气等,温热与火属阳,寒冷与水属阴,这就是阴阳对立相互制约。阴阳双方制约的结果,使事物取得了动态平衡。

三、阴阳互根互用

阴阳互根是指一切事物或现象中相互对立着的阴阳两个方面,具有相互依存,互为根本的关系,即阴和阳任何一方都不能脱离另一方而单独存在。每一方都以相对的另一方的存在为自己存在的前提和条件;如热为阳,寒为阴,没有热也就无所谓寒,没有寒也就无所谓热。阴阳互用是指阴阳双方不断地资生,促进和助长对方;如藏于体内的阴精,不断地化生为阳气,保卫于体表的阳气,使阴精得以固守于内,即阴气在内,是阳气的根本,阳气在外是阴精所化生的。

四、阴阳消长平衡

阴阳消长平衡是指对立互根的双方始终处于一定限度内的,彼此互为盛衰的运动变化之中,致阴消阳长或阳消阴长等,包括以下四种类型。

(一)此长彼消

这是制约较强造成的,如热盛伤阴,寒盛伤阳皆属此类。

(二)此消彼长

这是制约不及所造成的,如阴虚火旺,阳虚阴盛皆属此类。

(三)此长彼亦长

这是阴阳互根互用得当的结果,如补气以生血,补血以养气。

(四)此消彼亦消

这是阴阳互根互用不及所造成的,如气虚引起血虚,血虚必然气虚,阳损及阴,阴损及阳等。

阴阳平衡,指对立互根的阴阳双方,总是在一定限度内、在一定条件下维持着相对的动态平衡。

五、阴阳相互转化

阴阳相互转化指对立互根,阴阳双方在一定条件下可以各自向其相反的方面发生转化,即阳可转为阴,阴可转为阳,气血转化,气精转化,寒热转化等,一般都产生于事物发展变化的"物极"阶段,即所谓"物极必反"。阴阳消长是一个量变的过程,而阴阳转化是在量变基础上的质变。

(姜传文)

第二节 五 行 学 说

五行学说也属古代哲学范畴,是以木、火、土、金、水五种物质的特性及其"相生"和"相克"规律来认识世界,解释世界和探求宇宙规律的一种世界观和方法论。所谓五行是指木、火、土、金、水五种物质及其运动变化。

一、五行特性

(一)木的特性

"木曰曲直","曲"屈也,"直"伸也。曲直即是指树木的枝条具有生长柔和,能曲又能直的特

9

性。因而引申为凡具有生长、升发、条达、舒畅等性质或作用的事物均归属于木。

（二）火的特性

"火曰炎上"，"炎"是焚烧、热烈之义，"上"是上升。"炎上"是指火具有温热上升的特性。因而引申为凡具有温热、向上等特性或作用的事物，均归属于火。

（三）土的特性

"土爰稼穑"，"爰"通"曰"，"稼"即种植谷物，"穑"即收割谷物。"稼穑"泛指人类种植和收获谷物的农事活动。因而引申为凡具有生化、承载、受纳等性质或作用的事物，均归属于土。

（四）金的特性

"金曰从革"，"从"，由也，说明金的来源，"革"即变革，说明金是通过变革而产生的。自然界现成的金属极少，绝大多数金属都是由矿石经过冶炼而产生的。冶炼即变革的过程，故曰"金曰从革"。因而凡具有沉降、肃杀、收敛等性质或作用的事物，都归属于金。

（五）水的特性

"水曰润下"，"润"即潮湿、滋润、濡润，"下"即向下，下行，"润下"是指水滋润下行的特点。故引申为凡具有滋润、下行、寒凉、闭藏等性质或作用的事物皆归属于水。

二、自然界五行结构系统

见表 2-1。

表 2-1　自然界五行结构系统

五行	五音	五味	五色	五化	五方	五季	五气
木	角	酸	青	生	东	春	风
火	徵	苦	赤	长	南	夏	暑
土	宫	甘	黄	化	中	长夏*	湿
金	商	辛	白	收	西	秋	燥
水	羽	咸	黑	藏	北	冬	寒

* 长夏指农历六月份。

三、人体五行结构系统

见表 2-2。

表 2-2　人体五行结构系统

五行	五脏	五腑	五官	形体	情志	五声	变动	五神	五液	五华
木	肝	胆	目	筋	怒	呼	握	魂	泪	爪
火	心	小肠	舌	脉	喜	笑	忧	神	汗	面
土	脾	胃	口	肉	思	歌	哕	意	涎	唇
金	肺	大肠	鼻	皮	悲	哭	咳	魄	涕	毛
水	肾	膀胱	耳	骨	恐	呻	栗	志	唾	发

人体五行结构系统构成了中医脏象学说的理论构架。

四、五行的生克制化规律

（一）五行相生

五行相生是五行之间递相资生、促进的关系，是事物运动变化的正常规律。其次序为木生火、火生土、土生金、金生水、水生木、木生火。

（二）五行相克

五行相克是五行之间递相克制、制约关系，是事物运动变化的正常规律。其次序为木克土、土克水、水克火、火克金、金克木、木克土。

五行相生关系又称为"母子关系"，任何一行都存在"生我"和"我生"两方面的关系。"生我者为母"，"我生者为子"。五行相克关系又称为"所胜""所不胜"关系，"克我"者为"所不胜"，"我克者"为"所胜"。

（三）五行制化

五行制化是指五行之间生中有制，制中有生，递相资生制约以维持其整体的相对协调平衡的关系。如木克土，土生金，金克木，说明木克土，而土生金，金反过来再克木，维持相对平衡关系。水克火，水生木，木生火。说明水既克火，又间接生火，以维持相对协调平衡的关系。

五、五行乘侮和母子相及

（一）五行相乘

五行相乘是五行中的某一行对被克者的另一行过度克制，从而致事物与事物之间失去了正常的协调关系，其原因是克我者一行之气过于强盛或我克者一行之气本气虚弱。如生理状态下，木克土；在病理状态下，即出现木乘土，原因有木旺乘土或土虚木乘。

五行相乘规律与五行相克的次序完全一致，但意义不同，前者是病理状态，后者是生理状态。

（二）五行相侮

五行相侮是五行中某一行对原来克我者的一行反向克制，从而使事物间失去了正常的协调关系。其原因是我克者一行之气过于强盛或克我者一行之气本身虚弱。如生理状态下，木克土；在病理状态下，即出现土侮木。五行相侮规律与五行相克规律相反，是一种病理状态。

（三）母子相及

1.母病及子

母行异常影响到子行，结果母子两行均异常。

2.子病犯母

子行异常影响到母行，结果母子两行均异常。

（姜传文）

第三节　藏象学说

藏象学说是通过对人体的生理、病理现象的观察，研究人体脏腑等的生理功能、病理变化及其相互关系的学说。

一、内脏的分类及其区别

见表 2-3。

表 2-3　内脏的分类及其区别

类别	内容	生理功能特点	形态特点
五脏	心,肝,脾,肺,肾	藏精化气生神 藏精气而不泻 满而不能实	主要为实体性器官
六腑	胆,胃,大肠,小肠,膀胱,三焦,心包络	传化物而不藏 实而不能满 以通降为用	多为管腔性器官
奇恒之腑	脑,髓,骨,脉,胆,女子胞(精室)	藏精气而不泻, 不传化物。 除胆外,无表里关系。 除胆外,无阴阳五行配属关系	形态中空有腔 相对密闭

二、五脏

(一)心的主要生理功能及病理表现

1.心主血脉

心主血脉是指心气推动血液在脉中运行,流注全身,发挥营养和滋润作用。心主血脉的前提条件是心行血,指心气维持心脏的正常搏动,推动血液在脉中运行;心生血,是指心火将水谷精微"化赤"生血;心主脉,是指脉道的通畅,血液在脉中的正常运行,形成脉象。心主血脉的生理表现,主要从以下四个方面观察。面色红黄隐隐,红润光泽;舌质淡红;脉象和缓有力,节律均匀,一息四至;虚里搏动(指心尖)和缓有力,节律均匀,其动应手。其病理表现:心气虚,心血虚,血脉空虚可导致心悸不安,面色苍白或萎黄,舌质淡白,脉细弱微,虚里心悸不安;心血瘀,心血阻滞,可出现心绞痛症状,面色灰暗,唇青舌紫,脉结、代、促、涩,虚里闷痛。

2.心藏神

心藏神主要是指心具有主宰人体五脏六腑,形体官窍的一切生理活动和人体精神意识思维活动的功能。而精神意识思维活动主要体现在五神,即神、魂、魄、意、志。五志,即喜、怒、忧、思、悲。五神五志又分属五脏,但主宰是心。中医学中有心(属五脏)和脑(属奇恒之腑)等概念,但以心概脑。心主神志的生理表现,主要是精神饱满,反应灵敏。其病理表现如下。①心不藏神:反应迟钝,健忘,神志亢奋,烦躁不安,失眠,谵语多梦。②神志衰弱:神志不合,萎靡不振;神志错乱和癫狂等,后者属现代医学重型精神病范畴。

(二)肺的主要生理功能和病理表现

1.肺主宣发

肺主宣发指肺气向上升宣,向外布散。其生理作用如下:①通过呼吸运动,排除人体内浊气;②通过人体经脉气血运行,布散由脾转输而来的水谷精微,津液于全身,内至五脏六腑,外达肌腠皮毛;③宣发卫气,调节腠理开合,排泄汗液,并发挥抗邪作用。

病理表现为肺失宣发:恶寒发热、自汗或无汗、胸闷、咳喘、鼻塞、流清涕,属现代医学上感范畴。

2.肺主肃降

肺主肃降指肺气向下通降或使呼吸道保持洁净,其生理作用:①通过呼吸运动,吸入自然界清气。②通过经脉气血运行,将肺吸入清气和由脾而来的水谷精微,津液下行布散。③通过咳嗽等反射性保护作用,肃清呼吸道内过多的分泌物,以保持其清洁。

病理表现:肺气上逆,肺失肃降,胸闷,咳喘。

3.肺主气,司呼吸

肺主气指肺具有主持呼吸之气,一身之气的功能概括。肺司呼吸,指肺具有呼浊吸清,实现机体内外气体交换的功能。其生理作用如下:①吸入自然界的清气,促进人体气的生成,营养全身。②呼出体内浊气,排泄体内废物,调节阴阳平衡。③调节人体气机的升降出入运动。

病理表现:胸闷,咳喘,呼吸不利,呼吸微弱。

4.肺主通调水道

肺主通调水道指肺主宣发肃降功能对体内水液的输布排泄起着疏通和调节作用。水道指人体内水液运行的通道。肺主通调水道其生理作用主要是调节体内水液代谢的平衡。机制主要是肺主宣发使津液向外,向上散布,濡养脏腑、器官、腠理、皮毛,呼浊和排汗,将部分水分和废物排除人体外。肺主肃降,使津液下行布散,濡养人体,使代谢后水液下行布散至膀胱,通过膀胱的气化作用生成尿液。

病理表现:肺通调失职可出现痰饮水肿。

5.肺朝百脉,助心行血

肺朝百脉指全身血液通过经脉聚会于肺并进行气体交换,再输布于全身。肺气宣发肃降具有协助心脏、助心行血、促进血液运动的作用。

病理表现:肺气虚,血脉瘀滞,肺气宣降失调,胸闷,心悸,咳喘,唇青舌紫。

6.肺主治节

肺主治节指肺具有协助心脏对机体各个脏腑组织器官生理活动的治理调节作用,是肺的生理功能的概括。

(三)脾的主要生理功能和病理表现

1.脾主运化水谷

脾主运化水谷指脾对饮食物的消化,化为水谷精气,以及对其的吸收、转输和散精作用。其生理机制:①脾协助胃消磨水谷。②脾协助胃和小肠把饮食物化为水谷精微。③吸收水谷精微转输到心肺,经肺气宣发肃降而布散全身经脉、气血运行布散全身。

病理表现:主要表现为纳少,腹胀,便溏,四肢倦怠无力,少气懒言,面色萎黄,舌质淡白。

2.脾主运化水液

脾主运化水液指脾对水液的吸收、转输、布散作用。其生理机制:①脾吸收津液。②将津液转输到肺,通过肺的宣降而布散全身,起濡养作用,转输到肾,膀胱,经膀胱的气化作用而形成尿液。病理表现主要是脾虚失运而致水液停滞,表现内湿。痰饮,水肿,带下,泻泄等。

3.脾主升清

脾主升清指脾具有将水谷精微等营养物质吸收并上输入心肺头目,通过心肺的作用化生气血以营养全身的功能。

病理表现:①升清不及可出现眩晕,腹胀,便溏,气虚的表现。②中气下陷,腹部胀坠,内脏下垂,如胃下垂,脱肛,子宫下垂等。

4.脾主统血

脾主统血指脾有统摄血液在脉内运行,不使其逸出脉外的作用。脾不统血表现有脾气虚,出血,崩漏,尿血,便血,皮下出血等。

(四)肝的主要生理功能及病理表现

1.肝主藏血

肝主藏血指肝具有贮藏血液、调节血量、防止出血的生理功能。

病理表现。①机体失养:如头目失养,视力模糊,夜盲,目干涩,眩晕;筋脉失养:肢体拘急,麻木,屈伸不利;胞宫失养:月经后期,量少,闭经,色淡,清稀。②血证:肝血虚,肝火旺盛,热迫血行。③肝肾阴虚:肝阳上亢,阳亢生风,眩晕,上重下轻,头胀痛,四肢麻木。④月经过多,崩漏。

2.肝主疏泄

肝主疏泄指肝具有疏通、宣泄、升发、调畅气机等综合生理功能,

病理表现。①疏泄不及:气郁,气滞,胸胁、乳房、少腹胀痛。②疏泄太过:气逆,面红目赤,心烦易怒,头目胀痛。③气滞则血瘀,胸胁刺痛,痛经,闭经。④气滞则水停,鼓胀水肿。⑤肝失疏泄还可引起肝脾不调、肝胃不和致腹胀,恶心,呕吐,嗳气,返酸。⑥肝胆气郁则口苦,恶心,呕吐,黄疸等。⑦肝气郁结:闷闷不乐,多疑善虑,喜太息。⑧肝气上逆,情志亢奋,急躁易怒,失眠多梦。肝失疏泄可引起气血不和,冲任失调,经带胎产异常,不孕不育。

(五)肾的主要生理功能及病理表现

1.肾藏精

肾藏精是指肾具有封藏精气、促进人体生长发育和生殖功能,以及调节机体的代谢和生殖活动的作用。

肾精包括先天之精和后天之精。先天之精指禀受于父母的生殖之精,后天之精即水谷精微和脏腑之精,二者之间的关系是后天之精依赖于先天之精活力资助,才能不断化生,先天之精依赖于后天之精的培育充养。肾精可化生肾气,肾气有助于封藏肾精。肾中精气按其功能类别可划分为肾阴、肾阳。肾阴是指肾中精气对各脏腑组织器官起滋养濡润作用的生理效应。肾阳指肾中精气对各脏腑组织器官起推动温煦作用的生理效应。

病理表现:①肾中精气不足,可导致生长发育障碍,生殖繁衍能力减弱,发生某些遗传性或先天性疾病。②肾阴阳失调,肾阳虚可致虚寒证,肾阴虚可致虚热证。

2.肾主水液

肾主水液指肾主持和调节人体的水液代谢平衡。人体代谢水液经三焦下行归肾,肾将含废物成分多的水液下注膀胱。通过肾及膀胱气化作用而排出体外,以维持体内水液代谢的平衡。

病理表现:肾气(阳)虚(肾气不化)可致气化失常,导致水液代谢障碍,津液停滞,尿少,痰饮水肿,癃闭;津液流失(肾气不固),尿频,尿多。

3.肾主纳气

肾主纳气指肾具有摄纳肺所吸入的清气,以防止呼吸表浅的作用。

病理表现:呼吸表浅微弱,呼多吸少,动辄气喘。

三、六腑

（一）胆的生理功能

（1）藏泻精汁助消化。

（2）主决断，指胆在精神意识活动中具有准确判断做出决定的作用。

（二）胃的生理功能

1. 主受纳，腐熟水谷

主受纳，腐熟水谷指胃具有接受容纳饮食物，消化饮食物成为食糜，吸收水谷精微和津液的功能。

2. 胃主通降，以通降为和

胃主通降，以通降为和指胃气下行降浊特点而言，主要是指胃受纳水谷并将食糜下传入小肠的作用，同时也概括了胃气协助小肠将食物残渣下传入大肠协助大肠传化糟粕的功能。

（三）小肠的生理功能

1. 主受盛化物

主受盛化物指小肠具有接受由胃下降的食糜并将其进一步消化，化为水谷精微的功能。

2. 主分清别浊

主分清别浊指小肠将食糜进一步分别为水谷精微，津液和食物残渣，剩余水分的功能。

（四）大肠的生理功能

主传化糟粕，具有接受食物残渣，吸收水分，将食物残渣化为粪便，排除大便的功能。

（五）膀胱的主要生理功能

膀胱的主要生理功能是贮藏津液排泄小便。

（六）三焦的概念及生理功能

三焦的概念其一是指脏腑的外围组织，是分布于胸腹腔的大腑，又称孤腑，其主要功能如下。①通行元气：元气通过三焦而至五脏六腑，推动和激发各脏腑生理功能活动。②决渎行水：具有疏通水道，通行水液的功能，是水液、津液运行输布的道路。

三焦的概念其二是指人体上中下三个部位及其相应脏腑功能的概括。上焦指横膈以上，即心、肺、心包络、头面部、上肢。中焦指横膈以下脐以上，包括脾、胃、肝脏等。下焦指脐以下，包括肝、肾、大小肠、膀胱、精室、子女胞、下肢。其中肝按功能特点可划归下焦，按部位分类划归中焦。三焦的主要生理功能："上焦如雾"，指上焦心肺布散全身津液，营养周身的作用，如同雾露弥散一样。"中焦如沤"，是指中焦脾胃消化饮食物，吸收水谷精微，津液的作用，如同酿酒一样。"下焦如渎"，是指胃、大肠、小肠，膀胱传导糟粕，排泄废物作用，如同沟渠必需疏通流畅。

四、脏与脏之间的关系

（一）心和肺

心和肺主要表现在气血互根互用。肺主气司呼吸，生成宗气，主宣降，肺朝百脉，助心行血，促进心主血脉的生理功能。心行血，肺脏得养，血为清气载体而布散全身，促进肺主宣降的生理功能。

（二）心和脾

心和脾主要表现在血液的化生、运行上的相辅相成。脾运化水谷精微，则心血充盈。心脏化赤生血,则脾得血养。脾主统血,防止血逸脉外,心气维持心脏的正常搏动,推动血行脉中。

(三)心和肝

心和肝主要反映在血液运行,精神活动的相辅相成。心气维持心脏的正常活动;肝主疏泄则气机条畅,促进血液运行,肝主藏血,调节人体部分血量,有助于血液的正常运行。在精神活动方面,心藏神,产生和主宰人的精神活动,调节人体脏腑生理功能,肝主疏泄,调畅人的精神情志活动,肝藏魂,主谋虑。

(四)心和肾

心和肾主要表现在心肾相交。肾阴上济于心,以滋心阴,则心火不亢,心火下降于肾,以温肾阳,则肾水不寒。

(五)肺与脾

肺与脾主要表现在气的生成,津液输布代谢的协同作用。脾为生气之源,脾主运化水谷精微功能旺盛,则水谷精气来源充足。肺为主气之枢,肺在自然界中吸入清气和脾主运化水谷精气,合称宗气。肺的宣降作用推动全身气血正常运行。在代谢方面,脾主运化水液,上输布于肺,经肺的宣降而输布全身,肺主宣降,通调水道,防止内湿痰饮。

(六)肺与肝

肺与肝主要表现在气机升降协调,气血运行的协同作用。肺主肃降,肝主升发,升降相因,则气机协调,肺朝百脉助心行血,促进气血运行,肝主疏泄,气机条畅,促进血液运行,肝主藏血,调节血量,有助于血液的正常运行。

(七)肺与肾

肺与肾主要表现在水液代谢,呼吸运动。脏阴互资的协同作用。肾主水液,升清降浊,肺主宣发肃降,通调水道,维持水液代谢平衡。肺司呼吸,肺主气,肾主纳气,摄纳肺从自然界吸入之清气,防止呼吸表浅,肾阴是一身阴液之根本,肾阴充养肺阴,肺主肃降下输清气,水谷精气,滋养肾阴。

(八)肝与脾

肝与脾主要表现在对饮食物消化。血液的生成运行方面的协同作用:"土得木而达",脾属土,肝属木,肝主疏泄,气机条畅,促进脾纳腐运化,促进脾升胃降,疏泄胆汁,进入小肠,有助消化。"木赖土以培之",脾胃功能健旺,气血生化有源,促进肝藏血,藏魂。脾主运化水谷精微,气血生成有源,肝主疏泄,气机条畅,促进血液运行,肝主藏血,调节血量。脾主统血,防止血逸脉外。

(九)肝与肾

肝与肾主要表现在肝肾同源。肝藏血,肾藏精,精血同源于水谷精微,且精血互化。

(十)脾与肾

脾与肾主要表现在水液代谢中的协同作用(见前述)和先后天的资生促进作用。肾阳温煦脾阳,脾运化水谷精微充养肾精。

由于六腑是以传化物为其生理特点,故六腑之间的相互关系主要体现于饮食物的消化吸收和排泄过程中的相互联系和密切配合。

五脏与六腑之间的关系,实际上就是阴阳表里的关系,由于脏属阴,腑属阳,脏为里,腑为表,一脏一腑,一阴一阳,一里一表,相互配合,并有经脉相互络属,从而构成脏腑之间的密切联系。

(姜传文)

第四节 经络学说

经络是经脉和络脉的总称,是人体运行全身气血,联络脏腑形体官窍,沟通上下内外的通道。经络学说是研究人体经络系统的组织结构,生理功能,病理变化及其与脏腑形体官窍,气血津液等相互关系的学说,是中医理论体系的重要组成部分。

一、经络系统

经脉是人体气血循行的主要通道,经脉包括十二正经,奇经八脉和十二经别。经脉有固定的循行路线,且循行部位一般较深,多纵行分布于人体上下。十二正经包括手、足三阴经和手、足三阳经。奇经包括督脉、任脉、冲脉、带脉、阴跷脉、阳跷脉、阴维脉、阳维脉,十二经别是十二经脉的较大分支,起于四肢,循行于脏腑深部,上出于颈项浅部。

络脉也是经脉的分支,但多无一定的循行路径,纵横交错,网络全身,多布于人体浅表。络脉有别络,浮络和孙络之分,其中别络的主要功能是加强相为表里的两条经脉之间在体表的联系。

经脉外连经筋和皮部,经脉络脉内络属脏腑,联系全身的组织、器官,散布于体表各处,同时深入体内,连属各个脏腑。经络的基本生理功能是运行全身气血,营养脏腑组织,联络脏腑器官,沟通上下内外,感应传导信息,调节功能平衡。

二、十二经脉

(一)经脉的命名与分布
经脉的命名主要是根据阴阳、手足、脏腑三个方面而定的。人体各部位按阴阳分类,脏为阴,腑为阳,内侧为阴,外侧为阳,手经循于上肢,足经循于下肢。阴经属脏,循行于四肢内侧,阳经属腑,循行于四肢外侧。

十二经脉命名及分布规律见表2-4。

表 2-4　十二经脉命名及分布规律

			(前)	(中)	(后)
十二经脉	阴经	手	肺	心包	心
		(内侧)	太阴	厥阴	少阴
		足	脾	肝	肾
	阳经	手	大肠	三焦	小肠
		(外侧)	阳明	少阳	太阳
		足	胃	胆	膀胱

(二)走向规律
手之三阴,从胸走手;手之三阳,从手走头;足之三阳,从头走足;足之三阴,从足走腹胸。阴经向上,阳经向下。

（三）交接规律

阴阳经交于四肢末端,阳经交于头面部,阴经交于内脏,即手三阴经与手三阳经交于上肢末端,手三阳经与足三阳经交于头面部,足三阳经与足三阴经交于下肢末端,足三阴经与手三阴经交于内脏。

（四）表里关系

主要与脏腑的表里关系有关,如手太阴肺经,属肺络大肠,手阳明大肠经,属大肠络肺,其特点是四肢内外侧相对的两条经互为表里。如手太阴肺经分布于上肢内侧前部,手阳明大肠经分布于上肢外侧前部。

（五）流注次序

手太阴肺经→食指端→手阳明大肠经→鼻翼旁→足阳明胃经→足大趾端→足太阴脾经→心中手少阴心经→小指端→手太阳小肠经→目内眦→足太阳膀胱经→足小指端→足少阴肾经→胸中→手厥阴心包经→无名指端→手少阳三焦经→目外眦→足少阳胆经→足大趾→足厥阴肝经→肺中→手太阴肺经。

三、奇经八脉

奇经八脉是督、任、冲、带、阴跷、阳跷、阴维、阳维脉的总称。其主要功能是可加强十二经脉之间的联系,调节十二经脉气血,参与肝、肾、女子胞、脑、髓等重要脏器生理功能。其中督脉为阳脉之海,总督一身之阳经。任脉为阴脉之海,总督一身之阴经,冲脉为血海,调节十二经脉气血。

（姜传文）

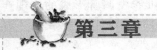

第三章

中医病理观

第一节 病 因

病因是指能影响和破坏人体阴阳相对平衡协调状态，导致疾病发生的各种原因，又称致病因素。病因学说是研究致病因素的致病性质和特点，以及引起疾病后的典型临床表现的学说。病因学说的特点是辨证求因和审因论治。

在中医学术发展过程中，历代医家从不同的角度，对病因提出了不同的分类方法。

"淫生六疾"。秦国名医医和提出的"六气致病"说，被称为病因理论的创始。如《左传·昭公六年》："六气，曰阴、阳、风、雨、晦、明也……阴淫寒疾，阳淫热疾，风淫末疾，雨淫腹疾，晦淫惑疾，明淫心疾。"

阴阳分类。《内经》以阴阳为总纲，对病因进行分类。《素问·调经论》："夫邪之生也，或生于阴，或生于阳。其生于阳者，得之风雨寒暑；其生于阴者，得之饮食居处，阴阳喜怒。"《内经》将病因明确分为阴阳两大类，将来自自然界气候异常变化，多伤人外部肌表的，归属于阳；将饮食不节，居处失宜，起居无常，房事失度，情志过极，多伤人内在脏腑精气的，归属于阴。

三种致病途径。东汉时期张仲景以外感六淫为病因，脏腑经络分内外，将病因与发病途径相结合进行研究。《金匮要略·脏腑经络先后病脉证》："千般疢难，不越三条：一者，经络受邪入脏腑，为内所因也；二者，四肢九窍，血脉相传，壅塞不通，为外所中也；三者，房室、金刃、虫兽所伤。以此详之，病由都尽。"张仲景的病因分类法，对后世影响极大，并沿用了相当长的时间。如晋代葛洪《肘后备急方·三因论》："一为内疾，二为外发，三为它犯。"

三因分类。宋代陈无择在《金匮要略》的基础上明确提出了"三因学说"。认为六淫邪气侵犯为外所因，七情所伤为内所因，饮食劳倦、跌仆金刃及虫兽所伤等为不内外因。由于陈氏比较全面地概括了各种致病因素，分类也比较合理，故对宋以后的病因研究起到了很大的推动作用。《三因极一病证方论》："六淫，天之常气，冒之则先自经络流入，内合于脏腑，为外所因；七情，人之常性，动之则先自脏腑郁发，外形于肢体，为内所因；其如饮食饥饱，叫呼伤气，尽神度量，疲极筋力，阴阳违逆，乃至虎狼毒虫，金疮踒折，疰忤附着，畏压溺溺，有悖常理，为不内外因。"

致病因素多种多样，诸如气候异常、疠气传染、七情内伤、饮食失宜、劳逸失度、持重努伤、跌仆金刃、外伤及虫兽所伤等，均可成为病因而导致疾病的发生。

在疾病发展过程中,原因和结果是相互作用的,某一病理阶段中的结果,可能会成为下一个阶段的致病因素,即病理产物可成为病因。如痰饮、瘀血是脏腑气血机能失调所形成的病理产物,当其形成后,又可导致新的病理变化而成为新的病因。

一、六淫

(一)六淫的基本概念

1.六淫

六淫是指风、寒、暑、湿、燥、火六种外感性致病因素的总称。"淫",有太过和浸淫之意。六淫可以理解为六气太过,或是令人发病的六气。六淫之名,首见于《三因极一病证方论》,可能是由医和的"淫生六疾"和《素问·至真要大论》的"风淫于内""热淫于内""湿淫于内""火淫于内""燥淫于内""寒淫于内"概括而来。

2.六气

六气是指风、寒、暑、湿、燥、火六种正常的气候变化。《素问·至真要大论》的"六气分治",是指一岁之内,六气分治于四时。六气是万物生长变化的最基本条件,也是人体赖以生存的必要条件。六气对人体是无害的,六气一般不致病。《素问·宝命全形论》:"人以天地之气生,四时之法成。"

3.六气转化为六淫的条件

六气异常变化:六气太过或不及,六气变化过于急骤,非其时而有其气,或"至而不至",或"至而太过",或"至而不及"等。正气不足:六气异常,若逢人体正气不足,抵抗力下降,就会侵犯人体,引起疾病发生而成为致病因素。

(二)六淫致病的共同特点

(1)六淫致病多与季节气候和居处环境有关。六淫为六气的太过或不及,而六气变化,有一定的季节性,所以,六淫致病与季节有关。如春季多风病,夏季多暑病,长夏多湿病,秋季多燥病,冬季多寒病。因六淫致病与时令气候变化有关,故又称"时令病"。此外,久居湿地或长期水中作业,则易患湿病;而长期高温环境下作业,则易患燥热或火邪为病。

(2)六淫邪气既可单独侵袭人体而致病,也可两种或两种以上共同侵犯人体而致病。如风寒感冒、湿热泄泻、暑湿感冒等为两种邪气共同致病,痹证则为风寒湿三邪相并侵犯人体而致病。

(3)六淫邪气侵犯人体后,病证的性质可随病情的发展和体质的不同,而发生转化。如病情发展,寒邪入里化热,湿郁化火,暑湿日久化燥伤阴等。而体质不同,病性也可从阳化热,或从阴化寒。

(4)六淫邪气侵犯人体的途径为肌表或口鼻,因邪从外来,多形成外感病,故六淫又有"外感六淫"之称。

(三)六淫邪气各自的性质和致病特点

1.风

风虽为春季主气,但四季皆可有风,故风邪引起的疾病虽以春季为多,但其他季节亦均可发生。风邪的性质和致病特点如下。

(1)风为阳邪,其性开泄,易袭阳位:风性主动,具有升发向上的特性,所以风属于阳邪。其性开泄,是指风邪侵犯人体,留滞体内,易引起腠理疏泄开张,表现出汗出恶风的症状。阳位是指头面部,因风邪具有升发向上的特性,所以风邪侵袭,常伤及人体的头面部,出现头昏头沉、鼻塞流涕、咽痒咳嗽等症状。

《素问·风论》："风气藏于皮肤之间，内不得通，外不得泄。腠理开则洒然寒，闭则热而闷。"《素问·太阴阳明论》："故犯贼风虚邪者，阳先受之"，"伤于风者，上先受之"。

（2）风性善行而数变："善行"，是指风邪致病具有病位游移、行无定处的特性。例如，风邪偏盛所致的痹证，以游走性关节疼痛，痛无定处为特点，风邪为主引起的痹证又称为"行痹"或"风痹"。"数变"，是指风邪致病具有变幻无常和发病迅速的特性，如风疹就有皮肤红斑发无定处，此起彼伏，瘙痒难忍的特点。另外，由风邪所致的外感疾病，一般也多有发病急、传变快的特点。

《素问·风论》："风者，善行而数变。"《景岳全书·卷十二》："风气胜者为行痹。盖风者善行而数变，故其为痹，则走注历节，无有定所，是为行痹，此阳邪也。"

（3）风为百病之长：是指风邪为六淫病邪中最主要和最常见的致病因素。寒、暑、湿、燥、火诸邪多依附于风而侵犯人体，风邪为外邪致病的先导。另外，风邪致病可以全兼其他五邪，如兼寒为风寒，兼暑为暑风，兼湿为风湿，兼燥为风燥，兼火为风火，而其他五邪则不可全兼。

《素问·风论》："风者，百病之长也。至其变化，乃为他病也。无常方，然致有风气也。"

《临证指南医案·卷五》："盖六气之中，惟风能全兼五邪，如兼寒曰风寒，兼暑曰暑风，兼湿曰风湿，兼燥曰风燥，兼火曰风火。盖因风能鼓荡此五气而伤人，故曰百病之长也。其余五气，则不能互相全兼。"

2.寒

寒为冬季主气，寒邪致病多见于严冬。但盛夏之时人们贪凉饮冷，所以也容易受到寒邪侵袭。

寒邪为病有内寒与外寒之分。内寒是指阳气不足，温煦功能减退，寒由内生的病理变化。外寒指寒邪侵犯人体，寒从外来的病理变化。外寒又分为伤寒和中寒。伤寒是指寒邪损伤肌表，郁遏卫阳的病理变化；中寒是指寒邪直接侵犯脏腑，伤及脏腑阳气的病理变化。外寒与内寒既有区别，又有联系。阳虚内寒之体，容易感受外寒；而外来寒邪侵入机体，日久不散，又能损伤阳气，导致内寒。

寒邪的性质及致病特点如下。

（1）寒为阴邪，易伤阳气：寒为自然界阴气盛的表现，故其性属阴。阴阳之间存在着对立制约的关系，若阴阳处于正常状态，能够相互制约，则机体阴阳平衡。

若阴寒偏盛，对阳气的制约加强，就会损伤阳气，引起阳气不足。故《素问·阴阳应象大论》说"阴胜则阳病"。例如，外寒侵袭肌表，卫阳被遏，就会出现恶寒；寒邪直中脾胃，损伤脾胃阳气，就会出现脘腹冷痛，呕吐，腹泻等症；若心肾阳虚，寒邪直中少阴，就会出现恶寒，手足厥冷，下利清谷，小便清长，精神萎靡，脉微细等症。

（2）寒性凝滞：凝滞，凝结、阻滞之意。气血津液之所以能运行不息，通畅无阻，全赖一身阳和之气的温煦推动。阴寒之邪侵袭人体，损伤阳气，就会影响气血运行，导致气血阻滞不通，不通则痛，故寒邪伤人多见疼痛症状。例如，寒邪偏盛所致的痹证，以关节剧烈疼痛为特点，寒邪为主引起的痹证又称为"痛痹""寒痹"。

《素问·痹论》："寒气胜者为痛痹。"寒邪侵犯肌表会出现全身疼痛，寒邪直中脾胃会出现脘腹冷痛。

《素问·举痛论》："经脉流行不止，环周不休。寒气入经而稽迟，泣（通涩）而不行，客于脉外则血少，客于脉中则气不通，故卒然而痛。"《素问·痹论》："痛者，寒气多也，有寒故痛也。"

（3）寒性收引：收引，收缩牵引之意。寒性收引是指寒邪侵袭人体，会引起气机收敛，腠理、经络、筋脉收缩挛急。

《素问·举痛论》："寒则气收。"例如，寒邪侵袭肌表，腠理闭塞，卫阳被遏不得宣泄，就会出现无汗发热；寒客血脉，则气血凝滞，血脉挛缩，可见头身疼痛，脉紧；寒客经络关节，经脉拘急收引，则可使肢体屈伸不利，或冷厥不仁。

3. 暑

暑为夏季的主气，为火热之气所化。《素问·五运行大论》："在天为热，在地为火，其性为暑。"

暑邪致病有明显的季节性，《素问·热论》："先夏至日者为病温，后夏至日者为病暑。"

暑邪的性质及致病特点如下。

（1）暑为阳邪，其性炎热：暑为火热之气所化，具有酷热之性，火热属阳，故暑为阳邪。炎热是指温热上炎，所以暑邪伤人，多出现一系列阳热症状，如壮热、脉象洪大等。暑邪上扰于面，出现面赤；扰乱心神，出现心烦，甚则神昏。

（2）暑性升散，耗气伤津：暑为阳邪，阳性升发，暑邪侵犯人体，直入气分，可致腠理开泄，迫津外泄，所以暑邪侵犯人体可引起大汗出。汗为津液所化，汗出过多，则耗伤津液，津液亏损，可出现口渴喜饮、尿赤短少等。由于津能载气，在大量汗出的同时，气随汗泄，引起气虚，可出现气短乏力、声低懒言等。

（3）暑多夹湿：是指暑邪侵犯人体容易兼夹湿邪。盛夏之季，气候炎热，雨水较多，热蒸湿动，湿邪弥漫，故暑邪为病，常兼夹湿邪侵犯人体。其临床表现，除发热，心烦，口渴喜饮等暑邪致病的症状外，常兼见四肢困倦，胸闷呕恶，脘痞腹胀，大便溏泻不爽等湿阻症状。

4. 湿

湿为长夏主气。夏秋之交，阳热下降，水气上腾，氤氲熏蒸，潮湿弥漫，故湿邪致病多见于长夏季节。另外，久居湿地、涉水淋雨或长期水下作业，也易罹患湿病。

湿邪为病，有内湿与外湿之分。内湿是指脾失健运，水湿停聚，湿由内生所形成的病理变化。外湿则多由气候潮湿，居处潮湿，湿邪侵袭人体，湿从外来所致的病理变化。

外湿和内湿虽有不同，但在发病过程中常相互影响。伤于外湿，湿邪困脾，健运失职则易形成内湿；而脾阳虚损，水湿不化，也易招致外湿的侵袭。

湿邪的性质及致病特点如下。

（1）湿为阴邪，易阻遏气机，损伤阳气：湿性类水，水为阴之征兆，故湿为阴邪。湿为有形之邪，侵及人体，留滞于脏腑经络，最易阻遏气机，使气机升降失常，经络阻滞不畅。湿邪侵犯人体，弥漫三焦。上焦气机不畅，可出现胸闷不适；中焦气机不畅，则见恶心呕吐，脘痞腹胀；下焦气机不畅，则见小便短涩，大便不爽等。由于湿为阴邪，阴胜则阳病，故其侵犯人体，最易损伤阳气。脾为阴土，喜燥而恶湿，故湿邪外感，留滞体内，常先困脾，而使脾阳不振，运化无权，水湿停聚，发为腹泻、尿少、水肿、腹水等。

（2）湿性重浊：重，沉重或重着之意。湿性重是指湿邪侵犯人体，可引起带有沉重感的症状。如头重如裹，周身困重，四肢酸懒沉重等。湿邪偏盛所致的痹证，以关节疼痛重着为特点，湿邪为主引起的痹证又称为"着痹"或"湿痹"。浊，秽浊或混浊之意。湿性浊是指湿病患者的分泌物、排泄物多秽浊不清。如面垢眵多、大便溏泻、下痢黏液脓血、小便浑浊、妇女白带过多、湿疹浸淫流水等。

（3）湿性黏滞：黏滞，即黏腻停滞。湿性黏滞，主要表现在两个方面：一是指湿病患者分泌物、排泄物的排出多黏滞不爽，如小便不畅，大便不爽等。二是指湿邪为病多缠绵难愈，病程较长或反复发作，如湿痹、湿疹、湿温等。

（4）湿性趋下，易袭阴位：阴位是指二阴和下肢。湿性类水，水曰润下，湿邪有趋下的特性，故湿邪为病多见下部的症状。如淋浊、带下、泻痢等病证，多由湿邪下注所致。

5.燥

燥为秋季主气。秋气当令，天气敛肃，空气中缺乏水分濡润，因而出现秋凉而劲急干燥的气候。

由于燥邪兼夹的邪气不同，所以燥病有温燥、凉燥之分。初秋之时，有夏末之余热，燥与温热相合侵犯人体，则多见温燥病证；深秋之季，有近冬之寒气，燥与寒邪相合侵犯人体，故多见凉燥病证。

燥邪的性质及致病特点如下。

（1）燥性干涩，易伤津液：燥邪为干涩之邪，故外感燥邪最易耗伤人体的津液，造成阴津亏虚的病变。津液受损，滋润濡养功能减退，肌表孔窍失养，可见口鼻干燥，咽干口渴，皮肤干涩，毛发不荣，小便短少，大便干结等症。

（2）燥易伤肺：肺外合皮毛，开窍于鼻；肺为娇脏，喜润而恶燥。燥邪伤人，多从口鼻而入，燥与肺又同属金令，故燥邪袭人最易伤及肺脏，出现干咳少痰，或痰液胶黏难咯，或痰中带血，以及喘息胸痛等症。

6.火

火、热、温三者均为阳盛所生，故火热温经常并称。

火、热、温性质相同，程度有别。热为温之渐，火为热之极；热多属外淫，如风热、暑热、湿热之类；火多由内生，如心火上炎、肝火亢盛、胃火上炎之类。火热为病亦有内外之分，属外感者，多是直接感受温热邪气之侵袭；属内生者，多由脏腑阴阳气血失调，阳气亢盛而成。

火热邪气的性质和致病特点如下。

（1）火热为阳邪，其性炎上：火热之性，燔灼焚焰，升腾向上，故属于阳邪。火热伤人，多见高热、恶热、汗出、脉洪数等症。因其炎上，故火热阳邪常可上炎扰乱神明，出现心烦失眠，狂躁妄动，神昏谵语等症。火热病证，也多表现在人体的头面部位，如心火上炎出现口舌生疮，肝火上炎出现目赤肿痛，胃火上炎出现齿龈肿痛。

（2）火热易伤津耗气：伤津是指损伤津液。火热之邪，侵袭人体，迫津外泄，消灼阴液，使人体阴津耗伤，出现口渴喜饮，咽干舌燥，小便短赤，大便秘结等津伤之症。耗气是指损伤气。火热之邪，侵袭人体，阳热亢盛，"壮火食气"，所以火热之邪易于损伤气，出现气短乏力，懒言声低。

（3）火热易生风动血：生风又称动风，是指以动摇不定症状为主要临床表现的病理变化。火热之邪侵袭人体，燔灼肝经，劫耗阴液，筋脉失养，致肝风内动，称为"热极生风"，临床表现为高热，神昏谵语，四肢抽搐，目睛上视，颈项强直，角弓反张等。动血是指引起出血，火热之邪侵入血中，迫血妄行，灼伤脉络，可引起各种出血，如吐血、衄血、便血、尿血、皮肤发斑及妇女月经过多、崩漏等。

（4）火热易致肿疡：火热之邪入于血分，聚于局部，腐蚀血肉，致血腐肉烂，可发为痈肿疮疡。《医宗金鉴·外科心法要诀》："痈疽原是火毒生。"

（5）火热易扰心神：火热与心相应，心藏神，故火热邪气侵犯人体，易扰乱心神，引起神志不安,烦躁,或谵妄发狂,或昏迷等。

二、疠气

(一)疠气的概念
疠气是一类具有强烈传染性的外感病邪。疠气又称瘟疫之气、戾气、乖戾之气等。

(二)疠气的致病特点
发病急骤、病情较重、症状相似,传染性强、易于流行。

(三)疫疠发生与流行的因素
(1)气候因素:自然气候的反常变化,如久旱、酷热、湿雾瘴气等。

(2)环境和饮食:如空气、水源,或食物受到污染。

(3)没有及时做好预防隔离工作。

(4)社会影响。

三、内伤七情

(一)内伤七情的概念
七情是指喜、怒、忧、思、悲、恐、惊七种情志活动,是人体对客观事物的反映。正常的情志活动一般不会引起疾病,而突然、剧烈或长期持久的情志刺激,超过了人体的正常生理活动范围,使人体气机紊乱,脏腑阴阳气血失调,就会导致疾病的发生,而成为致病因素。

七情致病首先影响内脏,引起内脏的病变,是造成内伤病的主要致病因素,故称内伤七情。

(二)七情与内脏气血的关系
人体的情志活动与内脏有密切的关系,情志活动是以五脏精气为物质基础的。《素问·阴阳应象大论》说:"人有五脏化五气,以生喜怒悲忧恐。"心在志为喜,肝在志为怒,脾在志为思,肺在志为忧,肾在志为恐。所以,五脏功能正常,情志活动就正常,五脏功能异常,情志活动就出现异常。当情志变化成为致病因素时,便会直接损伤内脏,引起内脏的病变。如"怒伤肝""喜伤心""思伤脾""忧伤肺""恐伤肾"。

气血是情志活动的物质基础,气血正常,情志活动就正常,气血异常,情志活动也会异常。如《素问·调经论》说:"血有余则怒,不足则恐。"当情志变化成为致病因素时,就会影响气血,导致气血失常。

(三)内伤七情致病特点
1.直接伤及内脏
七情与五脏有着密切的关系,所以七情内伤致病便会直接损伤内脏,影响脏腑功能。如《素问·明阳应象大论》所说的"怒伤肝""喜伤心""思伤脾""忧伤肺""恐伤肾"等。

尽管不同的情志刺激对内脏有不同的影响,但人体是一个有机的整体,各种情志刺激都与心有关,心是五脏六腑之大主,为精神之所舍,为七情发生之处,所以情志刺激首先伤及心神,心神受损可涉及其他脏腑。

心主血脉,心主藏神;肝主藏血,肝主疏泄,促进气血运行,调畅情志活动;脾主运化,是气机升降的枢纽,为气血生化之源,故情志所伤的病证,以心、肝、脾三脏为多见。

2.影响脏腑气机
(1)怒则气上:是指过度愤怒可使肝气横逆上冲。临床见面红目赤,头胀头痛,呕血咯血,甚则昏厥卒倒。

（2）喜则气缓：包括缓和紧张情绪和引起心气涣散两个方面。在正常情况下，喜能缓和紧张情绪，使营卫通利，心情舒畅。当暴喜过度，成为病因时，可使心气涣散，神不守舍，出现精神不集中，甚则失神狂乱等症状。

（3）悲则气消：是指过度悲伤，可使肺气耗伤出现气短神疲，乏力声低懒言等。

（4）恐则气下：是指恐惧过度，可引起肾气不固，气泄以下，可见二便失禁，骨酸痿软，手足厥冷，遗精等。

（5）惊则气乱：是指突然受惊，可导致心无所倚，神无所归，虑无所定，惊慌失措。

（6）思则气结：是指思虑、焦虑过度，可伤神损脾导致气机郁结。思发于脾而成于心，故思虑过度既可耗伤心血，也会影响脾气，引起心脾两虚，出现心悸，健忘，失眠，多梦，纳呆，乏力，脘腹胀满，便溏等。

3.情志异常波动

情志异常波动，可使病情加重，或使病情恶化。

四、饮食劳逸

（一）饮食失宜

饮食是人类生存和维持健康的必要条件。若饮食失宜，饥饱失常，饮食不洁，或饮食偏嗜便会影响人体生理功能，使气机紊乱或正气损伤，从而引起疾病的发生。饮食物的消化吸收主要与脾胃的功能有关，所以饮食失宜主要损伤脾胃，导致脾胃升降失常，又可聚湿、生痰、化热或变生它病。

1.饥饱失常

饮食应以适量为宜，长期的饥饱失常可引起疾病发生。过饥则摄食不足，气血生化之源匮乏，久之则气血衰少，正气虚弱，抵抗力降低，易于产生疾病。过饱则饮食摄入过量，超过了脾胃的消化、吸收和运化能力，可导致饮食物阻滞，脾胃损伤，出现脘腹胀满，嗳腐泛酸，厌食，吐泻等食伤脾胃病证。因小儿脏腑娇嫩，脾胃之气较成人为弱，故过饱引起的病证，更多见于小儿。婴幼儿食滞日久还可以酿成疳积，出现手足心热、心烦易哭、脘腹胀满、面黄肌瘦等症。经常饮食过量，还可影响气血流通，使筋脉淤滞，引起痢疾或痔疮。过食肥甘厚味，易于化生内热，甚至引起痈疽疮毒等病证。

2.饮食不洁

进食不洁，可引起多种疾病，出现腹痛、吐泻、痢疾等。

3.饮食偏嗜

饮食适宜，才能使人体获得较为全面的营养。若有所偏嗜，过寒过热，或五味偏嗜，则可导致阴阳失调而发生疾病。

（1）饮食偏寒偏热：如多食生冷寒凉，可损伤脾胃阳气，导致寒湿内生，引起腹痛泄泻等症；若偏食辛温燥热，引起胃肠积热，可引起口渴、腹满胀痛、便秘或酿成痔疮。

（2）饮食五味偏嗜：五味与五脏，各有其亲和性。《素问·至真要大论》说："夫五味入胃，各归所喜攻，酸先入肝，苦先入心，甘先入脾，辛先入肺，咸先入肾。"

如果偏嗜某种食物，日久使该脏机能偏盛，损伤内脏，便可发生多种病变。《素问·至真要大论》："久而增气，物化之常也。气增而久，夭之由也。"《素问·生气通天论》："味过于酸，肝气以津,脾气乃绝;味过于咸,大骨气劳,短肌,心气抑;味过于甘,心气喘满,色黑,肾气不衡;味过于苦,脾气不濡,胃气乃厚;味过于辛,筋脉沮弛,精神乃央。"

《素问·五藏生成篇》:"多食咸,则脉凝泣而变色;多食苦,则皮槁而毛拔;多食辛,则筋急而爪枯;多食酸,则肉胝皱而唇揭;多食甘,则骨痛而发落。"

(二)劳逸所伤

适度的劳动和锻炼,有助于气血流通和脾胃的运化,有增强体质、强身去病的作用。必要的休息,可以消除疲劳,恢复体力,有利于健康。所以,《黄帝内经·素问》提出了既要"不妄作劳",又要"常欲小劳"的养生之道。若长时间的过度劳累,或过度安逸,影响脏腑功能和气血运行,就会成为致病因素而使人发病。

1.过劳

过劳是指过度劳累。包括劳力过度、劳神过度和房劳过度三个方面。

(1)劳力过度,是指较长时间的体力劳动太过。劳力过度则伤气,久之则气少力衰,神疲消瘦。《素问·举痛论》的"劳则气耗"和《素问·宣明五气篇》的"久立伤骨,久行伤筋",即指此而言。

(2)劳神过度,是指较长时间的脑力劳动太过。由于脾在志为思,而心主血藏神,所以劳神过度,可耗伤心血,损伤脾气,引起心脾两虚,出现心神失养的心悸,健忘,失眠,多梦及脾不健运的纳呆,乏力,腹胀,便溏等。

(3)房劳过度,是指较长时间的性生活不节,房事过度。由于肾为封藏之本,主藏精,主生殖,所以房劳过度会耗泄肾精,引起腰膝酸软,眩晕耳鸣,精神萎靡,性功能减退,遗精,早泄,或阳痿等。

2.过逸

过逸是指长时间不进行身体活动,过度安闲。适当的身体活动,可以增强脾胃运化功能,使气血生化有源,并促进气血运行。若长期不从事体育锻炼,不仅影响脾胃运化,导致气血乏源,还可影响气血运行,使气血郁滞不畅。气血是构成人体和维持生命活动的基本物质,气血失和,便可继发多种疾病。

五、痰饮瘀血

(一)痰饮

1.痰饮的概念

痰饮是水液代谢障碍形成的病理产物。一般以较稠浊的为痰,清稀的为饮。痰可分为有形之痰和无形之痰。有形之痰是指咯吐出来有形可见的痰液。无形之痰是指瘰疬、痰核和停滞在脏腑经络等组织中而未见咯吐痰液的病证。饮形成后停留于人体的局部,因其停留的部位及症状不同而有不同的名称,如《金匮要略》的"痰饮""悬饮""溢饮""支饮"等。

2.痰饮的形成

痰饮是水液代谢障碍形成的病理产物,水液代谢是一个复杂的生理过程,与肺、脾、肾、三焦以及肝、膀胱等脏腑的功能活动有关。由于肺主宣降,通调水道,敷布津液;脾主运化,运化水液;肾阳主水液蒸化;三焦为水液代谢之道路,所以水液代谢与肺、脾、肾及三焦的关系尤为密切。若外感六淫、内伤七情或饮食劳逸等致病因素侵犯人体,使肺、脾、肾及三焦等脏腑气化功能失常,影响及水液代谢,引起水液代谢障碍,便可形成痰饮。

3.痰饮的病证特点

痰饮形成之后,由于停滞的部位不同,病证特点也各不相同。阻滞于经脉的,可影响气血运行和经络的生理功能。停滞于脏腑的,可影响脏腑的功能和气的升降。

痰的病证特点:痰滞在肺,可见喘咳咳痰;痰阻于心,影响及心血,则心血不畅,可见胸闷胸痛;影响及心神,若痰迷心窍,则可见神昏、痴呆;若痰火扰心,则可见狂乱;痰停于胃,胃失和降,可见恶心呕吐,胃脘痞满;痰在经络筋骨,则可致瘰疬痰核,肢体麻木,或半身不遂,或成阴疽流注等;痰浊上犯于头,可致头晕目眩;痰气交阻于咽,则形成咽中如有物阻,吐之不出,咽之不下的"梅核气"。

饮的病证特点:饮在肠间,则肠鸣沥沥有声;饮在胸胁,则胸胁胀满,咳唾引痛;饮在胸膈,则胸闷、咳喘,不能平卧,其形如肿;饮溢肌肤,则见肌肤水肿,无汗,身体疼重。

（二）瘀血

1.瘀血的概念

瘀血是指血行不畅,或停滞于局部,或离经之血积存体内不能及时消散所形成的病理产物。

2.瘀血的形成

由于血液运行与五脏、气、津液、温度等很多因素有关,所以引起瘀血的原因也是较为复杂的。主要有以下五个方面。

（1）气虚引起血瘀:气为血帅,血液的运行必须依赖着气的推动作用。气虚行血无力,血行迟缓而瘀滞。

（2）气滞引起血瘀:气停留阻滞于局部,不能行血,血液因之而停滞,从而形成瘀血。

（3）血寒引起血瘀:血液得温则行,遇寒则凝。寒性凝滞,侵入血中,则血行迟缓或停滞于局部,形成瘀血。

（4）血热引起血瘀:热入血中,灼伤津液,使得血行迟缓,形成瘀血。或热邪损伤血络,迫血妄行,引起出血,而形成瘀血。

（5）外伤引起血瘀跌扑损伤:造成血离经脉,积存于体内不得消散而形成瘀血。

3.瘀血病证的共同特点

（1）疼痛:其性质多为刺痛,痛处固定不移,拒按,夜间痛甚。

（2）肿块:外伤肌肤局部,可见青紫肿胀;淤积于体内,久聚不散,则可形成癥积,按之有痞块,固定不移。

（3）出血:血色多呈紫黯色,并夹有血块。

（4）望诊方面:久瘀可见面色黧黑,肌肤甲错,唇甲青紫,舌质暗紫,舌边尖部有瘀点、瘀斑。

（5）脉象多见细涩、沉弦或结代等。

4.瘀血的病证特点

瘀血的病证特点因瘀阻的部位和形成瘀血的原因不同而异。常见者为瘀阻于心,影响心主血脉,可见心悸,胸闷胸痛,口唇指甲青紫;瘀血攻心,影响心神,可致发狂;瘀阻于肺,可见胸痛,咳血;瘀阻胃肠,可见呕血,大便色黑如漆;瘀阻于肝,可见胁痛痞块;瘀阻胞宫,可见少腹疼痛,月经不调,痛经,闭经,经色紫黯成块,或见崩漏;瘀阻肢体末端,可成脱骨疽;瘀于肢体肌肤局部,可见局部肿痛青紫。

（史能军）

第二节 病　机

　　病机，即疾病发生、发展与变化的机制。疾病过程极其复杂，牵涉局部和全身的各个层次，对病机的研究也可以从不同的层面和角度进行，从而形成多层次的病机理论。

　　第一层次为基本病机，包括邪正盛衰、阴阳失调、精气血津液失常。第二层次是从脏腑、经络等某一系统来研究疾病的发生、发展、变化和结局的基本规律，如脏腑病机、经络病机等。第三层次是研究某一类疾病的发生、发展、变化和结局的基本规律，如六经病机、卫气营血病机和三焦病机等。第四层次是研究某一种病证的发生、发展、变化和结局的基本规律，如感冒的病机、哮证的病机、痰饮的病机、疟疾的病机等。第五层次是研究某一种症状的发生、发展、变化的病机，如疼痛的病机、发热的病机、健忘的病机等。本节仅讨论基本病机。

一、基本病机

　　基本病机是指机体对于致病因素侵袭所产生的最基本的病理变化，是病机变化的一般规律。基本病机主要包括邪正盛衰、阴阳失调和精气血津液的病理变化，内生"五邪"是在上述病变基础上产生的常见病理状态，有重要临床意义，故一并介绍。

（一）邪正盛衰

　　邪正盛衰，是指在疾病过程中，机体的抗病能力与致病邪气之间相互斗争中所发生的盛衰变化。

　　邪气侵犯人体后，正气和邪气即相互发生作用，一方面是邪气对机体的正气起着损害作用；另一方面是正气对邪气的抗御、驱除作用，及正气的康复功能。邪正双方不断斗争的态势和结果，不仅关系着疾病的发生，而且直接影响着疾病的发展和转归，同时也决定病证的虚实变化。从一定意义上来说，疾病过程就是邪正斗争及其盛衰变化的过程。

　　1.邪正盛衰与虚实变化

　　在疾病过程中，正气和邪气这两种力量不是固定不变的，而是在其不断斗争的过程中，发生力量对比的消长盛衰变化。一般地说，正气增长而旺盛，则促使邪气消退；反之，邪气增长而亢盛，则会损耗正气。随着体内邪正的消长盛衰变化，形成了疾病的虚实病机变化。

　　（1）虚实病机。《素问·通评虚实论》说："邪气盛则实，精气夺则虚。"虚和实是相比较而言的一对病机概念。

　　实指邪气盛，是以邪气亢盛为矛盾主要方面的一种病理状态。虽然邪气强盛，而正气未衰，能积极与邪抗争，故正邪相搏，斗争剧烈，反应明显，临床上出现一系列病理性反映比较剧烈的、有余的证候，并表现相应的典型的症状，称为实证。

　　实证常见于体质壮实的患者外感六淫和疠气致病的初期和中期，或由于湿、痰、水饮、食积、气滞、瘀血等引起的内伤病证。常见壮热、狂躁、声高气粗、腹痛拒按、二便不通、脉实有力、舌苔厚腻等；而内伤病实证则表现为痰涎壅盛、食积不化、水湿泛滥、气滞瘀血等各种病变。

　　虚指正气不足，是以正气虚损为矛盾主要方面的一种病理反映。亦即机体的正气虚弱，防御能力和调节能力低下，对于致病邪气的斗争无力，而邪气已退或不明显，故难以出现邪正斗争剧烈的病理反映,临床上表现一系列虚弱、衰退和不足的证候,称为虚证。

虚证,多见于素体虚弱,精气不充;或外感病的后期,以及各种慢性病证日久,耗伤人体的精血津液,正气化生无源;或因暴病吐利、大汗、亡血等使正气随津血而脱失,以致正气虚弱,或阴阳偏衰。临床上,虚证常见神疲体倦、面色无华、气短、自汗、盗汗,或五心烦热,或畏寒肢冷,脉虚无力等表现。

(2)虚实变化:邪正的消长盛衰,不仅可以产生比较单纯的虚或实的病理变化,而且在某些病程较长、病情复杂的疾病中,还会出现虚实之间的多种变化,主要有虚实错杂、虚实转化及虚实真假。

虚实错杂:指在疾病过程中,邪盛和正虚同时存在的病理状态。邪盛正伤,或疾病失治、误治,以致病邪久留,损伤人体正气;或因虚体受邪,正气无力祛邪外出;或本已正虚,又兼内生水湿、痰饮、瘀血等病理产物凝结阻滞,都可形成正虚邪实的虚实错杂病变。细分之下,虚实错杂又有虚中夹实和实中夹虚两种情况。

虚中夹实:是指病理变化以正虚为主,又兼有实邪为患的病理状态。如临床上的脾虚湿滞证,由于脾气不足,运化无权,而致湿邪内生,阻滞中焦。临床上既有属脾气虚弱的神疲肢倦、饮食少思、食后腹胀、大便不实等症状,又兼见属湿滞病变的口黏、脘痞、舌苔厚腻等表现。

实中夹虚:指病理变化以邪实为主,又兼有正气虚损的病理状态。如在外感热病发展过程中,由于热邪伤阴,可形成邪热炽盛、阴气受伤的病证。临床表现既有高热气粗、心烦不安、面红目赤、尿赤便秘、苔黄脉数等实热见症,又兼见口渴引饮、气短心悸、舌燥少津等阴气不足症。

另外,从病位来分析虚实错杂的病机,尚有表里、上下等虚实不同的错杂证候,如表实里虚、里实表虚、上实下虚、下实上虚等。

虚实转化:指在疾病过程中,由于邪气伤正,或正虚而邪气积聚,发生病机性质由实转虚或因虚致实的变化。

虚实真假:指在某些特殊情况下,疾病的临床表现可见与其病机的虚实本质不符的假象,主要有真实假虚和真虚假实两种情况。

真实假虚:是指病机的本质为"实",但表现出"虚"的临床假象。一般是由于邪气亢盛,结聚体内,阻滞经络,气血不能外达所致,故真实假虚又称为"大实有羸状"。如热结胃肠的里热炽盛证,一方面有大便秘结、腹痛硬满、谵语等实热症状,同时因阳气被郁,不能四布,而见面色苍白、四肢逆冷、精神委顿等状似虚寒的假象。再如小儿食积而出现的腹泻,妇科瘀血内阻而出现的崩漏下血等,也属此类。

真虚假实:是指病机的本质为"虚",但表现出"实"的临床假象。一般是由于正气虚弱,脏腑经络之气不足,推动、激发功能减退所致,故真虚假实证又称为"至虚有盛候"。如脾气虚弱,运化无力,可见脘腹胀满、疼痛(但时作时减)等假实征象。再如老年或大病久病,因气虚推动无力而出现的便秘(大便不干不硬,但排泄无力),也属此类。

总之,在疾病的发生和发展过程中,病机的虚和实是相对的。由实转虚、因虚致实和虚实夹杂,常常是疾病发展过程中的必然趋势。因此,在临床上不能以静止的、绝对的观点来对待虚和实的病机变化,而应以动态的、相对的观点来分析虚和实的病机。特别在有虚实真假的特殊情况时,必须透过现象看本质,才能不被假象所迷惑,真正把握住疾病的虚实变化。

2.邪正盛衰与疾病转归

在疾病的发生、发展过程中,由于邪正双方的斗争,其力量对比不断发生消长盛衰的变化,这种变化对疾病转归起着决定性的作用。一般而论,正胜邪退,疾病趋向于好转和痊愈;邪胜正衰,则疾病趋向于恶化,甚则导致死亡;若邪正力量相持不下,则疾病趋向迁延或慢性化。

(1)正胜邪退:是指在疾病过程中,正气奋起抗邪,正气渐趋强盛,而邪气渐趋衰减,疾病向好转和痊愈方向发展的一种病理变化,也是在许多疾病中最常见的一种转归。这是由于患者的正气比较充盛,抗御病邪的能力较强,或因为邪气较弱,或因及时、正确的治疗,邪气难以进一步发展,进而促使病邪对机体的侵害作用消失或终止,精气血津液等的耗伤和机体的脏腑、经络等组织的病理性损害逐渐得到康复,机体的阴阳两个方面在新的基础上又获得了相对平衡,疾病即告痊愈。

(2)邪胜正衰:是指在疾病过程中,邪气亢盛,正气虚弱,机体抗邪无力,疾病向恶化、危重,甚至向死亡方面转归的一种病理变化。这是由于机体的正气虚弱,或由于邪气的炽盛,或因失于治疗,或治疗不当,机体抗御病邪的能力日趋低下,不能制止邪气的侵害作用,邪气进一步发展,机体受到的病理性损害日趋严重,则病情因而趋向恶化和加剧。若正气衰竭,邪气独盛,脏腑经络及精血津液的生理功能衰惫,阴阳离决,则机体的生命活动亦告终止。例如,在外感病过程中,"亡阴""亡阳"等证候的出现,即是正不敌邪,邪胜正衰的典型表现。

(3)邪正相持:指在疾病过程中,机体正气不甚虚弱,而邪气亦不亢盛,则邪正双方势均力敌,相持不下,病势处于迁延状态的一种病理过程。此时,由于正气不能完全祛邪外出,因而邪气可以稽留于一定的部位,病邪既不能消散,亦不能深入传变,故又称之为"邪留"或"邪结"。一般说来,邪气留结之处,即是邪正相搏,病理表现明显之所。疾病随邪留部位的不同而有不同的临床表现。

若正气大虚,余邪未尽,或邪气深伏伤正,正气无力驱尽病邪,致使疾病处于缠绵难愈的病理过程,称为正虚邪恋。正虚邪恋,可视为邪正相持的一种特殊病机,一般多见于疾病后期,且是多种疾病由急性转为慢性,或慢性病久治不愈,或遗留某些后遗症的主要原因之一。

(二)阴阳失调

阴阳失调是由于邪气侵犯人体导致阴阳失去平衡协调而出现的阴阳偏胜、偏衰、互损、格拒、亡失等一系列病理变化。同时,阴阳失调又是脏腑、经络、营卫等相互关系失调及气机升降出入运动失常的概括。本节着重讨论阴阳失调的阴阳偏胜、阴阳偏衰、阴阳互损、阴阳格拒、阴阳亡失机制。

1.阴阳偏胜

阴阳偏胜是指人体阴阳双方中的某一方的病理性亢盛状态,属"邪气盛则实"的实证。

阳邪侵入人体,机体阴气与之相搏,邪胜则病成,可形成阳偏胜;阴邪侵入人体,机体阳气与之抗争,邪胜则病成,可形成阴偏胜。机体的精气血津液代谢失常,"邪"自内生,亦可分阴阳两类,如内寒内湿属阴而内火内热属阳,从而表现为阴偏胜或阳偏胜的病理变化。《素问·阴阳应象大论》说:"阳胜则热,阴胜则寒。"明确地指出了阳偏胜和阴偏胜病机的临床表现特点。

阴阳是相互制约的,一方偏胜必然制约另一方而使之虚衰。阳偏胜伤阴可引起阳盛兼阴虚,进而发展为阴虚的病变;阴偏胜伤阳可导致阴盛兼阳虚,进而发展为阳虚的病变。所以《素问·阴阳应象大论》又说"阳胜则阴病,阴胜则阳病",指出了阳偏胜或阴偏胜的必然发展趋势。

(1)阳偏胜:即是阳盛,是指机体在疾病过程中,所出现的一种阳气病理性偏盛,功能亢奋,机体反应性增强,热量过剩的病理状态。一般地说,其病机特点多表现为阳盛而阴未虚的实热证。

形成阳偏胜的主要原因:多由于感受温热阳邪,或虽感受阴邪,但从阳化热,也可由于情志内伤,五志过极而化火;或因气滞、血瘀、食积等郁而化热所致。总之,邪从外来则多因感受阳邪;"邪"自内生,则多与气机郁结化火有关。

阳气的病理性亢盛,则以热、动、燥为其特点,故阳气偏胜可见壮热、烦渴、面红、目赤、尿黄、便干、苔黄、脉数等症。如果病情发展,阳热亢盛且明显耗伤机体阴气,病则从实热证转化为实热兼阴亏证,若阴气大伤,病可由实转虚而发展为虚热证。

(2)阴偏胜:即是阴盛,是指机体在疾病过程中所出现的一种阴气病理性偏盛,功能抑制,热量耗伤过多,病理性代谢产物积聚的病理状态。一般地说,其病机特点多表现为阴盛而阳未虚的实寒证。

形成阴偏胜的主要原因:多由于感受寒湿阴邪,或过食生冷,寒邪中阻等,机体阳气难以与之抗争而致阴气的病理性亢盛。阴气的病理性亢盛,则以寒、静、湿为其特点,如形寒、肢冷、蜷卧、舌淡而润、脉迟等,即是阴气偏胜的具体表现。由于阴寒内盛多伤阳气,故在阴偏胜时,常同时伴有程度不同的阳气不足,形成实寒兼阳虚证,若阳气伤甚,病可由实转虚,发展为虚寒证。

2.阴阳偏衰

阴阳偏衰是指人体阴阳双方中的一方虚衰不足的病理状态,属"精气夺则虚"的虚证。

阴气或阳气的某一方减少或功能减退时,则不能制约对方而引起对方的相对亢盛,形成"阳虚则阴盛""阳虚则寒"(虚寒)"阴虚则阳亢""阴虚则热"(虚热)的病理变化。

(1)阳偏衰:即阳虚,是指机体阳气虚损,功能减退或衰弱,代谢减缓,产热不足的病理状态。一般地说,其病机特点多表现为机体阳气不足,阳不制阴,阴气相对偏亢的虚寒证。

形成阳偏衰的主要原因:多由于先天禀赋不足,或后天失养,或劳倦内伤,或久病损伤阳气所致。人体阳气虚衰,突出地表现为温煦、推动和兴奋功能减退。

由于阳气的温煦功能减弱,因而人体热量不足,难以温暖全身而出现寒象,见畏寒肢冷等症。由于阳气的推动作用不足,经络、脏腑等组织器官的某些功能活动也因之而减退,加之温煦不足,则血液凝滞,脉络缩蜷,津液停滞而成水湿痰饮。由于兴奋作用减弱,可见精神不振,喜静萎靡症状。以上便是"阳虚则寒"的主要机制。阳虚则寒,虽也可见到面色㿠白、畏寒肢冷、脘腹冷痛、舌淡、脉迟等寒象,但还有喜静蜷卧、小便清长、下利清谷、脉微细等虚象。所以,阳虚则寒与阴胜则寒,不仅在病机上有区别,而且在临床表现方面也有不同:前者是虚而有寒;后者是以寒为主,虚象不明显。

阳气不足一般以脾肾阳虚衰常见,亦可发于五脏六腑,如心阳、肺阳、肝阳、脾阳、胃阳和肾阳等,皆可出现虚衰病变。肾阳为诸阳之本,"五脏之阳气,非此不能发",所以肾阳虚衰(命门之火不足)在阳气偏衰的病机中占有极其重要的地位。阳气一般由精血津液中属阳的部分化生,尤其以精血为主要化生之源;故精血大伤,可致阳气化生无源而虚衰,阳不制阴,发为虚寒性病证。

(2)阴偏衰:即阴虚,是指机体阴气不足,阴不制阳,导致阳气相对偏盛,功能虚性亢奋的病理状态。一般地说,其病机特点多表现为阴气不足,阳气相对偏盛的虚热证。

形成阴偏衰的主要原因:多由于阳邪伤阴,或因五志过极,化火伤阴,或因久病伤阴所致。阴偏衰时,主要表现为凉润、抑制与宁静的功能减退,从而出现虚热、失润及虚性亢奋的症状。所谓阴虚则热,即是指阴气不足,不能制阳,阳气相对亢盛,从而形成阴虚内热、阴虚火旺和阴虚阳亢等多种表现。如五心烦热、骨蒸潮热、面红升火、消瘦、盗汗、咽干口燥、舌红少苔、脉细数等,即是阴虚则热的表现。阴虚则热与阳胜则热的病机不同,其临床表现也有所区别:前者是虚而有热;后者是以热为主,虚象并不明显。

阴气不足一般以肾阴亏虚为主,亦可见于五脏六腑,如肺阴、脾阴、胃阴、心阴、肝阴和肾阴,皆可发生亏虚的病变。肾阴为诸阴之本,"五脏之阴气,非此不能滋",所以肾阴不足在阴偏衰的病机中占有极其重要的地位。阴气一般由精血津液中属阴的部分化生,尤其以津液为主要化生之源,故阳热亢盛,必耗津液而致阴气不足,而津液大伤,又可致阴气化生无源而亏虚,阴不制阳,发为虚热性病证。

3.阴阳互损

阴阳互损是指在阴或阳任何一方虚损的前提下,病变发展影响及相对的一方,形成阴阳两虚的病机。在阴虚的基础上,继而导致阳虚,称为阴损及阳;在阳虚的基础上,继而导致阴虚,称为阳损及阴。阴阳双方之间本来存在着相互依存、相互资生、互为化源和相互为用的关系,一方亏虚或功能减退,不能资助另一方或促进另一方的化生,必然导致另一方的虚衰或功能减退。如唐代王冰注《素问·四气调神大论》说:"阳气根于阴,阴气根于阳,无阴则阳无以生,无阳则阴无以化。"

(1)阴损及阳:是指由于阴精或阴气亏损,累及阳气生化不足或无所依附而耗散,从而在阴虚的基础上又导致了阳虚,形成了以阴虚为主的阴阳两虚病理状态。如肝阳上亢一证,其病机主要为肝肾阴虚,水不涵木,阴不制阳的阴虚阳亢,但病情发展,亦可进一步耗伤肝肾精血,影响肾阳化生,继而出现畏寒、肢冷、面色㿠白、脉沉细等肾虚衰症状,转化为阴损及阳的阴阳两虚证。

(2)阳损及阳:是指由于阳气虚损,无阳则阴无以生,从而在阳虚的基础上又导致了阴虚,形成以阳虚为主的阴阳两虚病理状态。如肾阳亏虚、水泛为肿一证,其病机主要为阳气不足,气化失司,水液代谢障碍,津液停聚而水湿内生,溢于肌肤所致。但其病变发展,则又可因阳气不足而导致阴气化生无源而亏虚,出现日益消瘦,烦躁升火,甚则阳升风动而抽搐等肾阴亏虚之征象,转化为阳损及阴的阴阳两虚证。

4.阴阳格拒

阴阳格拒是在阴阳偏盛基础上由阴阳双方相互排斥而出现寒热真假病变的一类病机,包括阴盛格阳和阳盛格阴两方面。阴阳相互格拒的机制,在于阴阳双方的对立排斥,即阴或阳的一方偏盛至极,壅遏于内,将另一方排斥格拒于外,迫使阴阳之间不相维系,从而出现真寒假热或真热假寒的复杂病变。如明代虞抟《医学正传》说:"假热者,水极似火,阴证似阳也……此皆阴盛格阳,即非热也。""至若假寒者,火极似水,阳证似阴也……亦曰阳盛格阴也。"

(1)阴盛格阳:又称格阳,是指阴寒偏盛至极,壅闭于内,逼迫阳气浮越于外一而相互格拒的一种病理状态。阴寒内盛是疾病的本质,由于排斥阳气于外,可在原有面色苍白、四肢逆冷、精神萎靡、畏寒蜷卧、脉微欲绝的阴气壅盛于内表现的基础上,又出现面红、烦热、口渴、脉大无根等假热之象,故称其为真寒假热证。

(2)阳盛格阴:又称格阴,是指阳热偏盛至极,深伏于里,阳气被遏,郁闭于内,不能外达于肢体而将阴气排斥于外的一种病理状态。阳盛于内是疾病的本质,但由于格阴于外,可在原有壮热、面红、气粗、烦躁、舌红、脉数大有力等邪热内盛表现的基础上,又现四肢厥冷、脉象沉伏等假寒之象,故称为真热假寒证。

5.阴阳亡失

阴阳的亡失包括亡阴和亡阳两类,是指机体的阴气或阳气突然大量地亡失,导致生命垂危的一种病理状态。

(1)亡阳是指机体的阳气发生突然大量脱失,而致全身功能严重衰竭的一种病理状态。

一般地说,亡阳多由于邪气太盛,正不敌邪,阳气突然脱失所致;也可因汗出过多,吐、利无度,津液过耗,阳随阴泄,阳气外脱;或由于素体阳虚,劳伤过度,阳气消耗过多所致;亦可因慢性疾病,长期大量耗散阳气,终至阳气亏损殆尽,而出现亡阳。

阳气暴脱,多见大汗淋漓、心悸气喘、面色苍白、四肢逆冷、畏寒蜷卧、精神萎靡、脉微欲绝等生命垂危的临床征象。

(2)亡阴是指由于机体阴气发生突然大量消耗或丢失,而致全身功能严重衰竭的一种病理状态。

一般地说,亡阴多由于热邪炽盛,或邪热久留,大量煎灼津液,或逼迫津液大量外泄而为汗,以致阴气随之大量消耗而突然脱失。也可由于长期大量耗损津液和阴气,日久导致亡阴者。

阴气脱失多见手足虽温而大汗不止、烦躁不安、心悸气喘、体倦无力、脉数疾躁动等危重征象。

亡阴和亡阳,在病机和临床征象等方面,虽然有所不同,但由于机体的阴和阳存在着互根互用的关系,阴亡,则阳无所依附而散越;阳亡,则阴无以化生而耗竭。故亡阴可以迅速导致亡阳,亡阳也可继而出现亡阴,最终导致"阴阳离决,精气乃绝",生命活动终止而死亡。

综上所述,阴阳失调的病机,是以阴阳的属性,阴和阳之间所存在着的对立制约、互根互用以及相互消长、转化等理论,来阐释、分析、综合机体病变的机制。因此,阴阳失调的各种病机,并不是固定不变的,而是随着病情的进退和邪正盛衰等情况的改变而变化,在阴阳的偏胜和偏衰之间,亡阴和亡阳之间,都存在着内在的密切联系。

(三)气血失常

1.气的失常

气的失常主要包括两个方面:一是气的生化不足或耗散太过,形成"气虚"的病理状态。二是气的运动失常,出现气滞、气逆、气陷、气闭或气脱等"气机失调"的病理变化。

(1)气虚指一身之气不足及其功能低下的病理状态。

气虚的原因:主要由于先天禀赋不足,或后天失养,或肺脾肾的功能失调而致气的生成不足。也可因劳倦内伤,久病不复等,使气过多消耗而致。

气虚的共同症状特点:劳累后加重,休息后减轻。气虚的常见临床表现:精神委顿、倦怠乏力、眩晕、自汗、易于感冒、面色㿠白、舌淡、脉虚等症状。偏于元气虚者,可见生长发育迟缓,生殖功能低下等症;偏于宗气虚者,可见动则心悸、呼吸气短等症。营卫气虚和脏腑、经络气虚的病机,则各有特点,临床表现亦各有不同。

(2)气机失调是指气的升降出入失常而引起的气滞、气逆、气陷、气闭、气脱等病理变化。

气滞:指气的流通不畅,郁滞不通的病理状态。气滞主要由于情志抑郁,或痰、湿、食积、热郁、瘀血等的阻滞,影响到气的流通;或因脏腑功能失调,如肝气失于疏泄、大肠失于传导等,皆可形成局部或全身的气机不畅或郁滞,从而导致某些脏腑、经络的功能障碍。气滞一般属于邪实为患,但亦有因气虚推动无力而滞者。气滞的共同特点不外闷、胀、疼痛。气滞的病理表现有多个方面:气滞于某一经络或局部,可出现相应部位的胀满、疼痛。气滞则血行不利,津液输布不畅,故气滞甚者可引起血瘀、津停,形成瘀血、痰饮水湿等病理产物。由于肝升肺降、脾升胃降,在调整全身气机中起着极其重要的作用,故脏腑气滞以肺、肝、脾胃为多见。肺气壅塞,见胸闷、咳喘;肝郁气滞,见情志不畅、胁肋或少腹胀痛;脾胃气滞,见脘腹胀痛,休作有时,大便秘结等。因气虚而滞者,一般在闷、胀、痛方面不如实证明显,并兼见相应的气虚征象。

气逆:指气升之太过,或降之不及,以脏腑之气逆上为特征的一种病理状态。气逆多由情志所伤,或因饮食不当,或因外邪侵犯,或因痰浊壅阻所致,气逆于上,以实为主,亦有因虚而气机上逆者。气逆最常见于肺、胃和肝等脏腑。在肺,则肺失肃降,肺气上逆,发为咳逆上气。在胃,则胃失和降,胃气上逆,发为恶心、呕吐、嗳气、呃逆。在肝,则肝气上逆,发为头痛头胀,面红目赤,易怒等症。由于肝为刚脏,主动主升,而又为藏血之脏,因此,在肝气上逆时,甚则可导致血随气逆,或为咯血、吐血,乃至壅遏清窍而致昏厥。

气陷:指气的上升不足或下降太过,以气虚升举无力而下陷为特征的一种病理状态。气陷多由气虚病变发展而来,尤与脾气的关系最为密切。若素体虚弱,或病久耗伤,致脾气虚损,清阳不升,或中气下陷,从而形成气虚下陷的病变。气陷的病理变化,主要有"上气不足"与"中气下陷"两方面。①"上气不足",主要指上部之气不足,头目失养的病变。一般由于脾气虚损,升清之力不足,无力将水谷精微上输于头目,致头目失养,可见头晕、目眩、耳鸣等症。②"中气下陷",指脾气虚损,升举无力,气机趋下,内脏位置维系无力,而发生某些内脏的位置下移,形成胃下垂、肾下垂、子宫脱垂、脱肛等病变。

气闭:即气机闭阻,外出严重障碍,以致清窍闭塞,出现昏厥的一种病理状态。气闭多由情志刺激,或外邪、痰浊等闭塞气机,使气不得外出而闭塞清窍所致。气闭的临床所见,有因触冒秽浊之气所致的闭厥,突然精神刺激所致的气厥,剧痛所致的痛厥,痰闭气道之痰厥等,其病机都属于气的外出突然严重受阻,而陷于清窍闭塞,神失所主的病理状态。气闭发生急骤,以突然昏厥,不省人事为特点,多可自行缓解,亦有因闭不复而亡者。其临床表现,除昏厥外,随原因不同而伴相应症状。

气脱:即气不内守,大量向外亡失,以致功能突然衰竭的一种病理状态。气脱多由于正不敌邪,或慢性疾病,正气长期消耗而衰竭,以致气不内守而外脱;或因大出血、大汗等气随血脱或气随津泄而致气脱,从而出现功能突然衰竭的病理状态。气脱可见面色苍白、汗出不止、目闭口开、全身瘫软、手撒、二便失禁、脉微欲绝或虚大无根等症状。

2.血的失常

血的失常,一是因血液的生成不足或耗损太过,致血的濡养功能减弱而引起的血虚;二是血液运行失常而出现的血瘀、出血等病理变化。

(1)血虚是指血液不足,血的濡养功能减退的病理状态。

失血过多,新血不能生成补充;或因脾胃虚弱,饮食营养不足,血液生化乏源;或因血液的化生功能障碍;或因久病不愈,慢性消耗等因素而致营血暗耗等,均可导致血虚。脾胃为气血生化之源;肾主骨生髓,输精于肝,皆可化生血液,故血虚的成因与脾胃、肾的关系较为密切。

全身各脏腑、经络等组织器官,都依赖于血的濡养而维持其正常的生理功能,所以血虚就会出现全身或局部的失荣失养,功能活动逐渐衰退等虚弱证候。血虚者气亦弱,故血虚除见失于滋荣的证候外,多伴气虚症状,常见面色淡白或萎黄、唇舌爪甲色淡无华、神疲乏力、头目眩晕、心悸不宁、脉细等临床表现。

心主血,肝藏血,血虚时心、肝两脏的症状比较多见。心血不足常见惊悸怔忡、失眠多梦、健忘、脉细涩或歇止等心失血养的症状。肝血亏虚见两目干涩、视物昏花,或手足麻木、关节屈伸不利等症。若肝血不足,导致冲任失调,又可出现妇女经少,月经愆期,闭经诸症。

(2)血运失常:血液运行失常出现的病理变化,主要有血瘀和出血。

1)血瘀:是指血液的循行迟缓,流行不畅,甚则血液停滞的病理状态。

血瘀主要表现为血液运行郁滞不畅，或形成淤积，可以为全身性病变，亦可瘀阻于脏腑、经络、形体、官窍的某一局部，从而产生不同的临床表现。但无论病在何处，均易见疼痛，且痛有定处，甚则局部形成肿块，触之较硬，位置比较固定，如肿块生于腹内，称为"癥积"。另外，唇舌紫黯以及舌有瘀点、瘀斑，皮肤赤丝红缕或青紫，肌肤甲错，面色黧黑等，也是血液瘀滞的征象。

导致血瘀的病机，主要有气虚、气滞、痰浊、瘀血、血寒、血热等，此处只介绍血寒。

血寒是指血脉受寒、血流滞缓乃至停止不行的病理状态。多因外感寒邪，侵犯血分，形成血寒；亦可因阳气失于温煦所致。

血寒的临床表现除见一般的阴寒证候外，常见血脉瘀阻而引起的疼痛，和手足、爪甲、皮肤及舌色青紫等表现。若寒凝心脉，心脉血气痹阻，可发生真心痛；寒凝肝脉，肝经血气瘀滞，可见胁下、少腹、阴部冷痛，或妇女痛经、闭经等。寒阻肌肤血脉，则见冻伤等症。寒瘀互结酿毒于内，可生癥积。

2）出血：是指血液逸出血脉的病理状态。逸出血脉的血液，称为离经之血。若此离经之血不能及时消散或排出，蓄积于体内，则称为瘀血。瘀血停积体内，又可引起多种病理变化。若突然大量出血，可致气随血脱而引起全身功能衰竭。

导致出血的病机主要有血热、气虚、外伤及瘀血内阻等。此处仅叙述血热。

血热，即热入血脉之中，使血行加速，脉络扩张，或迫血妄行而致出血的病理状态。血热多由于热入血分所致，如温邪、疠气入于血分，或其他外感病邪入里化热，伤及血分。另外，情志郁结，五志过极化火，内火炽盛郁于血分，或阴虚火旺，亦致血热。

血热病变，除一般热盛的证候外，由于血行加速，脉络扩张，可见面红目赤，肤色发红，舌色红绛，经脉异常搏动等症状。血热炽盛，灼伤脉络，迫血妄行，常可引起各种出血，如吐血、衄血、尿血、皮肤斑疹、月经提前量多等。心主血脉而藏神，血热则心神不安，可见心烦，或躁扰不安，甚则神昏、谵语、发狂等症。血热的临床表现，以既有热象，又有动血为其特征。

因为血液主要由营气和津液组成，热入血脉不仅可以耗伤营气、津液而致血虚，而且可由热灼津伤，使其失去润泽流动之性，变得浓稠，乃至干涸不能充盈脉道，血液运行不畅而为瘀。

3.气血失调

（1）气滞血瘀：指因气的运行郁滞不畅，导致血液运行障碍，继而出现血瘀的病理状态。

气滞血瘀的形成多因情志内伤、抑郁不遂、气机阻滞而致血瘀。肝主疏泄而藏血，肝气的疏泄作用在气机调畅中起着关键作用，因而气滞血瘀多与肝失疏泄密切相关，与心肺也有关。

临床上多见胸胁胀满疼痛，瘕聚、癥积等病证。肺主气，调节全身气机，辅心运血，若邪阻肺气，宣降失司，日久可致心、肺气滞血瘀，而见咳喘、心悸、胸痹、唇舌青紫等表现。

气滞可导致血瘀，血瘀必兼气滞。由于气滞和血瘀互为因果，多同时并存，常难以明确区分孰先孰后。如闪挫外伤等因素，就是气滞和血瘀同时形成。但无论何种原因所致的气滞血瘀，辨别气滞与血瘀的主次则是必要的。

（2）气虚血瘀：指因气对血的推动无力而致血行不畅，甚至瘀阻不行的病理状态。

气虚血瘀的形成较多见于心气不足、运血无力而致的血行不畅，甚至瘀阻不行的病理状态。

临床表现常见于惊悸怔忡、喘促、水肿及气虚血滞的肢体瘫痪、痿废。另外，老年人多血瘀，且多气虚，故气虚血瘀病机在老年病中具有重要意义。

（3）气不摄血：指由于气虚不足，统摄血液的生理功能减弱，血不循经，逸出脉外，而导致各种出血的病理状态。

气不摄血的形成主要由于脾主统血功能失司,和心、肝、肺、肾、胃等脏腑功能不足有关。

临床表现见于咯血、吐血、紫斑、便血、尿血、崩漏等症,兼见面色不华、疲乏倦怠、脉虚无力、舌淡等气虚的表现。

(4)气随血脱:指在大量出血的同时,气也随着血液的流失而急剧散脱,从而形成气血并脱的危重病理状态。

各种大失血皆可导致气随血脱,较常见的有外伤失血、呕血和便血,或妇女崩中,产后大出血等因素。血为气之载体,血脱则气失去依附,故气亦随之散脱而亡失。

临床上此症多表现为精神萎靡、眩晕或晕厥、冷汗淋漓、四末不温,或有抽搐,或见口干,脉芤或微细。

(5)气血两虚:即气虚和血虚同时存在的病理状态。

气血两虚多因久病消耗,气血两伤所致;或先有失血,气随血耗;或先因气虚,血化障碍而日渐衰少,从而形成气血两虚。气血两虚,则脏腑经络、形体官窍失之濡养,各种功能失之推动及调节,故可出现不荣或不用的病证。

临床上主要表现为肌体失养及感觉运动失常的病理征象,如面色淡白或萎黄、少气懒言、疲乏无力、形体瘦怯、心悸失眠、肌肤干燥、肢体麻木,甚至感觉障碍、肢体痿废不用等。

(四)津液代谢失常

津液代谢是一个复杂的生理过程,必须由多个脏腑的相互协调才能维持正常,诸如肺的宣发和肃降,脾的运化转输,肾与膀胱的蒸腾气化,三焦的通调,以及肝的疏泄功能都参与其中,以肺、脾、肾三脏的作用尤为重要,而其核心是气对津液的作用。因此,气的运动及其维持的气化过程,调节着全身的津液代谢。

因此,如果肺、脾、肾等有关脏腑生理功能异常,气的升降出入运动失去平衡,气化功能失常,均能导致津液生成、输布或排泄的失常,包括津液不足及津液在体内滞留的病理变化。

1.津液不足

津液不足,是指津液在数量上的亏少,进而导致内则脏腑,外而孔窍、皮毛,失于濡润、滋养,而产生一系列干燥枯涩的病理状态。

导致津液不足的原因主要有三方面:一是热邪伤津,如外感燥热之邪,灼伤津液;或邪热内生,如阳亢生热、五志化火等耗伤津液。二是丢失过多,如吐泻、大汗、多尿及大面积烧伤等,均可损失大量津液。三是生成不足,如体虚久病,脏腑气化功能减退,可见津液生成不足。另外,慢性疾病耗伤津液,亦致津液亏耗。

伤津常见于吐、泻之后。如夏秋季节,多有饮食伤中而致呕吐、泄泻或吐泻交作,损失大量津液者,如不及时补充,可出现目陷、螺瘪、尿少、口干舌燥、皮肤干涩而失去弹性;甚则见目眶深陷、啼哭无泪、小便全无、精神委顿、转筋等症。严重者,因血中津少而失其滑润流动之性,气随津泄而推动无力,血液运行不畅,而见面色苍白、四肢不温、脉微欲绝的危象。另外,炎夏、高热、多汗也易伤津,常见口渴引饮、大便燥结、小便短少色黄;气候干燥季节,常见口、鼻、皮肤干燥等均属于伤津为主的临床表现。

伤液见于热病后期或久病伤阴,所见到的形瘦骨立,大肉尽脱,肌肤毛发枯槁,或手足震颤、肌肉眴动、唇裂、舌光红无苔或少苔,则属于脱液的临床表现。必须指出,津和液本为一体,伤津和脱液,在病机和临床表现方面虽有区别亦有联系。

一般而论,伤津主要是丢失水分,伤津未必脱液;脱液不但丧失水分,更损失精微营养物质,故脱液必兼津伤。从病情轻重而论,脱液重于伤津,可以说津伤乃液脱之渐;液脱乃津伤之甚。津易伤亦易补充,而液一般不易损耗,一旦亏损则较难恢复。但津伤可暴急发生而突然陷于气随津泄,甚至气脱的重危证候,则又非脱液可比。

2.津液输布排泄障碍

津液的输布和排泄是津液代谢中的两个重要环节。二者虽有不同,但其结果都能导致津液在体内不正常的停滞,成为内生水湿痰饮等病理产物的根本原因。

(1)津液的输布障碍:是指津液得不到正常的转输和布散,导致津液在体内环流迟缓,或在体内某一局部发生滞留。因而津液不化,可致水湿内生,酿痰成饮。引起津液输布障碍的原因很多,如肺失宣发和肃降,津液不得正常布散;脾失健运,运化水液功能减退,可致水饮不化;肝失疏泄,气机不畅,气滞津停;三焦的水道不利,不仅直接影响津液的环流,而且影响津液的排泄,凡此均致津液输布障碍而生痰饮水湿之患。上述多种成因中,以脾气的运化功能障碍具有特殊意义。因脾主运化,不仅对津液的输布起重要作用,而且在津液的生成方面具主导作用。脾失健运不但使津液的输布障碍,而且水液不归正化,变生痰湿为患。故《素问·至真要大论》说:"诸湿肿满,皆属于脾。"

(2)津液的排泄障碍:主要是指津液转化为汗液和尿液的功能减退,而致水液潴留体内,外溢于肌肤而为水肿。津液化为汗液,有赖肺气的宣发功能;津液化为尿液,有赖肾气的蒸化功能。肺和肾的功能减弱,虽然均可引起水液潴留,发为水肿,但肾气的蒸化作用失常则起着主导作用。这是因为,肾阳肾阴为五脏阴阳之本,能推动和调节各脏腑的输布和排泄水液功能,而且水液主要是通过尿液而排泄的。

湿浊困阻:多由脾虚运化功能减退,津液不能转输布散,聚为湿浊。湿性重浊黏滞,易于阻遏中焦气机,而见胸闷、脘痞、呕恶、腹胀、便溏、苔腻等症。

痰饮凝聚:多因脾、肺等脏腑功能失调,津液停而为饮,饮凝成痰。痰随气的升降,无处不到,病及脏腑经络,滞留于机体的不同部位而有多种的病理变化和多变的临床表现。饮停之部位比较局限,如停于胸胁的"悬饮",饮留于肺的"支饮"等。

水液潴留:多由肺、脾、肾、肝等脏腑功能失调,气不行津,津不化气,津液代谢障碍,潴留于肌肤或体内,发为水肿或腹水。

3.津液与气血关系失调

(1)水停气阻:指津液代谢障碍,水湿痰饮停留导致气机阻滞的病理状态。

因水湿痰饮皆有形之邪,易阻碍气的运行,即导致了水停气阻的形成。

其临床表现因水液停蓄的部位不同而异。如水饮阻肺,肺气壅滞,宣降失职,可见胸满咳嗽,喘促不能平卧;水饮凌心,阻遏心气,则可见心悸、心痛;水饮停滞中焦,阻遏脾胃气机,可致清气不升,浊气不降,而见头昏困倦,脘腹胀满,纳化呆滞;水饮停于四肢,则可使经脉气血阻滞,故除见水肿外,尚可见肢体沉重胀痛等临床表现。

(2)气随津脱:主要指津液大量丢失,气失其依附而随津液之外泄出现暴脱亡失的病理状态。

气随津脱多由高热伤津,或大汗伤津,或严重吐泻耗伤津液等所致。吐下之余,定无完气。

频繁而大量的呕吐、泄泻,皆可使气随津液的耗伤而脱失,出现面色苍白,神昏晕厥,汗出不止,目闭口开手撒,甚则二便失禁,脉微欲绝等症。

(3)津枯血燥:主要指津液亏乏枯竭,导致血燥虚热内生或血燥生风的病理状态。

因高热伤津,或烧伤引起津液损耗,或阴虚痨热,津液暗耗,均会导致津枯血燥。

临床表现为心烦、鼻咽干燥、肌肉消瘦,皮肤干燥,或肌肤甲错、皮肤瘙痒或皮屑过多、舌红少津等临床表现。

(4)津亏血瘀:主要指津液耗损导致血行瘀滞不畅的病理状态。

因高热、烧伤,或吐泻、大汗出等因素,致使津液大量亏耗,则血量减少,血液循行滞涩不畅,从而发生血瘀之病变。

临床表现除见原有津液不足的表现外,还出现舌质紫绛,或有瘀点、瘀斑,或见斑疹显露等症。

(5)血瘀水停:指因血脉瘀阻导致津液输布障碍而水液停聚的病理状态。

血中有津、脉外之津液可从脉络渗入血中,血瘀则津液环流不利;另外,血瘀必致气滞,也导致津停为水,故血瘀常伴水停。

临床上表现为心阳亏虚、运血无力、血脉瘀阻,除见心悸、气喘、口唇爪甲青紫、舌有瘀点或瘀斑,甚则胁下痞块等症外,亦见下肢、面目水肿,即属此候。

(五)内生"五邪"

内生"五邪",是指在疾病的发展过程中,由于脏腑经络及精气血津液的功能失常而产生的化风、化寒、化湿、化燥、化火等病理变化。因病起于内,又与风、寒、湿、燥、火外邪所致病证的临床征象类似,故分别称为"内风""内寒""内湿""内燥"和"内火",统称为内生"五邪"。

1.风气内动

(1)概念:风气内动,即是"内风"。由于"内风"与肝的关系较为密切,故又称肝风内动或肝风。

(2)形成和表现:内风是指疾病发展过程中,主要因为阳盛,或阴虚不能制阳,阳升无制,出现动摇、眩晕、抽搐、震颤等类似风动的病理状态。《素问·至真要大论》说:"诸暴强直,皆属于风。""诸风掉眩,皆属于肝。"即指明了内风的临床表现,不仅与外风为病相类似,而且指出了与肝的密切关系。

风气内动:主要是体内阳气亢逆变动所致。《临证指南医案》指出:"内风乃身中阳气之变动。"内风的病机,主要有肝阳化风、热极生风、阴虚风动、血虚生风等。

肝阳化风:多由于情志所伤,肝气郁结,郁久化火而亢逆,或暴怒伤肝,肝气亢逆,或操劳过度,耗伤肝肾之阴,阴虚不能制阳,水亏不得涵木,肝阳因之浮动不潜,升而无制,亢逆之阳气化风,形成风气内动。在肝阳上亢表现的基础上,可见筋惕肉𥆧、肢麻震颤、眩晕欲仆,甚则口眼㖞斜、半身不遂。严重者,则因血随气升而发卒然厥仆。

热极生风:又称热甚动风。多见于热性病的极期,由于火热亢盛,化而为风,并因邪热煎灼津液,伤及营血,燔灼肝经,筋脉失其柔顺之性,而出现痉厥、抽搐、鼻翼翕动、目睛上吊等临床表现,常伴有高热、神昏、谵语。

阴虚风动:多见于热病后期,津液和阴气大量亏损,或由于久病耗伤,津液及阴气亏虚所致。主要病机是津液枯竭,阴气大伤,失其凉润柔和之能,既对筋脉失之滋润,又不能制阳而致阳气相对亢盛,因而产生筋挛肉𥆧、手足蠕动等动风症状,并见低热起伏、舌光少津、脉细如丝等阴竭表现。

血虚生风:多由于生血不足或失血过多,或久病耗伤营血,肝血不足,筋脉失养,或血不荣络,则虚风内动。临床见肢体麻木不仁,筋肉跳动、甚则手足拘挛不伸等症。

另外,并非所有内风病证的病位皆为肝,如小儿慢脾风,其病机主要在于脾土虚败。

2.寒从中生

(1)概念:寒从中生,又称"内寒",是指机体阳气虚衰,温煦气化功能减退,虚寒内生,或阴寒之气弥漫的病理状态。

(2)形成及表现:因先天禀赋不足,阳气素虚,或久病伤阳,或外感寒邪,过食生冷,损伤阳气,以致阳气虚衰。阳气虚衰,不能制阴祛寒,故阴寒内盛。一般表现为阳热不足,温煦失职,虚寒内生,可见面色苍白,畏寒喜热,肢末不温,舌质淡胖,苔白滑润,脉沉迟弱或筋脉拘挛,肢节痹痛等症。内寒的病机主要与脾肾阳虚有关。脾为气血生化之源,脾阳能达于肌肉四肢。肾阳为人身阳气之根,能温煦全身脏腑形体。故脾肾阳气虚衰,则温煦失职,最易表现虚寒之象,而尤以肾阳虚衰为关键。故《素问·至真要大论》说:"诸寒收引,皆属于肾。"阳气虚衰,则蒸化水液的功能减退或失司,水液代谢障碍,从而导致病理产物的积聚或停滞,形成水湿、痰饮等。故《素问·至真要大论》说:"诸病水液,澄彻清冷,皆属于寒。"临床多见尿频清长,涕唾痰涎稀薄清冷,或大便泄泻,或水肿等,多由阳气不足,蒸化无权,津液不能正常输布代谢所致。

阳气虚衰,不能温煦血脉,反生内寒以收引血脉,血脉收缩则血流迟缓不畅,重者可致血液停积于血脉和脏腑之中,形成瘀血。临床可见痛处固定,遇寒加重。

"内寒"与"外寒"之间区别:"内寒"的临床特点主要是虚而有寒,以虚为主;"外寒"的临床特点是以寒为主,亦可因寒邪伤阳而兼虚象。两者之间的主要联系:寒邪侵犯人体,必然会损伤机体阳气,而最终导致阳虚;而阳气素虚之体,则又因抗御外邪能力低下,易感寒邪而致病。

3.湿浊内生

(1)概念:湿浊内生,又称"内湿",是指由于脾的运化功能和输布津液的功能障碍,从而引起湿浊蓄积停滞的病理状态。由于内生之湿多因脾虚,故又称之为脾虚生湿。

(2)形成及表现:内湿的产生,多因过食肥甘,嗜烟好酒,恣食生冷,内伤脾胃,致使脾失健运不能为胃行其津液,或喜静少动,素体肥胖,情志抑郁,致气机不利,津液输布障碍,聚而成湿所致。因此,脾的运化失职是湿浊内生的关键。

脾主运化有赖于肾阳的温煦气化。因此,内湿不仅是脾阳虚津液不化而形成的病理产物,在肾阳虚衰时,亦必然影响及脾之运化而导致湿浊内生。反之,由于湿为阴邪,湿胜则可损伤阳气,故湿浊内困,久之必损及脾阳肾阳,而致阳虚湿盛之证。另外,湿浊可以聚而为痰,留而为饮,积而成水,变生多种病患。

湿性重浊黏滞,多阻遏气机,故其临床表现常可随湿邪阻滞部位的不同而异。如湿邪留滞经脉之间,则见头闷重如裹,肢体重着或屈伸不利,故《素问·至真要大论》说:"诸痉项强,皆属于湿。"湿犯上焦,则胸闷咳嗽;湿阻中焦,则脘腹胀满、食欲缺乏、口腻或口甜、舌苔厚腻;湿滞下焦,则腹胀便溏、小便不利;水湿泛溢于皮肤肌腠,则发为水肿。故《素问·六元正纪大论》说:"湿胜则濡泄,甚则水闭胕肿。"湿浊虽可阻滞于机体上、中、下三焦的任何部位,但仍以湿阻中焦脾胃为多。

此外,外感湿邪与内生湿浊在其形成方面虽然有所区别,但二者亦常相互影响。湿邪外袭每易伤脾,脾失健运又滋生内湿。故临床所见,脾失健运,内湿素盛之体,易外感湿邪而发病。

4.津伤化燥

(1)概念:津伤化燥,又称"内燥",是指机体津液不足,人体各组织器官和孔窍失其濡润,而出现干燥枯涩的病理状态。

(2)形成及表现:因久病伤阴耗液,或大汗、大吐、大下,或亡血失精导致阴亏津少,以及某些热性病过程中的热盛伤阴耗津等所致。由于津液亏少,不足以内溉脏腑,外润腠理孔窍,从而燥邪便由内而生,故临床多见干燥不润等病变。所以《素问·阴阳应象大论》说:"燥胜则干。"

内燥病变可发生于各脏腑组织,以肺、胃及大肠为多见。内燥因津液枯涸,失去滋润濡养作用所致。津液枯涸则阴气化生无源而虚衰,阴虚则阳相对偏亢则生内热,故内燥常伴虚热证的表现。临床常见肌肤干燥不泽,起皮脱屑,甚则皲裂,口燥咽干唇焦,舌上无津,甚或光红龟裂,鼻干目涩少泪,爪甲脆折,大便燥结,小便短赤等症。如以肺燥为主,还兼见干咳无痰、甚则咯血;以胃燥为主时,可见食少、舌光红无苔;若系肠燥,则兼见便秘等症。故金代刘完素《素问玄机原病式·六气为病》说:"诸涩枯涸,干劲皲揭,皆属于燥。"

5.火热内生

(1)概念:火热内生,又称"内火"或"内热",是指由于阳盛有余,或阴虚阳亢,或由于气血郁滞,或由于病邪郁结而产生的火热内扰,功能亢奋的病理状态。

(2)形成:主要包括阳气过盛化火、邪郁化火、五志过极化火、阴虚火旺四个方面的因素形成的。

阳气过盛化火:阳气过盛,功能亢奋,必然使物质的消耗增加,以致伤阴耗津。此种病理性的阳气过亢则称为"壮火",中医学又称为"气有余便是火"。

邪郁化火:邪郁化火包括两方面的内容:一是外感六淫病邪,在疾病过程中,皆可郁滞而从阳化热化火,如寒郁化热、湿郁化火等。二是体内的病理性代谢产物(如痰、瘀血、结石等)和食积、虫积等,亦能郁而化火。邪郁化火的主要机制,实质上是由于这些因素导致人体之气的郁滞,气郁则生热化火。

五志过极化火:又称为"五志之火"。多指由于情志刺激,影响了脏腑精气阴阳的协调平衡,造成气机郁结或亢逆。气郁日久则可化热,气逆自可化火,因之火热内生。如情志内伤,抑郁不畅,则常能导致肝郁气滞,气郁化火,发为肝火;而大怒伤肝,肝气亢逆化火,亦可发为肝火。

阴虚火旺:此属虚火。多由于津液亏虚,阴气大伤,阴虚不能制阳,阳气相对亢盛,阳亢化热化火,虚热虚火内生。

(3)表现:内生火热,主要有心火、肝火、相火(肾火)及胃火等证,其临床表现则随其发病机制和病位的差异而各有不同。凡阳盛、邪郁化热化火及五志化火,多为实热实火,可见高热,烦渴,面红目赤,尿赤,便干,唇舌生疮等。若阴虚内热多见全身性的虚热征象,如五心烦热、骨蒸潮热、面部烘热、消瘦、盗汗、咽干口燥、舌红少苔、脉细数无力等;阴虚火旺,多集中于机体某一部位的火热征象,如虚火上炎所致的牙痛、齿衄、咽痛、升火颧红等。

二、疾病传变

传变是指疾病在机体脏腑经络组织中的传移和变化。从本质上讲,即是疾病在其发展过程中的不同时间和不同层次上人体脏腑经络及精气血津液等各种病理改变的复杂联系和变化。疾病传变,就是阐明疾病过程中各种病理变化的演变、发展规律。

(一)疾病传变的形式

疾病传变,不外两种形式:一是病位的传移,二是病性的变化。

1.病位传变

病位,即疾病所在的部位。人是一个有机的整体,机体的表里之间、内脏之间,均有经络相互沟通联络,气血津液循环贯通。因此,某一部位的病变,可以向其他部位波及扩展,从而引起该部位发生病变,这就是病位的传变。常见的病位传变包括表里之间与内脏之间的传变,而外感病和内伤病的传变又各有特点。

《素问·阴阳应象大论》说："邪风之至,疾如风雨,故善治者治皮毛,其次治肌肤,其次治筋脉,其次治六腑,其次治五脏。治五脏者半死半生也。"说明了掌握疾病传变规律,实施早期治疗的重要性。

(1)表里出入:表与里是一个相对的概念,所指的病变部位并不是固定的。以整体而言,则病在皮肤、毛窍、肌肉、经络等为外属表,在脏腑、骨髓等组织器官为内属里。如以皮毛与经络相对而言,则皮毛属表,经络属里;以三阴三阳经而言,则三阳经为表,三阴经为里;以脏与腑相对而言,则腑为表,脏为里。

由于疾病表里的传变,意味着病邪的表里出入变化,故疾病的表里传变,亦称邪之表里出入。

表病入里:亦即表邪入里,指外邪侵袭人体,首先停留于机体的肌肤卫表层次,而后内传入里,病及脏腑的病理传变过程。常见于外感疾病的初期或中期,是疾病向纵深发展的反映。多由于机体正气受损,抗病能力减退,正气不能制止病邪的致病作用,病邪得以向里发展,或因邪气过盛,或因失治、误治等因素,以致表邪不解,迅速传变入里而成。如外感风寒证,可出现恶寒、发热、无汗等寒邪在表病变。若在表的风寒之邪不解,可由肌表而内传入里,影响肺、胃功能,发展为高热、口渴、喘咳、便秘等症,此即由表寒证转化成了里热病变。

里病出表:是指病邪原本位于脏腑等在里层次,而后由于正邪斗争,病邪由里透达于外的病理传变过程。如温热病变,内热炽盛,见高热、烦渴、胸闷、咳逆等症,继则汗出而热邪外解,脉静身凉,症状缓解,或热病疹等透发于外,以及伤寒三阴病变转化为三阳病变等,均属里病出表之病理过程。

人体表里是相对的,而且是多层次的。所以,病变在表里出入的传变中,可以有介于表里之间的阶段,即半表半里。伤寒的少阳病机,温病的邪伏募原病机,都称之为半表半里,皆出现介于表与里之间的见证,其发展趋势既可达表也可入里,此为其特点。

(2)外感病传变:一般而论,外感病发于表,发展变化过程是自表入里、由浅而深的传变。故外感病基本是表里传变,但内传入里后,亦见脏腑间的传变。不同的外感病,其病位传变的形式又有所区别,主要有六经传变、卫气营血和三焦传变。

六经传变:六经指三阴、三阳,实即十二经脉。六经传变是指疾病的病位在六经之间的相对转移。东汉张机的《伤寒杂病论》,在《内经》所论外感热病的传变规律的基础上,创立了"六经传变"理论。六经传变,实际上是对伤寒热病六个不同发展阶段的病变规律和本质的概括。

经脉是运行气血的通路,能"内属于腑脏,外络于肢节",把人体各部的组织器官联结成一个有机的整体。因而也成为病邪传播转移的通路和病理变化反应的部位。特别是十二经脉,是经络系统的主干、核心部分,也成为外感病传变的重要途径。

六经由表入里传变的基本形式是由阳入阴,即先太阳、阳明、少阳,而后太阴,少阴、厥阴的六个层次,说明阳气由盛而衰,疾病由轻到重的发展过程。反之,由阴出阳,则说明正气由衰而盛,疾病由重到轻的好转过程。若正气不支,邪气亢盛,也可不经阳经而直接侵犯阴经,称为直中三阴,其中以直中少阴为多。六经的具体传变形式尚有阴阳经传变、表里经传变、手足经传变等。另外,由于经脉与脏腑有属络关系,所以六经病变实际上与相应的脏腑功能失常有关。

三焦传变:是指病变部位循上、中、下三焦而发生传移变化。此三焦是人体上、中、下部位的划分,也是诸气与水液上下运行的通路,因而也可作为病位转移的途径。温病的三焦传变,是对温热病三个不同发展阶段的病变规律和本质的阐释,由部位三焦的概念延伸而来。

三焦传变是温病的主要传变形式。温热病邪，多自口鼻而入，首先侵犯上焦肺卫。病邪深入，则从上焦传入中焦脾胃，再入下焦肝肾。这是疾病由浅入深，由轻而重的一般发展过程，故称之为顺传。如果病邪从肺卫直接传入心包，病情发展恶化，超越了一般传变规律，故称为逆传。即如吴瑭所说："肺病逆传，则为心包。上焦病不治，则传中焦，胃与脾也；中焦病不治，即传下焦，肝与肾也。始上焦，终下焦"（《温病条辨·卷二》）。疾病之所以顺传和逆传，主要取决于正邪双方力量的对比和病邪的性质。若疾病好转向愈，则可由下焦向上焦传变。

卫气营血传变：是指温热病过程中，病变部位在卫、气、营、血四个阶段的传移变化。卫分是温病的初期阶段，病位在肺卫；气分为温病的中期，病位在胃、肠、脾及肺、胆；营分是温病的严重阶段，病位在心包及心；血分属温病的晚期，病位在肝、肾及心。

卫气营血传变，一般从卫分开始，发展传为气分，再入营分，而血分。反映病邪由浅入深，病势由轻而重的发展过程，称为"顺传"。若邪入卫分后，不经过气分阶段，而直接深入营分或血分，称为"逆传"，反映了传变过程渐进与暴发之不同。

此外，卫气营血传变，还有初起即不见卫分阶段，而径入气分、营分者；亦有卫分证未罢，又兼见气分证而致"卫气同病"者；或气分证尚存，同时出现营分、血分证而成"气营两燔""气血两燔"者；更有严重者为邪热充斥表里，遍及内外，出现卫气营血同时累及的局面。

（3）内伤病传变：内伤病是内脏遭到某些病因损伤所导致的一类疾病。因此，内伤病的基本病位在脏腑。

人体是以脏腑为核心的有机整体，脏腑之间在生理上密切相关，在病理上则可通过经络、精气血津液等的相互影响，以及位置相邻，而在脏腑之间发生传变。所以，内伤病的基本传变形式是脏腑传变。另外，脏腑与形体官窍之间，在生理上相互联系，在病理上亦相互影响，故内伤病也可在脏腑与形体官窍之间传变。

脏与脏传变：即指病位传变发生于五脏之间，这是内伤病最主要的病位传变形式。

五脏之间通过经络相互联系，在生理功能上密切相关而又协调平衡，在精气血津液的生化、贮藏、运行、输布等方面存在相互依存、相互为用又相互制约的关系。因而，某一脏的病变，常常影响到他脏而发生传变。例如心与肺、心与脾、心与肝、心与肾之间，其病变都可以相互影响。心与肺同居上焦胸中，心主血脉，肺主气，而宗气"贯心脉而行呼吸"。所以，疾病在心与肺的两脏之间的传变，主要是心血与肺气病变的相互影响。临床上，心运血功能失常，可以导致肺气郁滞，宣降失司，而见咳喘不得平卧。肺病日久，吸清呼浊功能异常，气病及血，可致肺气胀满，心血瘀阻，发生心悸、胸闷、口唇爪甲青紫等症。另外，心与脾之间，主要是心血、心神与脾气运化病变的相互影响；心与肝之间，主要是心血与肝血、心神与肝失疏泄情志病变的相互影响；心与肾之间，主要是心肾阴阳不交与精血亏损病变的相互影响。于此可知，由于两脏之间生理功能的联系各不相同，所以其病理传变情况也各不一样。

脏与腑传变：是指病位传变发生于脏与腑之间，或脏病及腑，或腑病及脏。其具体传变形式则是按脏腑之间表里关系而传。如《素问·咳论》说："五脏之久咳，乃移予六腑。脾咳不已，则胃受之……肺咳不已，则大肠受之。"这是由于心与小肠、肝与胆、脾与胃、肺与大肠、肾与膀胱等表里相合脏腑之间，有经脉直接属络，从而使病气得以相互移易。如肺与大肠表里相合，脏腑气化相通，大肠得肺肃降之气而后传导排便。若肺气壅滞于上，肃降失职，则可致大肠腑气不通而发生便秘；而大肠实热，积滞不通，亦反过来影响肺气的肃降，从而发生气逆喘咳。故肺病可传至大肠。大肠病又可累及于肺。如心火移热于小肠；小肠有热，循经上熏于心；脾运失职，影响胃的受纳与和降;食滞于胃,导致脾失健运等,均为脏腑表里相传的疾病传变。

应当指出,脏腑表里相合关系的传变,并不是脏与腑之间病位传变的唯一形式,如肝气横逆犯胃;寒凝肝脉导致小肠气滞等,虽是由脏传腑,但不属于表里相合传变。

腑与腑传变:即是指病变部位在六腑之间发生传移变化。六腑生理功能各有不同,但都参与饮食物的受纳、消化、传导和排泄,以及水液的输送与排泄,并始终维持着虚实更替的动态变化。若其中某一腑发生病变,则势必影响及另一腑,导致其功能失常。如大肠传导失常,腑气不通,下游闭塞,则可导致胃气上逆,出现嗳气、呕恶等症状;若胃中湿热蕴结,熏蒸于胆,则又可引起"胆热液泄",而出现口苦、黄疸等症。可以看出,任何一腑的气滞或气逆,均可破坏六腑整体"实而不能满""通而不宜滞"的生理特性,从而使病变部位在六腑中发生相应的传变。

形脏内外传变:包括病邪通过形体而内传相关之脏腑,及脏腑病变影响形体。

外感病邪侵袭肌表形体,由经脉传至脏腑,是内伤病发作、加重的重要原因。如风寒之邪侵袭肌表,客于皮毛,然后内合于肺。至于其内合于肺的机制,则是"外内合邪"。因已有过食寒凉生冷饮食,损伤脾胃阳气,手太阴肺经起于中焦(相当于胃的中脘部),胃寒阳衰,可通过经脉影响于肺,而致肺阳不足,宣发失职,若再有风寒之邪外袭,则因肺阳虚衰,卫外功能减退,因而客肺而发生咳嗽、喘促等病变。

某些形体组织的病变,久则可按五脏所合关系,从病变组织传入于本脏,而发展为内伤病证。反之,病变可由脏腑传至经脉,亦可反映于体表。如《灵枢·邪客》说:"肺心有邪,其气留于两肘。"说明心肺有病亦会通过其所属经脉,并在其循行的形体肌表部位反映出来,而出现胸痛、两臂内痛等症。临床上,五脏病变通过经络和精气血津液等影响及五体和官窍,亦是常见现象。

2.病性转化

(1)寒热转化:指疾病过程中,病机性质由寒转化为热,或由热转化为寒的病理变化,实际是由阴阳的消长和转化所致。

由寒化热是指病证的性质本来属寒,继而又转变成热性的病理过程。

寒证有实寒证与虚寒证,而热证亦有实热证与虚热证。临床所见,由寒化热主要有两种形式:一是实寒证转为实热证,以寒邪化热入里为常见。如太阳表寒证,疾病初起恶寒重,发热轻,脉浮紧,以后继则出现阳明里热证,而见壮热,不恶寒反恶热,心烦口渴,脉数。另外,阴邪内聚,也可从热而化,转化为实热证。如哮喘病开始不发热,咳嗽,痰稀而白;继则转见发热,咳嗽,胸痛,痰黄而黏稠,即表示病性已由寒而化热。二是虚寒证转化为虚热证。这是基于"阳损及阴"的道理,在阴阳互损病机中已有论及。

至于实寒证转化为虚热证,因为寒邪难以直接伤阴,则少有直接转化者。但若实寒证化热,日久亦可伤阴而转化为虚热证。虚寒证转化为实热证,亦有所见,可因重感于邪、邪郁化热、过用辛热药物等因素所致。

由热转寒是指病证的性质本来属热,继而转变成为寒性的病理过程。

由热转寒主要有三种形式:一是实热证转化为虚寒证,一般因伤阳所致。如外感高热患者,由于大汗不止,阳从汗脱;或因吐泻过度,阳随津脱,病机就由实热转为虚寒的亡阳危证,出现冷汗淋漓、体温骤降、四肢厥冷、面色苍白、脉细微欲绝等症。又如内伤便血患者,初起便血鲜红,肛门灼热,口干舌燥,大便秘结或不爽。若日久不愈,血去正伤,阳气虚衰,继则转见血色紫黯或色淡、脘腹隐痛,痛时喜按喜温,并见畏寒肢冷,大便清溏,则表明其病性已由热而转寒。二是实热证转化为实寒证。比如风湿热邪痹阻肢体关节的热痹证,或因治疗用药,或素体阳虚,可热去而从寒化为风寒湿邪痹阻的寒痹证。三是虚热证转化为虚寒证,机制为"阴损及阳",见阴阳互损病机。

至于虚热证转化为实寒证,则较为少见。如果虚热证转化为虚寒证,因阴邪内聚,或感受寒邪,亦可发展为实寒证。

(2)虚实转化:疾病过程中,正邪双方处于不断的斗争和消长之中,当正邪双方力量对比发生变化,则疾病的虚实性质亦会发生转变,或由实而转虚,或因虚而致实。

由实转虚:指疾病或病证本来是以邪气盛为矛盾主要方面的实性病变,继而转化为以正气虚损为矛盾主要方面的虚性病变的过程。

由实转虚的机制,主要在于邪气过于强盛,正不敌邪,正气耗损所致。此外,因失治、误治等原因,致使病程迁延,虽邪气渐去,然正气已伤,则亦可由实转虚。如外感暑热病邪,可因迫津外泄而大汗,气随津泄而脱失,病从暑热内盛证较快地转为实热兼阴虚证,进而发展为阴虚证,再为亡阴证,出现面色淡白、精神萎靡、汗出肢温、口渴喜饮、脉细而数等症,若出现冷汗淋漓、四肢发凉、脉微欲绝,则为亡阳证。又如,肝火上炎证的眩晕,日久则火盛伤阴而发展为肝肾阴虚的病变。

因虚致实:指病证本来是以正气亏损为矛盾主要方面的虚性病变,转变为邪气盛较突出的病变过程。

因虚致实的机制,多由于脏腑功能减退,气化不行,以致全身气血津液等代谢障碍,从而产生气滞、水饮、痰浊、瘀血等病理变化;或因正虚病证,复感外邪,邪盛则实。如心肾阳气亏虚的心悸气喘,可因病情突然变化而发生水饮泛溢,上凌心肺,肺气闭塞,出现怔忡不宁、端坐喘息、胸中憋闷欲死的危急证候。又如肺肾两虚的哮证,肺卫不固,复感风寒,哮喘复发,而见寒邪束表、痰涎壅肺的实证。因虚致实的转变,正虚方面仍然存在,只不过实性病机占突出地位而已。

(二)影响疾病传变的因素

1.体质因素

体质主要从两方面对疾病的传变发生作用。一是在较大程度上影响正气之强弱,从而影响发病与传变的迟速。如素体盛者,一般不易感受病邪,一旦感邪则发病急速,但传变较少,病程亦较短暂;素体虚者,则易于感邪,且易深入,病势较缓,病程缠绵而多传变。二是在邪正相争过程中,对病邪的"从化"具有重要的决定作用。一般而论,素体阳盛者,则邪多从火化,疾病多向阳热实证演变;素体阴盛者,则邪多从寒化,疾病多向寒实或虚寒等证演变。例如,同为湿邪,阳热之体得之,则湿从阳而化热,形成"湿热";若阴寒之体得之,则湿从阴而寒化,成为"寒湿"。

2.病邪因素

病邪是影响疾病传变的重要因素,在传变的迟速以及病位、病性的传变方面都受到邪气的影响。传变的迟速与邪气的性质直接相关。如外感六淫病邪,一般阳邪传变较快,特别是火(热)邪、风邪、暑邪;阴邪传变较慢,特别是湿邪黏滞而较少传变。疠气则传变急速。湿、痰、水饮及瘀血内生,传变一般迟于外邪。另外,邪盛则传变较快,邪微则传变缓慢。

各种不同的病邪,其伤人的途径不同,病位传变的路径亦有较大的差异。外感病因以表里传变为主,伤寒多六经传变,而温病多卫气营血、三焦传变。内伤病因主要是脏腑传变,亦可表里相及。疠气致病力强,则各有相对特殊的传变途径。外伤对疾病的传变也有重要影响。病邪从化主要由体质因素决定,但病性的变化与病邪的属性亦有一定联系。如燥为阳邪,较易从热而化;湿为阴邪,较易从寒而化。

3.地域因素和气候因素

地域因素的长期作用,形成不同地理环境人群的体质特征和疾病谱的差异,同时亦影响疾病的传变。比如,居处高燥地域的人群,感邪后较易化热、化燥,伤阴耗津;而居处卑湿之地者,病变较易化湿,伤气伤阳。时令气候对疾病的影响颇大,其中包括对疾病传变的影响。比如,在冬春寒冷季节,寒哮一证,容易出现外寒入里引动内饮而发病,发生表里的传变;而阳盛之躯,则可因寒邪外束腠理,阳气不得发越而暴亢,乃至化火生风,发生厥仆之变,此又属脏腑经络的传变。

4.生活因素

主要包括情志、饮食、劳逸等,主要是通过对正气发生作用而影响疾病的传变进程。概而言之,良好的心情,合理的饮食,劳逸得当使疾病趋向好转康复。相反,恶劣的心境,饮食不当以及劳逸失度则使疾病发展生变。如狂证患者,可因情志刺激,导致气郁化火,挟痰上蒙心窍,使病情加重或引起复发;肾气本亏的患者,可因惊恐重伤精气而发生阳痿等病变。饮食对脾胃、胆、大小肠病证传变的关系尤为密切,且通过对水谷运化、气血生化的影响而对疾病传变发生作用。

此外,正确的治疗、护理,则可及时阻断、中止疾病的发展和传变,或使疾病转危为安,以至痊愈。反之,若用药不当,或失治、误治,护理不当则可损伤人体正气,并助长邪气,以至变证叠起,坏证丛生,甚至预后不良。

（史能军）

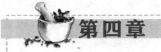

第四章

中医诊断方法

第一节 望 诊

望诊是医师运用视觉观察患者的神色形态、局部表现,舌象、分泌物和排泄物色质的变化来诊察病情的方法。望诊应在充足的光线下进行,以自然光线为佳。

一、全身望诊

全身望诊主要是望患者的精神、面色、形体、姿态等,从而对病性的寒热虚实,病情的轻重缓急,形成总体的认识。

(一)望神

神,广义是指高度概括的人体生命活动的外在表现,狭义是指神志、意识、思维活动。望神即是通过观察人体生命活动的整体表现来判断病情。

1.得神

得神多见精力充沛,神志清楚,表情自然,言语正常,反应灵敏,面色明润含蓄,两目灵活明亮,呼吸顺畅,形体壮实,肌肉丰满等。

2.少神

少神多见于神气不足,精神倦怠,动作迟缓,气短懒言,反应迟钝,面色少华等。

3.失神

失神多见于神志昏迷,或烦躁狂乱,或精神萎靡;目睛呆滞或晦黯无光,转动迟钝;形体消瘦,或全身水肿;面色晦黯或鲜明外露;还可见到呼吸微弱,或喘促鼻扇,甚则猝然仆倒,目闭口开,手撒遗尿,或撮空理线,寻衣摸床等。

4.假神

假神多见大病、久病、重病之人,精神萎靡,面色暗晦,声低气弱,懒言少食,病未好转,突然见精神转佳,两颊色红如妆,语声清亮,喋喋多言,思食索食等。也称"回光返照""残灯复明"。

(二)望色

望色是指通过观察皮肤色泽变化以了解病情的方法。能了解脏腑功能状态和气血盛衰、病邪的性质及邪气部位。

1.常色

正常的面色与皮肤色,包括主色与客色。

(1)主色:终生不变的色泽。

(2)客色:受季节、气候、生活和工作环境、情绪及运动的因素影响所致气色的短暂性改变。

2.病色

病色包括五色善恶与五色变化。五色善恶主要通过色泽变化反映出来,明润光泽而含蓄为善色;晦黯枯槁而显露为恶色。五色变化主要表现有青、赤、黄、白、黑五色,主要反映主病、病位、病邪性质和病机。

(1)青色:主寒证、痛证、惊风、血瘀。

(2)赤色:主热。

(3)黄色:主湿、虚、黄疸。

(4)白色:主虚、寒,失血。

(5)黑色:主肾虚、水饮、瘀血。

(三)望形体

形体指患者的外形和体质。

1.胖瘦

主要反映阴阳气血的偏盛偏衰的状态。

2.水肿

面浮肢肿而腹胀为水肿证;腹胀大如裹水,脐突、腹部有青筋是臌胀之证。

3.瘦瘪

大肉消瘦,肌肤干瘪,形肉已脱,为病情危重之恶病质。小儿发育迟缓,面黄肌瘦,或兼有胸廓畸形,前囟迟闭等,多为疳积之证。

(四)望动态

动态指患者的行、走、坐、卧、立等体态。

1.动静

阳证、热证、实证者多以动为主;阴证、寒证、虚证者多以静为主。

2.咳喘

呼吸气粗,咳嗽喘促,难于平卧,坐而仰首者,是肺有痰热,肺气上逆之实证;喘促气短,坐而俯首,动则喘甚,是肺虚或肾不纳气;身肿心悸,气短咳喘,喉中痰鸣,多为肾虚水泛,水气凌心射肺之证。

3.抽搐

多为动风之象。手足拘挛,面颊牵动,伴有高热烦渴者,为热盛动风。伴有面色萎黄,精神萎靡者为血虚风动;手指震颤蠕动者,多为肝肾阴虚,虚风内动。

4.偏瘫

猝然昏仆,不省人事,偏侧手足麻木,运动不灵,口眼㖞斜,为中风偏枯。

5.痿痹

关节肿痛,屈伸不利,沉重麻木或疼痛者多是痹证;四肢痿软无力,行动困难,多是痿证。

二、局部望诊

局部望诊是对患者的某些局部进行细致的观察,而了解病情的方法。

(一)望头面

头部过大过小均为异常,多由先天不足而致;囟门陷下或迟闭,多为先天不足或津伤髓虚;面肿者,或为水湿泛溢,或为风邪热毒;腮肿者,多为风温毒邪,郁阻少阳;口眼㖞斜者,或为风邪中络,或为风痰阻络,或为中风。

(二)望五官

1.望眼

眼部内应五脏,可反映五脏的情况。其中目眦血络属心,白睛属肺,黑睛属肝,瞳子属肾,眼胞属脾。望眼主要包括望眼神、色泽、形态的变化以了解人体气血盛衰的变化。

2.望耳

耳主要反映肾与肝胆情况。

3.望鼻

鼻主要反映肺与脾胃的情况。

4.望口唇

口唇主要反映脾胃的情况。

5.望齿龈

齿龈主要反映肾与胃的情况。

(三)望躯体

见瘿瘤者,为肝气郁结,气结痰凝;见瘰疬者,为肺肾阴虚,虚火灼津,或感受风火时毒,郁滞气血;项强者,为风寒外袭,经气不利,或为热极生风;鸡胸者,多为先天不足,或为后天失养;腹部深陷,多为久病虚弱,或为新病津脱;腹壁青筋暴露者,多属肝郁血瘀。

(四)望皮肤

主要观察皮肤的外形变化及斑疹、痘疮、痈疽、疔疖等情况。

(五)望毛发

主要为色泽、分布及有无脱落等情况。

三、望排出物

望排出物包括望排泄物和分泌物。如痰、涎、涕、唾,呕吐物,大小便等,通过观察性状、色泽、量的多少等辨别疾病的寒热虚实,脏腑的盛衰和邪气的性质。

四、望小儿指纹

望小儿指纹适用于3岁以内的小儿,与成人诊寸口脉具有相同的诊断意义。小儿指纹是手太阴肺经的分支,按部位可分为风、气、命三关。示指第一节为风关,第二节为气关,第三节为命关。正常指纹为红黄隐隐于示指风关之内。其临床意义可概括为纹色辨寒热,即红紫多为热证,青色主惊风或疼痛,淡白多为虚证;淡滞定虚实,即色浅淡者为虚证,色浓滞者为实证;浮沉分表里,即指纹浮显者多表证,指纹深沉者多为里证;三关测轻重,即指纹突破风关,显至气关,甚至显于命关,表明病情渐重,若直达指端称为"透关射甲",为临床危象。

五、望舌

舌诊对了解疾病本质,指导辨证论治有重要意义。

望舌时应注意光线充足,以自然光线为佳。患者应自然伸舌,不可太过用力。并注意辨别染苔。正常舌象可概括为淡红舌,薄白苔,即舌质淡红明润,胖瘦适中,柔软灵活;舌苔薄白均匀,干湿适中,不黏不腻,揩之不去。

(一)望舌质

1.舌色

(1)淡白舌:舌色红少白多,色泽浅淡,多为阳气衰弱或气血不足,为血不盈舌,舌失所养而致。主虚证、寒证。

(2)红舌:舌色鲜红或正红,多由热邪炽盛,迫动血行,舌之血脉充盈所致。主热证。

(3)绛舌:舌色红深,甚于红舌。主邪热炽盛,主瘀。

(4)青紫舌:色淡紫无红者为青舌,舌深绛而暗是紫舌,二者常常并见。青舌主阴寒,瘀血;紫舌主气血壅滞,瘀血。

2.望舌形

(1)老嫩:舌质粗糙,坚敛苍老,主实证或热证,多见于热病极期;浮胖娇嫩,或边有齿痕,主虚证或寒证,多见于疾病后期。

(2)胖瘦:舌体肥大肿胀为胖肿舌,舌体瘦小薄瘪为瘦瘪舌。

(3)芒刺:舌乳头增生、肥大高起,状如草莓星点,为热盛之象。

(4)裂纹:舌面有裂沟,深浅不一,浅如划痕,深如刀割,常见于舌面的前半部及舌尖侧,多因阴液耗伤。

(5)齿印:舌边有齿痕印记称为齿痕舌,多属气虚或脾虚。

(6)舌疮:以舌边或舌尖为多,形如粟粒,或为溃疡,局部红痛,多因心经热毒壅盛而成。

(7)舌下络脉:舌尖上卷,可见舌底两侧络脉,呈青紫色。若粗大迂曲,兼见舌有瘀斑瘀点,多为有瘀血之象。

3.望舌态

(1)痿软:舌体痿软无力,伸卷不灵,多为病情较重。

(2)强硬:舌体板硬强直,活动不利,言语不清,称舌强。

(3)震颤:舌体震颤抖动,不能自主。常因热极生风或虚风内动所致。

(4)歪斜:舌体伸出时,舌尖向左或向右偏斜,多为风中经络,或风痰阻络而致。

(5)卷缩:舌体卷缩,不能伸出,多为危重之证。

(6)吐弄:舌体伸出,久不回缩为吐舌。舌体反复伸出舐唇,旋即缩回为弄舌,为心脾经有热所致。

(7)麻痹:舌体麻木,转动不灵称舌麻痹。常见于血虚风动或肝风挟痰等证。

(8)舌纵:舌体伸出,难以收回称为舌纵,多属危重凶兆。

(二)望舌苔

1.苔质

(1)厚薄:透过舌苔能隐约见到舌质者为薄,不见舌质者为厚。苔质的厚薄可反映病邪的浅深和轻重;苔薄者多邪气在表,病轻邪浅;苔厚者多邪入脏腑,病较深重。由薄渐厚,为病势渐增;由厚变薄,为正气渐复。

(2)润燥:反映津液之存亡。苔润表示津液未伤;太过湿润,水滴欲出者为滑苔,主脾虚湿盛或阳虚水泛。苔燥多为津液耗伤,或热盛伤津,或阴液亏虚。舌质淡白,口干不渴,或渴不欲饮,多为阳虚不运,津不上承。

(3)腐腻:主要反映中焦湿浊及胃气的盛衰情况。颗粒粗大,苔厚疏松而厚,易于刮脱者,称为腐苔,多为实热蒸化脾胃湿浊所致;颗粒细小,状如豆腐渣,边缘致密而黏,中厚或糜点如渣,多为湿热或痰热所致;苔厚,刮之不脱者,称为腻苔,多为湿浊内蕴,阳气被遏所致。

2.苔色

(1)白苔:多主表证、寒证、湿证。

(2)黄苔:多主里证、热证。黄色越深,热邪越重。

(3)灰苔:多主痰湿、里证。

(4)黑苔:主里证,多见于病情较重者。苔黑干焦而舌红,多为实热内炽;苔黑燥裂,舌绛芒刺,为热极津枯;苔薄黑润滑,多为阳虚或寒盛。

3.苔形

舌苔布满全舌者为全苔,分布于局部者为偏苔,部分剥脱者为剥苔。全苔主痰湿阻滞;偏苔,多属肝胆病证;苔剥多处而不规则称花剥苔,主胃阴不足;小儿苔剥,状如地图者,多见于虫积;舌苔光剥,舌质绛如镜面,为肝肾阴虚或热邪内陷。

(高 鑫)

第二节 闻 诊

闻诊是通过听声音和嗅气味来诊察疾病的方法。

一、听声音

(一)声音

实证和热证,声音重浊而粗、高亢洪亮、烦躁多言;虚证和寒证,声音轻清、细小低弱,静默懒言。

(二)语言

1.谵语

神志不清,语无伦次,语意数变,声音高亢。多为热扰心神之实证。

2.郑声

神志不清,声音细微,语多重复,时断时续。为心气大伤,精神散乱之虚证。

3.独语

喃喃自语,喋喋不休,逢人则止。属心气不足之虚证,或痰气郁结清窍阻蔽所致。

4.狂言

精神错乱,语无伦次,不避亲疏。多为痰火扰心。

5.言謇

舌强语謇,言语不清。多为中风证。

(三)呼吸

1.呼吸

呼吸主要与肺肾病变有关。呼吸声高气粗而促,多为实证和热证;呼吸声低气微而慢,多为虚证和寒证。呼吸急促而气息微弱,为元气大伤的危重证候。

2.气喘

呼吸急促,甚则鼻翼翕动,张口抬肩,难以平卧,多为肺有实邪或肺肾两虚所致。

3.哮

呼吸时喉中有哮鸣音。哮证有冷热之别,多时发时止,反复难愈,多为缩痰内状,或外邪所诱发。

4.上气

气促咳嗽,气逆呕呃。多为痰饮内停,或阴虚火旺,气道壅塞而致。

5.太息

时发长吁短叹,以呼气为主。多为情志抑郁,肝不疏泄。

(四)咳嗽

有声无痰为咳,有痰无声为嗽,有痰有声为咳嗽。暴咳声哑为肺实;咳声低弱而少气,或久咳喑哑,多为虚证。

(五)呕吐

胃气上逆,有声有物自口而出为呕吐,有声无物为干呕,有物无声为吐。虚证或寒证,呕吐来势徐缓,呕声低微无力;实证或热证,呕吐来势较猛,呕声响亮有力。

(六)呃逆

气逆于上,自咽喉出,其声呃呃,不能自主,俗称"打呃"。虚寒者,呃声低沉而长,气弱无力;实热者,呃声频发,高亢而短,响而有力。

二、嗅气味

(一)口气

酸馊者是胃有宿食;臭秽者,是脾胃有热,或消化不良;腐臭者,可为牙疳或内痈。

(二)汗气

汗有腥膻味为湿热蕴蒸;腋下汗臭者,多为狐臭。

(三)痰涕气味

咳唾浊痰脓血,味腥臭者为肺痈;鼻流浊涕,黄稠有腥臭为肺热鼻渊。

(四)二便气味

大便酸臭为肠有积热;大便溏薄味腥为肠寒;失气奇臭为宿食积滞;小便臭秽黄赤为湿热;小便清长色白为虚寒。

(五)经带气味

白带气味臭秽,多为湿热;带下清稀腥臊多为虚寒。

（高 鑫）

第三节 问 诊

问诊包括询问一般情况、主诉、既往史、个人生活史、家族史并围绕主诉重点询问现在证候等。

一、问寒热

(一)恶寒发热
恶寒与发热同时出现,多为外感病初期,是表证的特征。

(二)但寒不热
多为里寒证。新病畏寒为寒邪直中;久病畏寒为阳气虚衰。

(三)但热不寒
高热不退,为壮热,多为里热炽盛;按时发热,或按时热盛为潮热(日晡潮热者,为阳明腑实证;午后潮热,入夜加重,或骨蒸痨热者,为阴虚)。

(四)寒热往来
恶寒与发热交替而发,为正邪交争于半表半里,见于少阳病和疟疾。

二、问汗

主要诊察有是否汗出,汗出部位、时间、性质、多少等。

(一)表证辨汗
表实无汗,多为外感风寒;表证有汗,为表虚证或表热证。

(二)里证辨汗
汗出不已,动则加重者为自汗,多因阳气虚损,卫阳不固;睡时汗出,醒则汗止为盗汗,为阴虚内热;身大热大汗出,为里热炽盛,迫津外泄;汗热味咸,脉细数无力,为亡阴证;汗凉味淡,脉微欲绝者,为亡阳证。

(三)局部辨汗
头汗可因阳热或湿热;半身汗出者,多无汗部位为病侧,可因痰湿或风湿阻滞,或中风偏枯;手足心汗出甚者,多因脾胃湿热,或阴经郁热而致。

三、问疼痛

(一)疼痛的性质
新病疼痛,痛势剧烈,持续不解而拒按者为实证;久病疼痛,痛势较轻,时痛时止而喜按者为虚证。

(二)疼痛的部位
头痛,痛连项背,病在太阳经;痛在前额或连及眉棱骨,病在阳明经;痛在两颞或太阳穴附近,为少阳经病;头痛而重,腹满自汗,为太阴经病;头痛连及脑齿,指甲微青,为少阴经病;痛在巅顶,牵引头角,气逆上冲,甚则作呕,为厥阴经病。胸痛多为心肺之病。常见于热邪壅肺,痰浊阻肺,气滞血瘀,肺阴不足及肺痨、肺痈、胸痹等证。胁痛,多与肝胆病关系密切,可见于肝郁气滞、肝胆湿热、肝胆火盛、瘀血阻络及水饮内停等病证。脘腹痛,其病多在脾胃。可因寒凝、热结、气滞、血瘀、食积、虫积、气虚、血虚、阳虚所致。喜暖为寒,喜凉为热,拒按为实,喜按为虚。腰痛,或为寒湿痹证,或为湿热阻络,或为瘀血阻络,或为肾虚所致。四肢痛,多见于痹证。疼痛游走者,为行痹;剧痛喜暖者,为寒痹;重着而痛者,为湿痹;红肿疼痛者,为热痹。足跟或胫膝酸痛为气血亏虚,经气不利常见。

四、问饮食口味

主要问食欲好坏,食量多少,口渴饮水,口味偏嗜,冷热喜恶,呕吐与否等情况,以判断胃气有无及脏腑虚实寒热。

五、问睡眠

主要有失眠与嗜睡。不易入睡,或睡而易醒不能再睡,或睡而不酣,易于惊醒,甚至彻夜不眠者为失眠,为阳不入阴,神不守舍所致。时时欲睡,眠而不醒,精神不振,头沉困倦者为嗜睡,多见于痰湿内盛、困阻清阳、阳虚阴盛或气血不足。

六、问二便

主要了解二便的次数、便量、性状、颜色、气味以及便时有无疼痛、出血等方面。

七、问小儿及妇女

(一)问小儿

主要应了解出生前后的情况,及预防接种和传染病史与传染病接触史,小儿常见致病因素有易感外邪、易伤饮食、易受惊吓等。

(二)问妇女

应了解月经的初潮、月经周期、行经天数、经量、经色、经质、末次月经,或痛经、带下、妊娠、产育以及有无经闭或绝经年龄等情况。

（高　鑫）

第四节　切　诊

一、脉诊的部位和方法

脉诊的常用部位是手腕部的寸口脉,并分为寸、关、尺三部。通常以腕后高骨为标记,其内侧为关,关前(腕侧)为寸,关后(肘侧)为尺。其临床意义大致为左手寸候心、关候肝胆,右手寸候肺、关候脾胃,两手尺候肾。

以中指定关位,示指切寸位,环指(无名指)切尺位。诊脉时用轻力切在皮肤上称为浮取或轻取;用力不轻不重称中取;用重力切按筋骨间称为沉取或重取。诊脉时,医师的呼吸要自然均匀,以医师正常的一呼一吸的时间去计算患者的脉搏数。切脉的时间必须在 50 秒以上。

二、正常脉象

正常脉象：三部有脉，沉取不绝，一息 4 至（每分钟 70～80 次），不浮不沉，不大不小，从容和缓，流畅有力。临床所见斜飞脉、反关脉均为脉道位置的变异，不属于病脉。

三、常见病脉及主病

（一）浮脉

1.脉象

轻取即得，重按反减；举之有余，按之稍弱而不空。

2.主病

主表证，为卫阳与邪气交争，脉气鼓动于外而致。也见于虚证，多因精血亏损，阴不敛阳或气虚不能内守，脉气浮散于外而致。内伤里虚见浮脉，为虚象严重。

（二）洪脉

1.脉象

脉形宽大，状如波涛，来盛去衰。

2.主病

气分热盛。证属实证，乃邪热炽盛，正气抗邪有力，气盛血涌，脉道扩张而致。

（三）大脉

1.脉象

脉体阔大。但无汹涌之势。

2.主病

邪盛病进，又主正虚。根据脉之有力与无力，辨别邪正的盛衰。

（四）沉脉

1.脉象

轻取不应，重按始得。

2.主病

里证。里实证可见于气滞血瘀、积聚等，为邪气内郁，气血困阻，阳气被遏，不能浮应于外而致，多脉沉而有力按之不衰。里虚证，为气血不足，阳气衰微，不能运行营气于脉外所致，多脉沉无力。

（五）弱脉

1.脉象

轻取不应，重按应指细软无力。

2.主病

气血不足，元气耗损。阳气衰微鼓动无力而脉沉。阴血亏虚，脉道空豁而脉细无力。

（六）迟脉

1.脉象

脉来缓慢，一息脉动不足四至。

2.主病

寒证。脉迟无力，为阳气衰微的里虚寒证。脉迟有力，为里实寒证。

（七）缓脉

1.脉象

一息四至,应指徐缓。

2.主病

湿证、脾虚、亦可见正常人。

（八）结脉

1.脉象

脉来缓中时止,止无定数。

2.主病

主阴盛气结,寒痰瘀血,气血虚衰。实证者脉实有力,迟中有止,为实邪郁遏,心阳被抑,脉气阻滞而致。虚证者脉虚无力,迟中有止,为气虚血衰,脉气不相顺接所致。

（九）数脉

1.脉象

脉来急促,一息五至以上(每分钟90次以上)。

2.主病

热证。若数而有力,多因邪热鼓动,气盛血涌,血行加速而致。数而无力,多因精血亏虚、虚阳外越、致血行加速、脉搏加快。

（十）促脉

1.脉象

往来急促,数而时止,止无定数。

2.主病

实证多为阳盛热实或邪实阻滞,见脉促有力。前者因阳热亢盛,迫动血行而脉数,热灼阴津,津血衰少,致急行血气不相接续,故脉有歇止。后者由气滞、血瘀、痰饮、食积等有形之邪阻闭气机,脉气不相接续而致;虚证多为脏气衰败,可见脉促无力。多因阴液亏耗,真元衰惫,气血不相接续而致。

（十一）虚脉

1.脉象

举之无力,按之空虚,应指软弱。

2.主病

虚证,多见于气血两虚。因气虚则血行无力,血少则脉道空虚而致。

（十二）细脉

1.脉象

脉细如线,应指明显,按之不绝。

2.主病

主气血两虚,诸虚劳损;又主伤寒、痛甚及湿证。虚证因营血亏虚,脉道不充,血运无力而致。实证因暴受寒冷或疼痛,则脉道拘急收缩,细而弦紧。湿邪阻遏脉道,则见脉象细缓。

（十三）代脉

1.脉象

脉来迟缓力弱,时发歇止,止有定数。

2.主病

虚证多脉代而无力,良久不能自还,为脏气衰微,脉气不复所致。实证多脉代而有力,多为痹证、痛证、七情内伤、跌打损伤等邪气阻遏脉道,血行涩滞而致。

(十四)实脉

1.脉象

脉来坚实,三部有力,来去俱盛。

2.主病

实证。乃邪气亢盛,正气不衰,正邪剧烈交争,气血涌盛,脉道坚满而致。若虚证见实脉则为真气外越之险候。

(十五)滑脉

1.脉象

往来流利,应指圆滑,如盘走珠。

2.主病

痰饮、食积、实热。为邪正交争,气血涌盛,脉行通畅所致。脉滑和缓者,可见于青壮年的常脉和妇人的孕脉。

(十六)弦脉

1.脉象

形直体长,如按琴弦。

2.主病

肝胆病、诸痛、痰饮、疟疾。弦为肝脉,以上诸因致使肝失疏泄,气机失常,经脉拘急而致;老年人脉象多弦硬,为精血亏虚,脉失濡养而致。此外,春令平脉亦见弦象。

(十七)紧脉

1.脉象

脉来绷紧有力,屈曲不平,左右弹指,如牵绳转索。

2.主病

寒证、痛证、宿食。乃邪气内扰,气机阻滞,脉道拘急紧张而致。

(十八)濡脉

1.脉象

浮而细软。

2.主病

主诸虚,又主湿。

(十九)涩脉

1.脉象

脉细行迟,往来艰涩不畅,如轻刀刮竹。

2.主病

气滞血瘀,伤精血少,痰食内停。

四、按诊

按诊是医师用手直接触摸或按压患者某些部位,以了解局部冷热、润燥、软硬、压痛、肿块或其他异常变化,从而推断疾病部位、性质和病情轻重等情况的一种诊病方法。

（一）按胸胁

主要了解心、肺、肝的病变。

（二）按虚里

虚里位于左乳下心尖冲动处,反映宗气的盛衰。

（三）按脘腹

主要检查有无压痛及包块。腹部疼痛,按之痛减,局部柔软者为虚证;按之痛剧,局部坚硬者为实证。

（四）按肌肤

主要了解寒热、润燥、肿胀等内容。肌肤灼热为热证,清冷为寒证。

（五）按手足

诊手足的冷暖,可判断阳气的盛衰。

（六）按俞穴

通过按压某些特定俞穴以判断脏腑的病变。

（高　鑫）

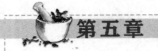

第五章

中医常用技术

第一节　耳穴压豆疗法

耳穴压豆是一种应用点压耳部穴位来治疗疾病的一种中医治疗方法。其理论源于古代中医经络穴位学说和现代生物全息理论。

一、应用物品

医用胶布、王不留行籽。

二、临床适应证

适用于感冒、咳嗽、慢性支气管炎、心律失常、失眠、嗜睡、胃痛、呕吐、泄泻、便秘、眩晕、神经衰弱、腹痛、胁痛、腰痛、中风、头晕、头痛等多种疾病或症状。

三、操作流程

(一)评估

当前主要症状、临床表现及既往史;耳针部位的皮肤情况;对疼痛的耐受程度;心理接受程度。女性患者应询问当前是否妊娠。

(二)目的

针对患者辨病、辨证结果选择穴位,通过其疏通经络、调整脏腑气血功能,促进机体的阴阳平衡,以解除或缓解各种急、慢性疾病的临床症状,达到防病治病的目的。

(三)禁忌证

耳部炎症、冻伤、耳部皮肤破溃者,以及对胶布和王不留行籽过敏者禁用。有习惯性流产史的孕妇禁用。

(四)告知

应告知患者耳针局部会有热、麻、胀、痛感。

(五)物品准备

治疗盘、弯盘、王不留行籽、酒精、棉签、镊子、探棒、胶布等。

（六）操作程序

（1）选择合理、舒适的体位，严格消毒，消毒范围视耳郭大小而定。

（2）采用王不留行籽（也有采用菜籽或磁珠者）附在耳穴部位，以小方块胶布固定，俗称"埋豆"。留埋期间，患者可用手定时按压，进行压迫刺激，以加强疗效。通常每天 2～3 次，每次按压 2～3 分钟。

（3）通常每次只在单侧耳穴埋豆，2～3 天取下，更换另一侧耳穴进行治疗。

（李　燕）

第二节　中药熏洗疗法

中药熏洗疗法是在中医理论指导下，选配中药煎汤，在患部皮肤熏蒸、淋洗、浸浴以达到内病外治的一种历史悠久的疗法。古代文献中称之为"溻渍""气熨"或"淋洗"等。早在《金匮要略》中已经有熏洗法的记载："狐惑之为病……蚀于下部则咽干，苦参汤洗之。"其机制是以药物加水煮沸或用散剂冲泡，先熏后洗，具有活血通络、温经散寒等作用。若单独对小腿部位进行泡洗，又叫"腿浴疗法"。

一、适应证与禁忌证

（一）适应证
适用于肢体麻木疼痛、肢体运动障碍、周围神经病变等。

（二）禁忌证
妇女月经和妊娠期、高血压患者不宜使用熏洗和坐浴；伴有急性传染病、重症心脑血管疾病者禁用；局部皮肤有破损或对药物过敏者禁用；皮肤病患者禁用；针灸完半小时内禁用。

二、操作流程

（1）物品准备：熏洗药物、浴具、热水。

（2）一般，在药中加水适量，大火煮沸后，中火煎煮 20 分钟即可。

（3）将煎好的药汤趁热倒入浴具内，先用药液热气熏蒸患处 5～10 分钟，再用毛巾浸汁热敷局部，待药液温度降到 40 ℃左右时，嘱患者将患处置于浴具内，以药液泡洗患处约 15 分钟。

（4）用无菌纱布擦干。

（5）每天 1 次，每次 20 分钟。病情较重者可酌情增加熏洗次数。

三、注意事项

（1）局部皮肤破损者不宜泡洗，空腹及饭后 1 小时不宜泡洗。

（2）避风寒。

（3）过敏体质的患者要注意观察泡洗后局部皮肤的情况。

（4）避免水温过高，以免烫伤。

（5）泡洗的水量要多，最好到小腿的中上部。泡洗时以微微出汗为宜，并且时间不宜过长，尤其对身体虚弱的患者。

（6）糖尿病患者在家进行腿浴疗法时，需严格控制水温及浸泡时间，通常采用水温 37 ℃，或由家中健康人用手试水温，温和即可，浸泡时间 20～30 分钟。若因浸泡时间过长、水温过高导致局部皮肤烫伤，出现水疱或破损，立即停止泡洗治疗，并局部消毒处理。

（7）合并有传染病的患者应使用单独的浴具，并单独严格消毒。

四、应急预案

（1）出现皮疹、瘙痒等过敏症状时应立即停止使用，严重者可配合外用抗过敏药膏，并口服抗过敏药物。

（2）对于烫伤后皮肤局部出现水疱或溃烂患者，应避免抓挠，以保护创面。可做局部消毒处理，或涂烫伤软膏、红霉素软膏等。

（李钦亮）

第三节 艾灸疗法

艾灸是以艾绒或以艾绒为主要成分制成的灸材，点燃后悬置或放置在穴位或病变部位，借助热力以及药物的作用激发经气，达到防治疾病目的的一种外治方法。艾灸法具有温经散寒、消瘀散结、防病保健的作用，适用于糖尿病性神经病变、血管病变等多种并发症。

需要注意的是，因糖尿病患者皮肤容易出现破损，且破损后不易愈合，治疗时需注意以下几个方面：自己在家艾灸仅适用于较年轻的、动手能力较强的患者，如年老、动手能力较差的患者，建议由中医师或护士进行艾灸治疗；艾灸时间不宜过长，不宜离皮肤过近；糖尿病患者宜采用温和灸，不宜隔物灸，禁止瘢痕灸。

（徐娅丽）

第四节 拔罐疗法

拔罐疗法是一种温热的、机械的、溶血的刺激。虽然只是在局部或经络腧穴的穴位上刺激，但会引起局部和全身反应，从而调整机体的功能，具有调节阴阳、疏通经络、开达抑遏、宣通气血、活血散瘀、消肿止痛、除湿逐寒、扶正祛邪、强壮身体等作用。

一、适应证与禁忌证

拔罐疗法并非对所有疾病均适宜，通过临床的不断归纳和总结，发现其对于某些病症疗效确实独特，而对另一些疾病则需配合其他疗法，同时，也有些疾病并不适宜用拔罐治疗。故临床医师应掌握拔罐疗法的适应证与禁忌证，以免贻误病情。

（一）适应证

拔罐疗法的适应证较广泛，可用于治疗内、外、妇、儿、五官科的多种疾病的治疗。

（二）禁忌证

患者精神失常、精神病发作期或全身剧烈抽搐、癫痫发作时，不宜施用拔罐治疗；久病体弱致全身极度消瘦、皮肤失去弹性者，因吸拔不牢固，故不宜施用拔罐疗法；患有出血性疾病或出血后不易止住者，不宜施用拔罐疗法；患有恶性肿瘤者，不论合并有何种拔罐适应证，均不宜施行拔罐治疗，以免促进肿瘤播散和转移；患有心功能不全、肾衰竭、肝硬化腹水、全身水肿者，不宜施用拔罐治疗；孕妇下腹部、腰部、乳头部不能拔罐，以免流产。

二、工具准备

（一）常用工具的种类

角制罐、陶制罐、玻璃罐、竹罐、挤气拔罐、抽气拔罐等。

（二）拔罐所需材料

燃料（酒精为最常用的燃料）、消毒用品、润滑剂（一般选用凡士林、液状石蜡、植物油等）。

（三）针具

在需要使用针罐、刺血罐及抽气罐时，还需备有毫针、三棱针、梅花针、注射器等。

（四）其他

应准备一些消毒纱布、胶布及烫伤药膏等，以备操作失误烫伤皮肤时急用。

三、常用方法

常用的拔罐方法有火罐法、水罐法、药罐法、挤气罐法、抽气罐法、针罐法、走罐法、闪罐法等。

（一）火罐法

火罐法是一种较为常用的拔罐法，即用点火燃烧的方法排除罐内空气，形成负压，使罐吸附于体表及穴位上。点火方式根据体位可有不同选择。常用的体位有四种：仰卧位、俯卧位、侧卧位、坐位。操作如下。

1.投火法

用纸片、酒精棉球或火柴点燃后投入罐内，不待燃尽，迅速将罐扣在应拔部位上。此法只适用于侧卧位或坐位时，罐体横着拔，否则纸片、棉球或火星等落下，容易造成皮肤烫伤或烧伤。

2.闪火法

用一根长约 10 cm 的木棒或竹棒、铁棒，一头缠绕上脱脂棉球成为小火把状，沾上酒精，或用镊子夹着酒精棉球或纸片，点燃后，在罐内旋转一下，迅速抽出棉球或纸片，同时立即将罐子扣在应拔部位上。此法一般无烧伤之弊端，适用于各种体位。

3.贴棉法

将指甲大小的脱脂棉向四周拉成薄棉片，沾上酒精，贴于罐内中段或罐底处，一手持罐，一手持火柴，点燃酒精棉后，迅速将罐扣在应拔部位上。此法适用于侧面横拔体位。需注意棉块内酒精不能过多，以免酒精燃着后滴流到罐口，烫伤或烧伤皮肤。

4.滴酒法

在罐体中段或罐底处滴 1～2 滴 95％的酒精，再将罐体横转几周，使酒精均匀地黏附在罐内壁，但应注意不能使酒精流至罐口，用火柴点燃后，迅速将罐扣在应拔部位上。注意酒精不能滴入过多，以免烫伤皮肤。此法适用于侧卧位或坐位横拔。

5.架火法

取一个不易燃、不传热，直径2～3 cm 的小片状物，如橘皮、萝卜皮、黄瓜片、土豆片或胶木瓶盖等，置于应拔部位，其上放一个酒精棉球，点燃后将火罐扣上。此法吸力较强，适用于重力吸拔刺激。适用于卧位。

（二）水罐法

水罐法是指拔罐时配合用水的方法。根据用水的方式不同，水罐法可分为贮水罐法、水煮罐法和水蒸气罐法。贮水罐法多用抽气罐，水煮罐法和水蒸气罐法宜用竹罐。

1.贮水罐法

在抽气罐内装入 1/3 的温水后，将罐紧压在应拔部位上，然后抽气排气使罐吸拔住。

2.水煮罐法

一般选用竹罐，以沸水煮罐形成罐内负压。操作时先将竹罐放在沸水内煮 2～3 分钟（不应超过 5 分钟，否则太热易发生烫伤）。操作者用筷子或镊子将罐夹出，注意使罐口朝下，甩去水液并迅速用毛巾捂一下罐口，以吸干水分，立即将罐扣在应拔部位上。扣罐后，手持竹罐，按住皮肤约半分钟，使其吸牢。每次治疗不应超过 20 分钟，拔罐过紧或时间过长容易发生水疱。

3.水蒸气罐法

是用水蒸气熏蒸罐具排出罐内气体的方法。先将壶水煮沸，使蒸气从壶嘴喷出，在壶嘴处套上橡皮管，令热气从橡皮管喷出，将喷气管口插入罐口内喷气 2～3 秒钟，随即取出，迅速将罐扣在应拔部位上。扣罐后，手持竹罐按住皮肤约半分钟，使其吸牢。

（吴耿旭）

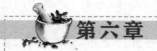

第六章

肺系病证的内科治疗

第一节 感 冒

感冒是感受触冒风邪,邪犯卫表而导致的常见外感疾病,临床表现以鼻塞、流涕、喷嚏、咳嗽、头痛、恶寒、发热、全身不适、脉浮为其特征。

本病四季均可发生,尤以春冬两季为多。病情轻者多为感受当令之气,称为伤风、冒风、冒寒;病情重者多为感受非时之邪,称为重伤风。在一个时期内广泛流行、病情类似者,称为时行感冒。

早在《内经》即已有外感风邪引起感冒的论述,如《素问·骨空论》说:"风者百病之始也……风从外入,令人振寒,汗出头痛,身重恶寒。"《素问·风论》也说:"风之伤人也,或为寒热。"汉代张仲景《伤寒论·辨太阳病脉证并治》篇论述太阳病时,以桂枝汤治表虚证,以麻黄汤治表实证,提示感冒风寒有轻重的不同,为感冒的辨证治疗奠定了基础。

感冒病名出自北宋《仁斋直指方·诸风》篇。元·朱丹溪《丹溪心法·中寒二》提出:"伤风属肺者多,宜辛温或辛凉之剂散之。"明确本病病位在肺,治疗应分辛温、辛凉两大法则。

及至明清,多将感冒与伤风互称,并对虚人感冒有进一步的认识,提出扶正达邪的治疗原则。至于时行感冒,隋·巢元方《诸病源候论·时气病诸候》中即已提示其属"时行病"之类,具有较强的传染性。如所述:"时行病者,春时应暖而反寒,冬时应寒而反温,非其时而有其气。是以一岁之中,病无长少,率相近似者,此则时行之气也。"即与时行感冒密切相关。

至清代,不少医家进一步强化了本病与感受时行之气的关系,林佩琴在《类证治裁·伤风》中明确提出了"时行感冒"之名。徐灵胎《医学源流论·伤风难治论》说:"凡人偶感风寒,头痛发热,咳嗽涕出,俗谓之伤风……乃时行之杂感也。"指出感冒乃属触冒时气所致。

凡普通感冒(伤风)、流行性感冒(时行感冒)及其他上呼吸道感染而表现感冒特征者,皆可参照本节内容进行辨证论治。

一、病因病机

感冒是因六淫、时行之邪,侵袭肺卫;以致卫表不和,肺失宣肃而为病。

(一)病因

感冒是由于六淫、时行病毒侵袭人体而致病。以风邪为主因,因风为六淫之首,流动于四时之中,故外感为病,常以风为先导。

但在不同季节,每与当令之气相合伤人,而表现力不同证候,如秋冬寒冷之季,风与寒合,多为风寒证;春夏温暖之时,风与热合,多见风热证;夏秋之交,暑多夹湿,每又表现为风暑夹湿证候。但一般以风寒、风热为多见,夏令亦常夹暑湿之邪。至于梅雨季节之夹湿,秋季兼燥等,亦常可见之。再有遇时令之季,如旱天其情为火为热为燥,伤阴津,耗五脏之阴气血,其证为干燥竭液证,治多以润、清、凉育之,如冬旱、春旱、夏秋之旱都常出现,应按此调之。

若四时六气失常,非其时而有其气,伤人致病者,一般较感受当令之气为重。而非时之气夹时行疫毒伤人,则病情重而多变,往往相互传染,造成广泛的流行,且不限于季节性。正如《诸病源候论·时气病诸候》所言:"夫时气病者,此皆因岁时不和,温凉失节,人感乖戾之气而生,病者多相染易。"

(二)病机

外邪侵袭人体是否发病,关键在于卫气之强弱,同时与感邪的轻重有关。《灵枢·百病始生》曰:"风雨寒热不得虚,邪不能独伤人"。

若卫外功能减弱,肺卫调节疏解,外邪乘袭卫表,即可致病。如气候突变,冷热失常,六淫时邪猖獗,卫外之气失于调节应变,即每见本病的发生率升高。或因生活起居不当,寒温失调以及过度疲劳,以致腠理不密,营卫失和,外邪侵袭为病。

若体质虚弱,卫表不固,稍有不慎,即易见虚体感邪。它如肺经素有痰热、痰湿,肺卫调节功能低下,则更易感受外邪,内外相引而发病。加素体阳虚者易受风寒,阴虚者易受风热、燥热,痰湿之体易受外湿。正如清·李用粹《证治汇补·伤风》篇说:"肺家素有痰热,复受风邪束缚,内火不得疏泄,谓之寒暄。此表里两因之实证也。有平昔元气虚弱,表疏腠松;略有不慎,即显风证者。此表里两因之虚证也。"

外邪侵犯肺卫的途径有二,或从口鼻而入,或从皮毛内侵。风性轻扬,为病多犯上焦。故《素问·太阴阳明论》篇说:"伤于风者,上先受之。"肺处胸中,位于上焦,主呼吸,气道为出入升降的通路,喉为其系,开窍于鼻,外合皮毛,职司卫外,为人身之藩篱。故外邪从口鼻、皮毛入侵,肺卫首当其冲,感邪之后,随即出现卫表不和及上焦肺系症状。因病邪在外、在表,故尤以卫表不和为主。

由于四时六气不同,以及体质的差异,临床常见风寒、风热、暑湿三证。若感受风寒湿邪,则皮毛闭塞,邪郁于肺,肺气失宣;感受风热暑燥,则皮毛疏泄不畅,邪热犯肺,肺失清肃。如感受时行病毒则病情多重,甚或变生它病。在病程中亦可见寒与热的转化或错杂。

一般而言,感冒预后良好,病程较短而易愈,少数可因感冒诱发其他宿疾而使病情恶化。对老年、婴幼儿、体弱患者以及时感重症,必须加以重视,防止发生传变,或同时夹杂其他疾病。

二、诊查要点

(一)诊断依据

(1)临证以卫表及鼻咽症状为主,可见鼻塞、流涕、多嚏、咽痒、咽痛、周身酸楚不适、恶风或恶寒,或有发热等。若风邪夹暑、夹湿、夹燥,还可见相关症状。

(2)时行感冒多呈流行性,在同一时期发病人数剧增,且病证相似,多突然起病,恶寒、发热

（多为高热）、周身酸痛、疲乏无力,病情一般较普通感冒为重。

（3）病程一般 3～7 天,普通感冒一般不传变,时行感冒少数可传变入里,变生它病。

（4）四季皆可发病,而以冬、春两季为多。

（二）病证鉴别

1.感冒与风温

本病与诸多温病早期症状相类似,尤其是风热感冒与风温初起颇为相似,但风温病势急骤,寒战发热甚至高热,汗出后热虽暂降,但脉数不静,身热旋即复起,咳嗽胸痛,头痛较剧,甚至出现神志昏迷、惊厥、谵妄等传变入里的证候。而感冒发热一般不高或不发热,病势轻,不传变,服解表药后,多能汗出热退,脉静身凉,病程短,预后良好。

2.普通感冒与时行感冒

普通感冒病情较轻,全身症状不重,少有传变。在气候变化时发病率可以升高,但无明显流行特点。若感冒 1 周以上不愈,发热不退或反见加重,应考虑感冒继发它病,传变入里。时行感冒病情较重,发病急,全身症状显著,可以发生传变,化热入里,继发或合并它病,具有广泛的传染性、流行性。

（三）相关检查

本病通常可做血白细胞计数及分类检查,胸部 X 线检查。部分患者可见白细胞总数及中性粒细胞升高或降低。有咳嗽、痰多等呼吸道症状者,胸部 X 线摄片可见肺纹理增粗。

三、辨证论治

（一）辨证要点

本病邪在肺卫,辨证属表、属实,但应根据证情,区别风寒、风热和暑湿兼夹之证,还需注意虚体感冒的特殊性。

（二）治疗原则

感冒的病位在卫表肺系,治疗应因势利导,从表而解,遵《素问·阴阳应象大论》"其在皮者,汗而发之"之义,采用解表达邪的治疗原则。风寒证治以辛温发汗;风热证治以辛凉清解;暑湿杂感者,又当清暑祛湿解表。

（三）证治分类

1.风寒束表证

恶寒重,发热轻,无汗,头痛,肢节酸疼,鼻塞声重,或鼻痒喷嚏。时流清涕,咽痒,咳嗽,咳痰稀薄色白,口不渴或渴喜热饮,舌苔薄白而润,脉浮或浮紧。

证机概要:风寒外束,卫阳被郁,腠理闭塞,肺气不宣。

治法:辛温解表。

代表方:荆防达表汤或荆防败毒散加减。两方均为辛温解表剂,前方疏风散寒,用于风寒感冒轻证;后方辛温发汗,疏风祛湿,用于时行感冒,风寒夹湿证。

常用药:荆芥、防风、苏叶、豆豉、葱白、生姜等解表散寒;杏仁、前胡、桔梗、甘草、橘红宣通肺气。

若表寒重,头痛身痛,憎寒发热,无汗者,配麻黄、桂枝以增强发表散寒之功用;表湿较重,肢体酸痛,头重头胀,身热不扬者,加羌活、独活祛风除湿,或用羌活胜湿汤加减;湿邪蕴中,脘痞食少,或有便溏,苔白腻者,加藿香、苍术、厚朴、半夏化湿和中;头痛甚,配白芷、川芎散寒止痛;身热较著者,加柴胡、薄荷疏表解肌。

2.风热犯表证

身热较著,微恶风,汗泄不畅,头胀痛,面赤,咳嗽,痰黏或黄,咽燥,或咽喉乳蛾红肿疼痛,鼻塞,流黄浊涕,口干欲饮,舌苔薄白微黄,舌边尖红,脉浮数。

证机概要:风热犯表,热郁肌腠,卫表失和,肺失清肃。

治法:辛凉解表。

代表方:银翘散或葱豉桔梗汤加减。两方均有辛凉解表,轻宣肺气功能,但前者长于清热解毒,适用于风热表证热毒重者,后者重在清宣解表,适用于风热袭表,肺气不宣者。

常用药:金银花、连翘、黑山栀、豆豉、薄荷、荆芥辛凉解表,疏风清热;竹叶、芦根清热生津;牛蒡子、桔梗、甘草宣利肺气,化痰利咽。

若风热上壅,头胀痛较甚,加桑叶、菊花以清利头目;痰阻于肺,咳嗽痰多,加贝母、前胡、杏仁化痰止咳;痰热较盛,咳痰黄稠,加黄芩、知母、瓜蒌皮;气分热盛,身热较著,恶风不显,口渴多饮,尿黄,加石膏、黄芩清肺泻热;热毒壅阻咽喉,乳蛾红肿疼痛,加青黛、玄参清热解毒利咽;时行感冒热毒较盛,壮热恶寒,头痛身痛,咽喉肿痛,咳嗽气粗,配大青叶、蒲公英、鱼腥草等清热解毒;若风寒外束,入里化热,热为寒遏,烦热恶寒,少汗,咳嗽气急,痰稠,声哑,苔黄白相兼,可用石膏和麻黄内清肺热,外散表寒;风热化燥伤津,或秋令感受温燥之邪,伴有呛咳痰少,口、咽、唇、鼻干燥,苔薄,舌红少津等燥象者,可酌配南沙参、天花粉、梨皮清肺润燥,禁用伍辛温之品。

3.暑湿伤表证

身热,微恶风,汗少,肢体酸重或疼痛,头昏重胀痛,咳嗽痰黏,鼻流浊涕,心烦口渴,或口中黏腻,渴不多饮,胸闷脘痞,泛恶,腹胀,大便或溏,小便短赤,舌苔薄黄而腻,脉濡数。

证机概要:暑湿遏表,湿热伤中,表卫不和,肺气不清。

治法:清暑祛湿解表。

代表方:新加香薷饮加减。本方功能清暑化湿,用于夏月暑湿感冒,身热心烦,有汗不畅,胸闷等症。

常用药:金银花、连翘、鲜荷叶、鲜芦根清暑解热;香薷发汗解表;厚朴、扁豆化湿和中。

若暑热偏盛,可加黄连、山栀、黄芩、青蒿清暑泄热;湿困卫表,肢体酸重疼痛较甚,加豆卷、藿香、佩兰等芳化宣表;里湿偏盛,口中黏腻,胸闷脘痞,泛恶,腹胀,便溏,加苍术、白蔻仁、半夏、陈皮和中化湿;小便短赤加滑石、甘草、赤茯苓清热利湿。

感冒小结:体虚感冒应选参苏饮、血虚宜不发汗等补血解表。

四、西医治疗

呼吸道病毒感染目前无特异性抗病毒药物,治疗着重在减轻症状,休息,多饮水,戒烟,室内保持一定的温度和湿度,缩短病程,防止继发细菌感染和并发症的发生为主。

(一)对症治疗

发热、头痛可选用阿司匹林、对乙酰氨基酚或一些抗感冒制剂,也可选用中成药。咽痛可选用咽漱液或咽含片。声音嘶哑可用雾化吸入。鼻塞流涕用1%麻黄素滴鼻液等。

(二)抗菌药物治疗

一般患者不必用抗菌药物,如年幼体弱、有慢性呼吸道炎症或细菌感染时,可根据临床情况及病原菌选择抗菌药物,临床常首选青霉素、磺胺类、大环内酯类或第一代头孢菌素。

（三）抗病毒药物治疗

早期应用抗病毒药物有一定效果，并可缩短病程。利巴韦林对流感病毒、副流感病毒和呼吸道合胞病毒有较强的抑制作用。奥司他韦对甲、乙型流感病毒有效。也可选用金刚烷胺、吗啉胍或抗病毒中成药。

五、预防调护

（一）在流行季节须积极防治

（1）生活上应慎起居，适寒温，在冬春之际尤当注意防寒保暖，盛夏亦不可贪凉露宿。

（2）注意锻炼，增强体质，以御外邪。

（3）常易患感冒者，可坚持每天按摩迎香穴，并服用调理防治方药。冬春风寒当令季节，可服贯众汤（贯众、紫苏、荆芥各 10 g，柴胡 10 g，甘草 3 g）；夏令暑湿当令季节，可服藿佩汤（藿香、佩兰各 10 g，薄荷 3 g，鲜者用量加倍）；如时邪毒盛，流行广泛，可用贯众、板蓝根、生甘草煎服。

（4）在流行季节，应尽量少去人口密集的公共场所，防止交叉感染，外出要戴口罩。室内可用食醋熏蒸，每立方米空间用食醋 5～10 mL，加水 1～2 倍，加热熏蒸 2 小时，每天或隔天 1 次，做空气消毒，以预防传染。

（二）治疗期间应注意护理

（1）发热者须适当休息。

（2）饮食宜清淡。

（3）对时感重症及老年、婴幼儿、体虚者，须加强观察，注意病情变化，如高热动风、邪陷心包、合并或继发其他疾病等。

（4）注意煎药和服药方法。汤剂煮沸后 5～10 分钟即可，过煮则降低药效。趁温热服，服后避风覆被取汗，或进热粥、米汤以助药力。得汗、脉静、身凉为病邪外达之象，无汗是邪尚未祛。出汗后尤应避风，以防复感。

（史能军）

第二节 咳　嗽

咳嗽是由六淫之邪侵袭肺系，或脏腑功能失调，内伤及肺，肺气不清，失于宣肃所成，临床以咳嗽，咳痰为主症的疾病。咳指有声无痰，嗽指有痰无声，咳嗽则是有声有痰之症也。

《素问·宣明五气论》："五气所病……肺为咳。"《素问·咳论》："五脏六腑皆令人咳，非独肺也。"《河间六书·咳嗽论》："咳谓无痰而有声，肺气伤而不清也，嗽为无声有痰，脾湿动而为痰也，咳嗽谓有声有痰……"。《景岳全书》："咳嗽之要，止惟二证，何有二证？一曰外感，一曰内伤，而尽之矣。"

本病证相当于现代医学上的呼吸道感染，肺炎，急、慢性支气管炎，支气管扩张，肺结核，肺气肿等肺部疾病。

一、病因病机

(一)外感咳嗽

六淫外邪,侵袭肺系,多因肺的卫外功能减弱或失调,以致在天气寒暖失常、气温突变的情况下,邪从口鼻或皮毛而入,均可使肺气不宣,肃降失司而引起咳嗽。由于四时主气的不同,因而感受外邪亦有区别。风为六淫之首,其他外邪多随风邪侵袭人体,所以,外感咳嗽有风寒、风热和燥热之分。

(二)内伤咳嗽

内伤致咳的原因甚多,有因肺的自身病变;有因其他脏腑功能失调,内邪干肺所致。他脏及肺的咳嗽,可因嗜好烟酒,过食辛辣,熏灼肺胃;或过食肥甘,脾失健运,痰浊内生,上干于肺致咳;或由情志刺激,肝失条达,气郁化火,火气循经上逆犯肺,引起咳嗽。因肺脏自病者,常因肺系多种疾病迁延不愈,肺脏虚弱,阴伤气耗,肺的主气及宣降功能失常,而致气逆为咳。

外感咳嗽与内伤咳嗽可相互影响。外感咳嗽如迁延失治,邪伤肺气,更易反复感邪,咳嗽屡发,肺气日损,渐转为内伤咳嗽;而内伤咳嗽患者,由于脏腑虚损,肺脏已病,表卫不固,因而易受外邪而使咳嗽加重。

二、诊断与鉴别诊断

(一)诊断

1.病史

有肺系病史或有其他脏腑功能失调伤及肺脏病史。

2.临床表现

以咳嗽为主要症状。

(二)鉴别诊断

1.哮病、喘证

哮病、喘证、咳嗽均有咳嗽的表现。哮病以喉中哮鸣有声,呼吸困难气促,甚则喘息不能平卧为主症,发作与缓解均迅速。喘证以呼吸困难,甚则张口抬肩,不能平卧为主要临床表现。咳嗽则以咳嗽、咳痰为主症。

2.肺胀

肺胀除咳嗽外,还伴有胸部嘭满,咳喘上气,烦躁心慌,甚则面目紫暗,肢体水肿,病程反复难愈。

3.肺痨

肺痨以咳嗽、咯血、潮热、盗汗、消瘦为主症的肺脏结核病,具有传染性。X线可见斑片状或空洞、实变等表现。

4.肺癌

肺癌以咳嗽、咯血、胸痛、发热、气急为主要表现的恶性疾病,X线可见包块,细胞学检查可见癌细胞。

三、辨证

(一)辨证要点

首先辨外感与内伤。外感咳嗽多是新病,发病急,病程短,常伴肺卫表证,属于邪实,治疗当以宣通肺气,疏散外邪为主,根据脉象、舌苔、痰色、痰质及咳痰难易等情况,辨明风寒、风热、燥热之不同,治以发散风寒,疏散风热,清热润燥等法。内伤咳嗽多为久病,常反复发作,病程长,可伴见其他脏腑病证,多属邪实正虚,治疗当以调理脏腑,扶正祛邪,分清虚实主次处理。

(二)治疗要点

外感咳嗽治宜疏散外邪,宣通肺气为主。内伤咳嗽治宜调理脏腑为主,健脾、清肝、养肺补肾,对虚实夹杂者应标本兼治。

四、辨证论治

(一)风寒袭肺

1.临床表现

咽痒咳嗽声重,咳痰稀薄色白;鼻塞流涕、头痛,肢体酸痛,恶寒发热,无汗;舌苔薄白,脉浮或浮紧。

2.治疗原则

疏风散寒,宣肺止咳。

3.代表处方

杏苏散:茯苓20 g,杏仁、苏叶、法半夏、枳壳、桔梗、前胡、生甘草各10 g,陈皮5 g,大枣5枚,生姜3片。

4.加减应用

(1)咳嗽甚者加矮地茶、金沸草各10 g,祛痰止咳。

(2)咽痒者加荸荠子、蝉衣各10 g。

(3)鼻塞声重者加辛夷花、苍耳子各10 g。

(4)风寒咳嗽兼咽痛,口渴,痰黄稠(寒包火),加天花粉20 g,黄芩、桑白皮、牛蒡子各10 g。

(二)风热咳嗽

1.临床表现

咳嗽频剧,咳声粗亢;痰黄稠,咳嗽汗出,咳痰不爽;发热恶风,喉干口渴,舌苔薄黄,脉浮数。

2.治疗原则

疏风清热,宣肺止咳。

3.代表处方

桑菊饮:芦根20 g,桑叶、菊花、薄荷、杏仁、桔梗、连翘、生甘草各10 g。

4.加减应用

(1)肺热内盛者加黄芩、知母各10 g,以清泻肺热。

(2)咽痛、声嗄者配射干、赤芍各10 g。

(3)口干咽燥,舌质红,加南沙参、天花粉各20 g。

(三)风燥伤肺

1.临床表现

新起咳嗽,咳声嘶哑,咽喉干痛;干咳无痰或痰少而粘连成丝状,不易咳出或痰中带血丝;或初起伴鼻塞、头痛、微寒、身热等表证,舌质红干而少苔、苔薄白或薄黄,脉浮数或细数。

2.治疗原则

疏风清肺,润燥止咳。

3.代表处方

桑杏汤:沙参、梨皮各20 g,浙贝母15 g,桑叶、豆豉、杏仁、栀子各10 g。

4.加减应用

(1)津伤甚者加麦冬、玉竹各20 g。

(2)热重者加石膏20 g(先煎),知母10 g。

(3)痰中带血丝加白茅根20 g,生地黄10 g。

(4)另有凉燥证乃由燥证加风寒证而成,可用杏苏散加紫菀、款冬花、百部各10 g治之,以达温而不燥,润而不凉。

(四)痰湿蕴肺

1.临床表现

咳嗽反复发作,咳声重浊,胸闷气憋,痰色白或带灰色;伴体倦、脘痞、食少,腹胀便溏;苔白腻,脉濡滑。

2.治疗原则

燥湿化痰、理气止咳。

3.代表处方

二陈汤合三子养亲汤。①二陈汤:茯苓20 g,法半夏、陈皮、生甘草各10 g。②三子养亲汤:苏子15 g,白芥子10 g,莱菔子20 g。

4.加减应用

(1)寒痰较重者,痰黏白如泡沫者,加干姜、细辛各10 g,温肺化痰。

(2)脾虚甚者加党参20 g,白术10 g,健脾益气。

(五)痰热郁肺

1.临床表现

咳嗽、气息粗促或喉中有痰声,痰稠黄、咳吐不爽或有腥味或吐血痰;胸胁胀满,咳时引痛,面赤身热,口干引饮,舌红,苔薄黄腻,脉滑数。

2.治疗原则

清热肃肺,化痰止咳。

3.代表处方

清金化痰汤:茯苓20 g,浙贝母15 g,黄芩、山栀、知母、麦冬、桑白皮、瓜蒌、桔梗、生甘草各10 g,橘红6 g。

4.加减应用

(1)痰黄而浓有热腥味者,加鱼腥草、冬瓜子各20 g。

(2)胸满咳逆、痰多、便秘者,加葶苈子、生大黄各10 g(先煎)。

(六)肝火犯肺

1.临床表现

气逆咳嗽,干咳无痰或少痰;咳时引胁作痛,面红喉干;舌边红,苔薄黄,脉弦数。

2.治疗原则

清肝泻火,润肺止咳化痰。

3.代表处方

黛蛤散加黄芩泻白散。①黛蛤散:海蛤壳20 g,青黛10 g(包煎)。②黄芩泻白散:黄芩、桑白皮、地骨皮、粳米、生甘草各 10 g。

4.加减应用

(1)火旺者加冬瓜子 20 g,山栀、丹皮各 10 g,以清热豁痰。

(2)胸闷气逆者加葶苈子 10 g,瓜蒌皮 20 g,以理气降逆。

(3)胸胁痛者加郁金、丝瓜络各 10 g,以理气和络。

(4)痰黏难咳加浮海石、浙贝母、冬瓜仁各 20 g,以清热豁痰。

(5)火郁伤阴者加北沙参、百合各 20 g,麦冬 15 g,五味子 10 g,以养阴生津敛肺。

(七)肺阴虚损

1.临床表现

干咳少痰或痰中带血或咯血;潮热,午后颧红,盗汗,口干;舌质红、少苔,脉细数。

2.治疗原则

滋阴润肺,化痰止咳。

3.代表处方

沙参麦冬汤:沙参、玉竹、天花粉、扁豆各 20 g,桑叶、麦冬、生甘草各 10 g。

4.加减应用

(1)咯血者加白及 20 g,三七 15 g,侧柏叶、仙鹤草、阿胶(烊服)、藕节各 10 g,以止血。

(2)午后潮热,颧红者加银柴胡、地骨皮、黄芩各 10 g。

(3)肾不纳气,久咳不愈,咳而兼喘者可用参蛤散加熟地、五味子各 10 g。

五、其他治法

(一)中成药疗法

(1)麻黄止嗽丸、小青龙糖浆适用于风寒袭肺咳嗽。

(2)桑菊感冒片、蛇胆川贝液适用于风热咳嗽。

(3)秋燥感冒冲剂、二母宁嗽丸适用于风燥咳嗽。

(4)半贝丸、陈夏六君丸适用于痰湿蕴肺咳嗽。

(5)琼玉膏、玄麦甘桔冲剂适用于肺阴虚损咳嗽。

(6)千金化痰丸、三蛇胆川贝末适宜用于肝火犯肺咳嗽。

(7)双黄连口服液、清金止嗽化痰丸适用于痰热郁肺咳嗽。

(二)针灸疗法

(1)选肺俞、脾俞、合谷、丰隆等穴,以平补平泻手法,每天 1 次,适用于脾虚痰湿咳嗽。

(2)选肺俞、足三里、三阴交等穴,针用补法,每天 1 次,适用于肺阴虚损咳嗽。

(3)选肺俞、列缺、合谷等穴,毫针浅刺用泻法,每天 1 次,适用于外感咳嗽。

(4)选肺俞、尺泽、太冲、阳陵泉等穴,以平补平泻手法,每天 1 次,适用于肝火犯肺咳嗽。

(三)饮食疗法

(1)以薏苡仁、山药各 60 g,百合、柿饼各 30 g,同煮米粥,每早晚温热服食,适用于脾虚痰湿咳嗽。

(2)大雪梨 1 个,蜂蜜适量,去梨核入蜂蜜,放炖盅内蒸熟,每晚睡前服 1 个,适用于肺阴虚损咳嗽。

(3)新鲜芦根(去节)100 g,粳米 50 g 同煮粥,每天 2 次温服,适用于肺热咳嗽。

（4）百合 30 g，糯米 50 g，冰糖适量，煮粥早晚温服，适用于肺燥咳嗽。

六、预防调摄

（1）平素应注意气候变化，防寒保暖，预防感冒。
（2）易感冒者可服玉屏风散。
（3）加强锻炼，增强抗病能力。
（4）咳嗽患者饮食不宜过于肥甘厚味、辛辣刺激。
（5）内伤久咳者，应戒烟。

（史能军）

第三节　肺　　胀

肺胀是指以胸部膨满，憋闷如塞，喘息气促，咳嗽痰多，烦躁，心慌等为主要临床表现的一种病证。日久可见面色晦暗，唇甲发绀，脘腹胀满，肢体水肿。其病程缠绵，时轻时重，经久难愈，重者可出现神昏、出血、喘脱等危重证候。多种慢性肺系疾病反复发作，迁延不愈，导致肺气胀满，不能敛降。

现代医学的慢性阻塞性肺部疾病，常见如慢性支气管炎、支气管哮喘、支气管扩张、重度陈旧性肺结核等合并肺气肿以及慢性肺源性心脏病、肺源性脑病等，出现肺胀的临床表现时，可参考本节进行辨证论治。

一、病因病机

本病的发生，多因久病肺虚，痰浊潴留，而至肺失敛降，肺气胀满，又因复感外邪诱使病情发作或加剧。

（一）久病肺虚

因内伤久咳、久哮、久喘、支饮、肺痨等慢性肺系疾病，迁延失治，以致痰浊潴留，壅阻肺气，气之出纳失常，还于肺间，日久导致肺虚，肺体胀满，张缩无力，不能敛降而成肺胀。

（二）感受外邪

久病肺虚，卫外不固，腠理疏松，六淫之邪每易反复乘袭，诱使本病发作，病情日益加重。

肺胀病变首先在肺，继则影响脾、肾，后期病及于心。外邪从口鼻、皮毛入侵，每多首先犯肺，导致肺气上逆而为咳，升降失常而为喘，久则肺虚，主气功能失常。若子耗母气，肺病及脾，脾失健运，则可导致肺脾两虚。母病及子，肺虚及肾，肺不主气，肾不纳气，则气喘日益加重，呼吸短促难续，尤以吸气困难，动则更甚。且肾主水，肾衰则不能化气行水，水邪泛溢肌表则肿，上凌心肺则喘咳心悸。肺与心脉相通，肺虚不能调节心血的运行，气病及血，则血瘀肺脉，肺病及心，临床可见心悸、发绀、水肿、舌质暗紫等症。心阳根于命门真火，肾阳不振，进一步导致心肾阳衰，可出现喘脱危候。

肺胀的病理因素主要为痰浊、水饮与血瘀。痰的产生，病初由肺气郁滞，脾失健运，津液不归正化而成；渐因肺虚不能化津，脾虚不能转输，肾虚不能蒸化，痰浊潴留益甚，喘咳持续难已。三种病理因素之间又可互相影响和转化,如痰从寒化则成饮;饮溢肌肤则为水;痰浊久留,肺气郁滞,心脉失畅则血滞为瘀;瘀阻血脉,"血不利则为水"。一般早期以痰浊为主,渐而痰瘀并见,终至痰浊、血瘀、水饮错杂为患。

肺胀的病性多属本虚标实,但有偏实、偏虚的不同,且多以标实为急。外感诱发时偏于邪实,平时偏于本虚。早期多属气虚、气阴两虚,病位以肺、脾、肾为主。晚期气虚及阳,或阴阳两虚,纯属阴虚者少见,病位以肺、肾、心为主。正虚与邪实多互为因果,阳虚致卫外不固,易感外邪,痰饮难蠲;阴虚致外邪、痰浊易从热化,故虚实诸候常夹杂出现,每致愈发愈频,甚则持续不已。

二、辨证论治

(一)辨证要点

1.症状

以咳逆上气,痰多,喘息,胸部膨满,憋闷如塞,动则加剧,甚则鼻煽气促,张口抬肩,目胀如脱,烦躁不安等为主症。日久可见面色晦暗,面唇发绀,脘腹胀满,肢体水肿,甚或出现喘脱等危重证候。病重可并发神昏、动风或出血等症。有长期慢性咳喘病史,常因外感而诱发,病程缠绵,时轻时重;发病者多为老年,中青年少见。

2.检查

体检可见桶状胸,胸部叩诊呈过清音,心肺听诊肺部有干湿性啰音,且心音遥远。X线检查见胸廓扩张,肋间隙增宽,膈降低且变平,两肺野透亮度增加,肺血管纹理增粗、紊乱,右下肺动脉干扩张,右心室增大。心电图检查显示右心室肥大,出现肺型 P 波等。血气分析检查可见低氧血症或合并高碳酸血症,PaO_2 降低,$PaCO_2$ 升高。血液检查红细胞和血红蛋白可升高。

(二)类症鉴别

肺胀与哮病、喘证均以咳而上气,喘满为主症,其区别如下。

1.哮证

哮证是一种反复发作性的痰鸣气喘疾病,以喉中哮鸣有声为特征,常突然发病,迅速缓解,久病可致肺胀,而肺胀以喘咳上气、胸膺膨满为主要表现,为多种慢性肺系疾病日久积渐而成。

2.喘证

喘证以呼吸困难,甚至张口抬肩,不能平卧为主要表现,可见于多种急慢性疾病的过程中。而肺胀是由多种慢性肺系疾病迁延不愈发展而来,喘咳上气,仅是肺胀的一个症状。

(三)分证论治

肺胀为多种肺病迁延不愈,反复发作而致,总属标实本虚,感邪发作时偏于标实,缓解时偏于本虚。偏实者须分清痰浊、水饮、血瘀。早期以痰浊为主,渐而痰瘀并重。后期痰瘀壅盛,正气虚衰,本虚与标实并重。偏虚者当区别气(阳)虚、阴虚。早期以气虚或气阴两虚为主,病位在肺、脾、肾。后期气虚及阳,甚则阴阳两虚,病变部位在肺、肾、心。

本病的治疗当根据标本虚实不同,有侧重地选用扶正与祛邪的不同治则。标实者。根据病邪的性质,分别采取祛邪宣肺,降气化痰,温阳利水,活血祛瘀,甚或开窍、息风、止血等法。本虚者,当以补养心肺,益肾健脾为主,或气阴兼调,或阴阳双补。正气欲脱时则应扶正固脱,救阴回阳。

1.痰浊壅肺

证候:胸膺满闷,短气喘息,稍劳即重,咳嗽痰多,色白黏腻或呈泡沫,晨风自汗,脘痞纳少,倦怠无力,舌暗,苔薄腻或浊腻,脉稍滑。

分析:肺虚脾弱,痰浊内生,上逆于肺,肺失宣降,则胸膺满闷,咳嗽、痰多色白黏腻;痰从寒化饮,则痰呈泡沫状;肺气虚弱,复加气因痰阻,放短气喘息,稍劳即重;肺虚卫表不固,则畏风、自汗;肺病及脾,脾虚健运失常,故见脘痞纳少,倦怠无力;舌质暗,苔薄腻或浊腻,脉滑为痰浊壅肺之征。

治法:化痰降气,健脾益肺。

方药:苏子降气汤合三子养亲汤。二方均能降气化痰平喘,但苏子降气汤偏温,以上盛下虚,寒痰喘咳为宜;三子养亲汤偏降,以痰浊壅盛,肺实喘满,痰多黏腻为宜。其中,苏子、前胡、白芥子化痰降逆平喘;半夏、厚朴、陈皮燥湿化痰,行气降逆;白术、茯苓、甘草运脾和中。

若痰多,胸满不能平卧,加葶苈子、莱菔子泻肺祛痰平喘;症见短气乏力,易出汗,痰量不多者为肺脾气虚,酌加党参、黄芪、防风健脾益气,补肺固表;若因外感风寒诱发,痰从寒化为饮,喘咳,痰多黏白泡沫,见表寒里饮证者,宗小青龙汤意加麻黄、桂枝、细辛、干姜散寒化饮;饮郁化热,烦躁而喘,脉浮用小青龙加石膏汤兼清郁热。

2.痰热郁肺

证候:咳逆,喘息气粗,胸部膨满,烦躁不安,痰黄或白,黏稠难咯,或伴身热微恶寒,微汗,口渴,溲黄便干,舌边尖红,苔黄或黄腻,脉滑数。

分析:痰浊内蕴,感受风热或郁久化热,痰热壅肺,故痰黄、黏白难咯;肺热内郁,清肃失司,肺气上逆,则喘咳气逆息粗,胸满;热扰于心,则烦躁;风热犯肺则发热微恶寒,微汗;痰热伤津,则口渴,溲黄,便干;舌红,苔黄或黄腻,脉数或滑数均为痰热内郁之象。

治法:清肺化痰,降逆平喘。

方药:越婢加半夏汤或桑白皮汤。越婢加半夏汤宣泄肺热,用于饮热郁肺,外有表邪,喘咳上气,目如脱状,身热,脉浮大者;桑白皮汤清肺化痰,用于痰热壅肺,喘急胸满,咳吐黄痰或黏白稠厚者。

若痰热内盛,痰黄胶黏,不易咯出者,加瓜蒌皮、鱼腥草、海蛤粉、象贝母、桑白皮等清热化痰利肺;痰鸣喘息,不得平卧者,加射干、葶苈子泻肺平喘;便秘腹满者,加大黄、芒硝,通腑泄热以降肺平喘;痰热伤津,口舌干燥,加天花粉、知母、芦根以生津润燥;阴伤而痰量已少者,酌减苦寒之品,加沙参、麦门冬等养阴。

3.痰蒙神窍

证候:神志恍惚,表情淡漠,谵妄烦躁,撮空理线,嗜睡神昏,或肢体瞤动,抽搐,咳逆喘促,咯痰不爽,舌质暗红或淡紫,苔白腻或淡黄腻,脉细滑数。

分析:痰迷心窍,蒙蔽神机,故见神志恍惚,表情淡漠,谵妄烦躁,撮空理线,嗜睡神昏;肝风内动,则肢体瞤动抽搐;痰浊阻肺,肺虚痰蕴,故咳逆喘促而咯痰不爽;舌质暗红或淡紫,乃心血瘀阻之征;苔白腻或淡黄腻,脉细滑数皆为痰浊内蕴之象。

治法:涤痰开窍,息风醒神。

方药:涤痰汤。本方可涤痰开窍,息风止痉。方中用二陈汤理气化痰;用胆南星清热涤痰,息风开窍;竹茹、枳实清热化痰利膈;菖蒲开窍化痰;人参扶正防脱。

若痰热较盛,烦躁身热,神昏谵语,舌红苔黄者,加黄芩、葶苈子、天竺黄、竹沥以清热化痰;肝风内动,抽搐加钩藤、全蝎,另服羚羊角粉以凉肝息风;瘀血明显,唇甲青紫加桃仁、红花、丹参活血通脉;如热伤血络,见紫斑、咯血,便血色鲜者,配清热凉血止血药,如水牛角、白茅根、生地黄、丹皮、紫珠草、地榆等。另外,可选用安宫牛黄丸清心豁痰开窍,每次 1 丸,日服 2 次。

4.阳虚水泛

证候:心悸,喘咳,咯痰清稀,面浮肢肿,甚则一身悉肿,腹部胀满有水,脘痞食欲缺乏,尿少,畏寒,面唇青紫,舌胖质黯,苔白滑,脉沉细。

分析:久病喘咳,肺脾肾亏虚,肾阳虚不能温化水液,水邪泛滥,则面浮肢肿,甚则一身悉肿,腹部胀满有水;水液不归州都之官,则尿少;水饮上凌心肺,故心悸,喘咳,咯痰清稀;脾阳虚衰,健运失职则脘痞食欲缺乏;脾肾阳虚,不能温煦则畏寒;阳虚血瘀,则面唇青紫;舌胖质黯,苔白滑,脉沉细为阳虚水泛之征。

治法:温肾健脾,化饮利水。

方药:真武汤合五苓散。真武汤温阳利水,五苓散健脾渗湿利水使水湿由小便而解,两方配伍,可奏温肾健脾,利尿消肿之功。方中用附子、桂枝温肾通阳;茯苓、白术、猪苓、泽泻、生姜健脾利水;赤芍活血化瘀。

若水肿势剧,上凌心肺,见心悸喘满,倚息不得卧者,加沉香、牵牛子、川椒目、葶苈子行气逐水;血瘀甚,发绀明显者,加泽兰、红花、丹参、益母草、北五加皮化瘀行水。

5.肺肾气虚

证候:呼吸浅短难续,声低气怯,甚则张口抬肩,倚息不能平卧,咳嗽,痰白如沫,咯吐不利,心慌胸闷,形寒汗出,面色晦暗,舌淡或黯紫,脉沉细数无力,或结代。

分析:久病咳喘,肺肾两虚,故呼吸浅短难续,声低气怯,甚则张口抬肩,倚息不能平卧;寒饮伏肺,肾虚水泛,则咳嗽痰白如沫,咯吐不利;肺病及心,心气虚弱,故心慌胸闷;阳气虚,则形寒;腠理不固,则汗出;气虚血行瘀滞,则面色晦暗,舌淡或黯紫,脉沉细数无力,或有结代。

治法:补肺纳肾,降气平喘。

方药:平喘固本汤合补虚汤。平喘固本汤补肺纳肾,降气化痰,补虚汤重在补肺益气。方中用党参、人参、黄芪、炙甘草补肺;冬虫夏草、熟地、胡桃肉、坎脐益肾;五味子敛肺气;灵磁石、沉香纳气归元;紫菀、款冬、苏子、法半夏、橘红化痰降气。

若肺虚有寒,怕冷,舌质淡,加肉桂、干姜、钟乳石温肺散寒;气虚瘀阻,颈脉动甚,面唇发绀明显者,加当归、丹参、苏木活血化瘀通脉;若肺气虚兼阴伤,低热,舌红苔少者,可加麦冬、玉竹、生地黄、知母等养阴清热。如见面色苍白,冷汗淋漓,四肢厥冷,血压下降,脉微欲绝等喘脱危象者,急用参附汤送服蛤蚧粉或黑锡丹补气纳肾,回阳固脱。病情稳定阶段,可常服皱肺丸。

另外,可选用验方:紫河车 1 具,焙干研末,装入胶囊,每服 3 g,适于肺胀之肾虚者。百合、枸杞子各 250 g,研细末,白蜜为丸,每服 10 g,日 3 次,适于肺肾阴虚的肺胀。

三、针灸治疗

(一)基本处方

肺俞、太渊、膻中。

肺俞、太渊为俞原配穴法,宣通肺气,止咳平喘;气会膻中,调气降逆。

(二)加减运用

1.痰浊壅肺证

加中脘、足三里、丰隆以健脾和中、运化痰湿。诸穴针用平补平泻法。

2.痰热郁肺证

加大椎、曲池、丰隆以清化痰热，大椎、曲池针用泻法。余穴针用平补平泻法。

3.痰蒙神窍证

加水沟、心俞、内关以涤痰开窍、息风醒神，针用泻法。余穴用平补平泻法。

4.阳虚水泛证

加肾俞、关元、阴陵泉以振奋元阳、化饮利水。诸穴针用补法，或加灸法。

5.肺肾气虚证

加肾俞、太溪、气海、足三里以滋肾益肺。诸穴针用补法，或加灸法。

（三）其他

1.耳针疗法

取交感、平喘、肺、心、肾上腺、胸，每次取 2～3 穴，毫针刺法，中等刺激，每次留针 15～30 分钟，每天或隔天 1 次，10 次为 1 个疗程。

2.保健灸法

经常艾灸足三里、关元、肺俞、脾俞、肾俞等穴，可增强抗病能力。

（史能军）

第四节 肺 痨

肺痨是由于正气不足，感染痨虫，侵蚀肺脏所致的具有传染性的一种慢性虚弱性疾病，以咳嗽、咯血、潮热、盗汗及身体逐渐消瘦为其主要临床特征。因痨虫蚀肺，劳损在肺，故称肺痨。

肺痨之疾，历代医家命名甚多，概而言之有以其具有传染性而命名的，如"尸注""虫疰""劳疰""传尸""鬼疰"等，《三因极一病证方论》言："以疰者，注也，病自上注下，与前人相似，故曰疰"；有根据症状特点而命名者，如《外台秘要》称"骨蒸"、《儒门事亲》谓"劳嗽"等，而《三因极一病证方论》的"痨瘵"称谓则沿用直至晚清，因病损在肺较常见故后世一般多称肺痨。

历代医籍对本病的论述甚详，早在《内经》，对本病的临床特点即有较具体的记载，如《素问·玉机真脏论》云："大骨枯槁，大肉陷下，胸中气满，喘息不便，内痛引肩项，身热，脱肉破䐃……肩髓内消。"《灵枢·玉版》篇云："咳，脱形，身热，脉小以疾"，均生动地描述了肺痨的主症及其慢性消耗表现，而将其归属于"虚劳"范围。汉代张仲景《金匮要略·血痹虚劳病脉证并治》篇正式将其归属于"虚劳"病中，并指出本病的一些常见合并症，指出"若肠鸣、马刀挟瘿者，皆为劳得之。"华佗《中藏经·传尸》的"传尸者……问病吊丧而得，或朝走暮游而逢……中此病死之全，染而为疾"，已认识到本病具有传染的特点，认为因与患者直接接触而得病。唐代王焘《外台秘要·传尸》则进一步说明了本病的危害："传尸之候……莫问老少男女，皆有斯疾……不解疗者，乃至灭门。"唐宋时期，并确立了本病的病因、病位、病机和治则。如唐代孙思邈《备急千金药方》认为"劳热生虫在肺"，首先提出了病邪为"虫"，把"尸注"列入肺脏病篇，明确病位主要在肺。与此同期的王焘《外台秘要》也提出"生肺虫，在肺为病"，认识到肺痨是由特殊的"肺虫"引起的。病机症状方面宋代许叔微《普济本事方·诸虫尸鬼注》提出本病"肺虫居肺叶之内，蚀人肺系，故成瘵疾，咯血声嘶"。《三因极一病证方论》《济生方》则都提出了"痨瘵"的病名，明确地将肺痨从一般虚劳和其他疾病中独立出来,更肯定其病因"内非七情所伤,外非四气所袭""多由虫啮"的病机。至元代朱丹溪倡"痨瘵至乎阴虚"之说,突出了病机重点。葛可久《十药神书》收载了治痨十方,为我国现存的第一部治痨专著。明代《医学入门》归纳了肺痨常见的咳嗽、咯血、潮热、盗汗、遗精、腹泻等六大主症,为临床提出了诊断依据。《医学正传》则提出了"杀虫"和"补虚"的两大治疗原则,至此使肺痨的病因、病机、症状、治则、治法、方药已趋于完善。

根据本病临床表现及其传染特点,肺痨与西医学的肺结核基本相同,故凡诊断肺结核者可参照本病辨证论治。

一、病因病机

肺痨的致病因素,不外内外两端。外因系指传染痨虫,内因则为正气虚弱,两者相互为因,痨虫传染是不可或缺的外因,正虚是发病的基础。痨虫蚀肺后,耗损肺阴,进而演变发展,可致阴虚火旺,或导致气阴两虚,甚则阴损及阳。

(一)感染"痨虫"

痨虫感染是引起本病的主要病因,而传染途径是经口鼻到肺脏,本病具有传染性。当与患者直接接触,问病看护或与患者同室寝眠、朝夕相处,都可致痨虫侵入人体为害。痨虫侵袭肺脏,腐蚀肺叶,肺体受损,耗伤肺阴,肺失滋润,清肃失调而发生肺痨咳嗽;如损伤肺中络脉,血溢脉外则咯血;阴虚火旺,迫津外泄,则潮热、盗汗。《三因极一病证方论·痨瘵诸证》指出:"诸证虽曰不同,其根多有虫。"明确提出痨虫传染是形成本病的唯一因素。

(二)正气虚弱

禀赋不足,或后天嗜欲无度,酒色不节,忧思劳倦,损伤脏腑,或大病久病之后失于调治,如麻疹、外感久咳及产后等,耗伤气血精液,或营养不良,体虚不复,均可致正气亏虚,抗病力弱,使痨虫乘虚袭入,侵蚀肺体而发病。《古今医统·痨瘵》云:"凡人平素保养元气,爱惜精血,瘵不可得而传,惟夫纵欲多淫,苦不自觉,精血内耗,邪气外乘。"并提出"气虚血痿,最不可入痨瘵之门……皆能乘虚而染触"即是此意。

总之,本病病因是感染痨虫为患,而正虚是发病的关键。正气旺盛,虽然感染痨虫但可不一定发病,正气虚弱则感染后易于致病。另一方面感染痨虫后,正气的强弱不仅决定了病情的轻重,又决定病变的转归,这也是有别于其他疾病的特点。

本病的病位在肺。肺主气,司呼吸,受气于天,吸清呼浊。若肺脏本体虚弱,卫外不固,或因其他脏腑病变损伤肺脏,导致肺虚,则"痨虫"极易犯肺,侵蚀肺脏而发病。病机性质以阴虚为主,故临床上多见干咳,咽燥,以及喉痛声嘶等肺系症状。由于脏腑之间有互相资生和制约的关系,肺脏亏虚日久,必然会影响其他脏腑,其中与脾肾关系最为密切,同时也可涉及心肝。脾为肺之母,肺虚耗夺母气以自养,则致脾虚;脾虚不能化水谷为精微而上输以养肺,则肺脏益弱,故易致肺脾同病,土不生金,肺阴虚与脾气虚两候同时出现,症见神疲懒言、四肢乏力、食少便溏、身体消瘦等脾虚症状。肺肾相生,肾为肺之子,肺阴虚肾失滋生之源,或肾阴虚相火灼金,上耗母气,则可致肺肾两虚,相火内炽,常伴见骨蒸、潮热、咯血、男子遗精、女子月经不调等症状。若肺虚不能治肝,肾虚不能养肝,肝火偏旺,上逆侮肺,可见性急善怒,胁肋掣痛,并加重咳嗽、咯血。如肺虚心火乘客,肾虚水不济火,可伴见虚烦不寐、盗汗等症,甚则肺虚不能佐心治节血脉之运行,而致气虚血瘀,出现气短、心慌、唇紫等症。概括而言,初起肺体受损,肺阴耗伤,肺失滋润,病位在肺,继而肺脾同病,导致气阴两伤,或肺肾同病,而致阴虚火旺。后期脾肺肾三脏皆损,阴损及阳,元气耗伤,阴阳两虚。

二、诊断

(1)咳嗽、咯血、潮热、盗汗、身体明显消瘦为典型表现。不典型者诸症可以不必具见,初起仅微有咳嗽、疲乏无力,身体逐渐消瘦,食欲缺乏,偶或痰中夹有少量血丝等。

(2)常有与肺痨患者的长期接触史。

三、相关检查

(1)肺部病灶部位呼吸音减弱,或闻及支气管呼吸音及湿啰音。

(2)X线胸片、痰涂片或培养结核菌、血沉、结核菌素试验等检查有助于诊断。

四、鉴别诊断

(一)虚劳

同属于虚损类疾病的范围,病程较长。肺痨具有传染性,是一个独立的慢性传染性疾病;虚劳是由于脏腑亏损,元气虚弱而致的多种慢性疾病虚损证候的总称,不具传染性。肺痨病位主要在肺,病机主在阴虚,而虚劳五脏并重,以脾肾为主,病机以气血阴阳亏虚为要。肺痨是由正气亏虚,痨虫蚀肺所致,有其发生发展及演变规律,以咳嗽、咯血、潮热、盗汗为特征;而虚劳缘由内伤亏损,为多脏气血阴阳亏虚,临床特征表现多样,病情多重。

(二)肺痿

肺痿是肺部多种慢性疾病后期转归而成,如肺痈、肺痨、久嗽、久喘等导致肺叶痿弱不用,俱可成痿,临床以咳吐浊唾涎沫为主症,不具传染性;而肺痨是以咳嗽、咳血、潮热、盗汗为特征,由传染痨虫所致具有传染性,但少数肺痨后期迁延不复可以转为肺痿。

(三)肺痈

肺痨和肺痈都有咳嗽、发热、汗出。但肺痈是肺叶生疮,形成脓疡,临床以咳嗽、胸痛、咯吐腥臭浊痰,甚则脓血相兼为主要特征的一种疾病,发热较高,为急性病,病程较短,病机是热壅血瘀,属实热证;而肺痨的临床特点是有咳嗽、咳血、潮热、盗汗四大主症,起病缓慢,病程较长,为慢性病,病机是以肺阴亏虚为主,具有传染性。

(四)肺癌

肺癌与肺痨都有咳嗽、咯血、胸痛、发热、消瘦等症状。但肺痨多发于中青年,若发生在40岁以上者,往往在青少年时期有肺痨史;而肺癌则好发于40岁以上的中老年男性,多有吸烟史,表现为呛咳、顽固性干咳,持续不愈,或反复咯血,或顽固性胸痛、发热,伴进行性消瘦、疲乏等。肺痨经抗结核治疗有效,肺癌经抗结核治疗则病情继续恶化。此外,借助西医诊断方法,有助于两者的鉴别。

五、辨证论治

(一)辨证要点

1.辨病机属性

本病的辨证,须按病机属性,结合脏腑病机进行,故宜区别阴虚、阴虚火旺、气虚的不同,掌握与肺与脾肾的关系。临床一般以肺阴亏虚为主为先,如进一步演变发展,则表现为阴虚火旺,或气阴耗伤,甚或阴阳两虚。病变主脏在肺,以阴虚为主,阴虚火旺者常肺肾两虚,并涉及心肝;气阴耗伤者多肺脾同病;久延病重,由气及阳,阴阳两虚者厉肺脾肾三脏皆损。

2.辨病情轻重

一般初起病情多轻,微有咳嗽,偶或痰中有少量血丝,咽干低热,疲乏无力,逐渐消瘦;继而咳嗽加剧,干咳少痰或痰多,时时咳血,甚则大量咯血,胸闷气促,午后发热,或有形寒,两颧红艳,唇红口干,盗汗失眠,心烦易怒,男子梦遗失精,女子月经不调或停闭,如病重而未能及时治疗,可出现音哑气喘,大便溏泄,肢体水肿,面唇发紫,甚至大骨枯槁,大肉陷下,骨髓内消,肌肤甲错。

3.辨证候顺逆

肺痨顺证表现为虽肺阴亏虚但元气未衰,胃气未伤,饮食如恒,虚能受补,咳嗽日减,脉来有根,无气短不续,无大热或低热转轻,无痰壅咯血,消瘦不著。逆证表现为骨蒸发热,持续不解;胃气大伤,食少纳呆,便溏肢肿;大量咯血,反复发作,短气不续,动则大汗,大肉脱陷,声音低微;虚不受补,脉来浮大无根,或细而数疾。

(二)治疗原则

本病的治疗原则是补虚培元和治痨杀虫,正如《医学正传·劳极》所提出的"一则杀其虫,以绝其根本,一则补其虚,以复其真元"为其两大治则。根据患者体质强弱而分别主次,但尤需重视补虚培元,增强正气,以提高抗痨杀虫的能力。调补脏腑重点在肺,并应重视脏腑整体关系,同时兼顾补脾益肾。治疗大法应根据"主乎阴虚"的病机特点,以滋阴为主,火旺者兼以降火,如合并气虚、阳虚见证者,又当同时兼以益气或温阳。杀虫主要是针对病因治疗,选用具有抗痨杀虫作用的中草药。

(三)分证论治

1.肺阴亏损

主症:干咳,咳声短促,咳少量黏痰,或痰中有时带血,如丝如点,色鲜红。

兼次症:午后自觉手足心热,皮肤干灼,咽干口燥,或有少量盗汗,胸闷乏力。

舌脉:舌边尖红,苔薄少津;脉细或兼数。

分析:痨虫蚀肺,损伤肺阴,阴虚肺燥,肺失滋润,清肃失调故干咳少痰,咳声短促,胸闷乏力;肺损络伤,故痰中带血如丝如点,色鲜红;阴虚生热,虚热内灼,故手足心热,皮肤灼热;阴虚津少,无以上承则口燥咽干,皮肤干燥;舌红,苔薄少津,脉细或兼数,为阴虚有热之象。

治法:滋阴润肺,清热杀虫。

方药:月华丸加减。本方功在补虚杀虫,养阴止咳,化痰止血,是治疗肺痨的基本方。方中沙参、麦冬、天冬、生地黄、熟地滋阴润肺;百部、川贝母润肺止咳,兼能杀虫;阿胶、三七止血和营;桑叶、菊花清肃肺热;山药、茯苓甘淡健脾益气,培土生金,以资生化之源。可加百合、玉竹滋补肺阴。若咳嗽频而痰少质黏者,可合甜杏仁、蜜紫菀、海蛤壳以润肺化痰止咳;痰中带血较多者,宜加白及、仙鹤草、白茅根、藕节等以和络止血;若低热不退,可配银柴胡、地骨皮、功劳叶、胡黄连等以清退虚热,兼以杀虫;若久咳不已,声音嘶哑者,于前方中加诃子皮、木蝴蝶、凤凰衣等以养肺利咽,开音止咳。

2.阴虚火旺

主症:咳呛气急,痰少质黏,反复咯血,量多色鲜。

兼次症:五心烦热,两颧红赤,心烦口渴,骨蒸潮热,盗汗量多,形体日益消瘦,或吐痰黄稠量多,或急躁易怒,胸胁掣痛,失眠多梦,或男子遗精,女子月经不调。

舌脉：舌红绛而干,苔薄黄或剥;脉细数。

分析：肺虚及肾,肺肾阴伤,虚火内迫,气失润降而上逆,故咳呛、气急;虚火灼津,炼液成痰,故痰少质黏;若火盛热壅痰蕴,则咳痰黄稠量多;虚火伤络,迫血妄行故反复咯血,色鲜量多;肺肾阴虚,君相火旺,故午后潮热、颧红骨蒸、五心烦热;营阴夜行于外,虚火迫津外泄故盗汗;肾阴亏虚,肝失所养,心肝火盛故性急易怒、失眠多梦;肝经布两胁穿膈入肺,肝肺络脉失养,则胸胁掣痛;相火偏旺,扰动精室则梦遗失精;阴血亏耗,冲任失养则月经不调;阴精亏损,不能充养身体则形体日瘦;舌红绛而干,苔黄或剥,脉细数,乃阴虚火旺之征。

治法：补益肺肾,滋阴降火。

方药：百合固金汤合秦艽鳖甲散加减。百合固金汤功能滋养肺肾,用于阴虚阳浮,肾虚肺燥,咳痰带血,烦热咽干者。本方用百合、麦冬、玄参、生地黄滋阴润肺生津,当归、白芍、熟地养血柔肝,桔梗、贝母、甘草清热化痰止咳。秦艽鳖甲散滋阴清热除蒸,用于阴虚骨蒸,潮热盗汗等证。方中秦艽、青蒿、柴胡(用银柴胡)、地骨皮退热除蒸,鳖甲、知母、乌梅、当归滋阴清热,另加百部、白及止血杀虫。若火旺较甚,热象明显者,当增入胡黄连、黄芩苦寒泻火、坚阴清热;若咳痰黄稠量多,酌加桑白皮、竹茹、海蛤壳、鱼腥草等以清热化痰;咯血较著者,加丹皮、藕节、紫珠草、醋制大黄等,或配合十灰散以凉血止血;盗汗较著,加五味子、瘪桃干、糯稻根、浮小麦、煅龙骨、煅牡蛎等敛阴止汗;胸胁掣痛者,加川楝子、延胡索、广郁金等以和络止痛;烦躁不寐加酸枣仁、夜交藤、龙齿宁心安神;若遗精频繁,加黄柏、山茱萸、金樱子泻火涩精。服本方碍脾腻胃者可酌加佛手、香橼醒脾理气。

3.气阴耗伤

主症：咳嗽无力,痰中偶夹有血,血色淡红,气短声低。

兼次症：神疲倦怠,食少纳呆,面色㿠白,午后潮热但热势不剧,盗汗颧红,身体消瘦。

舌脉：舌质嫩红,边有齿印,苔薄,或有剥苔;脉细弱而数。

分析：本证为肺脾同病,阴伤及气,清肃失司,肺不主气则咳嗽无力;气阴两虚,肺虚络损则痰中夹血,虚火不著故血色淡红;肺阴不足,阴虚内热,则午后潮热、盗汗、颧红;子盗母气,脾气亏损,肺脾两虚,宗气不足,故气短声低,神疲倦怠,面色㿠白;脾虚失运,故食少纳呆,聚湿成痰,则咳痰色白;舌质嫩红,边有齿印,脉细弱而数,苔薄或剥为肺脾同病,气阴两虚之象。

治法：养阴润肺,益气健脾。

方药：保真汤加减。本方功能补气养阴,兼清虚热。药用太子参、黄芪、白术、茯苓补益肺脾之气,麦冬、天冬、生地黄、五味子滋养润肺之阴,当归、白芍、熟地滋补阴血;陈皮理气运脾;知母、黄柏、地骨皮、柴胡滋阴清热。并可加冬虫夏草、百部、白及以补肺杀虫;若咳嗽痰白者,可加姜半夏、橘红等燥湿化痰;咳嗽痰稀量多,可加白前、紫菀、款冬、苏子温润止咳;咯血色红量多者加白及、仙鹤草、地榆等凉血止血药,色淡红者,可加山茱萸、阿胶、仙鹤草、参三七等,配合补气药,共奏补气摄血之功;若骨蒸盗汗者,酌加鳖甲、牡蛎、五味子、地骨皮、银柴胡等以益阴除蒸敛汗;如纳少腹胀,大便溏薄者,加扁豆、薏苡仁、莲肉、山药、谷芽等甘淡健脾之品,并去知母、黄柏苦寒伤中及地黄、当归、阿胶等滋腻碍胃之品。

4.阴阳两虚

主症：咳逆喘息少气,痰中或夹血丝,血色暗淡,形体羸弱,劳热骨蒸,面浮肢肿。

兼次症：潮热,形寒,自汗,盗汗,声嘶或失音,心慌,唇紫,肢冷,或见五更泄泻,口舌生糜,大肉尽脱,男子滑精阳痿,女子经少、经闭。

舌脉：舌质光红少津，或淡胖边有齿痕；脉微细而数，或虚大无力。

分析：久瘵不愈，阴伤及阳，则成阴阳俱损，肺、脾、肾多脏同病之证，为本病晚期证候，病情较为严重。精气虚损，无以充养形体，故形体羸弱，大肉尽脱；肺虚失降，肾虚不纳，则咳逆、喘息、少气；肺虚失润，金破不鸣故声嘶或失音；肺肾阴虚，虚火内盛，则劳热骨蒸、潮热盗汗；虚火上炎则口舌生糜；脾肾两虚，水失运化，外溢于肌肤则面浮肢肿；病及于心，心失所养，血行不畅则心慌、唇紫；"阳虚生外寒"则自汗、肢冷、形寒；脾肾两虚，肾虚不能温煦脾土，则五更泄泻；精亏失养，命门火衰，故男子滑精阳痿；精血不足，冲任失充，故女子经少、经闭；舌质光红少津，或淡胖边有齿痕，脉微细而数，或虚大无力，乃阴阳俱衰之象。

治法：温补脾肾，滋阴养血。

方药：补天大造丸加减。本方功在温养精气，培补阴阳，用于肺瘵五脏俱伤，真气亏损之证。方中人参、黄芪、白术、山药、茯苓补益肺脾之气；枸杞、熟地、白芍、龟甲培补肺肾之阴；鹿角胶、紫河车、当归滋补精血以助阳气；酸枣仁、远志宁心安神。另可加百合、麦冬、阿胶、山茱萸滋补肺肾；若肾虚气逆喘息者，配冬虫夏草、蛤蚧、紫石英、诃子摄纳肾气；心慌者加丹参、柏子仁、龙齿镇心安神；见五更泄泻，配煨肉蔻、补骨脂补火暖土，并去地黄、阿胶等滋腻碍脾之品。阳虚血瘀唇紫水停肢肿者，加红花、泽兰、益母草、北五加皮温阳化瘀行水，咳血不止加云南白药。总之阴阳两虚证是气阴耗伤的进一步发展，因下损及肾，阴伤及阳而致，病情深重，当注意温养精气，以培根本。

六、转归预后

肺瘵的转归预后主要取决于患者正气的盛衰、病情的轻重和治疗是否及时。若肺损不著，正气尚盛，或诊断及时，早期治疗，可逐渐康复；若邪盛正虚，正不胜邪，或误诊失治，邪气壅盛，病情可加重，甚至恶化，由肺虚渐及脾、肾、心、肝，由阴及气及阳，形成五脏皆损。若正气亏虚，正邪相持，可致病情慢性迁延。从证候而言，初期主要为阴虚肺燥，若失治误治，一则向气阴耗伤转化，久治不愈阴损及阳，可成阴阳两虚，此时多属晚期证候；另有少数阴虚火旺者，伤及肺络，大量咯血可生气阴欲脱危候，预后不良。正如《明医杂著》说："此病治之于早则易，若到肌肉消灼，沉困着床，脉沉伏细数，则难为矣。"

（史能军）

第五节　肺　痈

肺痈是指由于热毒血瘀，壅滞于肺，以致肺叶生疮，形成脓疡的一种病证。临床表现以咳嗽，胸痛，发热，咯吐腥臭浊痰，甚则脓血相兼为主要特征。

一、病因病机

本病主要是风热火毒，壅滞于肺，热盛血瘀，蕴酿成痈，血败肉腐化脓，肺络损伤而致本病。病位在肺，病理性质属实属热。热壅血瘀是成痈化脓的病理基础。

（一）感受外邪

多为风热毒邪，经口鼻或皮毛侵袭肺脏；或因风寒袭肺，未得及时表散，内蕴不解，郁而化热，邪热薰肺，肺失清肃，肺络阻滞，以致热壅血瘀，蕴毒化脓而成痈。

（二）痰热内盛

平素嗜酒太过，或嗜食辛辣煎炸厚味，蕴湿蒸痰化热，熏灼于肺，或原有其他宿疾，肺经及他脏痰浊瘀热，蕴结日久，熏蒸于肺，以致热盛血瘀，蕴酿成痈。

二、辨证论治

（一）辨证要点

辨病程阶段，初期辨证总属实证、热证。一般按病程的先后划分为初期、成痈期、溃脓期、恢复期四个阶段。初期痰白或黄，量少，质黏，无特殊气味；成痈期痰呈黄绿色，量多、质黏稠有腥臭；溃脓期为脓血痰，其量较多，质如米粥，气味腥臭异常；恢复期痰色较黄，量减少，其质清稀，臭味渐轻。

（二）类证鉴别

风温：风温起病多表现为发热、恶寒、咳嗽、气急、胸痛等，但肺痈之寒战、高热、胸痛、咯吐浊痰明显，且喉中有腥味，与风温有别。且风温经正确及时治疗，一般邪在气分而解，多在一周内身热下降，病情向愈。如病经一周，身热不退或更盛，或退而复升，咯吐浊痰，喉中腥味明显，应进一步考虑有肺痈之可能。

（三）治疗原则

肺痈属实热证，治疗以祛邪为总则，清热解毒，化瘀排脓是治疗肺痈的基本原则。初期治以清肺散邪；成痈期则清热解毒，化瘀消痈；溃脓期治疗应排脓解毒；恢复期对阴伤气耗者治以养阴益气，如久病邪恋正虚者，当扶正祛邪，补虚养肺。

（四）分证论治

1.初期

(1)证候：恶寒发热，咳嗽，胸痛，咳时尤甚。咯吐白色黏痰，痰量由少渐多，呼吸不利，口干鼻燥。舌质淡红，舌苔薄黄或薄白少津。脉浮数而滑。

(2)治法：疏散风热，清肺散邪。

(3)方药：银翘散加减。

2.成痈期

(1)证候：身热转甚，时时振寒，继则壮热，胸满作痛，转侧不利，咳吐黄稠痰，或黄绿色痰，自觉喉间有腥味。咳嗽气急，口干咽燥，烦躁不安，汗出身热不解。舌质红，舌苔黄腻。脉滑数有力。

(2)治法：清肺解毒，化瘀消痈。

(3)方药：千金苇茎汤合如金解毒散加减。

3.溃脓期

(1)证候：咳吐大量脓血痰，或如米粥，腥臭异常，有时咯血，胸中烦满而痛，甚则气喘不能卧。身热，面赤，烦渴喜饮。舌质红或绛，苔黄腻，脉滑数。

(2)治法：排脓解毒。

(3)方药：加味桔梗汤加减。

4.恢复期

(1)证候:身热渐退,咳嗽减轻,咯吐脓血渐少,臭味不甚,痰液转为清稀。精神渐振,食欲渐增,或见胸胁隐痛,不耐久卧,气短,自汗,盗汗,低热,午后潮热,心烦,口燥咽干,面色不华,形体消瘦,精神萎靡;或见咳嗽,咯吐脓血痰日久不净,或痰液一度清稀而复转臭浊,病情时轻时重,迁延不愈。舌质红或淡红,苔薄。脉细或细数无力。

(2)治法:养阴益气清肺。

(3)方药:沙参清肺汤或桔梗杏仁煎加减。

(史能军)

第六节　肺　痿

肺痿是指肺叶痿弱不用,临床以咳吐浊唾涎沫为主症,为肺脏的慢性虚损性疾病。《金匮要略心典·肺痿肺痈咳嗽上气病》中说:"痿者萎也,如草木之萎而不荣。"用形象比喻的方法以释其义。

一、源流

肺痿之病名,最早记载于仲景的《金匮要略》。该书将肺痿列为专篇,对肺痿的主症特点、病因、病机、辨证均做了较为系统的介绍。如《金匮要略·肺痿肺痈咳嗽上气病脉证并治》说:"寸口脉数,其人咳,口中反有浊唾涎沫者何? 师曰:为肺痿之病"。"肺痿吐涎沫而不咳者,其人不渴,必遗尿,小便数,所以然者,以上虚不制下故也"。隋·巢元方在《金匮要略》的基础上,对本病的成因、转归等做了进一步探讨。其在《诸病源候论·肺痿候》论及肺痿曰:"肺主气,为五脏上盖,气主皮毛,故易伤于风邪,风邪伤于脏腑,而气血虚弱,又因劳役大汗之后,或经大下而亡津液,津液竭绝,肺气壅塞,不能宣通诸脏之气,因成肺痿也"。明确认为是外邪犯肺,或劳役过度,或大汗之后,津液亏耗,肺气受损,壅塞而成。并指出其预后、转归与咳吐涎沫之爽或不爽、小便之利或不利、咽燥之欲饮或不欲饮等都有关联,如"咳唾咽燥欲饮者,必愈;欲咳而不能咳,唾干沫,而小便不利者难治"。唐·孙思邈《千金要方·肺痿门》将肺痿分为热在上焦及肺中虚冷二类,认为"肺痿虽有寒热之分,从无实热之例。"清·李用粹结合丹溪之说,对肺痿的病因病机、证候特点做了简要而系统的归纳。如《证治汇补·胸膈门》说:"久嗽肺虚,寒热往来,皮毛枯燥,声音不清,或嗽血线,口中有浊唾涎沫,脉数而虚,为肺痿之病。因津液重亡,火炎金燥,如草木亢旱而枝叶萎落。"《张氏医通·肺痿》对肺痈和肺痿的鉴别,进行了分析比较,提出"肺痈属在有形之血……肺痿属在无形之气。"

综上所述,历代医家共同认识到肺痿是多种肺系疾病的慢性转归,故常与相关疾病合并叙述,单独立论者较少,并且提示肺痈、肺痨、久嗽、喘哮等伤肺,均有转化成为肺痿的可能。如明·王肯堂将肺痿分别列入咳嗽门和血证门论述,《证治准绳·诸气门》说:"肺痿或咳沫,或咳血,今编咳沫者于此,咳血者入血证门。"《证治准绳·诸血门》还认为"久嗽咳血成肺痿"。戴原礼在《证治要诀·诸嗽门》中提到:"劳嗽有久嗽成劳者,有因病劳久嗽者,其证往来寒热,或独热无寒,咽干嗌痛,精神疲极,所嗽之痰,或脓,或时有血,腥臭异常。"戴氏所指劳嗽之临床表现与肺痿有相似之处。陈实功《外科正宗·肺痈论》中说:"久嗽劳伤,咳吐痰血,寒热往来,形体消削,咯吐瘀脓,声哑咽痛,其候转为肺痿。"指出肺痈溃后,热毒不净,伤阴耗气,可以转为肺痿。唐·王焘《外台秘要·咳嗽门》引许仁则论云:"肺气嗽经久将成肺痿,其状不限四时冷热,昼夜咳常不断,唾自如雪,细沫稠粘,喘息上气,乍寒乍热,发作有时,唇口喉舌干焦,亦有时唾血者,渐觉瘦悴,小便赤,颜色青白,毛耸,此亦成蒸。"说明肺痨久嗽,劳热熏肺,肺阴大伤,进一步发展则成肺痿;它如内伤久咳,或经常喘哮发作,伤津耗气,亦可形成肺痿。

在肺痿的治法方面,《金匮要略·肺痿肺痈咳嗽上气病脉证并治》对肺痿的治疗原则也做了初步的探讨,认为应以温法治之。清·李用粹《证治汇补·胸膈门》说:"治宜养血润肺,养气清金。"喻嘉言《医门法律》对本病的理论认识和治疗原则做了进一步的阐述,此后,有的医家主张用他创制的清燥救肺汤治疗虚热肺痿。张璐在其《张氏医通·肺痿》按喻嘉言之论将肺痿的治疗要点概括为"缓而图之,生胃津,润肺燥,下逆气,开积痰,止浊唾,补真气",旨在"以通肺之小管","以复肺之清肃。"这些证治要点,理义精深,非常切合实用。

在肺痿的选方用药方面,《金匮要略》设甘草干姜汤以温肺中虚冷。唐·孙思邈《千金要方·肺痿门》指出虚寒肺痿可用生姜甘草汤、甘草汤,虚热肺痿可用炙甘草汤、麦门冬汤、白虎加人参汤,对《金匮要略》的治法,有所补充。清·李用粹《证治汇补·胸膈门》主张根据本病的不同阶段分别施治:"初用二地二冬汤以滋阴,后用门冬清肺饮以收功。"沈金鳌《杂病源流犀烛·肺病源流》进一步对肺痿的用药忌宜等做了补充,他说:"其症之发,必寒热往来,自汗,气急,烦闷多唾,或带红线脓血,宜急治之,切忌升散辛燥温热。大约此证总以养肺、养气、养血、清金降火为主。"可谓要言不烦。

二、病因病机

本病病因可分久病损肺和误治津伤两个方面,而以前者为主。病变机理为肺虚津气失于濡养所致。

(一)久病损肺

如痰热久嗽,热灼阴伤;或肺痨久嗽,虚热内灼,耗伤阴津;肺痈余毒未清,灼伤肺阴;或消渴津液耗伤;或热病之后,邪热伤津,津液大亏,以致热壅上焦,消灼肺津,变生涎沫,肺燥阴竭,肺失濡养,日渐枯萎。若大病久病之后,耗伤阳气;或内伤久咳,冷哮不愈,肺虚久喘等,肺气日耗,渐伤及阳;或虚热肺痿日久,阴伤及阳,亦可致肺虚有寒,气不化津,津液失于温摄,反为涎沫,肺失濡养,肺叶渐痿不用。此即《金匮要略》所谓"肺中冷"之类。

(二)误治津伤

因医者误治,滥用汗、吐、下等治法,重亡津液,肺津大亏,肺失濡养,发为肺痿。如《金匮要略·肺痿肺痈咳嗽上气病脉证并治》说:"热在上焦者,因咳为肺痿,肺痿之病……或从汗出,或从呕吐,或从消渴,小便利数,或从便难,又被快药下利,重亡津液,故得之。"

综上所述,本病总由肺虚,津气大伤,失于濡养,以致肺叶枯萎。其病位在肺,但与脾、胃、肾等脏腑密切相关。脾虚气弱,无以生化、布散津液,或胃阴耗伤,胃津不能上输养肺,土不生金,均可致肺燥津枯,肺失濡养;久病及肾,肾气不足,气化失司,气不化津,或因肾阴亏耗,肺失濡养,亦可发为肺痿。

因发病机理的不同,肺痿有虚热、虚寒之分。虚热肺痿,一为本脏自病所转归,一由失治误治,或它脏之病导致。因热在上焦,消亡津液,阴虚生内热,津枯则肺燥,肺燥且热,清肃之令不行,脾胃上输之津液转从热化,煎熬而成涎沫,或因脾阴胃液耗伤,不能上输于肺,肺失濡养,遂致肺叶枯萎。虚寒肺痿为肺气虚冷,不能温化布散脾胃上输之津液,反而聚为涎沫,复因治节无权,上虚不能制下,膀胱失于约束,而小便不禁。《金匮要略心典·肺痿肺痈咳嗽上气病》说:"盖肺为娇脏,热则气灼,故不用而痿;冷则气沮,故亦不用而痿也。遗尿,小便数者,肺金不用而气化无权,斯膀胱无制而津液不藏也。"指出肺主气化,为水之上源,若肺气虚冷,不能温化,固摄津液,由气虚导致津亏,肺失濡养,亦可渐致肺叶枯萎不用。

三、诊断

(1)有反复发作的特点。
(2)有肺系内伤久咳病史,如痰热久嗽,或肺痨久咳,或肺痈日久,或冷哮久延等。
(3)临床表现以咳吐浊唾涎沫、胸闷气短为主症。

四、病证鉴别

肺痿为多种慢性肺系疾病转化而来,既应注意肺痿与其他肺系疾病的鉴别,又要了解其相互联系。

(一)肺痈

肺痿以咳吐浊唾涎沫为主症,而肺痈以咳则胸痛,吐痰腥臭,甚则咳吐脓血为主症。虽然多为肺中有热,但肺痈属实,肺痿属虚,肺痈失治久延,可以转为肺痿。

(二)肺痨

肺痨主症为咳嗽,咳血,潮热,盗汗等,与肺痿有别。肺痨后期可以转为肺痿重症。

五、辨证

(一)辨证要点

主要辨虚热虚寒,虚热证易火逆上气,常伴咳逆喘息,虚寒证常见上不制下,小便频数或遗尿。

(二)辨证候

1.虚热证

咳吐浊唾涎沫,其质较黏稠,或咳痰带血,咳声不扬,甚则音哑,气急喘促,口渴咽燥,午后潮热,形体消瘦,皮毛干枯,舌红而干,脉虚数。

病机分析:肺阴亏耗,虚火内炽,肺失肃降,则气逆咳喘。热灼津液成痰,故咳吐浊唾涎沫,其质黏稠。燥热伤津,津液不能濡润上承,故咳声不扬,音哑,咽燥,口渴。阴虚火旺,灼伤肺络,则午后潮热,咳痰带血。阴津枯竭,内不能洒陈脏腑,外不能充身泽毛,故形体消瘦,皮毛干枯。舌红而干,脉虚数,乃是阴枯热灼之象。

2.虚寒证

咳吐涎沫,其质清稀量多,不渴,短气不足以息,头眩,神疲乏力,食少,形寒,小便数,或遗尿,舌质淡,脉虚弱。

病机分析:肺气虚寒,气不化津,津反为涎,故咳吐多量清稀涎沫。阴津未伤故不渴。肺虚不能主气,则短气不足以息。脾肺气虚则神疲食少。清阳不升故头眩。阳不卫外则形寒。上虚不能制下,膀胱失约,故小便频数或遗尿。舌质淡,脉虚弱,皆属气虚有寒之征。

85

3.寒热夹杂证

虚热及虚寒证状可以同时出现,或虚热证状较多,或虚寒证状较多,如咳唾脓血,咽干口燥,同时又有下利肢凉,形寒气短等,即是上热下寒之证。其他情况亦可出现,可根据临床证候分析之。

六、治疗

(一)治疗要点

治疗总以补肺生津为原则。虚热证,治当生津清热,以润其枯;虚寒证,治当温肺益气,而摄涎沫。寒热夹杂证,治当寒热平调,温清并用。

临床以虚热证为多见,但久延伤气,亦可转为虚寒证。治应时刻注意保护津液,重视调理脾肾。脾胃为后天之本,肺金之母,培土有助于生金;肾为气之根,司摄纳,温肾可以助肺纳气,补上制下。不可妄投燥热之药,以免助火伤津,亦忌苦寒滋腻之品碍胃,切勿使用峻剂驱逐痰涎,犯虚虚之戒。

(二)分证论治

1.虚热证

治法:滋阴清热,润肺生津。

方药:麦门冬汤合清燥救肺汤加减。前方润肺生津,降逆下气,用于咳嗽气逆,咽喉干燥不利,咯痰黏浊不爽。后方养阴润燥,清金降火,用于阴虚燥火内盛,干咳痰少,咽痒气逆。

药用麦门冬滋阴润燥;太子参益气生津;甘草、大枣、粳米甘缓补中;伍入半夏下气降逆,止咳化痰,以辛燥之品,反佐润燥之功;桑叶、石膏清泄肺经燥热;阿胶、麦冬、胡麻仁以滋肺养阴;杏仁、枇杷叶可化痰止咳。

如火盛,出现虚烦、咳呛、呕逆者,则去大枣,加竹茹、竹叶清热和胃降逆。如咳吐浊黏痰,口干欲饮,则可加天花粉、知母、川贝母清热化痰。津伤甚者加沙参、玉竹以养肺津。潮热加银柴胡、地骨皮以清虚热,退蒸。

2.虚寒证

治法:温肺益气。

方药:甘草干姜汤或生姜甘草汤加减。前方甘辛合用,甘以滋液,辛以散寒。后方则以补脾助肺,益气生津为主。

药用甘草入脾益肺,取甘守津回之意;干姜温肺脾,使气能化津,水谷归于正化,则吐沫自止。肺寒不著者亦可改用生姜以辛散宣通,并取人参、大枣甘温补脾,益气生津。

另可加白术、茯苓增强健脾之功;尿频、涎沫多者加煨益智;喘息、短气可配钟乳石、五味子,另吞蛤蚧粉。

3.寒热夹杂证

治法:寒热平调,温清并用。

方药:麻黄升麻汤加减。本方温肺散寒与清热润肺并用,适合于寒热夹杂,肺失润降之咽喉不利,咳唾脓血等症。

药用麻黄、升麻以发浮热;用当归、桂枝、生姜以散其寒;用知母、黄芩寒凉清其上热;用茯苓、白术以补脾;用白芍以敛逆气;用葳蕤、麦冬、石膏、甘草以润肺除热。

七、单方验方

(1)紫河车1具,研末,每天1次,每服3 g,适用于虚寒肺痿。

（2）熟附块、淫羊藿、黄芪、白术、党参各 9 g，补骨脂 12 g，茯苓、陈皮、半夏各 6 g，炙甘草 4.5 g，用于虚寒肺痿。

（3）山药 30 g，太子参 15 g，玉竹 15 g，桔梗 9 g，用于肺痿气虚津伤者。

（4）百合 30 g 煮粥，每天 1 次，适用于虚热肺痿。

（5）银耳 15 g，冰糖 10 g，同煮内服，适用于虚热肺痿。

（6）冬虫夏草 10～15 g，百合 15 g，鲜胎盘半个，鲜藕 50 g，隔水炖服，隔天 1 次，连服 10～15 次为 1 个疗程。

（7）新鲜萝卜 500 g，白糖适量。将萝卜洗净切碎，用洁净纱布绞取汁液，加白糖调服。每天 1 次，常服。

（8）夏枯草 15～25 g，麦冬 15 g，白糖 50 g。先将夏枯草、麦冬用水煎 10～15 分钟，再加白糖煮片刻，代茶饮，每天 1 剂，常服。用于虚热肺痿。

八、中成药

（一）六味地黄丸
1.功能与主治

滋阴补肾。用于虚热肺痿。

2.用法与用量

口服，一次 8 粒，一日 3 次。

（二）金匮肾气丸
1.功能与主治

温补肾阳。用于虚寒肺痿。

2.用法与用量

口服，一次 8 粒，一日 3 次。

（三）补中益气口服液
1.功能与主治

补中益气，升阳举陷。用于肺痿脾胃气虚，见发热、自汗、倦怠等症者。

2.用法与用量

口服，一次 1 支，一日 3 次。

（四）参苓白术散
1.功能与主治

益气健脾，和胃渗湿。用于肺痿脾胃虚弱，见食少便溏，或吐或泻，胸脘胀闷，四肢乏力等症者。

2.用法与用量

口服，一次 5 g，一日 3 次。

（五）琼玉膏
1.功能与主治

滋阴润肺，降气安神。用于虚热肺痿。

2.用法与用量

口服，一次 1 勺，一日 2 次。

九、其他疗法

艾条点燃,对准足三里穴,并保持一定距离,使局部有温热感、皮肤微红为度。艾灸时间一般为10～15分钟,每天1次。用于虚寒肺痿。

(史能军)

第七节 哮 病

哮病是由于宿痰伏肺,遇诱因引触,导致痰阻气道,气道挛急,肺失肃降,肺气上逆所致的发作性痰鸣气喘疾病。发时喉中哮鸣有声,呼吸气促困难,甚则喘息不能平卧。

一、病因病机

哮病的发生,乃宿痰内伏于肺,复因外感、饮食、情志、劳倦等诱因引触,以致痰阻气道,气道挛急,肺失肃降,肺气上逆所致。

(一)外邪侵袭

外感风寒或风热之邪;未能及时表散,邪气内蕴于肺,壅遏肺气,气不布津,聚液生痰而成哮病之因。

(二)饮食不当

饮食不节致脾失健运,饮食不归正化,水湿不运,痰浊内生,上干于肺,壅阻肺气而发哮病。

(三)情志失调

情志不遂。肝气郁结,木不疏土;或郁怒伤肝,肝气横逆,木旺乘土均可致脾失健运,失于转输,水湿蕴成痰浊,上干于肺,阻遏肺气,发生哮病。

(四)体虚病后

素体禀赋薄弱,体质不强,或病后体弱(如幼年患麻疹、顿咳,或反复感冒,咳嗽日久等)导致肺、脾、肾虚损,痰浊内生,成为哮病之因。若肺气耗损,气不化津,痰饮内生;或阴虚火盛,热蒸液聚,痰热胶固;脾虚水湿不运,肾虚水湿不能蒸化,痰浊内生,均成为哮病之因。

哮病的病理因素以痰为根本,痰的产生责之于肺不能布散津液,脾不能转输精微,肾不能蒸化水液,以致津液凝聚成痰,伏藏于肺,成为哮病发生的"夙根"。此后每遇气候突变、饮食不当、情志失调、劳累过度等诱因导致气机逆乱而发作。

二、辨证论治

(一)辨证要点

1.辨已发未发

哮病发作期和缓解期临床表现不同,发作期以喉中哮鸣有声,呼吸气促困难,甚则喘息不能平卧等为典型临床表现。缓解期无典型症状,若病程日久,反复发作,导致身体虚弱,平时可有轻度哮症,而以肺、脾、肾虚损为主要表现,或肺气虚,或肺气阴两虚,或脾气虚、肾气虚、肺脾气虚、肺肾两虚等。

2.辨证候虚实

哮病属邪实正虚之证,发作时以邪实为主,证见呼吸困难,呼气延长,喉中痰鸣有声,痰黏量少,咯吐不利,甚则张口抬肩,不能平卧,端坐俯伏,胸闷窒塞,烦躁不安,或伴寒热,苔腻,脉实。未发时以正虚为主,肺虚者,气短声低,咯痰清稀色白,喉中常有轻度哮鸣音,自汗恶风;脾虚者,食少,便溏,痰多;肾虚者,平素短气息促,动则为甚,吸气不利,腰酸耳鸣。

3.辨痰性质

发作期痰阻气道,气道挛急,肺失肃降,以邪实为主,痰有寒痰、热痰、痰湿之异,分别引起寒哮、热哮、痰哮。一般寒哮内外皆寒,其证喉中哮鸣如水鸡声,咳痰清稀,或色白如泡沫,口不渴,舌质淡,苔白滑,脉浮紧;热哮痰热壅盛,其证喉中痰鸣如吼,胸高气粗,咳痰黄稠胶黏,咯吐不利,口渴喜饮,舌质红,苔黄腻,脉滑数。寒热征象不明显,喘咳胸满,但坐不得卧,痰涎涌盛,喉如曳锯,咯痰黏腻难出者,为痰哮。

(二)类证鉴别

喘证:与哮病的病因病机不同,喘证由外感六淫,内伤饮食、情志,或劳欲、久病,致邪壅于肺,宣降失司所致,或肺不主气,肾失摄纳而成;哮病乃宿痰伏肺,遇诱因引触,致痰阻气道,气道挛急,肺失肃降而成。临床表现亦有明显区别,哮病与喘证都有呼吸急促的表现,但哮必兼喘,而喘未必兼哮。哮指声响言,喉中有哮鸣声,是一种反复发作的独立性疾病;喘指气息言,为呼吸气促困难,是多种急慢性疾病的一个症状。

(三)治疗原则

发时治标,平时治本为哮病治疗的基本原则。发时攻邪治标,祛痰利气,寒痰宜温化宣肺,热痰当清化肃肺,痰浊壅肺应去壅泻肺,风痰当祛风化痰,表证明显者兼以解表;反复日久,正虚邪实者又当攻补兼顾,不可拘泥;平时扶正治本,阳气虚者应温补,阴虚者宜滋养,分别采取补肺、健脾、益肾等法,以冀减轻、减少或控制其发作。

(四)分证论治

1.发作期

(1)寒哮。

证候:呼吸急促,喉中哮鸣有声,胸膈满闷如塞。咳不甚,痰少咯吐不爽,或清稀呈泡沫状,口不渴,或渴喜热饮,面色晦暗带青,形寒怕冷。或小便清,天冷或受寒易发,或恶寒、无汗、身痛。舌质淡、苔白滑。脉弦紧或浮紧。

治法:温肺散寒,化痰平喘。

方药:射干麻黄汤。若病久,本虚标实,当标本同治,温阳补虚,降气化痰,用苏子降气汤。

(2)热哮。

证候:气粗息涌,喉中痰鸣如吼,胸高胁胀。咳呛阵作,咳痰色黄或白,黏浊稠厚,咯吐不利,烦闷不安,不恶寒,汗出,面赤,口苦,口渴喜饮。舌质红,舌苔黄腻,脉滑数或弦滑。

治法:清热宣肺,化痰定喘。

方药:定喘汤。若病久痰热伤阴,可用麦门冬汤加沙参、冬虫夏草,川贝、天花粉。

(3)痰哮。

证候:喘咳胸满,但坐不得卧,痰涎涌盛,喉如曳锯,咯痰黏腻难出。呕恶,纳呆。口黏不渴,神倦乏力,或胃脘满闷,或便溏,或胸胁不舒,或唇甲青紫。舌质淡或淡胖,或舌质紫暗或淡紫,舌苔厚浊,脉滑实或带弦、涩。

治法:化浊除痰,降气平喘。

方药:二陈汤合三子养亲汤。如痰涎涌盛者,可合用葶苈大枣泻肺汤泻肺除壅;若兼意识朦胧,似清似昧者,可合用涤痰汤涤痰开窍。

2.缓解期

(1)肺虚。

证候:气短声低,咯痰清稀色白,喉中常有轻度哮鸣音,每因气候变化而诱发。面色㿠白,平素自汗,怕风,常易感冒,发前喷嚏频作,鼻塞流清涕。舌质淡,苔薄白。脉细弱或虚大。

治法:补肺固卫。

方药:玉屏风散。

(2)脾虚。

证候:气短不足以息,少气懒言,平素食少脘痞,痰多,便溏,倦怠无力,面色萎黄不华,或食油腻易腹泻,或泛吐清水,畏寒肢冷,或少腹坠感,脱肛。舌质淡,苔薄腻或白滑,脉象细软。

治法:健脾化痰。

方药:六君子汤。若脾阳不振,形寒肢冷,便溏者,加桂枝、干姜或合用理中丸以振奋脾阳;若中气下陷,见便溏,少腹下坠,脱肛等,则可改用补中益气汤。

(3)肾虚。

证候:平素短气息促,动则为甚,吸气不利,劳累后喘哮易发。腰酸腿软,脑转耳鸣。或畏寒肢冷,面色苍白;或颧红,烦热,汗出黏手。舌淡胖嫩,苔白;或舌红苔少。脉沉细或细数。

治法:补肾摄纳。

方药:金匮肾气丸或七味都气丸。阴虚痰盛者,可用金水六君煎滋阴化痰。

(史能军)

第八节 喘 证

喘证以呼吸困难,甚则张口抬肩,鼻翼翕动,难以平卧为特征,是肺系疾病常见症状之一,多由邪壅肺气,宣降不利或肺气出纳失常所致。

西医学中的喘息性支气管炎、肺部感染、肺气肿、慢性肺源性心脏病、心源性哮喘等,均可参照本节进行辨证治疗。

一、病因病机

(一)外邪犯肺

外感风寒、风热之邪,或肺素有痰饮,复感外邪,卫表闭塞,肺气壅滞,宣降失常,肺气上逆而喘。

(二)痰浊内蕴

恣食肥甘油腻,过食生冷或嗜酒伤中,脾失健运,湿浊内生,聚湿成痰,上渍于肺,阻遏气道,肃降失常,气逆而喘。

（三）久病劳欲

久病肺虚，劳欲伤肾，肺肾亏损，气失所主，肾不纳气，肺气上逆而喘。

二、辨证论治

喘证的辨证，重在辨虚实寒热。实喘一般起病急，病程短，呼吸深长有余，气粗声高，脉有力；虚喘多起病缓慢，病程长，呼吸短促难续，气怯声低，脉无力；热喘胸高气粗，痰黄黏稠难咯，面赤烦躁、唇青鼻煽，舌红苔黄腻、脉数；寒喘面白唇青，痰涎清稀，舌苔白、脉迟。

治疗原则：实证祛邪降逆平喘；虚证培补摄纳平喘。

（一）实喘

1.风寒束肺

（1）证候：咳喘胸闷，痰稀色白，初起多兼恶寒发热，头痛无汗，身痛等表证，舌苔薄白，脉浮紧。

（2）治法：祛风散寒，宣肺平喘。

（3）方药：麻黄汤加减。方中麻黄、桂枝辛温发汗，散寒解表，宣肺平喘；杏仁、甘草降气化痰。若表寒不重，可去桂枝，即为宣肺平喘之三拗汤；痰白清稀量多起沫加细辛、生姜温肺化痰；痰多胸闷甚者加半夏、陈皮、白芥子理气化痰。

2.风热袭肺

（1）证候：喘促气粗，痰黄而黏稠，身热烦躁，口干渴，汗出恶风，舌质红，苔薄黄，脉浮数。

（2）治法：祛风清热，宣肺平喘。

（3）方药：麻杏石甘汤加减。方中麻黄、石膏相使为用疏风清热，宣肺平喘；杏仁、甘草化痰利气。若痰多黏稠、烦闷者加黄芩、桑白皮、知母、瓜蒌皮、鱼腥草，增强清热泻肺化痰之力；大便秘结者加大黄、枳实泻热通便；喘甚者加葶苈子、白果化痰平喘。

3.痰浊壅肺

（1）证候：喘咳痰多，胸闷，呕恶，纳呆，口黏不渴，舌淡胖有齿痕，苔白厚腻，脉缓滑。

（2）治法：燥湿化痰，降逆平喘。

（3）方药：二陈汤合三子养亲汤加减。方中陈皮、半夏、茯苓、甘草燥湿化痰，理气和中；莱菔子、苏子、白芥子化痰降逆平喘，二方合用效专力宏。若痰涌、便秘、喘不能卧加葶苈子、大黄涤痰通便。

（二）虚喘

1.肺气虚

（1）证候：喘促气短，咳声低弱，神疲乏力，自汗畏风，痰清稀，舌淡苔白，脉缓无力。

（2）治法：补肺益气定喘。

（3）方药：补肺汤合玉屏风散加减。方中人参、黄芪补益肺气；白术、甘草健脾补中助肺；五味子、紫菀、桑白皮化痰止咳，敛肺定喘；防风助黄芪益气护表。若兼见痰少质黏，口干，舌红少津，脉细数者，为气阴两虚。治宜益气养阴，敛肺定喘。方用生脉散加沙参、玉竹、川贝、桑白皮、百合养阴益气滋肺。

2.肾气虚

（1）证候：喘促日久，气不得续，动则尤甚，甚则张口抬肩，腰膝酸软，舌淡苔白，脉沉弱。

（2）治法：补肾纳气平喘。

（3）方药：七味都气丸合参蛤散加减。方中熟地、山茱萸、山药、丹皮、泽泻、茯苓、五味子补肾纳气；人参大补元气，蛤蚧肺肾两补，纳气平喘。

3.喘脱

（1）证候：喘逆加剧，张口抬肩，鼻煽气促，不能平卧，心悸，烦躁不安，面青唇紫，汗出如珠，手足逆冷，舌淡苔白，脉浮大无根。

（2）治法：扶阳固脱，镇摄纳气。

（3）方药：参附汤送服黑锡丹。方中人参、附子回阳固脱、救逆；黑锡丹降气定喘。

三、针灸治疗

（一）实喘

尺泽、列缺、天突、大杼，针刺，用泻法。

（二）虚喘

鱼际、定喘、肺俞，针刺，用补法，可灸。

（三）喘脱

定喘、肺俞、关元、神阙，灸法。

四、护理与预防

饮食宜清淡而富有营养，忌油腻酒醴及辛热助湿生痰动火食物。室内空气要保持新鲜，避免烟尘刺激。痰多者要注意排痰，保持呼吸道通畅。慎起居，适寒温，节饮食，薄滋味，戒烟酒，节房事。适当参加体育活动，增强体质。保持良好的心态。

（史能军）

第九节　失　音

失音是一个症状，凡是语声嘶哑，甚则不能发声者，统谓之失音。主要由于感受外邪，肺气壅遏，声道失于宣畅；或精气耗损，肺肾阴虚，声道失于滋润所致。古代将失音称为瘖或喑。

一、历史沿革

早在《内经》就已经对人体的发音器官有了认识。如《灵枢·忧恚无言》提到："喉咙者，气之所以上下者也。会厌者，音声之户也。口唇者，音声之扇也。舌者，音声之机也。悬雍垂者，音声之关也。颃颡者，分气之所泄也。横骨者，神气所使，主发舌者也。"说明喉咙、会厌、唇舌、悬雍垂、颃颡、横骨均与发音有关。

关于失音，《内经》中指出有2种不同的情况：一是感受外邪。如《灵枢·忧恚无言》中提到"人卒然无音者，寒气客于厌，则厌不能发，发不能下，至其开阖不致，故无音"，《素问·气交变大论篇》有"岁火不及，寒乃大行……民病……暴瘖"，说明了在感受外邪的情况下，声门的开阖作用受到影响而病失音。二是脏气内伤。如《素问·宣明五气篇》中有"五邪所乱……搏阴则为瘖"。所谓阴者，五脏之阴也，手少阴心脉上走喉咙系舌本，手太阴肺脉循喉咙，足太阴脾脉上行结于咽、连舌本、散舌下，足厥阴肝脉循喉咙之后，上入颃颡而络于舌本，足少阴肾脉循喉咙系舌本，故皆主病瘖。五脏为邪所扰而失音，《灵枢·邪气脏腑病形》有"心脉……涩甚为瘖"。《素问·脉解篇》提出"内夺而厥，则为瘖痱，此肾虚也；少阴不至者；厥也"，《素问·大奇论篇》有"肝脉骛暴，有所惊骇，脉不至若瘖，不治自已"，《灵枢·忧恚无言》也有"人之卒然忧恚，而言无音"的记载。这些说明心气不足、肾精亏耗、突受惊扰等因素，皆可使心、肾、肝受损而失音；但是因情志变化而失音者，多可自愈。由此可见，《内经》所论述的两类失音，感受外邪者与肺有关，五脏内伤者，主要涉及心肝肾。

妇女因妊娠而失音者，称为"子瘖"。如《素问·奇病论篇》说："人有重身，九月而瘖……胞之络脉绝也……胞络者系于骨，少阴之脉贯肾系舌本，故不能言……无治也，当十月复。"

隋代巢元方《诸病源候论·卷二·风冷失声候》指出："声气通发，事因关户，会厌是音声之户，悬雍是音声之关。"宋代杨士瀛《仁斋直指方》指出："心为声音之主，肺为声音之门，肾为声音之根。"说明发声虽然与会厌、悬雍等有关，但从脏腑经络整体观点来看，实与心肺肾三脏有关。

宋代钱乙《小儿药证直诀·肾怯失音相似》提到："病吐泻及大病后，虽有声而不能言，又能咽药，此非失音，乃肾怯不能上接于阳故也，当补肾地黄丸主之，失音乃猝病耳。"将失音与重病大病之后无力发声的情况做了鉴别。

明代楼英《医学纲目》明确地将失音分为喉瘖及舌瘖 2 类，指出："瘖者，邪入阴部也。《经》云：邪搏于阴则为瘖""邪入于阴，搏则为瘖，然有二证：一曰舌瘖，乃中风舌不转运之类，但舌本不能转运言语，而喉咽音声则如故也。二曰喉瘖，乃劳嗽失音之类，但喉中声嘶，而舌本则能转运言语也。"这种分法，对失音的鉴别具有重要的指导意义。舌瘖主要见于中风，而喉瘖则是本节讨论的重点。

明代徐春甫《古今医统·卷四十六·声音候》对本症的认识较为深入，如说："舌为心之苗，心痛舌不能转，则不能语言，暴病者尚可医治，久病者不可治也，故心为声音之主者此也。肺者属金，主清肃，外司皮腠，风寒外感者，热郁于内，则肺金不清，咳嗽而声哑，故肺为声音之门者此也。肾者人身之根本，元气发生之主也，肾气一亏，则元气寝弱而语言瘖者有之。"并指出病分三因："有内热痰郁，窒塞肺金，而声哑及不出者，及有咳嗽久远，伤气而散者，此内因也。有外受风寒，腠理闭塞，外束内郁，嗽而口声哑……此外因也。又有忽暴吸风，卒然声不出者，亦外因也。有因争竞，大声号叫，以致失声，或因歌唱伤气而声不出，此不内外因也，养息自愈。"这三类原因引起的失音，均属喉瘖的范畴。明代李梴《医学入门·卷四·痨瘵》说"咽疮失音者死"，指出了痨瘵出现喉头生疮而失音者，预后较差，难于治愈。

明代张景岳《景岳全书·声瘖》论述失音的辨证提到："实者其病在标，因窍闭而瘖也；虚者其病在本，因内夺而痛也。窍闭者，有风寒之闭，外感证也；有火邪之闭，热乘肺也；有气逆之闭，肝滞强也……此皆实邪之易治者也。至若痰涎之闭，虽曰有虚有实，然非治节不行，何致痰邪若此？此其虚者多而实者少，当察邪正分缓急而治之可也。内夺者，有色欲之夺，伤其肾也；忧思之夺，伤其心也；大惊大恐之夺，伤其胆也；饥馁疲劳之夺，伤其脾也；此非各求其属，而大补元气，安望其嘶败者复原，而残损者复振乎？此皆虚邪之难治也。"说明了，五脏皆可以为瘖，而以心、肺、肾三脏为主。失音的辨证要分虚实，实邪易治，虚邪难治。实邪为窍闭，可因风寒、火邪、气逆、痰涎所致；虚邪则有伤肾、伤心、伤胆、伤脾之分。并认为："此外复有号叫、歌唱、悲哭，反因热极暴饮水，或暴吹风寒而致瘖者……但知养息，则弗药可愈，是皆所当辨者。"指出有些情况是饮食、起居、生活不慎所造成的一时性失音，养息可愈。另外还有些喉科疾病的恢复期，也可自愈，如说："凡患风毒或病喉痛病既愈,而声则瘖者,此其悬雍已损,虽瘖无害也,不必治之。"张景岳对失音的辨证,亦将中风的舌强不语与之分开论治。

清代张璐《张氏医通·诸气门·瘖》指出:"失音,大都不越于肺,然须以暴病得之为邪郁气逆,久病得之为津枯血槁;盖暴瘖总是寒包热邪,或本内热而后受寒,或先外感而食寒物……若咽破声嘶而痛是火邪遏闭伤肺……肥人痰湿壅滞气道不通而声瘖……至若久病失音,必是气虚挟痰之故""更有舌瘖不能言者,亦当分别新久,新病舌瘖不能言,必是风痰为患……若久病或大失血后,舌萎不能言。"说明了失音与舌瘖有别,两者皆各有新病与久病之分,这对于辨证、治疗及预后的判断,均有一定意义。

清代还出现了不少喉科专著,如《重楼玉钥》《咽喉脉证通论》《咽喉经验秘传》《尤氏喉科秘书》《包氏喉证家宝》《焦氏喉科枕秘》等,均认识到失音在多种喉科病证中都可出现,如有喉中呼吸不通、言语不出的喉痹,风痰所致的哑瘴喉风,喉癣久则喉哑的失音,虚损劳瘵咳伤咽痛的声哑等。各书均未单独将失音列出,亦说明至清代已逐渐认识到失音仅是一个症状,可见于多种咽喉病证。

总之,对于失音一证,古代医家从脏腑经络的整体观点来看,以心、肺、肾三脏病变为主。其中属于中风的舌强不语(舌瘖),主要与心有关;属于喉瘖者,则与肺、肾有关。

二、范围

本节内容以"喉瘖"为主。主要见于各种原因引起的急性喉炎、慢性喉炎、喉头结核、声带创伤、声带小结、声带息肉等,也见于癔症性失音。若其他疾病而兼有失音的,也可参照本节辨证治疗。

三、病因病机

失音的致病因素多端,主要与感受外邪、久病体虚、情志刺激和用声过度有关,导致肺、肾、肝等脏腑功能失调,声道不利。

(一)外邪犯肺

由于风寒外袭,邪郁于肺,肺气失于宣畅,会厌开合不利,音不能出,以致卒然声嘎。如感受风热燥邪,或寒郁化热,肺受热灼,清肃之令不行,燥火灼津,声道燥涩,均可导致发音不利。或因热邪灼津为痰,痰热交阻,壅塞肺气,而使声音不扬。此外也有因肺有蕴(痰)热、复感风寒、寒包热邪、肺气壅闭、失于宣肃而致失音者。

(二)肺肾阴虚

慢性疾病,久咳劳嗽,迁延伤正;或酒色过度,素质不强,以致体虚积损成劳,阴虚肺燥,津液被灼;或肺肾阴虚,虚火上炎,肺失濡润,而致声瘖。亦有因阴伤气耗、气阴两虚、无力鼓动声道而致失音者。如《古今医统》指出:"凡患者久嗽声哑,乃是元气不足,肺气不滋。"

(三)气机郁闭

此因忧思郁怒,或突受惊恐,而致气机郁闭,声暗不出。情志因素致瘖与内脏功能失调密切有关。

(四)声道受损

用声过多、过强,损伤声道,津气被耗,也可导致失音。

综上所述,失音可归纳为外感和内伤所致两大类。外感属实,为"金实无声";因感受外邪,阻塞肺窍,肺气壅遏,失于宣畅,会厌开合不利,而致声音嘶哑。内伤属虚,为"金碎不鸣";多系久病体虚、肺燥津伤,或肺肾阴虚、精气耗损,咽喉、声道失于滋润,而致发音不利。《临证指南医案·失音》亦有"金实则无声,金破碎亦无声"之说。一般说来,内伤失音临床表现多以阴虚为主,但因"声由气而发",因此常可同时有气虚的一面。如属情志致病,郁怒伤肝,肝气侮肺,或悲忧伤肺,肺气郁闭,不能发音者,又属内伤中的实证。其他如高声号叫引起的一时性失音,由于声道受损,亦常有津气耗伤之候。

就病位而言,失音虽属喉咙和声道的局部疾病,病变脏器主要在肺系,但同时与肾密切相关。因喉属肺系,肺脉通于会厌,肾脉上系于舌,络于横骨,终于会厌。肺主气,声由气而发,肾藏精,精足则能化气,精气充足,自可上承于会厌,鼓动声道而发音。若客邪闭肺,或肺肾阴气耗损,会厌受病,声道不利,皆可导致失音。

四、诊断与鉴别诊断

(一)诊断

1.发病特点

失音发病有急有缓,急者突然而起,常伴外感表证;缓者逐渐形成,持续加重,多有慢性病史可询,表现正虚之候,另外亦有呈发作性者。病情轻者,语声嘶哑,重者声哑不出;若慢性虚劳久病,全身衰竭而伴有失音者,为病情严重的征兆。

2.临床表现

本病以声音嘶哑或声哑不出为特征。

3.相关专科检查

如耳鼻咽喉科喉镜检查,神经科检查可协助诊断。

(二)鉴别诊断

失音一证,应当分喉瘖和舌瘖。本节论述的为喉瘖,当与舌瘖相鉴别。喉瘖为喉中声嘶,或声哑不出,而舌本运转自如;舌瘖为舌本不能运转言语,而喉咽音声如故,每有眩晕、肢麻病史,或同时伴有口眼㖞斜及偏瘫等症。

五、辨证

(一)辨证要点

1.辨外感内伤

对失音的辨证,当从发病缓急、病程长短,区别外感内伤。凡急性发病,病程短者,多属外感引起;病起缓慢,病程长者,多因内伤疾病所致。

2.辨虚证实证

一般可分为暴瘖、久瘖两类。暴瘖为卒然起病,多因邪气壅遏,窍闭而失音,其病属实;久瘖系逐渐形成,多因肺肾阴虚,声道燥涩而失音,或兼肺肾气虚,鼓动无力所致,其病属虚。但内伤气郁致瘖者也可属实,外感燥热表现为肺燥津伤者也可属虚。

(二)证候

1.实证

(1)风寒:卒然声音不扬,甚则嘶哑;或兼咽痒,咳嗽不爽,胸闷,鼻塞声重,寒热,头痛等症,口不渴,舌苔薄白,脉浮。或兼见口渴,咽痛,烦热,形寒,气粗,舌苔薄黄,脉浮数者。或见卒然声喑，咽痛欲咳而咳不出，恶寒身困，苔白质淡，脉沉迟或弦紧。

病机分析：风寒袭肺，会厌开合不利，故卒然声音不扬，甚至嘶哑，肺被邪遏，气失宣畅，则咳嗽咽痒、胸闷、鼻塞声重；风寒束表，则见寒热头痛、舌苔薄白、脉浮。若邪热内郁，风寒外束，又可见口渴、咽痛、气粗、烦热、形寒等"寒包热"证。若肾虚受寒，太阳少阴两感，可见恶寒身困、苔白舌淡、脉沉迟或弦紧。

(2)痰热：语声嘎哑，重浊不扬，咳痰稠黄，咽喉干痛，口干苦，或有身热。舌苔黄腻，脉滑数。

病机分析：风热犯肺，蒸液成痰，肺失清肃，故语声嘎哑，重浊不扬；痰热壅肺，则咳痰稠黄；邪热灼津，故见咽喉干痛、口苦；若风热在表，可见身热；舌苔黄腻、脉滑数乃痰热郁肺之征象。

(3)气郁：突然声哑不出，或呈发作性。常因情志郁怒悲忧引发。心烦易怒，胸闷气窒，或觉咽喉梗塞不舒。舌苔薄，脉小弦或涩滞不畅。

病机分析：郁怒伤肝，肝气侮肺，悲忧伤肺，肺气郁闭，而致突然声哑不出；肝郁化火则心烦易怒；肝气上逆，肺气不降，则胸闷气窒，咽喉如物梗阻；脉小弦、涩滞不畅，是属肝郁之候。

2.虚证

(1)肺燥津伤：声嘶，音哑，咽痛，喉燥，口干，或兼咳呛气逆，痰少而黏。舌质红少津、苔薄，脉小数。

病机分析：燥火伤肺，声道燥涩而致声嘶、音哑；燥伤肺津，咽喉失于滋润，故咽喉干燥疼痛、口干；肺失清润，燥邪灼津为痰，则咳呛气逆、痰少质黏；舌红少津，脉象小数，乃属燥热蕴肺之象。

(2)肺肾阴虚：声音嘶哑逐渐加重、日久不愈，兼见干咳少痰，甚则潮热、盗汗、耳鸣、目眩、腰膝酸软、形体日瘦。舌质红，苔少，脉细数。

病机分析：肺阴不足，病损及肾，阴精不能上承，以致声音嘶哑日渐加重，久延不愈，肺失滋润，清肃无权，则干咳少痰；阴虚内热，阴不内守，故见潮热、盗汗；肾虚肝旺，而致耳鸣、目眩；肾虚，阴精不能充养腰脊，外荣形体，故腰膝酸软、形体日瘦；舌质红、苔少、脉细数为阴虚之象。

六、治疗原则

凡属暴瘖因邪气壅遏而致窍闭者，治当宣散清疏；久瘖因精气内夺所致者，治当清润滋养，或气阴并补。具体言之，实证则辨别风寒、痰热的不同，分别予以宣、清；久瘖应区分肺燥津伤与肺肾阴虚的轻重，或润或养。病缘气郁者，气郁化火，日久也可灼伤津液，导致肺肾阴虚，因此又当注意本虚与标实之间的关系，权衡施治。

凡失音日久，经治疗效果差者，可在辨证的基础上酌配活血化瘀之品，也可径以活血化瘀为主进行治疗，如《张氏医通》论失音中即有"若膈内作痛，化瘀为先，代抵当丸最妥"的记载。

七、治法方药

(一)实证

1.风寒

治法：疏风散寒，宣肺利窍。

方药：三拗汤、杏苏散加减。麻黄、苏叶、生姜功能疏风散寒；前胡、杏仁宣肺止咳；桔梗、甘草利咽化痰。

"寒包热"者，当疏风散寒，兼清里热，方用大青龙汤，或在疏风散寒的药物上配以石膏、黄芩、知母，并合蝉蜕、木蝴蝶以利咽喉、开声音。太阳少阴两感证，可用麻黄附子细辛汤。

2.痰热

治法:清肺泻热,化痰利咽。

方药:清咽宁肺汤加减。方中桔梗、甘草清利咽喉,桑白皮、黄芩、栀子清泻肺热;前胡、知母、贝母清宣肺气、化痰止咳。并可酌情选用蝉蜕、胖大海、牛蒡子、枇杷叶等清肺泻热、利咽开音之品。

若觉痰阻咽喉,哽痛不适,加僵蚕、射干消痰利咽;内热心烦,加石膏清热除烦;痰热伤阴,口渴、咽喉肿痛,加玄参、天花粉养阴清咽。

3.气郁

治法:疏肝理气,开郁利肺。

方药:小降气汤、柴胡清肝汤加减。前方中紫苏、乌药、陈皮理气,白芍、甘草柔肝,用于肝郁暴逆、气闭为瘖;后方中柴胡疏肝,黄芩、栀子、连翘清肝泻肺,桔梗、甘草清利咽喉,用于气郁化火,有清肝散郁之功,并可兼清肺热。

对于气郁失音,尚可酌情选用百合、丹参养心解郁闷;厚朴花、绿梅花、白蒺藜、合欢花疏肝解郁,川楝子泻肝降气,木蝴蝶解郁通音。

肺气郁闭,胸闷气逆,配苏子、瓜蒌皮降气化痰。忧思劳心,精神恍惚,失眠多梦者,酌配党参、远志、茯神、石菖蒲、龙齿、酸枣仁以安神定志。

气郁所致的失音,虽应理气解郁,但忌过用辛香之品,若病久气郁化火伤津,当酌配润燥生津之品。

(二)虚证

1.肺燥伤津

治法:清肺生津,润燥利咽。

方药:桑杏汤、清燥救肺汤加减。方中沙参、麦门冬、梨皮有生津润燥之功;桑叶、枇杷叶、栀子皮清宣肺热;杏仁、贝母化痰止咳;桔梗、甘草清利咽喉。可加蝉蜕、木蝴蝶利咽喉、开声音。

若兼微寒、身热、鼻塞、头痛等表证,可酌配荆芥、薄荷以疏风透表;燥火上逆、咳呛气急加桑白皮以清润止咳;津伤较著,口咽干燥、舌红唇裂加天门冬、天花粉滋润肺燥。

2.肺肾阴虚

治法:滋养肺肾,降火利咽。

方药:百合固金汤、麦味地黄丸等加减。方中百合、麦门冬、熟地、玄参滋养肺肾,五味子、白芍滋阴敛肺,桔梗、甘草、贝母化痰利咽,当归养血活血。可酌加诃子肉、凤凰衣、木蝴蝶、蜂蜜等敛肺利咽、濡润声道之品。

虚火偏旺,潮热、盗汗、口干、心烦、颧红者,加知母、黄柏;兼有气虚、神疲、自汗、短气者,去玄参、生地黄,加黄芪、太子参。

如因用声过度,声道损伤,津气被耗而失音者,注意适当休息,避免大声说话。同时可用响声丸,每天含化1～2粒。或用桔梗、甘草、胖大海等泡茶服。也可配合养阴之剂内服,如二冬膏、养阴清肺膏等。

八、其他治法

(一)蒸汽吸入

风寒证用苏叶、藿香、佩兰、葱白各适量,水煎,趁热吸入其蒸汽。风热证用薄荷、蝉蜕、菊花、桑叶各适量,水煎,趁热吸入其蒸汽。

(二)针灸

主穴:天突、鱼际、合谷;配穴:尺泽、曲池、足三里。每天取主穴 1~2 个,配穴 1~2 个,暴瘖者用泻法,每天 1 次。

九、转归及预后

凡外感风寒、痰热蕴肺的失音,一般容易治疗。但燥热伤肺所致者,如迁延日久,需防其趋向肺虚劳损之途。

若肺肾阴虚,久瘖不愈,濒于虚损之境者,称为"哑劳",每为严重征兆。如《简明医彀》指出:"酒色过度,肾脏亏损,不能纳气归元,气奔咽嗌,嗽痰喘胀,诸病杂糅,致气乏失音者,俗名哑劳是也,神人莫疗。"(转引自《杂病广要·瘖》)当辨病求因,分别对待。其他如因情志所伤、气郁失音,则又可呈反复性发作。

十、预防与护理

对失音患者,除药物治疗外,必须注意避免感冒,少进辛辣、厚味,并忌吸烟、饮酒。

风寒痰火所致者,宜宣宜清,切忌酸敛滋腻,以免恋邪闭肺,迁延不愈。

因痰热交结或肺燥津伤者,可食用梨子、枇杷、橙子等清润生津;肺肾两虚者,可以白木耳、胡桃肉作为食疗。

因于情志郁怒所致的失音,则应避免精神刺激。

如与用声有关者,又当避免过度及高声言语,以利恢复。

(史能军)

第十节 肺 癌

一、定义

肺癌是指起源于支气管黏膜或肺泡细胞的恶性肿瘤。以咳嗽、咯血、发热、胸痛、气急为主要症状,晚期可能伴有肺外症状。

二、历史沿革

在中医古文献中未见肺癌的病名,但有不少类似肺癌的记载。根据本病的临床表现,肺癌可归属于中医学"咳嗽""咯血""胸痛""肺痈""肺痿""虚劳""痰饮"等范畴。古医籍中又有"肺积""息贲""肺壅"等称谓。

中医学早在春秋战国时期就对类似肺癌症状中的咳嗽咯血气急作了描述,《素问·咳论篇》曰:"肺咳之状,咳而喘息有音,甚则唾血"。《素问·玉机真脏论篇》曰:"大骨枯槁,大肉陷下,胸中气满,喘息不便,内痛引肩项,身热,脱肉破䐃,真脏见,十月之内死"。此描述极似肺癌晚期咳嗽、胸痛、发热诸症危重及恶病质状态。到了《难经》时,提出了与西医学肺癌相似的中医病名息贲，并明确了它的病位和症状，《难经·五十六难》谓："肺之积，名曰息贲，在右胁下，覆大如杯，久不已，令人洒渐寒热，喘咳，发肺壅"。

汉代张仲景描述的肺痿症状、病机和治法方药，以及采用养阴、甘温法治疗"肺痿"，对肺癌的病机证治具有指导意义。《金匮要略·肺痿肺痈咳嗽上气病脉证治七》云："肺痿吐涎沫而不咳者，其人不渴，必遗尿，小便数……此为肺中冷，必眩，多涎唾，甘草干姜汤以温之……大逆上气，咽喉不利，止逆下气者，麦门冬汤主之。"

宋代《济生方》对息贲的临床表现有了更详细的描述，如《济生方·积聚论治》云："息贲之状，在右胁下大如覆杯，喘息奔溢，是为肺积，诊其脉浮而毛，其色白，其病气逆背痛，少气喜忘，目瞑肤寒，皮中时痛，或如虱缘，或如针刺。"并提出息贲汤治疗肺积，定喘丹用于久咳喘促，经效阿胶丸治劳嗽咳血等具体方药。宋代《普济方》书中则载有治疗息贲、咳嗽喘促、胸胁胀满、咳嗽见血、胸膈壅闷、呕吐痰涎、面黄体瘦等肺癌常见症的方药。

金元时期李杲治疗肺积的息贲丸，所治之症"喘息气逆，背痛少气"类似肺癌症状。

明代张景岳《景岳全书·虚损》云："劳嗽，声哑，声不能出，或喘息气促者，此肺脏败也，必死"。此描述与晚期肺癌纵隔转移压迫喉返神经而致声嘶等临床表现相似，并指出其预后不良。

清代沈金鳌所著《杂病源流犀烛》对肺癌的病因病机和治疗都有了详细的记载，书中提到："邪积胸中，阻塞气道，气不得通，为痰……为血，皆邪正相搏，邪既胜，正不得制之，遂结成形而有块""息贲，肺积病也……皆由肺气虚，痰热壅结也，宜调息丸、息贲丸，当以降气清热，开痰散结为主"。

总之，宋以前，古人对肺癌的症状、病机、辨证分型、方药已有初步认识；宋元明清，对肺癌的症状、病机、辨证分型、治法方药等均有广泛而深入的研究，其形成的理论与积累的经验对于今天我们研究肺癌有一定的指导意义。

三、病因病机

本病病位在肺，与脾肾密切相关，《素问·五脏生成篇》谓："诸气者，皆属于肺"。或因禀赋，或因六淫，或因饮食，或因邪毒，导致肺失宣降，气机不利，血行瘀滞，痰浊内生，毒邪结聚而成。

(一)正气亏虚

禀受父母之先天不足，或后天失养，肺气亏虚，宣降失常，邪毒乘虚而入，客邪留滞，肺气贲郁，脉络阻塞，痰瘀互结而成肺积。如《活人机要》云："壮人无积，虚人则有之"。《医宗必读》谓："积之成也，正气不足，而后邪气踞之"。

(二)情志失调

七情内伤，气逆气滞，而气为血帅，气机逆乱，血行瘀滞；或思虑伤脾，脾失健运，聚湿生痰，痰贮于肺，肺失宣降，气滞血瘀，痰凝毒聚，局部结而成块。诚如《素问·举痛论篇》说："悲则心系急，肺布叶举，而上焦不通，荣卫不散……思则心有所存，神有所归，正气留而不行，故气结矣"。

(三)外邪犯肺

肺为娇脏，喜润而恶燥，燥热之邪最易伤肺，加之长期吸烟，"烟为辛热之魁"，燥热灼阴，火邪刑金，炼液为痰，形成积聚；或邪毒侵肺，肺为气之主，通于喉，开窍于鼻，直接与外环境相通，如废气、矿尘、石棉和放射性物质等邪毒袭肺，则肺之宣降失司，肺气郁滞不行，气滞血瘀，毒瘀结聚，日久而成癌瘤。清代吴澄《不居集》云："金性喜清润，润则生水，以滋脏腑。若本体一燥，则水源渐竭，火无所制，金受火燥，则气自乱而咳嗽，嗽则喉干声哑，烦渴引饮，痰结便闭，肌肤枯燥，形神虚委,脉必虚数,久则涩数无神"。

(四)饮食所伤

《素问·痹论篇》曰:"饮食自倍,肠胃乃伤"。脾为生痰之源,脾虚则水谷精微不能生化输布,致湿聚生痰,肺为贮痰之器,痰浊留于水之上源,阻滞肺络,痰瘀为患,结于胸中,肿块渐成。

本病的发病与痰、热、虚密切相关。肺失宣降,脾失健运,痰浊内生;"肺为娇脏,喜润而恶燥",肺肾阴虚,肺叶失润,或"肺热叶焦";肺气不足,肺脾肾虚,痰热互结,终成本病。

四、诊断

(一)发病特点

肺癌发病呈现城市化,中老年人多见,但近年来,发病年龄呈下降趋势,肺癌年轻化、女性化的趋势日益明显。与吸烟呈明显的相关性。本病起病缓慢,病情呈进行性加重,常因早期症状隐匿和缺少特异性而失治误治,延误时机。

(二)临床表现

肺癌的临床表现包括肺部和肺外两方面的症状和体征。

1.肺内症状

咳嗽通常为肺癌较早出现的症状,患者可有干咳或咳吐少量黏稠白痰,或剧咳,热毒犯肺时可咳吐脓痰;咯血和血痰多为间断性反复少量血痰,血多于痰,色鲜红,偶见大咯血;胸痛早期通常表现为不定时的胸闷,压迫感或钝痛,有些患者难以描述疼痛的性质和部位,痛无定处,甚则胸痛剧烈或痛无缓解。有的周围型肺癌患者以胸胁痛,肩背痛,上肢痛等为首发症状;气急主要表现为活动后气急,肺癌晚期淋巴结转移压迫大支气管或隆突及弥漫性肺泡癌、胸腔积液、心包积液等则气急症状更为明显;发热多为肿瘤压迫或阻塞支气管后引起肺部感染,也可由于癌肿坏死毒素吸收而引起癌性发热,抗感染治疗效果不明显。

2.肺外表现

主要是由于肿块压迫、侵犯邻近的组织、器官,远处转移及副癌综合征,如"类癌综合征"(表现为皮肤潮红、腹泻、水肿、喘息、心悸阵作等)、"库欣综合征""异位生长激素激素分泌综合征""异位甲状旁腺激素分泌综合征""异位促性腺激素综合征""肺性关节炎"等。

(三)影像学检查

肺部的 X 线、CT 及 MRI 的应用,使肺癌的定位及分期诊断有了很大的提高。

(四)细胞病理学诊断

包括痰液、纤维支气管镜刷检物、支气管吸出液及灌洗液、各种穿刺物的细胞学检查,是确诊肺癌的重要方法。经皮肺穿刺术可行细胞学或病理学诊断。

(五)血清学检查

目前仍在寻找对于肺癌敏感性高、特异性强的生物标志物,如单克隆抗体诊断肺癌及对肺癌患者染色体、癌基因的研究等。部分患者血清癌胚抗原(CEA)呈阳性。

五、鉴别诊断

(一)肺痨

肺痨与肺癌两者病位均在肺,均可见咳嗽、咯血、胸痛、消瘦。但肺癌还见气急,是在正气亏虚的基础上,气郁、瘀血、痰湿、邪毒互相搏结而成,病情发展迅速,难以治愈。肺痨病情发展缓慢,还可见潮热、盗汗,它是一种慢性传染性疾病,其病理主要是阴虚火旺。

(二)肺胀

肺胀是因咳嗽、哮喘等证日久不愈,肺脾肾虚损,气道滞塞不利,出现以胸中胀满,痰涎壅盛,上气咳喘,动辄加剧,甚则面色晦暗,唇舌发绀,颜面四肢水肿,病程缠绵,经久难愈为特征的疾病。肺癌之气喘肿胀之症虽然可见,但不是必具之症,病程较短,发展迅速,预后不良。

(三)喘证

喘证是以气息迫促为主要临床表现的一类疾病。作为一个症状,喘息可以出现在许多急、慢性疾病的过程中,多呈反复发作,经治症状缓解。肺癌的主要症状中包括喘息气急,伴有咳嗽、咯血、发热、胸痛等症,经有效抗癌治疗或可缓解,但预后不良。

六、辨证

(一)辨证要点

1.辨咳嗽

咳嗽是肺癌患者主要症状,咳而声低气怯者属虚;洪亮有力者属实。晨起咳嗽阵发加剧,咳嗽连声重浊,多为痰浊咳嗽;午后、黄昏咳嗽加重,或夜间时有单声咳嗽,咳声轻微短促者,多属肺燥阴虚;夜卧咳嗽较剧,持续难已,短气乏力者,多为气虚或阳虚咳嗽。

2.辨咳痰

从痰可知疾病的盛衰及病邪虚实。痰少或干咳无痰者多属燥热、阴虚;痰多者常属痰湿、痰热、虚寒。痰白而稀薄者属风、属寒;痰黄而稠者属热;痰白而稠厚者属湿。

3.辨咯血

咯血色鲜红、质地黏稠者,为实热证;血色淡红、质地清稀者,为虚证、寒证;血色暗红、夹有血块者,为瘀血。

4.辨胸痛

胸痛突然,且剧烈难忍者,多属实证;起病缓慢,呈隐痛、绵绵而痛,且时间长久者,多为虚证。胀痛窜痛为气滞;针刺刀割样疼痛为血瘀。

5.辨气急

气急或兼哮鸣,咳嗽痰白清稀,属寒;气急或兼哮鸣,咳嗽黄痰,或发热,属热;气急,胸闷痰鸣,痰多白黏或带泡沫状,为痰盛。喘促气短,言语无力,咳声低微,自汗怕风,为肺气虚;喘促日久,呼多吸少,动则喘息更甚,气不得续,汗出肢冷,畏寒,为肾气虚。

6.辨发热

发热,或高或低,劳累发作或加重,为气虚发热;午后潮热,或夜间发热,手足心热,为阴虚发热;发热欲近衣,四肢不温,为虚阳外越;发热,热势随情绪变化起伏,烦躁易怒,为气郁发热;午后或夜晚发热,或身体局部发热,但欲漱水不欲咽,为瘀血发热;低热,午后热甚,身热不扬,为湿郁发热。

(二)证候

1.肺郁痰瘀

症状:咳嗽不畅,咳痰不爽,痰中带血,胸肋背痛,胸闷气急,唇紫口干,便秘,舌暗红,有瘀斑或瘀点,苔白或黄,脉弦滑。

病机分析:肺主气,司呼吸,邪毒外侵,肺气郁闭,失于宣降,气机不利,血行瘀滞,痰浊内生,毒邪结聚于肺而成本病。肺气郁闭,失于宣降,痰浊凝聚则咳嗽不畅,咳痰不爽,胸闷气急;肺朝百脉,主治节,气滞血瘀,迫血妄行,损伤肺络,则痰中带血;气滞血瘀,不通则痛,故胸胁背痛;肺失宣降,津液失布,气机不畅故口干便秘;唇紫,舌暗,瘀斑(点)皆为血瘀之征;舌红,苔白或黄,脉弦滑皆为气郁痰阻之象。

2.脾虚痰湿

症状:咳嗽痰多,咳痰稀薄,胸闷气短,疲乏懒言,纳呆消瘦,腹胀便溏,舌淡胖,边有齿痕,舌苔白腻,脉濡、缓、滑。

病机分析:脾气亏虚,失于运化,痰湿内生,上渍于肺故咳嗽痰多,咳痰稀薄;脾不健运,机体失养,故疲乏懒言,纳呆消瘦,腹胀便溏;脾失运化,痰湿内生,贮存于肺,肺失宣降,故胸闷气短;舌淡胖,边有齿痕,舌苔白腻,脉濡缓滑均为肺脾气虚夹痰湿的表现。

3.阴虚痰热

症状:咳嗽痰少,干咳无痰,或痰带血丝,咳血,胸闷气急,声音嘶哑,潮热盗汗,头晕耳鸣,心烦口干,尿赤便结。舌红绛,苔花剥或舌光无苔,脉细数无力。

病机分析:肺阴亏虚,肺失濡润,虚热内生,肺气上逆,故咳嗽痰少,干咳无痰,胸闷气急;肺阴不足,清肃不行,阴虚火旺,火灼肺络故痰带血丝,咳血;肺阴亏虚,津液不布,肠道失养,故口干便结;潮热盗汗,头晕耳鸣,心烦尿赤均为阴虚内热之征;舌红绛,苔花剥或舌光无苔,脉细数无力为阴虚内热的表现。

4.气阴两虚

症状:干咳少痰,咳声低微,或痰少带血,面色萎黄暗淡,唇红,神疲乏力,口干短气,纳呆肉削,舌淡红或胖,苔白干或无苔,脉细。

病机分析:咳声低微,神疲乏力,面色萎黄暗淡,短气,纳呆肉削为肺脾气虚之征;干咳少痰,或痰少带血,唇红口干,则属肺阴虚内热的表现;舌淡红或胖,苔白干或无苔,脉细亦为气阴两虚之征。

七、治疗

(一)治疗原则

1.宣肺化痰为主

本病为各种原因致肺失宣降,气不利,痰浊内生而成。因此宣肺化痰为治疗的基本原则。

2.治痰勿忘健脾

肺为贮痰之器,故治痰以治肺为主。而脾为生痰之源,故治痰常兼健脾。

3.益气养阴勿忘滋肾

本病病久,伤及气阴,穷必及肾,引起肾阴亏损,肺叶失润,肺叶干焦,故益气养阴勿忘滋肾。

(二)治法方药

1.肺郁痰瘀

治法:宣肺理气,化痰逐瘀。

方药:苇茎汤加减。方中苇茎甘寒轻浮,清肺泻热,冬瓜仁化痰排脓,桃仁活血行瘀,薏苡仁清肺破毒肿。四药合用,共成清肺化痰,逐瘀排脓之功。加用浙贝母、猫爪草、山慈姑等化痰散结;桃仁、三七活血通络。

胸胁胀痛者加制乳香、制没药、延胡索;咯血者重用仙鹤草、白茅根、旱莲草;痰瘀发热者加金银花、连翘、黄芩。

2.脾虚痰湿

治法:健脾燥湿,理气化痰。

方药:六君子汤加减。方中党参、茯苓、白术、甘草健脾益气;半夏、陈皮祛痰化湿;浙贝母、猫爪草、山慈姑、生牡蛎、壁虎等豁痰散结。

痰涎壅盛者加牛蒡子;肢倦思睡者加人参、黄芪。

3.阴虚痰热

治法:滋肾清肺,化痰散结。

方药:百合固金汤加减。方中百合、生熟地滋养肺肾阴液;麦门冬助百合以养肺阴,清肺热,玄参助生熟地以益肾阴,降虚火;当归、芍药养血和营;贝母、桔梗散结化痰止咳;甘草调和诸药。

若咳血甚者,加侧柏叶、仙鹤草、白茅根以凉血止血;淋巴结转移者,加用白花蛇舌草、夏枯草等以加强散结之力;五心烦热者加知母、丹皮、黄柏以清热养阴;口干欲饮者加天花粉、天门冬益肺胃之阴;大便干结者加生地、火麻仁润肠通便。

4.气阴两虚

治法:益气养阴,化痰散结。

方药:大补元煎加减。方中人参大补元气,熟地、当归滋阴补血,人参与熟地相配,即是景岳之两仪膏,善治精气大耗之证;枸杞子、山茱萸滋补肝肾;杜仲温补肾阳;甘草助补益而和诸药。诸药配合,能大补真元,益气养阴,故景岳曾称此方为"救本培元第一要方"。加用浙贝母、猫爪草、山慈姑等化痰散结;桃仁、三七活血通络。

面肢水肿者加葶苈子、郁金行气利水;神志昏蒙者加全蝎、蜈蚣攻毒通络。

(三)其他治法

1.古方

(1)息贲汤:半夏、吴茱萸、桂心、人参、桑白皮(炙)、葶苈(炒)。治肺之积,在右胁下,大如覆杯,久久不愈,病洒洒寒热,气逆喘咳,发为肺痈。

(2)定喘丹:杏仁、马兜铃、蝉蜕、砒。上件为末,蒸枣肉为丸,如葵子大,每服六七丸,临睡用葱白泡茶放冷送下。治男子妇人,久患咳嗽,肺气喘促,倚息不得睡卧。

(3)经效阿胶丸:阿胶、生地、卷柏叶、山药、大蓟根、五味子、鸡苏、柏子仁、人参、茯苓、百部、防风、远志、麦门冬。上为细末,炼蜜为丸,如弹子大,每服一丸,细嚼,浓煎小麦汤或麦门冬汤咽下。治劳嗽,并咳血唾血。

(4)息贲丸:厚朴、黄连、干姜、白茯苓、川椒、紫菀、川乌、桔梗、白豆蔻、陈皮、京三棱、天门冬、人参、青皮、巴豆霜。上除茯苓、巴豆霜各另研旋入外,为细末和匀,炼蜜丸,梧桐子大。治肺积,名息贲,在右胁下,大如覆杯,喘息气逆,背痛少气,喜忘目瞑,皮寒时痛。久不已,令人洒渐寒热喘嗽,发为肺壅,其脉浮而毛。

2.中成药

(1)参一胶囊:由人参皂苷 Rg_1 单一成分组成。有培元固本,补益气血的功效。与化疗配合用药,有助于提高原发性肺癌、肝癌的疗效,可改善肿瘤患者的气虚症状,提高机体免疫功能。饭前空腹口服,每次 2 粒,每天 2 次,连续 2 个月为 1 个疗程。

禁忌:有出血倾向者忌用。

注意事项:火热证或阴虚内热证者慎用。

（2）鹤蟾片：由仙鹤草、干蟾皮、浙贝母、半夏、天门冬、人参、葶苈子组成。具有解毒除痰,凉血祛瘀,消癥散结之功效。适用于原发性支气管肺癌,肺部转移癌,能够改善患者的主观症状和体征,提高患者生存质量。每次 6 片,每天 3 次,温开水送服。

（3）小金丹：由麝香、当归、木鳖子、草乌、地龙、乳香、没药、墨炭、白胶香、五灵脂、马钱子组成,有散结消肿,化瘀止痛的功效。用于痰气凝滞所致的瘰疬、瘿瘤、乳岩、乳癖,症见肌肤或肌肤下肿块一处或数处,推之能动,或骨及骨关节肿大、皮色不变、肿硬作痛。每次 1.2～3 g,每天 2 次,小儿酌减。

（4）梅花点舌丹：雄黄、牛黄、熊胆、冰片、硼砂、血竭、葶苈子、沉香、乳香、没药、麝香、珍珠、蟾酥、朱砂组成。能清热解毒,消肿止痛。用于火毒内盛所致的疔疮痈肿初起、咽喉牙龈肿痛、口舌生疮。口服,每次 3 粒,每天 1～2 次外用,用醋化开,敷于患处。

3.针灸

（1）体针处方：以手太阴肺经腧穴和肺的俞、募穴为主。肺俞、中府、太渊、孔最、膏肓、丰隆、足三里。

方义：病变在肺,按俞募配穴法取肺俞、中府调理肺脏气机、宣肺化痰;孔最为手太阴郄穴,配肺俞可宣通肺气;太渊为肺经原穴,本脏真气所注,配肺俞可宣肺化痰。膏肓为主治诸虚百损之要穴,具有理肺补虚之效。丰隆为豁痰散结要穴,加胃经合穴足三里,意在培补后天之本,培土生金,诸穴合用可收祛邪化痰、益气宣肺之功。

辨证配穴：肺郁痰瘀证加膻中、三阴交行气活血,健脾化痰。脾虚痰湿证加脾俞、阴陵泉健脾利湿化痰。阴虚痰热证加尺泽、然谷,肺经合穴尺泽,配肾经荥穴然谷,可清虚热而保阴津。气阴两虚加太溪、气海益气养阴。

随症配穴：胸痛加膻中、内关宽胸理气;胁痛加支沟、阳陵泉疏利少阳;咽喉干痒加照海滋阴利咽;痰中带血加鱼际清肺止血;咯血者,加阴郄、地机;盗汗加阴郄、复溜滋阴敛汗;肢体水肿、小便不利加阴陵泉、三阴交健脾利湿。肺癌放化疗后呕吐、呃逆加内关、膈俞;肺癌放化疗后白细胞减少加大椎、膈俞。

刺灸方法：常规针刺,平补平泻为主,虚证加灸。胸背部穴位不宜刺深。

（2）耳针：肺、气管、大肠、胸、肝、脾、神门、耳轮 4～6 反应点。针双侧,用中等刺激,留针10～20 分钟,或用王不留行籽贴压。每天 1 次。

（3）穴位注射：大椎、风门、肺俞、膏肓、丰隆、足三里。每次取 2～4 穴,用胎盘针、胸腺素等药,注射量根据不同的药物及具体辨证而定。局部常规消毒,在选定穴位处刺入,待局部有酸麻或胀感后再将药物注入。隔天 1 次。

（4）拔罐：肺俞、膈俞、风门、膏肓。留罐 5 分钟,隔天 1 次。

（5）穴位贴敷：用白芥子、甘遂、细辛、丁香、川芎等研末调糊状,贴大椎、肺俞、膏肓、身柱、脾俞、膈俞等,用胶布固定,保留至皮肤发红,每星期 1 次,3 次为 1 个疗程。尤适用于放化疗后。

（6）挑治：多用于实证,取胸区点、椎环点、背区点以及压痛点、瘀点挑治。

4.蟾酥膏外治

蟾酥、生川乌、重楼、红花、莪术、冰片等组成,制成布质橡皮膏,外贴疼处,一般 15～30 分钟起效,每6小时更换 1 次,可连用 1～3 天。

八、转归及预后

本病初起者,肺气郁滞,络脉受损,常因邪毒、痰湿为患,以实为主,机体正气尚强,通过调治,病情或可好转;若未控制,邪毒伤正,肺脾气虚,遏邪乏权,邪毒可进一步向肺外传变,或流窜于皮下肌肤,或流注于脏腑筋膜,或着于肢节骨骼,淫髓蚀骨,或邪毒上扰清窍,甚至蒙蔽清窍。虚损加重,耗气伤阴,见面削形瘦,"大肉尽脱"等虚损衰竭之症,常预示着患者已进入生命垂危阶段。此外,"痰热"常为肺癌病理演变的一个侧面,其机制是多因痰瘀化热所致。一旦出现这种转化,临床治疗时,必须采取截断方法,以求得热象迅速控制,以阻断病情的急剧恶化。本病变证较多,常见变证有血证(咯血)、虚劳、喘证等。

肺癌的预后相对较差,其与组织学类型、病程与分期、肿瘤的部位、有无转移、患者的年龄及机体的免疫状态、综合治疗、精神、饮食等因素有关。近20年来,中国肺癌病死率在全部恶性肿瘤中上升幅度最大,在大中城市已居首位。约80%患者在诊断后一年内死亡,中位生存期一般在6个月左右,肺癌总的5年生存率只有5%～10%,疗效尚不满意。

九、预防与护理

预防主要在于戒烟,防止空气污染,尤其是致癌物质的污染,改善劳动条件。对有职业性接触致病因素者及高发区人群进行定期健康检查。饮食方面注意营养均衡,防止过食辛燥之品伤及肺阴。慎起居,避风寒,适当锻炼,增强机体抵抗外邪的能力。

肺癌的护理首先是调理情志,涵养性情,做到"恬淡虚无,精神内守",保持乐观积极健康的心理状态,并积极配合治疗。科学的生活包括调饮食,益脾胃;慎起居,适气候;炼体魄,避邪气等方面。要防止饮食不节和偏嗜,注意五味既可养人亦可伤人的辩证观,使饮食多样化,五谷杂粮合理调配,果蔬之类,注意摄取,素食、荤食,适度调整;起居有常,不妄作劳。"动""静"结合,"劳""逸"适度。采取适合自身的多样化的锻炼方式,如体育活动、健身操、气功、太极拳、舞蹈等,择其乐而从之,并要"练身"与"练心"有机结合,持之以恒。注意适应气候变化以"避邪气";戒烟酒,避免不良环境的影响。

(史能军)

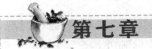

第七章

心系病证的内科治疗

第一节 心 悸

　　心悸是指阴阳失调，气血失和，心神失养，出现心中悸动不安，甚则不能自主的一类病证。一般多呈阵发性，每因情绪波动或劳累过度而发。心悸发作时常伴不寐、胸闷、气短，甚则眩晕、喘促、心痛、晕厥。心悸包括惊悸和怔忡。

　　心悸的病名首见《内经》。《素问·本病论》曰："热生于内，气痹于外，足胫疫疼，反生心悸。"《素问·气交变大论》对心悸的临床表现及脉象的变化亦有了生动的描述，如"心儋儋大动""其动应衣""心怵惕""心下鼓""惕惕然而惊，心欲动""惕惕如人将捕之"。《素问·三部九候论》曰："参伍不调者病……其脉乍疏乍数、乍迟乍疾者，日乘四季死。"最早认识到心悸，严重脉律失常与疾病预后的关系。在病因病机方面认识到宗气外泄，突受惊恐，复感外邪，心脉不通，饮邪上犯，皆可引起心悸。如《素问·平人气象论》曰："乳之下，其动应衣，宗气泄也。"《素问·举痛论》曰："惊则心无所倚，神无所归，虑无所定，故气乱矣。"《素问·痹论》曰："脉痹不已，复感于邪，内舍于心……心痹者，脉不通，烦则心下鼓。"《素问·评热病论》曰："诸水病者，故不得卧，卧则惊，惊则咳甚也。"汉代张仲景在《伤寒杂病论》中详述了"惊悸""心动悸""心中悸""喘悸""眩悸"的辨证论治纲领，如《伤寒论·辨太阳病脉证治》曰："脉浮数者，法当汗出而愈。若下之，身重，心悸者，不可发汗，当自汗出乃解……伤寒二三日，心中悸而烦者，小建中汤主之""伤寒，脉结代，心动悸，炙甘草汤主之。"《金匮要略·血痹虚劳病脉证治》中提到"卒喘悸，脉浮者，里虚也"；《金匮要略·痰饮咳嗽病脉证治》提到："凡食少饮多，水停心下，甚者则悸……眩悸者，小半夏加茯苓汤主之。"《金匮要略·惊悸吐衄下血胸满瘀血病脉证治》中有"寸口脉动而弱，动即为惊，弱则为悸"。认为心悸的病因病机为惊扰、水饮、虚损、汗后受邪等，记载了心悸时结、代、促脉及其区别，所创之炙甘草汤、麻黄附子细辛汤、苓桂甘枣汤、桂甘龙牡汤、小半夏加茯苓汤等仍是目前临床辨证治疗心悸的常用方剂。

　　汉代以后，诸医家从心悸、惊悸、怔忡等不同方面都有所发挥，并不断补充完善了心悸的病因病机、治法方药。如宋代严用和《济生方·惊悸怔忡健忘门》首先提出怔忡病名，并对惊悸、怔忡的病因病机、病情演变、治法方药做了较详细的论述。认为惊悸乃"心虚胆怯之所致"，治宜"宁其心以壮其胆气"，选用温胆汤、远志丸作为治疗方剂；怔忡因心血不足所致，亦有因感受外邪及饮邪停聚而致者,惊悸不已可发展为怔忡,治疗"当随其证,施以治法"。朱丹溪认为"悸者怔忡之谓",强调了虚与痰的致病因素,如《丹溪心法·惊悸怔忡》中认为"怔忡者血虚,怔忡无时,血少者多。有思虑便动,属虚。时作时止者,痰因火动"。明代《医学正传·惊悸怔忡健忘证》认为惊悸怔忡尚与肝胆有关,并对惊悸与怔忡加以鉴别。提出"怔忡者,心中惕惕然,动摇而不得安静,无时而作者是也;惊悸者,蓦然而跳跃惊动,而有欲厥之状,有时而作者是也"。明代《景岳全书·怔忡惊恐》中认为怔忡由阴虚劳损所致,指出"盖阴虚于下,则宗气无根而气不归源,所以在上则浮撼于胸臆,在下则振动于脐旁",生动地描述了心悸重证上及喉、下及腹的临床表现。其在治疗与护理上主张"速宜节欲节劳,切戒酒色。凡治此者,速宜养气养精,滋培根本",提出左归饮、右归饮、养心汤、宁志丸等至今临床广为应用的有效方剂。清代王清任、唐容川力倡瘀血致悸理论,开启了活血化瘀治疗心悸的先河。

一、病因病机

本病的发生既有体质因素、饮食劳倦或情志所伤,亦有因感受外邪或药物中毒所致。其虚证者,多因气血阴阳亏虚,引起阴阳失调、气血失和、心神失养;实证者常见痰浊、瘀血、水饮、邪毒,而致心脉不畅、心神不宁。

(一)感受外邪

正气内虚,感受温热邪毒,首先犯肺系之咽喉,邪毒侵心,耗气伤阴,气血失和,心神失养,发为心悸;或感受风寒湿邪,痹阻血脉,日久内舍于心,心脉不畅,发为心悸。正如叶天士所说:"温邪上受,首先犯肺,逆传心包。"及《素问·痹论》所云:"脉痹不已,复感于邪,内舍于心。"

(二)情志所伤

思虑过度,劳伤心脾,心血暗耗,化源不足,心失所养,发为心悸;恚怒伤肝,肝气郁结,久之气滞血瘀,心脉不畅,发为心悸,或气郁化火,炼液成痰,痰火上扰,心神不宁,发为心悸;素体心虚胆怯,暴受惊恐,致心失神、肾失志,心气逆乱,发为惊悸,日久则稍惊即悸,或无惊亦悸。正如《素问·举痛论》所云:"惊则心无所倚,神无所归,虑无所定,故气乱矣。"

(三)饮食不节

嗜食肥甘厚味,煎炸炙赙之品,或嗜酒过度,皆可蕴热化火生痰,痰火扰心,心神不宁,发为心悸;或饮食不节,损伤脾胃,脾运呆滞,痰浊内生,心脉不畅,而发心悸。正如唐容川所云:"心中有痰者,痰入心中,阻其心气,是以跳动不安。"

(四)体质虚弱

先天心体禀赋不足,阴阳失调,气血失和,心脉不畅,发为心悸;或素体脾胃虚弱,化源不足,或年老体衰,久病失养,劳欲过度,致气血阴阳亏虚,阴阳失调,气血失和,心失所养,而发为心悸。

(五)药物所伤

用药不当,或药物毒性较剧,损及于心,而致心悸。综上所述,心悸病因不外外感与内伤,其病机则不外气血阴阳亏虚,心失濡养;或邪毒、痰饮、瘀血阻滞心脉,心脉不畅,心神不宁。其病机关键为阴阳失调,气血失和,心神失养。其病位在心,但与肺、脾、肝、肾密切相关。

本证以虚证居多,或因虚致实,虚实夹杂。虚者以气血亏虚,气阴两虚,心阳不振,心阳虚脱,心神不宁为常见;实者则以邪毒侵心,痰火扰心,心血瘀阻,水饮凌心为常见。虚实可相互转化,如脾失健运,则痰浊内生;脾肾阳虚,则水饮内停;气虚则血瘀;阴虚常兼火旺,或夹痰热;实者日久,可致正气亏耗;久病则阴损及阳,阳损及阴,形成阴阳两虚等复杂证候。

二、诊断

（1）自觉心慌不安，神情紧张，不能自主，心搏或快速，或缓慢，或心跳过重，或忽跳忽止，呈阵发性或持续性。

（2）伴有胸闷不适，易激动，心烦，少寐，乏力，头晕等，中老年发作频繁者，可伴有心胸疼痛，甚则喘促、肢冷汗出，或见晕厥。

（3）脉象对心悸的诊断有重要意义。心悸者常见疾、促、结、代、迟、涩、雀啄等脉；听诊示心搏或快速，或缓慢，或忽跳忽止，或伴有心音强弱不匀等。

（4）发作常由情志刺激、惊恐、紧张、劳倦过度、饮酒饱食等因素而诱发。

三、相关检查

血液分析、测血压、X线胸片、心电图、动态心电图、心脏彩超检查等，有助于病因及心律失常的诊断。

四、鉴别诊断

（一）心痛

心痛除见心慌不安，脉结代外，必以心痛为主症，多呈心前区或胸骨后压榨样痛、闷痛，常因劳累、感寒、饱餐或情绪波动而诱发，多呈短暂发作。但甚者心痛剧烈不止，唇甲发绀，或手足青至节，呼吸急促，大汗淋漓，甚至晕厥，病情危笃。心痛常可与心悸合并出现。

（二）奔豚

奔豚发作之时，亦觉心胸躁动不安。《难经·五十六难》曰："发于小腹，上至心下，若豚状，或上或下无时。"称之为肾积。《金匮要略·奔豚气病脉证治》曰："奔豚病从少腹起，上冲咽喉，发作欲死，复还止，皆从惊恐得之。"故本病与心悸的鉴别要点为心悸为心中剧烈跳动，发于心；奔豚乃上下冲逆，发自少腹。

（三）卑惵

《证治要诀·怔忡》描述卑惵症状为"痞塞不欲食，心中常有所歉，爱处暗室，或倚门后，见人则惊避，似失志状"。卑惵病因为"心血不足"，虽有心慌，一般无促、结、代、疾、迟等脉出现，是以神志异常为主的疾病，与心悸不难鉴别。

五、辨证论治

（一）辨证要点

1.辨虚实

心悸证候特点多为虚实相兼，故当首辨虚实。虚当审脏腑气、血、阴、阳何者偏虚，实当辨痰、饮、瘀、毒何邪为主。其次，当分清虚实之程度。正虚程度与脏腑虚损情况有关，即一脏虚损者轻，多脏虚损者重。在邪实方面，一般来说，单见一种夹杂者轻，多种合并夹杂者重。

2.辨脉象

脉搏的节律异常为本病的特征性征象，故尚需辨脉象。如脉率快速型心悸，可有一息六至之数脉，一息七至之疾脉，一息八至之极脉，一息九至之脱脉，一息十至以上之浮合脉。脉率过缓型心悸，可见一息四至之缓脉，一息三至之迟脉，一息二至之损脉，一息一至之败脉，两息一至之夺精脉。脉律不整型心悸,脉象可见有数时一止,止无定数之促脉;缓时一止,止无定数之结脉;脉来更代,几至一止,止有定数之代脉,或见脉象乍疏乍数,忽强忽弱之雀啄脉。临床应结合病史、症状,推断脉症从舍。一般认为,阳盛则促,数为阳热。若脉虽数、促而沉细、微细,伴有面浮肢肿,动则气短,形寒肢冷,舌质淡者,为虚寒之象。阴盛则结,迟而无力为虚寒,脉迟、结、代者,一般多属阴类脉。其中,结脉表示气血凝滞,代脉常表示元气虚衰、脏气衰微。凡久病体虚而脉弦滑搏指者为逆,病情重笃而脉散乱模糊者为病危之象。

3.辨病与辨证相结

合对心悸的临床辨证应结合引起心悸原发疾病的诊断,以提高辨证准确性,如功能性心律失常所引起的心悸,常表现为心率快速型心悸,多属心虚胆怯,心神不宁于活动后反而减轻为特点;冠心病心悸,多为阴虚气滞,气虚气滞,或气阴两虚,肝气郁结,久之痰瘀交阻而致;病毒性心肌炎引起的心悸,初起多为风温先犯肺卫,继之热毒逆犯于心,随后呈气阴两虚、瘀阻络脉证;风湿性心肌炎引起的心悸,多由风湿热邪杂至,合而为痹,痹阻心脉所致;病态窦房结综合征多由心阳不振,心搏无力所致;慢性肺源性心脏病所引起的心悸,则虚实兼夹为患,多心肾阳虚为本,水饮内停为标。

4.辨惊悸怔忡

大凡惊悸发病,多与情志因素有关,可由骤遇惊恐,忧思恼怒,悲哀过极或过度紧张而诱发,多为阵发性,实证居多,但也存在内虚因素。病来虽速,病情较轻,可自行缓解,不发时如常人。怔忡多由久病体虚、心脏受损所致,无精神因素亦可发生,常持续心悸,心中惕惕,不能自控,活动后加重。病来虽渐,病情较重,每属虚证,或虚中夹实,不发时亦可见脏腑虚损症状。惊悸日久不愈,亦可形成怔忡。

(二)治疗原则

心悸由脏腑气血阴阳亏虚、心神失养所致者,治当补益气血,调理阴阳,以求气血调畅,阴平阳秘,配合应用养心安神之品,促进脏腑功能的恢复。心悸因于邪毒、痰浊、水饮、瘀血等实邪所致者,治当清热解毒、化痰蠲饮、活血化瘀,配合应用重镇安神之品,以求邪去正安,心神得宁。临床上心悸表现为虚实夹杂时,当根据虚实轻重之多少,灵活应用清热解毒、益气养血、滋阴温阳、化痰蠲饮、行气化瘀、养心安神、重镇安神之法。

(三)分证论治

1.心虚胆怯

(1)主症:心悸不宁,善惊易恐,稍惊即发,劳则加重。

(2)兼次症:胸闷气短,自汗,坐卧不安,恶闻声响,失眠多梦而易惊醒。

(3)舌脉:舌质淡红,苔薄白;脉动数,或细弦。

(4)分析:心为神舍,心气不足易致神浮不敛,心神动摇,失眠多梦;胆气怯弱则善惊易恐,恶闻声响;心胆俱虚则更易为惊恐所伤,稍惊即悸;心位胸中,心气不足,胸中宗气运转无力,故胸闷气短;气虚卫外不固则自汗;劳累耗气,心气益虚,故劳则加重。脉动数或细弦为气血逆乱之象。

(5)治法:镇惊定志,养心安神。

(6)方药:安神定志丸加琥珀、磁石、朱砂。方中龙齿、琥珀、磁石镇惊宁神,朱砂、茯神、菖蒲、远志安神定惊,人参补益心气。兼见心阳不振,加附子、桂枝;兼心血不足,加熟地、阿胶;心悸气短,动则益甚,气虚明显时,加黄芪以增强益气之功;气虚自汗加麻黄根、浮小麦、瘪桃干、乌梅;气虚夹瘀者,加丹参、桃仁、红花;气虚夹湿,加泽泻,重用白术、茯苓;心气不敛,加五味子、酸枣仁、柏子仁,以收敛心气,养心安神;若心气郁结,心悸烦闷,精神抑郁,胸胁胀痛,加柴胡、郁金、合欢皮、绿萼梅、佛手。

2.心脾两虚

(1)主症:心悸气短,失眠多梦,思虑劳心则甚。

(2)兼次症:神疲乏力,眩晕健忘,面色无华,口唇色淡,纳少腹胀,大便溏薄,或胸胁胀痛,善太息。

(3)舌脉:舌质淡,苔薄白;脉细弱,或弦细。

(4)分析:心脾两虚主要指心血虚、脾气弱之气血两虚证。思虑劳心,暗耗心血,或脾气不足,生化乏源,皆可致心失血养,心神不宁,而见心悸、失眠多梦。思虑过度可劳伤心脾,故思虑劳心则甚。血虚则不能濡养脑髓,故眩晕健忘;不能上荣肌肤,故面色无华,口唇色淡。纳少腹胀,大便溏薄,神疲乏力,均为脾气虚之表现。气血虚弱,脉道失充,则脉细弱。肝气郁结则胸胁胀痛,善太息,脉弦。

(5)治法:补血养心,益气安神。

(6)方药:归脾汤。方中当归、龙眼肉补养心血;黄芪、人参、白术、炙甘草益气以生血;茯神、远志、酸枣仁宁心安神;木香行气,使补而不滞。气虚甚者重用人参、黄芪、白术、炙甘草,少佐肉桂,取少火生气之意;血虚甚者加熟地、白芍、阿胶。若心动悸脉结代,气短,神疲乏力,心烦失眠,五心烦热,自汗盗汗,胸闷,面色无华,舌质淡红少津,苔少或无,脉细数,为气阴两虚,治以益气养阴,养心安神,用炙甘草汤加减。本方益气补血,滋阴复脉。若兼肝气郁结,胸胁胀痛,泛酸、善太息,可改用逍遥散合左金丸为煎剂,以补益气血,调达肝郁,佐金以平木。

3.阴虚火旺

(1)主症:心悸少寐,眩晕耳鸣。

(2)兼次症:形体消瘦,五心烦热,潮热盗汗,腰膝酸软,咽干口燥,小便短黄,大便干结,或急躁易怒,胁肋胀痛,善太息。

(3)舌脉:舌红少津,苔少或无;脉细数或促。

(4)分析:肾阴亏虚,水不济火,以致心火亢盛,扰动心神,故心悸少寐;肾主骨生髓,腰为肾之府,肾虚则髓海不足,骨骼失养,故腰膝酸软,眩晕耳鸣;阴虚火旺,虚火内蒸,故形体消瘦,五心烦热,潮热盗汗,口干咽燥,小便短黄,大便干结;舌红少津,少苔或无苔,脉细数或促,为阴虚火旺之征。若肝气郁结,肝火内炽则急躁易怒,胁肋胀痛,善太息。

(5)治法:滋阴清火,养心安神。

(6)方药:天王补心丹或朱砂安神丸。阴虚心火不亢盛者,用天王补心丹。方中生地黄、玄参、麦冬、天冬养阴清热;当归、丹参补血养心;人参补益心气;朱砂、茯苓、远志、枣仁、柏子仁养心安神;五味子收敛心气;桔梗引药上行,以通心气。合而用之有滋阴清热,养心安神之功。汗多加山茱萸。若阴虚心火亢盛者,用朱砂安神丸。方中朱砂重镇安神;当归、生地黄养血滋阴;黄连清心泻火。合而用之有滋阴清火,养心安神之功。因朱砂有毒,不可过剂。本证亦可选用黄连阿胶汤。若肾阴亏虚,虚火妄动,梦遗腰酸者,此乃阴虚相火妄动,治当滋阴降火,方选知柏地黄丸加味,方中知母、黄柏清泻相火,六味地黄丸滋补肾阴,合而用之有滋阴降火之功。若兼肝郁,急躁易怒,胁肋胀痛,善太息,治法为养阴疏肝,可在六味地黄丸基础上加枳壳、青皮,常可获效。

4.心阳不振

(1)主症:心悸不安,动则尤甚,形寒肢冷。

（2）兼次症：胸闷气短，面色白，自汗，畏寒喜温，或伴心痛。

（3）舌脉：舌质淡，苔白；脉虚弱，或沉细无力。

（4）分析：久病体虚，损伤心阳，心失温养，则心悸不安；不能温煦肢体，故面色白，肢冷畏寒。胸中阳气虚衰，宗气运转无力，故胸闷气短。阳气不足，卫外不固，故自汗出。阳虚则无力鼓动血液运行，心脉痹阻，故心痛时作。舌质淡，脉虚弱无力，为心阳不振之征。

（5）治法：温补心阳。

（6）方药：桂枝甘草龙骨牡蛎汤。方中桂枝、炙甘草温补心阳，生龙齿、生牡蛎安神定悸。心阳不足，形寒肢冷者，加黄芪、人参、附子；大汗出者，重用人参、黄芪、浮小麦、山茱萸、麻黄根；或用独参汤煎服；兼见水饮内停者，选加葶苈子、五加皮、大腹皮、车前子、泽泻、猪苓；夹有瘀血者，加丹参、赤芍、桃仁、红花等；兼见阴伤者，加麦冬、玉竹、五味子；若心阳不振，以心动过缓为著者，酌加炙麻黄、补骨脂、附子，重用桂枝。如大汗淋漓，面青唇紫，肢冷脉微，气喘不能平卧，为亡阳征象，当急予独参汤或参附汤，送服黑锡丹，或参附注射液静脉注射或静脉点滴，以回阳救逆。

5.水饮凌心

（1）主症：心悸眩晕，肢面水肿，下肢为甚，甚者咳喘，不能平卧。

（2）兼次症：胸脘痞满，纳呆食少，渴不欲饮，恶心呕吐，形寒肢冷，小便不利。

（3）舌脉：舌质淡胖，苔白滑；脉弦滑，或沉细而滑。

（4）分析：阳虚不能化水，水饮内停，上凌于心，故见心悸；饮溢肢体，故见水肿。饮阻于中，清阳不升，则见眩晕；阻碍中焦，胃失和降，则脘痞，纳呆食少，恶心呕吐。阳气虚衰，不能温化水湿，膀胱气化失司，故小便不利。舌质淡胖，苔白滑，脉弦滑或沉细而滑，为水饮内停之象。

（5）治法：振奋心阳，化气利水。

（6）方药：苓桂术甘汤。本方通阳利水，为"病痰饮者，当以温药和之"的代表方剂。方中茯苓淡渗利水，桂枝、炙甘草通阳化气，白术健脾祛湿。兼见纳呆食少，加谷芽、麦芽、神曲、山楂、鸡内金；恶心呕吐，加半夏、陈皮、生姜；尿少肢肿，加泽泻、猪苓、防己、葶苈子、大腹皮、车前子；兼见肺气不宣，水饮射肺者，表现胸闷、咳喘，加杏仁、前胡、桔梗以宣肺，加葶苈子、五加皮、防己以泻肺利水；兼见瘀血者，加当归、川芎、刘寄奴、泽兰叶、益母草；若肾阳虚衰，不能制水，水气凌心，症见心悸，咳喘，不能平卧，尿少水肿，可用真武汤。

6.心血瘀阻

（1）主症：心悸不安，胸闷不舒，心痛时作。

（2）兼次症：面色晦暗，唇甲青紫。或兼神疲乏力，少气懒言；或兼形寒肢冷；或兼两胁胀痛，善太息。

（3）舌脉：舌质紫暗，或舌边有瘀斑、瘀点；脉涩或结代。

（4）分析：心血瘀阻，心脉不畅，故心悸不安，胸闷不舒，心痛时作。若因气虚致瘀者，则气虚失养，兼见神疲乏力，少气懒言；若因阳气不足致瘀者，则阳虚生外寒而见形寒肢冷；若因肝气郁结，气滞致瘀者，则因肝郁气滞而兼见两胁胀痛，善太息；脉络瘀阻，故见面色晦暗，唇甲青紫；舌紫暗，舌边有瘀斑、瘀点，脉涩或结代，为瘀血内阻之征。

（5）治法：活血化瘀，理气通络。

（6）方药：桃仁红花煎。方中桃仁、红花、丹参、赤芍、川芎活血化瘀；延胡索、香附、青皮理气通络；生地黄、当归养血和血。合而用之有活血化瘀，理气通络之功。若因气滞而血瘀者，酌加柴胡、枳壳、郁金；若因气虚而血瘀者，去理气药，加黄芪、党参、白术；若因阳虚而血瘀者，酌加附子、桂枝、生姜；夹痰浊，症见胸闷不舒，苔浊腻者，酌加瓜蒌、半夏、胆南星；胸痛甚者，酌加乳香、没药、蒲黄、五灵脂、三七等。瘀血心悸亦可选丹参饮或血府逐瘀汤治疗。

7.痰浊阻滞

（1）主症：心悸气短，胸闷胀满。

（2）兼次症：食少腹胀，恶心呕吐，或伴烦躁失眠，口干口苦，纳呆，小便黄赤，大便秘结。

（3）舌脉：苔白腻或黄腻，脉弦滑。

（4）分析：痰浊阻滞心气，故心悸气短；气机不畅，故见胸闷胀满；痰阻气滞，胃失和降，故食少腹胀，恶心呕吐；痰郁化火，则见口干口苦，小便黄赤，大便秘结，苔黄腻等热象；痰火上扰，心神不宁，故烦躁失眠；痰多、苔腻、脉弦滑，为内有痰浊之象。

（5）治法：理气化痰，宁心安神。

（6）方药：导痰汤。方中半夏、陈皮、制南星、枳实理气化痰；茯苓健脾祛痰；远志、酸枣仁宁心安神。纳呆腹胀，兼脾虚者，加党参、白术、谷芽、麦芽、鸡内金；心悸伴烦躁口苦，苔黄，脉滑数，系痰火上扰，心神不宁，可加黄芩、苦参、黄连、竹茹，制南星易胆南星，或用黄连温胆汤；痰火伤津，大便秘结，加大黄、瓜蒌；痰火伤阴，口干盗汗，舌质红，少津，加麦冬、天冬、沙参、玉竹、石斛；烦躁不安，惊悸不宁，加生龙骨、生牡蛎、珍珠母、石决明以重镇安神。

8.邪毒侵心

（1）主症：心悸气短，胸闷胸痛。

（2）兼次症：发热，恶风，全身酸痛，神疲乏力，咽喉肿痛，咳嗽，口干渴。

（3）舌脉：舌质红，苔薄黄；脉浮数，或细数，或结代。

（4）分析：感受风热毒邪，侵犯肺卫，邪正相争，故发热恶风，全身酸痛，咽喉肿痛，咳嗽；表证未解，邪毒侵心，心体受损，耗气伤津，故心悸气短，胸闷胸痛，神疲乏力，口干渴；舌红，苔薄黄，脉浮数，或细数，或结代，为风热毒邪袭表、侵心，气阴受损之征。

（5）治法：辛凉解表，清热解毒。

（6）方药：银翘散加减。方中金银花、连翘辛凉解表，清热解毒；薄荷、荆芥、豆豉疏风解表，透热外出；桔梗、牛蒡子、甘草宣肺止咳，利咽消肿；淡竹叶、芦根甘凉清热，生津止渴。合而用之有辛凉解表，清热解毒之功。若热毒甚，症见高热，咽喉肿痛，加板蓝根、大青叶、野菊花、紫花地丁等清热解毒之品；胸闷、胸痛者，加丹皮、赤芍、丹参等活血化瘀之品；口干口渴甚者，加生地黄、玄参；若热盛耗气伤阴，症见神疲，气短，脉细数，或结代者，合生脉散益气养阴，敛心气。若感受湿热之邪，湿热侵心，症见心悸气短，胸闷胸痛，腹泻，腹痛，恶心呕吐，腹胀纳呆，舌质红，苔黄腻者，治当清热祛湿，芳香化浊，方选甘露消毒丹或葛根芩连汤加减。若热病后期，邪毒已去，气阴两虚者，治当益气养阴，方选生脉散加味。

六、转归预后

心悸的转归预后与病因、诱因、发展趋势及发作时对血流动力学的影响密切相关。心悸因受惊而起，其病程短，病势浅，全身情况尚好，一般在病因消除或经过适当治疗或休息之后便能逐渐痊愈；但亦有惊悸日久不愈，逐渐变成怔忡。若因脏腑受损，功能失调，气血阴阳亏虚所致心悸，则病程较长，病势较重，经积极合理治疗亦多能痊愈。如出现下列情况则预后较差：心悸而汗出不止，四肢厥冷，喘促不得卧，下肢水肿，面青唇紫，脉微欲绝者，属心悸喘脱证，预后严重；心悸而出现各种怪脉（严重心律失常之脉象）者；心悸突然出现昏厥抽搐者；心悸兼有真心痛者。以上情况皆是病情严重之证候,均应及时治疗和监护,密切观察病情变化。

七、临证要点

(1)在辨证论治基础上选加经现代药理研究有抗心律失常作用的中草药,可进一步提高疗效,如快速型心律失常加用益母草、苦参、黄连、莲子心、延胡索以及中成药"黄杨宁"等;缓慢型心律失常加用麻黄、细辛、熟附子、桂枝以及中成药"心宝"等。

(2)功能性心律失常,多为肝气郁结所致,特别是因情志而发者,当在辨证基础上加郁金、佛手、香附、柴胡、枳壳、合欢皮等疏肝解郁之品,往往取得良好效果。

(3)根据中医"久病必虚""久病入络"的理论,心悸日久当补益与通络并用。

(4)临证如出现严重心律失常,如室上性心动过速、快速心房纤颤、三度房室传导阻滞、室性心动过速、严重心动过缓、病态窦房结综合征等,导致较严重的血流动力学异常者,当及时运用中、西医两法加以救治。

(5)病毒性心肌炎是20余年来发病率较高的一种心律失常性疾病,常危及青少年的身体健康,对于这种病毒感染性心肌炎症,中医药有显著的优势。在治疗中要把握以下三点:①咽炎一日不除,病毒性心肌炎一日不辍。②气阴两虚贯穿疾病的始终。③阳气易复,阴血难复。

(姜传文)

第二节 胸 痹

胸痹是指以胸部闷痛,甚则胸痛彻背,短气喘息不得卧为主要临床表现的一种病证。

胸痹临床表现或轻或重,轻者仅偶感胸闷如窒或隐痛,呼吸欠畅,病发短暂轻微;重者则有胸痛,呈压榨样绞痛,严重者心痛彻背,背痛彻心,疼痛剧烈。常伴有心悸、气短、呼吸不畅,甚至喘促、悸恐不安等。多由劳累、饱餐、寒冷及情绪激动而诱发,亦可无明显诱因或安静时发病。

胸痹的临床表现最早见于《内经》。《灵枢·五邪篇》指出:"邪在心,则病心痛。"《素问·藏气法时论》亦说:"心病者,胸中痛,胁支满,胁下痛,膺背肩胛间痛,两臂内痛"。《素问·缪刺论》又有"卒心痛""厥心痛"之称。《素问·厥论篇》还说:"真心痛,手足青至节,心痛甚,旦发夕死,夕发旦死。"把心痛严重,并迅速造成死亡者,称为"真心痛",亦即胸痹的重证。汉·张仲景在《金匮要略·胸痹心痛短气病脉证治》篇说:"胸痹之病,喘息咳唾,胸背痛,短气,寸口脉沉而迟,关上小紧数,瓜蒌薤白白酒汤主之。""胸痹不得卧,心痛彻背者,瓜蒌薤白半夏汤主之。"正式提出了"胸痹"的名称,并进行专门的论述,把病因病机归纳为"阳微阴弦",即上焦阳气不足,下焦阴寒气盛,认为乃本虚标实之证。宋金元时期,有关胸痹的论述更多。如《圣济总录·胸痹门》有"胸痹者,胸痹痛之类也……胸脊两乳间刺痛,甚则引背胛,或彻背脊"的症状记载。《太平圣惠方》将心痛、胸痹并列,在"治卒心痛诸方""治久心痛诸方""治胸痹诸方"等篇中,收集治疗本病的方剂较多,组方当中,芳香、辛散、温通之品,常与益气、养血、滋阴、温阳之品相互为用,标本兼顾,丰富了胸痹的治疗内容。到了明清时期,对胸痹的认识有了进一步提高。如《症因脉治·胸痛论》:"歧骨之上作痛,乃为胸痛"。"内伤胸痛之因,七情六欲,动其心火,刑及肺金;或怫郁气逆,伤其肺道,则痰凝气结;或过饮辛热,伤其上焦,则血积于内,而闷闷胸痛矣"。又如《玉机微义·心痛》中揭示胸痹不仅有实证,亦有虚证;尤其是对心痛与胃脘痛进行了明确的鉴别。

在治疗方面,《内经》提出了针刺治疗的穴位和方法,《灵枢·五味》篇还有"心病宜食薤"的记载;《金匮要略》强调以宣痹通阳为主;《世医得效方·心痛门》提出了用苏合香丸芳香温通的方法"治卒暴心痛"。后世医家总结前人的经验,又提出了活血化瘀的治疗方法,如《证治准绳·诸痛门》提出用大剂桃仁、红花、降香、失笑散等治疗死血心痛;《时方歌括》用丹参饮治心腹诸痛;《医林改错》用血府逐瘀汤治疗胸痹心痛等。这些方法为治疗胸痹开辟了广阔的途径。

现代医学的冠状动脉粥样硬化性心脏病(心绞痛、心肌梗死)、心包炎、二尖瓣脱垂综合征、病毒性心肌炎、心肌病、慢性阻塞性肺气肿等疾病,出现胸痹的临床表现时,可参考本节进行辨证论治。

一、病因病机

胸痹发生多与寒邪内侵、饮食失调、情志失节、劳倦内伤、年迈体虚等因素有关。其病机分虚实两端,实为气滞、寒凝、血瘀、痰浊,痹阻胸阳,阻滞心脉;虚为气虚、阴伤、阳衰,脾、肝、肾亏虚,心脉失养。

(一)寒邪内侵

素体阳虚,胸阳不振,阴寒之邪乘虚而入,寒主收引,寒凝气滞,抑遏阳气,胸阳不展,血行瘀滞不畅,而发本病。如《诸病源候论》曰:"寒气客于五脏六腑,因虚而发,上冲胸间,则胸痹。"《类证治裁·胸痹》曰:"胸痹,胸中阳微不运,久则阴乘阳位,而为痹结也。"阐述了本病由阳虚感寒而发作。

(二)情志失节

郁怒伤肝,肝失疏泄,肝郁气滞,甚则气郁化火,灼津成痰;忧思伤脾,脾失健运,津液不布,遂聚成痰。气滞、痰郁交阻,既可使血行失畅,脉络不利,而致气血瘀滞,又可导致胸中气机不畅,胸阳不运,心脉痹阻,心失所养,不通则痛,而发胸痹。《杂病源流犀烛·心病源流》曰:"总之七情之由作心痛,七情失调可致气血耗逆,心脉失畅,痹阻不通而发心痛。"

(三)饮食失调

饮食不节,嗜酒或过食肥甘生冷,以致脾胃损伤,运化失健,聚湿成痰,上犯心胸,痰阻脉络,胸阳失展,气机不畅,心脉闭阻,而成胸痹。

(四)劳倦内伤

思虑过度,心血暗耗,或肾阴亏虚,不能滋养五脏之阴,水不涵木,不能上济于心,心肝火旺,使心阴内耗,阴液不足,心火燔炽,不汲肾水,脉道失润;或劳倦伤脾,脾虚转输失职,气血生化乏源,无以濡养心脉,拘急而痛;或积劳伤阳,心肾阳微,阴寒痰饮乘于阳位,鼓动无力,胸阳失展,血行涩滞,而发胸痹。

(五)年迈体虚

久病体虚,暴病伤正;或中老年人,肾气不足,精血渐衰,以致心气不足,心阳不振,肾阳虚衰,不能鼓舞五脏之阳,血脉失于温煦,痹阻不畅,心胸失养而酿成本病。

胸痹的病位在心,然其发病多与肝、脾、肾三脏功能失调有关,如肾虚、肝郁、脾失健运等。

胸痹的主要病机为心脉痹阻,病理变化主要表现为本虚标实,虚实夹杂。本虚有气虚、血虚、阳虚、阴虚,又可阴损及阳,阳损及阴,而表现出气阴两虚,气血双亏,阴阳两虚,甚至阳微阴竭,心阳外越;标实为气滞、血瘀、寒凝、痰阻,且又可相兼为病,如气滞血瘀,寒凝气滞,痰瘀交阻等。本病多在中年以后发生,发作期以标实表现为主,并以血瘀为突出特点,缓解期主要见心、脾、肾气血阴阳之亏虚,其中又以心气虚最为常见。

二、诊断要点

(一)症状

(1)以胸部闷痛为主症,多见膻中或心前区憋闷疼痛,甚则痛彻左肩背、咽喉、胃脘部、左上臂内侧等部位;呈反复发作性或持续不解,常伴有心悸、气短、自汗,甚则喘息不得卧。

(2)胸闷胸痛一般持续几秒到几十分钟,休息或服药后大多可迅速缓解;严重者可见突然发病,心跳加快,疼痛剧烈,持续不解,汗出肢冷,面色苍白,唇甲青紫,或心律失常等证候,并可发生猝死。

(3)多见于中年以上,常因情志抑郁恼怒,操劳过度,多饮暴食,气候变化等而诱发。亦有无明显诱因或安静时发病者。

(二)检查

心电图检查可见 ST 段改变等阳性改变,必要时可做动态心电图、心功能测定、运动试验心电图等。周围血象白细胞总数、血沉、血清酶学检查,有助于进一步明确诊断。

三、鉴别诊断

(一)胃脘痛

心在脘上,脘在心下,故有胃脘当心而痛之称,以其部位相近。尤胸痹之不典型者,其疼痛可在胃脘部,极易混淆。但胸痹以闷痛为主,为时极短,虽与饮食有关,休息、服药常可缓解;胃痛发病部位在上腹部,局部可有压痛,以胀痛为主,持续时间较长,常伴有食少纳呆、恶心呕吐、泛酸嘈杂等消化系统症状。做 B 超、胃肠造影、胃镜、淀粉酶检查,可以鉴别。

(二)悬饮

悬饮、胸痹均有胸痛。但胸痹为当胸闷痛,可向左肩或左臂内侧等部位放射,常因受寒饱餐、情绪激动、劳累而突然发作,持续时间短暂;悬饮为胸胁胀痛,持续不解,多伴有咳唾,肋间饱满,转侧不能平卧,呼吸时疼痛加重,或有咳嗽、咳痰等肺系证候。

(三)胁痛

疼痛部位在两胁部,以右胁部为主,肋缘下或有压痛点。疼痛特点或刺痛不移,或胀痛不休,或隐隐作痛,很少短暂即逝,可合并厌油腻、发热、黄疸等症。肝胆 B 超、胃镜、肝功能、淀粉酶检查有助区分。

(四)真心痛

真心痛乃胸痹的进一步发展。症见心痛剧烈,甚则持续不解,伴有肢冷汗出,面色苍白,喘促唇紫,手足青至节,脉微欲绝或结代等危重急症。

四、辨证

胸痹首先辨别虚实,分清标本。发作期以标实为主,缓解期以本虚为主。

标实应区别气滞、血瘀、寒凝、痰浊的不同。闷重而痛轻,兼见胸胁胀满,憋气,善太息,苔薄白,脉弦者,多属气滞;胸部窒闷而痛,伴唾吐痰涎,苔腻,脉弦滑或弦数者,多属痰浊;胸痛如绞,遇寒则发,或得冷加剧,伴畏寒肢冷,舌淡苔白,脉细,为寒凝心脉;刺痛固定不移,痛有定处,夜间

115

多发,舌紫黯或有瘀斑,脉结代或涩,由心脉瘀滞所致。

本虚又应区别阴阳气血亏虚的不同。心胸隐痛而闷,因劳累而发,伴心慌、气短、乏力,舌淡胖嫩,边有齿痕,脉沉细或结代者,多属心气不足;若绞痛兼见胸闷气短,四肢厥冷,神倦自汗,脉沉细,则为心阳不振;隐痛时作时止,缠绵不休,动则多发,伴口干,舌淡红而少苔,脉细而数,则属气阴两虚表现。

胸痹的疼痛程度与发作频率及持续时间与病情轻重程度密切相关。疼痛持续时间短暂,瞬息即逝者多轻;持续时间长,反复发作者多重;若持续数小时甚至数天不休者常为重症或危候。

一般疼痛发作次数多少与病情轻重程度呈正比。若疼痛遇劳发作,休息或服药后能缓解者为顺症;服药后难以缓解者常为危候。

(一)寒凝心脉

证候:卒然心痛如绞,心痛彻背,背痛彻心,心悸气短,喘不得卧,形寒肢冷,面色苍白,冷汗自出,多因气候骤冷或骤感风寒而发病或加重,苔薄白,脉沉紧或沉细。

分析:寒邪侵袭,阳气不运,气机阻痹,故见卒然心痛如绞,或心痛彻背,背痛彻心,感寒则痛甚;阳气不足,故形寒肢冷,面色苍白;胸阳不振,气机受阻,故见喘不得卧,心悸气短;苔薄白,脉沉紧或沉细,均为阴寒凝滞,阳气不运之候。

(二)气滞心胸

证候:心胸满闷,隐痛阵发,痛无定处,时欲太息,情绪波动时容易诱发或加重,或兼有脘痞胀满,得嗳气或矢气则舒,苔薄或薄腻,脉细弦。

分析:郁怒伤肝,肝失疏泄,气滞上焦,胸阳失展,心脉不和,故心胸满闷,隐痛阵发,痛无定处;情志不遂则气机郁结加重,故心痛加重,而太息则气机稍畅,心痛稍减;肝郁气结,木失条达,横逆犯脾,脾失健运则脘痞胀满;苔薄或薄腻,脉细弦为肝气郁结之象。

(三)心血瘀阻

证候:心胸剧痛,如刺如绞,痛有定处,甚则心痛彻背,背痛彻心,或痛引肩背,伴有胸闷心悸,日久不愈,可因暴怒、劳累而加重,面色晦暗,舌质暗红或紫黯,或有瘀斑,苔薄脉弦涩或促、结、代。

分析:气机阻滞,瘀血内停,络脉不通,不通则痛,故见心胸剧痛,如刺如绞,痛有定处,甚则心痛彻背,背痛彻心,或痛引肩背,伴有胸闷,日久不愈;瘀血阻塞,心失所养,故心悸不宁,面色晦暗;暴怒伤肝,气机逆乱,气滞血瘀更重,故可因暴怒而加重;舌质暗红或紫黯,或有瘀斑,苔薄,脉弦涩或促、结、代均为瘀血内阻之候。

(四)痰浊闭阻

证候:胸闷重而心痛,痰多气短,倦怠肢重,遇阴雨天易发作或加重,伴有纳呆便溏,口黏恶心,咯吐痰涎,舌体胖大且边有齿痕,苔白腻或白滑,脉滑。

分析:痰浊内阻,胸阳失展,气机痹阻,故胸闷重而疼痛,痰多气短;阴雨天湿气更甚,故遇之易发作或加重;痰浊困脾,脾气不运,故倦怠肢重,纳呆便溏,口黏恶心;咯吐痰涎,舌体胖大,有齿痕,苔白腻或滑,脉滑,均为痰浊闭阻之象。

(五)心肾阴虚

证候:心痛憋闷,灼痛心悸,五心烦热,潮热盗汗,或头晕耳鸣,腰膝酸软,口干便秘,舌红少津,苔薄或剥,脉细数或促代。

分析:心肾不交,虚热内灼,气机不利,血脉不畅,故心痛时作,灼痛或憋闷;久病或热病伤阴,暗耗心血,血虚不足以养心,则心悸;阴虚生内热,则五心烦热,潮热盗汗;肾阴虚,则见头晕耳鸣,腰膝酸软;口干便秘,舌红少苔,脉细数或促代,均为阴虚有热之象。

(六)心肾阳虚

证候:心悸而痛,胸闷气短,自汗,动则更甚,神倦怯寒,面色㿠白,四肢不温或肿胀,舌质淡胖,苔白或腻,脉沉细迟。

分析:阳气虚衰,胸阳不振,气机痹阻,血行瘀滞,血脉失于温煦,故见胸闷心痛,心悸气短,自汗,动则耗气更甚;阳虚不足以温运四肢百骸,则神倦怯寒,面色㿠白,四肢不温;肾阳虚,不能制水,故四肢肿胀;舌质淡胖,苔白或腻,脉沉细迟均为阳气虚衰之候。

(七)气阴两虚

证候:心胸隐痛,时作时休,胸闷气促,心悸自汗,动则喘息益甚,倦怠懒言,面色少华,舌质淡红,苔薄白,脉虚细缓或结代。

分析:思虑伤神,劳心过度,损伤心气,阴血亏耗,血瘀心脉,故见胸闷隐痛,时作时休,心悸气促,倦怠懒言等;心气虚,则自汗;气血不荣于上,则面色少华;淡红舌,脉虚细缓,均为气阴两虚之征。

五、治疗

本病的治疗原则应先治其标,后治其本,先从祛邪入手,然后再予扶正,必要时可根据虚实标本的主次,兼顾同治。标实当泻,针对气滞、血瘀、寒凝、痰浊而疏理气机,活血化瘀,辛温通阳,泄浊豁痰,尤重活血通脉治法;本虚宜补,权衡心脏阴阳气血之不足,有无兼见肺、肝、脾、肾等脏之亏虚,补气温阳,滋阴益肾。

(一)中药治疗

1.寒凝心脉

治法:辛温散寒,宣通心阳。

处方:枳实薤白桂枝汤合当归四逆汤加减。

两方皆能辛温散寒,助阳通脉。前方重在通阳理气,用于胸痹阴寒证,心中痞满,胸闷气短者;后方则以温经散寒为主,用于血虚寒厥证,见胸痛如绞,手足不温,冷汗自出,脉沉细者。方中桂枝、细辛温散寒邪,通阳止痛;薤白、瓜蒌化痰通阳,行气止痛;当归、芍药养血活血;芍药与甘草相配,缓急止痛;枳实、厚朴、理气通脉;大枣养脾和营。共成辛温散寒,通阳止痛之功。

若阴寒极盛之胸痹重症,胸痛剧烈,心痛彻背,背痛彻心,痛无休止,当用温通散寒之法,予乌头赤石脂丸加荜茇、高良姜、细辛等治疗。方中以乌头雄烈刚燥,散寒通络止痛;附子、干姜温阳逐寒;蜀椒温经下气开郁;为防药物过于辛散,配赤石脂入心经,而固摄收涩阳气。若痛剧而四肢不温,冷汗自出,可含化苏合香丸或麝香保心丸,以芳香化浊,温通开窍,每获即速止痛效果。

另外,可选用苏冰滴丸,每次2~4粒,每天3次。

2.气滞心胸

治法:疏调气机,活血通络。

处方:柴胡疏肝散加减。

本方疏肝理气,适用于肝气郁结、气滞上焦、胸阳失展、血脉失和之胸胁疼痛。方用四逆散去枳实,加香附、枳壳、川芎、陈皮行气疏肝,和血止痛。其中柴胡与枳壳相配可升降气机;白芍与甘草同用可缓急舒脉止痛;香附、陈皮以增强理气解郁之功;川芎为血中之气药,既可活血又能调畅气机。全方共奏疏调气机、和血通脉之功效。根据需要,还可选用木香、沉香、降香、檀香、延胡索、砂仁、厚朴等芳香理气及破气之品,但不可久用,以免耗散正气。

若气郁日久化热,出现心烦易怒,口干便秘,舌红苔黄,脉弦数等证者,用丹栀逍遥散疏肝清热;便秘严重者,用当归龙荟丸以泻郁火;如胸闷、心痛明显,为气滞血瘀之象,可合用失笑散,以增强活血行瘀,散结止痛之作用。

另外,可选用冠心苏合丸,每次 3 g,每天 2 次。

3.心血瘀阻

治法:活血化瘀,通脉止痛。

处方:血府逐瘀汤加减。

本方祛瘀通脉,行气止痛,用于胸中瘀阻,血行不畅,心胸疼痛,痛有定处,胸闷、心悸之胸痹。方中当归、川芎、桃仁、红花、赤芍活血化瘀,疏通血脉;柴胡、桔梗与枳壳、牛膝配伍,升降结合,调畅气机,开胸通阳,行气活血;生地黄养阴而调血燥。诸药共成祛瘀通脉、行气止痛之剂。

若瘀血痹阻重症,胸痛剧烈,可加乳香、没药、丹参、郁金、降香等加强活血理气之力;若血瘀、气滞并重,胸闷痛甚者,加沉香、檀香、荜茇等辛香理气止痛药物;若寒凝血瘀或阳虚血瘀者,症见畏寒肢冷,脉沉细或沉迟者,加肉桂、细辛、高良姜、薤白等温通散寒之品,或人参、附子等温阳益气之品;若伴有气短乏力、自汗、脉细缓或结代,乃气虚血瘀之象,当益气活血,用人参养荣汤合桃红四物汤加减,重用人参、黄芪等益气祛瘀之品。

还可选用三七、苏木、泽兰、鸡血藤、益母草、水蛭、王不留行、丹皮等活血化瘀药物,加强祛瘀疗效。但破血之品应慎用,且不可久用、多用,以免耗伤正气。在应用活血、破血类药物时,必须注意有无出血倾向或征象,一旦发现,立即停用,并予以相应处理。

另外,可选用活心丸,每次含服或吞服,1～2 丸。

4.痰浊阻闭

治法:通阳化浊,豁痰宣痹。

处方:瓜蒌薤白半夏汤合涤痰汤加减。

两方均能温通豁痰,前方通阳行气,用于痰阻气滞,胸阳痹阻者;后方健脾益气,豁痰开窍,用于脾虚失运,痰阻心窍者。方中瓜蒌、薤白化痰通阳,行气止痛;半夏、胆南星、竹茹清热化痰;人参、茯苓、甘草健脾益气;石菖蒲、陈皮、枳实理气宽胸。全方共奏通阳化饮、泄浊化痰、散结止痛之功。

若痰浊郁而化热,证见咳痰黄稠,便干,苔黄腻者,可用黄连温胆汤加郁金清化痰热而理气活血;痰热兼有郁火者,加海浮石、海蛤壳、黑山栀、天竺黄、竹沥化痰火之胶结;大便干结,加生大黄通腑逐痰;痰瘀交阻,证见胸闷如窒,心胸隐痛或绞痛阵发,苔白腻,舌暗紫或有瘀斑,当通阳化痰散结,加血府逐瘀汤;若瘀浊闭塞心脉,卒然剧痛,可用苏合香丸。

5.心肾阴虚

治法:滋阴清热,养心和络。

处方:天王补心丹合炙甘草汤。

两方均为滋阴养心之剂;前方以养心安神为主,治疗心肾两虚,阴虚血少者;后方以养阴复脉见长,用于气阴两虚,心动悸,脉结代之症。方中以生地黄、玄参、天冬、麦冬滋水养阴以降虚火;人参、炙甘草、茯苓益助心气;桂枝、大枣补气通阳,寓从阳引阴之意;柏子仁、酸枣仁、五味子、远志交通心肾,养心安神,化阴敛汗;丹参、当归身、芍药、阿胶滋养心血而通心脉;桔梗、辰砂为引使之品。本方能使心阴复,虚火平,血脉利,则心胸灼痛得解。

若阴不敛阳,虚火内扰心神,心烦不寐,舌尖红少津者,可用酸枣仁汤清热除烦安神;若不效者,再予黄连阿胶汤,滋阴清火,宁心安神。若兼见风阳上扰,用珍珠母、灵磁石、石决明、琥珀等重镇潜阳之品,或用羚角钩藤汤加减;心肾阴虚者,兼见头晕耳鸣,腰膝酸软,遗精盗汗,口燥咽干,用左归饮补益肾阴,填精益髓,或河车大造丸滋肾养阴清热;若心肾真阴欲竭,当用大剂西洋参、鲜生地黄、石斛、麦冬、山萸肉等急救真阴,并佐用生牡蛎、乌梅肉、五味子、甘草等酸甘化阴,且敛其阴。

另外,可选滋心阴口服液,每次 10 mL,每天 2 次。

6.心肾阳虚

治法:温振心阳,补益阳气。

处方:参附汤合右归饮加减。

两方均能补益阳气,前方大补元气,温补心阳,后方温肾助阳,补益精气。方中人参、姜、枣、炙甘草大补元气,以益心气复脉;附子辛热,温补真阳;肉桂振奋心阳;熟地、山萸肉、枸杞子、杜仲、山药为温肾助阳、补益精气之要药。

若兼肾阳虚,可合金匮肾气丸,或用六味地黄丸滋阴固本,从阴引阳,共为温补肾阳之剂;心肾阳衰,不能化气行水,水饮上凌心肺,加用真武汤;若阳虚欲脱厥逆者,用四逆加人参汤,温阳益气,回阳救逆;若阳虚寒凝而兼气滞血瘀者,可选用薤白、沉香、降香、檀香、香附、鸡血藤、泽兰、川芎、桃仁、红花、延胡索、乳香、没药等偏于温性的理气活血药物。

另外,可选用麝香保心丸,每次含服或吞服 1~2 粒。

7.气阴两虚

治法:益气养阴,活血通脉。

处方:生脉散合人参养荣汤加减。

上方皆能补益心气。生脉散长于益心气,敛心阴,适用于心气不足,心阴亏耗者;人参养荣汤补气养血,安神宁心,适用于胸闷气短,头昏神疲。方中人参、黄芪、炙甘草大补元气,通经利脉;肉桂通心阳,散寒气,疗心痛,纳气归肾;麦冬、五味子滋养心阴,收敛心气;熟地、当归、白芍养血活血。配茯苓、白术、陈皮、远志,补后天之本,滋气血生化之源,以宁心定志。

若兼见神疲乏力,纳呆,失眠多梦等,可用养心汤加半夏曲、茯苓以健脾和胃,补益心脾,养心安神;若气阴两虚,兼见口燥咽干,心烦失眠,舌红,用生脉散合归脾汤加减;兼有气滞血瘀者,可加川芎、郁金以行气活血;兼见痰浊之象者,可用茯苓、白术、白蔻仁以健脾化痰。

另外,可选用补心气口服液,每天 10 mL,每天 2 次;或滋心阴口服液,每次 10 mL,每天 2 次。

(二)针灸治疗

1.基本处方

心俞、巨阙、膻中、内关、郄门。

心俞、巨阙属俞募相配,膻中、心俞前后相配,通调心气;内关、郄门同经相配,宽胸理气,缓急止痛。

2.加减运用

(1)寒凝心脉证:加厥阴俞、通里、气海以温经散寒、宣通心阳。背俞穴、气海可加灸,余穴针用平补平泻法。

（2）气滞心胸证：加阳陵泉、太冲以疏肝理气、调畅气机，针用泻法。余穴针用平补平泻法。若脘痞胀满甚者，加中脘以健脾和中、疏导中州气机，针用平补平泻法。

（3）心血瘀阻证：加膈俞、血海、阴郄以活血化瘀、通脉止痛。诸穴针用平补平泻法。

（4）痰浊阻闭证：加太渊、丰隆、足三里、阴陵泉以通阳化浊、豁痰宣痹。诸穴针用平补平泻法。

（5）心肾阴虚证：加肾俞、太溪、三阴交、少海以滋阴清热、养心和络，针用补法。余穴针用平补平泻法。

（6）心肾阳虚证：加肾俞、气海、关元、百会、命门以振奋心肾之阳。诸穴针用补法，关元、气海、命门、背俞穴可加灸。

（7）气阴两虚证：加足三里、气海、阴郄、少海以益气养阴、活血通脉。诸穴针用补法。

3.其他

（1）耳针疗法：取胸、神门、心、肺、交感、皮质下，每次选 3～5 穴，用捻转手法强刺激，一般每穴捻 1～2 分钟，留针 15～20 分钟，可以每隔 5 分钟捻转 1 次。

（2）电针疗法：取内关、神门、胸上段夹脊穴，通电刺激 5～15 分钟，采用密波，达到有麻、电放射感即可。

（3）穴位注射疗法：取内关、郄门、间使、少海、心俞、足三里、三阴交，用复方当归（10% 葡萄糖稀释）、维生素 B_{12} 0.25 mg，复方丹参注射液等，每次选 2～3 穴，每穴注射 0.5～1 mL，隔天 1 次。

（4）皮内针疗法：取内关、心俞、厥阴俞、膈俞，每次选 1 对，埋针 1～3 天，冬天可延长到 5～7 天。

（姜传文）

第三节 心 衰

心衰是由不同病因引起心脉气力衰竭，心体受损，心动无力，血流不畅，逐渐引起诸脏腑功能失调，以心悸、喘促、尿少、水肿等为主要临床表现的危重病证。心衰在临床有急慢之分。其急者表现怔忡，气急，不能平卧，呈坐位，面色苍白，汗出如雨，口唇青紫，阵咳，咯出粉色泡沫样痰，脉多疾数。慢者表现心悸，短气不足以息，夜间尤甚，不能平卧或睡中憋醒，胸中如塞，口唇、爪甲青紫，烦躁，腹胀，右肋下癥块，下肢水肿。

心衰的病位在心，但与肺、脾、肝、肾有关。其发生可源于心脏本身，也可源于其他四脏，其病机关键为心肾阳虚，肺肝血瘀，为本虚标实之疾，其本虚有气虚、阳损、阴伤，或气阴两虚，或阴阳俱损。标实为气滞、血瘀、水结。治疗当标本兼治，急则治标，缓则治本。治本不外益气温阳敛阴，治标为化瘀、利水、逐饮。中医治疗在改善症状、提高生命质量、减少再住院率、降低病死率等方面具有优势。

西医学中称为心功能不全，据国外统计，人群中心衰的患病率为 1.5%～2.0%，65 岁以上可达 6%～10%，且在过去的 40 年中，心衰导致的死亡人数增加了 3～6 倍。我国对 35～74 岁城市居民共 15 518 人随机抽样调查的结果：心衰患病率为 0.9%，按计算约有 400 万名心衰患者，其中男性为 0.7%，女性为 1.0%，女性高于男性。随着年龄增高，心衰的患病率显著上升，城市高于农村，北方明显高于南方。心功能不全具备上述临床表现者，均可以参考本节辨证论治。

一、病因

(一)原发病因

1.源于心

久患心脏之疾,如心悸、心痹、心痛、克山病、心肌炎及先天性心脏病等,导致心气内虚,日久心体肿胀,若再遇外邪侵袭,或情绪刺激,或因过劳,进一步损伤心体,侵蚀心阳,心阳不振,心力乏竭,不能鼓动血液运行,使瘀血阻滞,心脉不通。一则脏腑、肌腠缺血而失养,二则迫使血中水津外渗,进而出现脏腑功能失调,水饮凌心射肺或停积局部及水湿泛溢肌肤之证候,发为心衰。

2.源于肺

久咳、久喘、久哮等肺系慢性疾病反复发作,迁延或失治,痰浊潴留,伏着于肺,肺气壅塞不畅,痰瘀阻于肺管气道,使肺气胀满不能敛降,导致肺之体用俱损,病变首先在肺,继则影响脾、肾,后期病及于心。因肺朝百脉,肺气辅佐心脏运行血脉,肺伤则不能助心主治节,致使血行不畅,血瘀肺脉,肺气更加壅塞,造成气虚血滞、血滞气郁,由肺及心,心血瘀阻不通,日久心力乏竭,心体受损,发为心衰。

3.源于肝

久患肝脏之疾,或暴怒伤肝,导致肝失疏泄之机和条达之性,肝所藏之血不能施泄于外,血结于内,引起肝气滞心气乏,鼓动无力,血循不畅,瘀阻于心,引发血中水津外渗而致水肿、喘咳等证候,发为心衰。

4.源于肾

肾为精血之源,又为水火既济之脏,肾脉上络于心,久患肾脏之疾,则肾体受损,肾阳受伤,命火不足,相火不发,不能蒸精化液生髓,髓少不能生血,血虚不能上奉于心,心体失养,心阳亏乏,心气内脱,心动无力,则血行不畅,瘀结于心,导致心体胀大,发为心力衰竭。

5.源于脾胃

脾胃之脉络于心,心气之源受之于脾,脾又为统血之脏。食气入胃,浊气归心。因此久患脾胃之疾,或思虑过度,或饮食不节(肥甘滋腻及长期饮酒、咸食),损伤脾胃,致使中气虚衰,中轴升降无力,引起水谷精微不能奉养于心主。元气不能上充于心,则心气内乏,鼓动无力,血瘀在心,日久心体胀大,或津血不足,心体失养,体用俱损,发为心力衰竭。

(二)诱因

1.外感

多由外感六淫之邪,袭卫束表,内迫于肺,肺失宣降,痰浊内蕴,影响辅心以治节功能,使心不主血脉,加重心力衰竭。

2.过劳

劳则气耗,心气受损,发为心力衰竭。

3.药物

某些药物如过于苦寒,过于辛温,或输液过速等均导致心气耗散,诱发心力衰竭。

二、病机

(一)发病

多以起病缓慢,逐渐加重为特点。初起见劳累后心悸,气短,疲乏无力,休息后可缓解,逐渐发展为休息时仍觉心悸不宁,喘促难卧,尿少,水肿,口唇爪甲青紫等。少数发病急,突然气急,端坐呼吸,不得卧,面色苍白,汗出如雨,口唇青黑,阵咳,咯吐粉红色泡沫样痰,脉多疾数。

(二)病位

在心,为心之体用俱病,与肺、脾、肝、肾密切相关。

(三)病性

为本虚标实之疾。虚者,以气虚、阳虚为本。病初多为气虚,病久则见阳虚,根据患者体质及原发疾病不同,少数患者可见血虚或阴虚。病变过程中,逐渐形成病理产物,为饮、为痰、为瘀、为浊,阻滞气机,发展为气滞血瘀水结之标实之疾。最终为心肾阳虚,肺肝血瘀,虚实夹杂。

(四)病势

缓慢发病者,初起时症状较轻,仅见劳累后心悸,气短,乏力,休息后症状可减轻或消失。随病情加重,出现休息状态下仍觉心悸不宁,喘促难卧,腹胀尿少,水肿,甚至神昏等。发病急骤者,突然气急呈端坐呼吸,面色苍白,汗出如雨,咯吐血色泡沫痰,唇青肢冷,救治及时,尚可转安,稍有延误,则昏厥死亡。

(五)病机转化

多种原因导致心气虚,心动无力,久之则心力内乏,乏久必竭。心气虚衰而竭,则血行不畅,引起机体内外血虚和血瘀的病理状态。血行不畅则五脏六腑失其濡养,心失所养则心气更虚,瘀阻更甚,日久则心体胀大;子盗母气,心体胀大日久则累及于肝,血瘀在肝,则肝体肿大,失其疏泄之职,气机不畅,影响脾胃升降之机,见腹胀,纳呆,便溏或便秘;瘀血在肾,则水道不通,开阖不利,形成水肿;瘀血在肺,则上焦不宣,肺气郁闭,壅塞不畅,故见咳喘,呼吸困难。

津血同源,血瘀日久导致阴津不足,出现气阴两虚,故患者表现口干,心烦。由于心气不足,血不能行全身以濡养诸脏,肾失所养而导致肾虚,肾阳虚则膀胱失其气化,水渎失司。另外,心肾阳虚,不能温煦脾胃,可使中焦运化无权,湿浊内蕴。同时"血不利则为水",水邪内泛外溢,凌心射肺,则悸喘不宁。心阳根于肾阳,阳气衰竭,心气外脱,心液随气外泄,故见喘悸不宁,烦躁不安,汗出如雨如油,四肢厥冷,尿少水肿等症。

总之,心力衰竭是全身性疾病,病初以气虚阳虚为主,偶见阴虚;病变过程中,因气虚无力运血或阴虚脉道不充,则成血瘀;阳气不足,水津失于气化,形成水肿;病延日久者,正气日衰,五脏俱败,正不胜邪,最终可致心气衰微,心阳欲脱之险证。虚和瘀贯穿疾病的始终,虚有气虚、阴虚、阳虚。瘀有因虚致瘀、因实致瘀,虚越甚,瘀越重。水是疾病发展过程中的病理产物,病越重,水越盛。

所以心肾阳虚为病之本,血瘀水停为病之标,本虚标实。又因心力衰竭患者内脏俱病,正气虚衰,每易罹受外邪,新感引动宿疾,使心力衰竭反复而逐年加重。

(六)证类病机

心力衰竭过程是因虚致实,实又可致更虚的恶性循环,以气虚阳虚为本,发展为气阴两虚、气虚血瘀、阴阳两虚、阳虚水泛、阳衰气脱等不同病理过程。

1.心气(阳)虚证

由于年老体弱,久患心脏之疾或他脏之疾累于心,使心气亏耗。心气内乏,无力帅血,心神涣散而不藏,故见心悸不安;动则气耗,故见乏力,气短不足以息,动则益甚。汗为心之液,气不固护,见汗液自出。脉道鼓动无力,则见脉弱或结或代。此候为心力衰竭早期表现。

2.气阴两虚证

心居胸中,为宗气所聚,心气亏虚,气不生津,津随气耗,出现阴虚;或心气亏乏,不能固护,营阴不能内守；或气(阳)虚日久，阳损及阴，出现气阴两虚。也可见于急性或慢性心力衰竭反复发作之人久用温阳利水之剂，耗竭阴津，致心之气阴两虚。由于心气不足，气不布津，津液不能上承，故出现口干；心阴亏虚，虚火内生，蒸津外泄，故见盗汗；扰动心神，则心烦，少寐多梦。舌红少津，脉细弱。

3.气虚血瘀证

心气虚无力推动血液运行，导致血行迟滞而形成瘀；因心肺气血不畅，上焦不宣，引起中焦枢机不转，脾失运化之力，胃失腐熟水谷之能，致使升降功能呆滞，肝之疏泄功能受阻，水渎功能不畅，而致气滞血瘀水泛。此候为心力衰竭发展的中晚期阶段，由心及于肺、脾(胃)、肾、肝、三焦，气血阴阳亏虚，瘀、水、气(滞)、痰互结。血行不利，脉络瘀滞，见口唇爪甲青紫，胁下积块；脾不运化，则纳呆，腹胀；水渎不利，则尿少水肿；水饮凌心则怔忡；射肺则咳喘不宁。本愈虚标愈实，心阳、脾阳、肾阳皆虚，患者表现畏寒肢冷，汗多，易外感；津血不行，阴液枯竭，虚热内生，则见口干不欲饮或欲饮冷，烦躁不安。舌红少津或舌淡胖，脉细涩。

4.阳虚水泛证

由于心阳不振，无力温运水湿，可致湿浊内蕴；随疾病进展，脾阳受损，不能健运，复加肺气亏虚，水道失其通调，水湿内停；后期肾阳虚衰，膀胱气化不利，水饮内泛；心阳根于肾阳，心肾阳虚，肾不纳气，心阳外越，故见心悸气喘，动则益甚；母病及子，脾失阳助，则脾不制水而反侮，中轴不运，见腹部膨胀，纳少脘闷，恶心欲吐；膀胱气化失司，津不化气而为水，见尿少水肿。阳虚不能温于四末，故见四肢厥冷。

5.阳衰气脱证

疾病发展末期，诸脏之阳皆亏，阴盛于内，阳脱于外，虚阳外越，故见喘急而悸；动荡心神，则见烦躁不安；阳虚则寒，见四肢厥冷，且逆而难复；汗为心之液，心阳衰竭，不能固守营阴，真津外泄，故见汗出如珠如油。舌脉均见阴阳离决之象。

三、诊断标准

(一)中医诊断标准

病史：原有心脏疾病，如心痛、心悸、肺心同病等，多因外感、过劳而复发或加重。

主症：心悸气短，活动后加重，乏力。

次症：咳喘不能平卧，尿少，水肿、下肢肿甚，腹胀纳呆，面色晦黯或颧紫，口唇紫黯，颈静脉怒张，胁下瘕块，急者咯吐粉红色泡沫样痰，面色苍白，汗出如雨，四肢厥冷，更甚者昏厥，脉象数疾、雀啄、促、结代、屋漏、虾游。

具备病史、主症，可诊断为心衰之轻症。若在病史，主证的基础上，兼有次症 2 项者，可明确诊断。

(二)西医诊断标准

目前诊断标准尚不统一，也无特异性检查指标，但根据临床表现，呼吸困难和心源性水肿的特点，以及无创性和/或有创性辅助检查及心功能测定，一般即可做出诊断。临床诊断应包括心脏病的病因、病理解剖、病理生理、心律及心功能分级等诊断。

1.心衰的定性诊断指标

主要标准：①夜间阵发性呼吸困难或端坐呼吸；②劳累时呼吸困难和咳嗽；③颈静脉怒张；④肺部啰音；⑤心脏肥大；⑥急性肺水肿；⑦第三心音奔马律；⑧静脉压升高＞1.57 kPa

(16 cmH$_2$O);⑨肺循环时间＞25 秒;⑩肝颈静脉回流征阳性。

次要标准:①踝部水肿;②夜间咳嗽;③活动后呼吸困难;④肝大;⑤胸腔积液;⑥肺活量降低到最大肺活量的 1/3;⑦心动过速(心率＞120 次/分)。

主要或次要标准:治疗中 5 天内体重下降≥4.5 kg。

确诊必须同时具有以上 2 项主要标准,或者具有 1 项主要或 2 项次要标准。

2.心功能的分级标准

参照美国纽约心脏病学会 NYHA 1994 年第 9 次修订心脏病心分级而制定。

(1)心功能 Ⅰ 级:患有心脏病,但体力活动不受限制,一般体力活动不引起过度的疲乏、心悸、呼吸困难或心绞痛,通常称心功能代偿期。

(2)心功能 Ⅱ 级:患有心脏病,体力活动轻度限制,静息时无不适,但一般体力活动可出现疲乏、心悸、呼吸困难或心绞痛,也称Ⅰ度或轻度心力衰竭。

(3)心功能 Ⅲ 级:患有心脏病,体力活动明显受限,休息时尚感舒适,但稍有体力活动就会引起疲乏、心悸、呼吸困难或心绞痛,也称Ⅱ度或中度心力衰竭。

(4)心功能 Ⅳ 级:患有心脏病,体力活动能力完全丧失,休息状态下也可有心力衰竭或心绞痛症状,任何体力活动后均可加重不适,也称Ⅲ度或重度心力衰竭。

四、鉴别诊断

(一)哮病

急性左心衰竭者,原有心脏之疾,如心悸(心肌炎)、真心痛等,由某种诱因引发(如过劳、情绪激动、外感等)。临床以猝然心悸,喘急不能平卧,汗出烦躁,常伴咯吐粉红色血沫痰为特征,而哮病患者多无心脏病史,多有过敏史,以反复发作为特征,发作时喉间哮鸣有声,咯出大量痰涎后则喘止。

(二)喘病

慢性心衰在活动后往往见呼吸急促,但多以短气不足以息为特征,休息可减轻或缓解,而喘病患者多有肺病史,多因外感而诱发,多伴咳嗽、咳痰。

(三)肾性水肿

慢性心衰重症阶段出现尿少,水肿,而水肿呈下垂性,卧位时腰骶部水肿,兼有纳呆、腹胀、右下腹胀痛等胃肠道症状。而肾性水肿多与外感风寒、风热有关,起病较急,面目先肿,兼有尿少、腰痛,或兼头胀头痛,借助尿常规检查可发现蛋白尿或血尿,血中尿素氮、肌酐增高。

五、证候诊断

(一)心气(阳)虚证

心悸,气短,乏力,活动后明显,休息后可减轻,纳少,头晕,自汗,畏寒,舌质淡,苔薄白,脉细弱无力。

(二)气阴两虚证

心悸气喘,动则加重,甚则倚息不得卧,疲乏无力,头晕,自汗盗汗,两颧发红,五心烦热,口干咽燥,失眠多梦,舌红,脉细数。

(三)阳虚水泛证

心悸气喘,畏寒肢冷,腰酸,尿少水肿,腹部膨胀,纳少脘闷,恶心欲吐,舌体淡胖有齿痕,脉沉细或结代。

(四)气虚血瘀证

心悸气短,活动后加重,左胸憋闷或疼痛,夜间痛甚,两颧黯红,口唇青紫,胁下癥块,舌紫黯,苔薄白,脉沉涩或结代。

(五)阳衰气脱证

喘悸不休,烦躁不安,汗出如雨或如油,四肢厥冷,尿少水肿,面色苍白,舌淡苔白,脉微细欲绝或疾数无力。

六、辨证论治

(一)辨证思路

1.辨急性与慢性

心力衰竭在临床上有急慢之分。急者可见怔忡,气急,不能平卧、呈坐状,面色苍白,汗出如雨,口唇青黑,阵咳,咯吐粉红泡沫样痰,脉多疾数。慢者可见心悸,短气不足以息,夜间尤甚,不能平卧或夜间憋醒,胸中如塞,口唇、爪甲青紫,烦躁,腹胀,右胁下癥块,下肢水肿。

2.辨原发病证

既往有无能引发心衰之病,如胸痹心痛、心痹、肺心同病、心悸、瘿病、肾脏之疾、消渴等。

原有胸痹心痛者,在心衰证候基础上常伴有胸闷,左胸膺部疼痛,向左肩背部放射,疼痛多短暂,但反复发作。多发于年老之人,平素经常胸闷,时有左胸膺部疼痛,持续时间较短,服用芳香开窍药物可缓解,多因过劳、情绪激动、饱食或寒冷刺激而诱发。或伴心悸,逐渐出现喘促不能平卧,尿少水肿,夜间憋醒,舌质青紫、苔腻、脉沉弦。

原有肺胀病者,有长期反复咳喘的病史,心衰加重多与感受外邪有关,颜面、口唇、爪甲青紫黯明显,稍有外感则咳喘发作,痰多,胸满,心悸,尿少水肿,腹胀,纳呆,口唇、颜面及爪甲紫黑,苔厚腻、脉滑数。本病病变早期在肺,继则影响脾、肾。

3.辨诱因

心衰最常见诱因为感受外邪。如出现恶寒发热,咳嗽,咯白痰者,多外感寒邪;如发热重,咯黄痰者,多感受热邪。有些药物可诱发心衰,如抗心律失常药、药物过敏、输液反应、输液速度过快等。另外,过劳及情绪刺激也可诱发心衰。

4.辨标本虚实

本虚有气虚、阳损、阴伤、气阴两虚、阴阳俱损之分。气虚者,多为心衰之初期,症见气短,乏力,活动后心悸加重;阳损者,在气虚的基础上见畏寒,肢冷,面色青灰,下肢水肿,多为心衰中期表现;阴伤者,可见形体消瘦,两颧黯红,口干,手足心热,心烦等;气阴两虚者为气虚证与阴伤证并见,多见于心肌炎之心衰;阴阳俱损为阴伤与阳损并见,为心衰之重证。标实为气滞、血瘀、水结。气滞者,症见胸闷,胁腹胀满,脘胀纳呆;血瘀者,症见面色晦黯,口唇、爪甲及舌质青紫,脉促、结、代,或涩;水结者,症见面浮水肿,呕恶脘痞,喘悸难卧,舌体胖大,边有齿痕。另外,患者反复心衰或经常应用利尿剂,使阴阳俱损,阳虚水泛,阴虚生热,水热互结,出现尿赤少、水肿、心烦、口渴、喜冷饮等寒热错杂证。

5.辨病位

心衰病位虽然在心,但常见二脏或数脏同病,虚实错杂。不论先为心病而后及于他脏,或先有肺、肾、肝、脾之病而后及心,病至心衰,多见五脏俱病,但仍以心为主,因"心为五脏六腑之大主"。心肺气虚,肾不纳气,则见心悸,咳嗽,气喘,倚息不得卧等症状;心肾阳虚,则见畏寒肢冷,水肿,心悸,短气,喘促,动则更甚等证候;心肺阴虚可见心悸,咳嗽,咯吐血痰,口干,盗汗等证候;心脾两虚可见心悸,乏力,血虚,腹胀,纳呆,不寐,便溏等证候;若肺肝脾肾同病,则形成气滞血瘀水结证候。

6.辨病情

心衰以悸、喘、肿为三大主症,其中以心悸、怔忡贯穿始终,如果单纯表现为心悸、乏力、气短者,病情相对较轻;如见有咳嗽、咳白痰者,或外邪引动内饮,或有水邪射肺,如咯粉红泡沫样痰,多为急性左心衰,病情危重;心衰出现喘或喘不能平卧者,源于病久及肺作喘或肾虚不能纳气作喘,属心衰发展至中晚期;如喘与水肿同时出现,多为心衰晚期,三焦同病,五脏受损,病情较重。

7.辨舌脉

舌体胖大或有齿痕者,多为阳虚兼水湿内蕴;舌体瘦小,质干或有裂纹,为阳衰阴竭;舌紫黯或隐青,为阳气虚衰,血行瘀阻;如兼有热象,可见红绛舌;舌苔一般为薄白苔,兼有痰饮者多为白腻苔,肺有痰热者多见黄腻或灰黄腻苔,痰湿重者可见灰腻苔。脉象沉细数或结代,为气阴两虚;脉沉数而疾无力,或涩而沉,或结或促或代,或雀啄、鱼翔,为气(阳)虚血瘀;脉微细而数,或结代、雀啄,为阳衰气脱;脉微欲绝散涩,或浮大无根,为阴竭阳绝危证。

因此治疗当标本兼顾,急则治标,缓则治本。治本不外益气温阳敛阴,治标为化瘀、利水、逐饮。

(二)分证论治

1.心气(阳)虚

症舌脉:心悸,气短,乏力,活动时明显,休息后可减轻,纳少,头晕,自汗,畏寒,舌质淡、苔薄白、脉细弱无力。

病机分析:此证型常见于各种心脏之疾导致心衰之早期,或中重度心衰经过治疗之恢复阶段,相当于心功能Ⅰ、Ⅱ级。本证主要临床表现为心悸、气短,无论是各种心脏病本身,还是他脏之疾,如肺系之疾,饮食伤脾,肝脏或肾脏之疾,首先损伤心气,使心力不足。心气帅血以动,营运周身,今气虚不能帅血,使周身失其血之濡养,故见乏力、头晕等症。病位主要在心,可及于肺、脾。

治法:补心益气。

常用方:保元汤(《博爱心鉴》)加减。黄芪、人参、肉桂、甘草、淫羊藿、补骨脂、茯苓。加减:出现胸闷胸痛者,多由于气虚血行不畅,心脉不通所致,加丹参、川芎、赤芍或加桃红四物汤(《医宗金鉴》)、黄芪桂枝五物汤(《金匮要略》)、补阳还五汤(《医林改错》)等;形寒肢冷,胸痛者,为心阳不足,加附子、干姜、桂枝、薤白;胸胁胀满者,为气虚气滞,加醋柴胡、醋青皮;患者除心悸、气短,还见有头晕、健忘者,用归脾汤(《济生方》);心悸重,脉结代者,用炙甘草汤(《伤寒论》);动则心悸汗多者,加桂枝甘草龙骨牡蛎汤(《伤寒论》)。

常用中成药:补心气口服液每次10 mL,每天3次。补益心气,活血理气止痛,适用于心气心阳不足又兼血瘀、痰浊之心衰。福王黄芪口服液每次10～20 mL,每天2次。益气固表,利水消肿,补中益气,适用于心气亏虚之心衰。人参片每次4片,每天2次。大补元气,补益肺脾。适用于以心气不足为主要症状的心衰。黄芪注射液20 mL加入5％葡萄糖注射液或0.9％氯化钠注射液250 mL中,静脉滴注,每天1次。补益肺脾,益气升阳。用于症见气短、乏力等气虚之象者。

体针：常取心俞、神门、内关、间使、胆俞、阳陵泉、足三里、曲池等穴，每次取穴 3～5 个，每天 1 次，7 天为 1 个疗程，以补法为主。

耳针：常取心、定喘、肺、肾、神门、交感、内分泌等穴，可用针刺、按压、埋针等方法，每次 3～4 个穴位。

临证参考：心气虚贯穿于心衰的全过程，因此补益心气是此证型的主要治疗大法，补气药物首推参、芪。《万病回春》言人参"扶元气，健脾胃，进饮食，润肌肤，生精脉，补虚羸，固真气，救危急"。不同品种的人参制品，如红参、西洋参、生晒参均具强心的作用，其中红参的效果最好，一般调理每天可用 3～5 g，病情明显可用 10 g，严重者可用 15～20 g，危重患者可用到 30 g。如气虚血瘀时，黄芪与活血药同用，可起到活血而不伤血，并有养血之功。此外白术不单健脾益气，还可化痰、燥湿、行水，因此在气虚为主的心衰患者中也是常用中药。此证型常见于心衰初期或慢性心衰经治疗病情相对稳定，相当于心功能Ⅰ、Ⅱ级患者，若不伴有反复心动过速或心房纤颤，可不使用洋地黄类药物，以中药益气活血为主，可改善心功能，提高患者生活质量。

2.气阴两虚

症舌脉：心悸气喘，动则加重，甚则倚息不得卧，疲乏无力，头晕，自汗盗汗，两颧发红，五心烦热，口干咽燥，失眠多梦，舌红、少苔，脉细数或沉细。

病机分析：此证型多见于慢性反复发作之心衰患者，长期应用利尿剂或抗生素治疗，利尿剂直伤阴津，抗生素乃苦寒之品。由于阴阳相互依存，心衰日久，由气虚而损及于阴；或久用、过用温燥而伤阴；或水肿患者应用利尿之剂，使阴液亏耗。两颧红，五心烦热为阴亏虚阳上扰之证。有些患者甚则出现口干渴，渴而喜冷饮，此非实热，乃心衰日久，多脏虚损，脾不能为胃行其津液，阴虚燥热所致；津伤肠燥，还可出现大便秘结不行。

治法：益气养阴。

常用方：生脉散（《内外伤辨惑论》）加减。生晒参、麦冬、五味子、黄芪、黄精、玉竹、生地黄、阿胶、白芍。加减：若见阴阳两虚，畏寒、肢冷者，加附子、干姜、桂枝；气虚重者，重用黄芪；水肿者加泽泻、车前子、白术；腹胀者加厚朴、大腹皮、莱菔子、砂仁；心烦者加黄连；脉结代者，用炙甘草汤（《伤寒论》）。

常用中成药：参麦注射液 40～60 mL 加入 5％ 葡萄糖注射液 250 mL 中，静脉滴注，每天 1 次。益气固脱，滋阴生津，养心复脉。用于气阴两虚之心衰。生脉注射液 40 mL 加入 5％ 葡萄糖注射液 250 mL 中，静脉滴注，每天 1 次。补气养阴，生津复脉，益气强心。用于气虚津伤，脉微欲绝之心衰。补心气口服液、滋心阴口服液：每次各 10 mL，每天 3 次。两者合用益气养阴，活血通脉。用于气阴两虚之心衰。

体针：常取心俞、神门、内关、间使、厥阴俞、阳陵泉、足三里、三阴交等穴，每次取穴 3～5 个，每天 1 次，7 天为 1 个疗程，以补法为主。慢性肺心病，常取肺俞、肾俞、膻中、气海、足三里。心慌加内关。

耳针：常取心、定喘、肺、肾、神门、交感、内分泌等穴，每次 3～4 个穴位，可用针刺、按压、埋针等方法。慢性肺心病，常取心、神门、交感、肾、肾上腺等穴。

临证参考：益气养阴多用参、麦，所以人参、麦冬是本证型必不可缺的常用药物。《日华子本草》言麦冬"治五劳七伤，安魂定魄"，《本草汇言》言其"主心气不足，惊悸怔忡，健忘恍惚，精神失守"。

本证型虽为气阴两虚，但气虚为始，阴虚为渐，气虚为本，故治疗上，即使阴虚较重，也不能舍其气而单补阴，益气温阳贯彻始终。此外，心阳失敛更易外散，故益气养阴之中应配以酸收，常用麦冬、五味子，一使阳气内守，温运心脉，二可防止温阳化气药物辛温伤阴散气。阴虚生热，患者常见心烦，可加黄连、生地黄。大量或长期应用利尿剂的患者，常出现口干渴而喜冷饮，可用白虎加人参汤以清热益气生津，生石膏用量可加大。大便干结者，可加大黄、元明粉急下存阴。养阴多以甘寒之品，不可过于滋腻。

3.阳虚水泛

症舌脉：心悸气喘，畏寒肢冷，腰酸，尿少水肿，咳逆倚息不得卧，腹部膨胀，或胁下积块，纳少脘闷，恶心欲吐，颈脉动，口唇爪甲青紫，舌体淡胖有齿痕、脉沉细或结代。

病机分析：本证型属本虚标实，为疾病发展至中晚期之征，相当于临床上心功能Ⅲ、Ⅳ级。心居胸中，为阳中之阳，心气心阳亏虚，出现心悸、怔忡，动则气喘。在此阳虚不单心阳虚，脾阳、肾阳皆虚，土不制水而反克，肾不制水而妄行，水邪泛滥，内蓄外溢，外溢肌肤则面浮肢肿；上凌心肺则加重心悸、喘促，甚则咳逆倚息；聚留胸腹则出现胸腹水。诸脏皆病，三焦气化不利，津聚不行，瘀血内停，瘀于心脉则见胸中隐痛，咳唾血痰，唇甲紫黯，颈部及舌下青筋显露；瘀于肺，则短气喘促、呼吸困难；瘀于肝，则胁下积块。瘀血水饮虽继发于心气亏虚，但一旦形成又可进一步损伤阳气，形成由虚致实、由实致虚的恶性病理循环。

治法：温阳利水。

常用方：五苓散合真武汤（《伤寒论》）加减。桂枝、制附子、茯苓、白术、白芍、生姜、泽泻、猪苓、车前子、丹参、红花、益母草。加减：喘促甚者加葶苈子、桑白皮、地龙或加葶苈大枣泻肺汤（《金匮要略》）；中阳不足兼痰饮者，可用苓桂术甘汤（《金匮要略》）；腹胀者加大腹皮、莱菔子、厚朴；恶心呕吐者加生姜汁、半夏、旋覆花。

常用中成药：参附注射液10～20 mL加入5％葡萄糖注射液250～500 mL中，静脉滴注，每天1次。回阳救逆，益气固脱。用于心阳不振，症见四肢不温，尿少水肿者。福寿草片每次1片，每天2次。强心，利尿，镇静。用于治疗心衰水肿患者。补益强心片每次4片，每天3次。益气养阴，化瘀利水。用于治疗气阴两虚，血瘀水停所致心衰。强心力胶囊每次4粒，每天3次。温阳益气，化瘀利水。用于治疗阳气虚乏，血瘀水停所致心衰。

针灸：取心俞、神门、内关、间使、通里、少府、足三里、膻中、气海、中脘等穴，每次取穴3～5个，每天1次，7天为1个疗程，以补法为主。水肿者配太溪、三阴交。

临证参考：在此证型中，阳虚是其病机关键，喘促、水肿是其主要的临床表现，温阳是本证的主要治法。温阳药中首推刚燥之附子，因附子性温有小毒，含乌头碱，故应炙用，用时先煎30分钟。肺心病心衰时，因为心肌纤维肥大、间质水肿，对乌头碱比较敏感，临床易出现中毒，故用量宜小，但风湿性心脏病患者剂量可加大。附子温阳，大多与干姜配伍，"附子无姜不热"，但如果心动过速，阴虚有热者不用干姜。附子可与桂枝相配，可以宣通阳气，以利于化水气。阳虚不单心阳不振，脾阳、肾阳也衰，但不同患者的病理转归不同，又各有偏倚。阳虚水盛而兼腹胀明显者，偏于脾阳虚，应选苓桂术甘汤（《金匮要略》），桂枝不仅能宣通阳气、利水，还能活血，用量一般10～15 g。水肿且咳逆者，可宣肺利水，加用葶苈子。此证候虽以"水"为标实之象，但利水之法各有不同，根据不同症状表现，可以配合化瘀以利水，可以行气以利水。

此证型多相当于心功能为Ⅲ、Ⅳ级的心衰患者，当水肿较重时，可配合西药强心、利尿之品治疗，当病情减轻后，再逐渐减少利尿剂用量，直至停药。现代药理研究表明很多中药具强心功效，如枳实、葶苈子、万年青、北五加皮、福寿草等，可在辨证的基础上酌情加用，但北五加皮具有强心苷作用，易出现洋地黄中毒，使用时剂量宜小。

4.气虚血瘀

症舌脉:心悸气短,活动后加重,左胸憋闷或疼痛,夜间痛甚,两颧潮红,口唇青紫,胁下癥块,或有小便少,下肢微肿,舌紫黯、苔薄白、脉沉涩或结代。

病机分析:心主血脉,血脉运行全赖心中阳气之推动,诚如《医学入门》所说:"血随气行,气行而行,气止则止,气湿则滑,气寒则凝"。气为血之帅,血为气之母,因此心衰患者自出现之始,即也存在着血行不畅,脉道不利,因虚致瘀是心衰出现瘀象的主要病机,但也可由于津液亏虚致瘀或水不行而为瘀或气滞血瘀。随病情进展,心衰反复发作,诸脏失血之濡润,首先肝血不藏,肝体不柔,出现胁下积块;心气亏虚,络脉失充,心脏失养,心脉不通,不通则痛,见胸痛;瘀血阻络,肺失宣降,则可出现胸闷、咳喘。瘀血阻碍气机,进一步加重脏腑之虚,表现为本虚标实。

治法:益气化瘀。

常用方:补阳还五汤(《医林改错》)加减。黄芪、当归、赤芍、地龙、桃仁、川芎、红花、泽兰、益母草。加减:瘀象较重者,可合用桂枝茯苓丸;心痛甚者加全瓜蒌、薤白、郁金或合用芳香化瘀类药物,如速效救心丸、心可舒、银杏叶片等;胁下癥块,加三棱、莪术。

常用中成药:冠心安口服液每次10 mL,每天2~3次。宽胸散结,活血行气。用于治疗冠心病气滞血瘀型心衰。舒心口服液每次20 mL,每天2次。补益心气,活血化瘀。用于治疗气虚血瘀心衰患者。丹红注射液20 mL加入5%葡萄糖注射液250 mL中,静脉滴注,每天1次。益气化瘀止痛。用于治疗心血瘀阻证型各种心脏病。疏血通注射液6 mL加入5%葡萄糖注射液250 mL中,静脉滴注,每天1次。活血化瘀通络。用于治疗各种血瘀型心脏病。苦碟子注射液40 mL加入5%葡萄糖注射液250 mL中,静脉滴注,每天1次。化瘀止痛,用于治疗血瘀型冠心病。

针灸:取心俞、神门、内关、间使、厥阴俞、膈俞、膻中、太冲等穴,每次取穴3~5个,每天1次,7天为1个疗程,以泻法为主。

临证参考:心力衰竭的患者均存在微循环改变及红细胞变形、血浆黏稠、血管外周阻力明显增高等现象,而现代研究已证实活血化瘀类中药能改善上述状况,常用药物有丹参、川芎、红花、益母草、赤芍、三七、鸡血藤等。而配伍应用具有活血化瘀功效的注射剂能明显改善心功能,如丹参注射液、川芎嗪注射液、蝶脉灵注射液、银杏叶提取物注射液等。但对于血瘀较重,见胁下积块的患者,不宜用大量破瘀之品,以免络破血溢,出现咯血、便血等变证。

5.阳衰气脱

症舌脉:喘悸不休,烦躁不安,汗出如雨或如油,四肢厥冷,尿少水肿,面色苍白,舌淡苔白、脉微细欲绝或疾数无力。

病机分析:此证型多见心衰患者发展至终末阶段,也可见于暴受温邪、心脉闭塞等导致心阳暴脱,如急性感染性心肌炎、急性大面积心肌梗死等。患者不单阳衰,阴亦竭,故常表现躁动不安,乃阴不敛阳,虚阳外越之象。

治法:回阳救逆,益气固脱。

常用方:急救回阳汤(《医林改错》)加减。人参、附子、炮姜、白术、炙甘草、桃仁、红花。加减:阴竭阳绝,兼舌干而萎,口渴者,可改用阴阳两救汤,病情转安后,可用生脉散(《内外伤辨惑论》)调治;肢冷,汗多,喘而脉微欲绝者,选参附龙牡汤(《伤寒论》)或加麻黄根、浮小麦、山萸肉。

常用中成药:参附注射液20~50 mL加入5%葡萄糖注射液100 mL中,静脉滴注,每天1~2次,肢冷汗出脉微者,可直接静脉推注。益气回阳固脱。用于治疗阳衰气脱型心衰患者。

针灸：取心俞、神门、内关、三阴交、足三里、膻中、气海、关元等穴，每次取穴 3～5 个，每天 1 次，7 天为 1 个疗程，以补法并灸为主。

临证参考：此证型多属各种急慢性心衰发展至终末阶段，病情危笃，需立即急救。中西医结合治疗，优于单纯西医治疗。在强心药的应用上，虽然许多中药含有强心苷，如北五加皮等，但此时患者对上述强心药的耐受程度差异很大，不易掌握剂量，容易引起中毒，故强心剂的应用不如西药洋地黄类。在利尿剂的应用上，虽然中药利尿效果不如西药见效快，但此时由于患者心力衰竭，心排血量下降，肾血流量不足，单纯西药利尿已无效，如果配合大剂量通阳利水或化瘀利水之品，则明显增强利尿效果。阳衰气脱，出现汗出肢冷，患者往往进入休克阶段，少尿或无尿，血压下降，单纯应用西药升压药，如多巴胺、间羟胺，大剂量应用使肾血管收缩，出现尿少，四肢厥冷，长期应用还存在药物依赖，此时如配合中药参附注射液，回阳救逆，其升压作用明显增强，可减少西药升压药用量，减轻药物依赖，且增加末梢血循环，使四肢变暖，尿量增加。

七、按主症辨证论治

(一)心悸

心悸是心衰患者始终存在的症状，往往与气短并见，听诊时心率可增快，可闻及奔马律，可有心律不齐。脉诊可见促、结、代、疾、数等脉象。初期多以心气亏虚为主，疾病恢复期多以阴虚、阳浮或痰火、水饮为主。

1.心气(阳)虚

临床表现：心中悸动不安，气短，动则加剧，乏力，自汗，舌质淡或隐青、苔白滑、脉多沉细而结或代或涩。上述表现为心气不足之象，如见形寒不足，面色苍白，脉见沉迟，则为心阳不足之象。心电图多见心律不齐，各种期前收缩或传导阻滞。

辨证要点：心悸，气短，乏力，形寒。

治法：益气温阳止悸。

常用方：桂枝甘草龙骨牡蛎汤(《伤寒论》)。桂枝、炙甘草、生龙骨、生牡蛎。加减：乏力、气短明显者，可加人参、黄芪；心中空虚而悸，脉沉迟，形寒肢冷甚者，可用麻黄附子细辛汤(《伤寒论》)；心虚胆怯，神不自主而悸者，可用安神定志丸(《医学心悟》)。

常用中成药：灵宝护心丹每次 3～4 丸，每天 3～4 次。强心益气、通阳复脉、芳香开窍、活血镇痛，用于缓慢型心律失常及心功能不全。

针灸：主穴内关、通里、郄门、三阴交，心神不宁加神门、间使，心阳虚衰灸关元、神阙。

临证参考：心悸是伴随心衰始终之症状，有虚实之分。言其虚，多因心气、心阴、心血之不足。心悸，乏力，气短者，属心气不足，重用参、芪。人参入脾肺二经，有大补元气、固脱生津及安神之功效。现代药理研究证实人参有强心作用，对心脏病患者，人参可通过改善心肌营养代谢而使心功能改善。黄芪入肺、脾二经，不但可以补气固表，还可利水消肿，对于心衰出现自汗、水肿者尤宜。现代药理研究证明黄芪可加强心肌收缩力，增加心排血量，减慢心率，还可直接扩张血管，利尿，减轻心脏负荷，故为救治心衰不可缺少的药物。

2.阴虚火旺

临床表现：心中悸动不安，心烦，少寐多梦，口干，脉多疾数。心电图表现多为快速型心律失常。

辨证要点：心悸，心烦，脉细数。

治法：滋阴清热,宁心安神。

常用方：天王补心丹(《摄生秘剖》)加减。生地黄、五味子、当归、天冬、麦冬、柏子仁、酸枣仁、人参、玄参、丹参、白茯苓、远志、桔梗、朱砂。加减：若热象明显者,可加黄连;心烦重者,加栀子;若阴不敛阳者,可用三甲复脉汤(《温病条辨》)。

常用中成药：稳心颗粒每次 1 包,每天 3 次。益气养阴,定悸复脉,活血化瘀。适用于各种快速性心律失常。利心丸每次 3 g,每天 2 次。养心安神。用于快速性心律失常。

针灸：体针取穴内关、迎香、厥阴俞,强刺激。耳针取心、神门、交感,中等至强刺激。

临证参考：心衰患者在疾病发展过程中常伴有心悸不宁,临床查体时发现各种心律不齐,心阴不足患者以室性期前收缩及快速心律失常多见,此时治疗仍以纠正心衰为主,在辨证的基础上佐以安神之品。因心衰患者之阴虚多先源于气虚,故治疗时当气阴双补,以生脉散或炙甘草汤为主方。心烦少寐者,加酸枣仁、苦参或黄连之类,可泻心火,除湿热。现代药理研究认为黄连、苦参均有良好的抗期前收缩作用。

3.水饮凌心

临床表现：心悸而喘咳,眩晕,胸脘痞满,尿少或水肿,舌苔白滑,脉多弦滑。听诊双肺可闻及水泡音,心率多快,可闻及奔马律。

辨证要点：心悸,咳喘不得卧,尿少水肿。

治法：振奋心阳,化气行水。

常用方：葶苈大枣泻肺汤(《伤寒论》)。葶苈子、大枣。加减：如水饮上逆,恶心呕吐者,加半夏、陈皮、生姜以和胃降逆;如肾阳虚衰,不能制水,水气凌心,症见心悸喘咳,不能平卧,四肢不温者,选真武汤(《伤寒论》);头晕,小便不利,水肿甚者,选苓桂术甘汤(《伤寒论》)。

针灸：肺俞、合谷、三焦俞、肾俞、水分、足三里、三阴交、复溜等穴,补泻兼施。

临证参考：此证型多为心衰之重证,心悸乃由于阳虚水邪上犯于心,心阳不振,营阴内虚,水在心下,阳不归根,故头眩身动。可采用苓桂术甘汤纳气宁心的治法。温阳同时不忘利水,可加防己、车前草、木通;宗气无根,则气不归原,故应加龙骨以镇浮阳,牡蛎以抑上逆之水气;阳虚寒水所困,使血凝滞,则加泽兰、茺蔚子化瘀行水,但不宜用化瘀重剂。

(二)喘促

心衰往往伴有气促,甚则短气不足以息,故首先要辨虚实。《素问·调经论》提出："气有余则喘咳上气,不足则息不利少气。"《景岳全书·杂证谟·喘促》说："实喘者有邪,邪气实也;虚喘者无邪,元气虚也。实喘者长而有余,虚喘者气短而不续。实喘者胸胀气粗,声高息涌,膨膨然若不能容,唯呼出为快也;虚喘者慌张气怯,声低息短,惶惶然若气欲断,提之若不能升,吞之若不相及,劳动则甚,而唯急促似喘,但得引长一息为快也。"从以上论述看,心衰之气喘当属虚喘,乃责于肺肾,但也有由于水饮凌心射肺使肺实作喘者。

1.痰饮上凌于肺

临床表现：咳喘不能平卧,喉中痰鸣,胸高息粗,咳嗽大量黏痰或涎液,尿少水肿,舌苔多腻,脉滑数。查体双肺可闻及干湿啰音。

辨证要点：咳喘不能平卧,喉中痰鸣,咳嗽大量黏痰或涎液。

治法：祛痰利气化饮。

常用方：二陈汤(《太平惠民和剂局方》)合葶苈大枣泻肺汤(《金匮要略》)加减。半夏、陈皮、茯苓、甘草、葶苈子、瓜蒌、款冬花。加减：若痰黄者加黄芩、黄连、栀子、川贝;痰有腥味者加鱼腥草、金荞麦;痰白清稀,形寒肢冷者可合真武汤(《伤寒论》)。

针灸:定喘、列缺、尺泽、合谷、膻中、中脘、丰隆、肾俞、太溪等穴,可用泻法。

临证参考:本证型多见于慢性心衰合并肺内感染患者或急性左心衰患者,最常见于肺心病心衰患者。外邪犯肺,肺失宣降,痰浊内蓄,或久病脾虚失运,聚湿生痰,上渍于肺,或肾阳虚衰,水无所主,上凌于肺。总之,痰与饮皆为有形之实邪,故治疗当急则治标,治痰治水。

2.肺肾气虚

临床表现:喘促,气不得续,动则益甚,汗多,心悸,形寒肢冷,或尿少水肿,舌质淡,苔薄或滑,脉沉弱。

辨证要点:喘促,气不得续,动则益甚。

治法:补肾纳气。

常用方:金匮肾气丸(《金匮要略》)合生脉饮(《内外伤辨惑论》)。制附子、桂枝、熟地黄、山萸肉、山药、茯苓、牡丹皮、泽泻、人参、麦冬、五味子。加减:若尿少水肿明显者,可加牛膝、车前子;若咳喘者,可加葶苈子、生龙骨、生牡蛎;若腹胀者,加厚朴、枳实。

针灸:肺俞、定喘、膏肓俞、太渊、足三里、肾俞、气海、太溪等穴,多用补法,并灸。

临证参考:此证型多见慢性心衰患者经过治疗,病情相对稳定,但心功能较差,动则喘促,甚则尿量减少,双下肢水肿。从其脉证分析,当属虚喘范畴,治从其肾,可酌用淫羊藿、胡桃肉、补骨脂、紫石英、沉香等温肾纳气,镇摄平喘之品。心肺肾气已亏极,血行多不畅,故本证多兼瘀,可酌加桃仁、红花、川芎、泽兰、丹参等以活血。另外,病情发展至此,多属顽疾,用药宜久,故可根据病情配制成丸散之剂服用。

(三)水肿

临床表现:尿少,水肿,从下而上,多与心悸、喘促并见,形寒肢冷,苔白滑,脉沉滑。

辨证要点:悸、喘、肿,形寒肢冷。

治法:温阳利水。

常用方:五苓散(《伤寒论》)合真武汤(《伤寒论》)。桂枝、制附子、茯苓、白术、泽泻、猪苓、白芍、干姜。加减:腹胀者,加冬瓜皮、大腹皮;水肿较甚,有胸腹水者,可加牵牛子或商陆以攻逐水邪。

针灸:腰以上肿取肺俞、三焦俞、列缺、合谷、阴陵泉,用泻法;腰以下肿取肾俞、脾俞、水分、复溜、足三里、三阴交,用补法。

临证参考:水肿的基本病机是阳气虚衰不能化水,故通阳利水是基本治法,用药宜动不宜静,宜走不宜守,宜辛温不宜阴柔。通阳利水之品首推桂枝,桂枝可宣通全身之阳气,常与茯苓配伍,代表方为五苓散(《伤寒论》)。健脾通阳应选苓桂术甘汤(《金匮要略》),白术不仅能健脾益气,还能化痰、燥湿、行水。如心衰因感受外邪而引发水肿者,应宣通肺卫以利水,选防己茯苓汤(《金匮要略》)。气虚明显而水肿者,可选春泽汤(《医方集结》)。血瘀水结者,可选桂枝茯苓丸(《金匮要略》)化瘀利水。利水药物常选利水而不伤阴之品,如茯苓、泽泻、芍药、白术等。如水邪上犯,凌于心肺者,当泻水逐饮,选葶苈大枣泻肺汤(《金匮要略》)或己椒苈黄丸(《金匮要略》),葶苈子可化痰、平喘、泻肺,防己有显著的利水作用,但近年实验研究发现防己对肾脏有毒性,故应慎用。"血不行则为水",无论气虚还是阳虚,瘀象伴随始终,化瘀可利水,常用药物如益母草、泽兰。

心衰长期应用利水药包括西药利尿剂,导致阴津枯竭,此时水肿与伤阴并见,水热互结,利尿剂已无效,滋阴有助水邪之弊,利水又恐伤阴,治疗当育阴清热利水,可用猪苓汤(《伤寒论》)。心衰后期,五脏功能均受损,水瘀互结,使三焦气机不畅,故配以行气之品,调畅三焦气机,行气以利水,可酌情加厚朴、枳壳等。

(四)多汗

临床表现:心衰患者自汗多见,在活动后如进食、排便等,大汗淋漓;也可见盗汗或冷汗。

辨证要点:汗自出或盗汗。

治法:调和营卫。

常用方:气虚自汗者,可加用玉屏风散(《丹溪心法》):黄芪、白术、防风;心阳虚者,可加用桂枝加附子汤(《伤寒论》):桂枝、附子、芍药、甘草、生姜、大枣;阴虚盗汗者,可加用当归六黄汤(《兰室秘藏》):当归、生地黄、熟地黄、黄芪、黄芩、黄连、黄柏。加减:自汗多者,可加用浮小麦、麻黄根;阳虚明显,大汗淋漓,汗出欲脱者,用大剂参附龙牡汤;阴虚明显者,可重用山萸肉,加五味子、五倍子、乌梅等以酸收。

临证参考:心衰患者汗多,乃由于心气阳虚,汗液不能自敛之故,或心阳暴脱,真津外泄所致。如出现额部冷汗如珠,四肢不温,多为脱证(心源性休克)先兆,应密切监测血压、脉搏变化。

(五)腹胀

临床表现:腹胀,食则加剧,按之较硬或按之柔软,大便干结或无。

辨证要点:腹胀,食则加剧。

治法:实则通利,虚则健运。

常用方。实证用己椒苈黄汤(《金匮要略》):防己、椒目、葶苈子、大黄;或中满分消丸(《兰室秘藏》):厚朴、枳实、黄连、黄芩、知母、半夏、陈皮、茯苓、猪苓、泽泻、砂仁、干姜、姜黄、人参、白术、炙甘草。虚证者用甘草泻心汤(《伤寒论》):甘草、半夏、黄芩、干姜、黄连、大枣。

针灸:膻中、内关、气海、阳陵泉、足三里、太冲等穴,补泻兼施。

临证参考:心衰患者多伴腹胀,当辨虚实。实则多因于中焦气机不畅,痰饮、水湿、瘀血内阻,患者表现"心下痞坚",临诊多见肋下肝大或腹水等;虚则由于中阳不足,脾不健运,自觉腹胀大,但按之柔软,相当于虚痞证。故在治疗时不要一见腹胀,就用大量行气消导之品,以免破气耗气。

八、变证治疗

心衰患者常出现咯血变证,依其临床表现可见下列 3 种证型。

(一)心肾阳虚

症舌脉:咯稀血痰,心悸胸闷,咳喘,肢冷自汗,水肿,舌淡苔白、脉沉细或结代。

病机分析:由于心肾阳虚,阴阳不相为守,卫气虚散,阴血妄行,即"阳虚阴必走"。

治法:温通阳气,收敛止血。

常用方:桂枝甘草龙骨牡蛎汤(《伤寒论》)加白及、仙鹤草、白茅根。

桂枝、甘草、龙骨、牡蛎、白及、白茅根、仙鹤草。

(二)阴虚火旺

症舌脉:咯血鲜红,心悸心烦不得眠,口干咽燥,头晕耳鸣,腰膝酸软,舌红少苔、脉细数。

病机分析:心衰日久,阳盛阴竭,阴虚于下,火亢于上,灼伤血络,故出现咯血。

治法:滋阴降火,凉血止血。

常用方:黄连阿胶汤(《伤寒论》)加侧柏叶、茜草、白茅根。

黄连、阿胶、白芍、鸡子黄、侧柏叶、茜草、白茅根。

(三)瘀血阻络

症舌脉：咯血紫黯或血块，心悸气喘，胸闷胸痛，口干，两颧潮红，唇甲发绀，舌红、脉涩。

病机分析：心衰患者因虚致瘀，瘀血阻塞脉道，血流不通，溢于脉外，则引起咯血。

治法：活血降逆止血。

常用方：血府逐瘀汤（《医林改错》）加三七、花蕊石、藕节、旋覆花。

生地黄、桃仁、红花、枳壳、赤芍、柴胡、川芎、桔梗、牛膝、甘草、三七、花蕊石、藕节、旋覆花。

九、疗效评定标准

(一)心功能疗效判定标准

按 NYHA 分级方法评定心功能疗效。

(1)显效：心功能基本控制或心功能提高 2 级以上者。

(2)有效：心功能提高 1 级，但不足 2 级者。

(3)无效：心功能提高不足 1 级者。

(4)恶化：心功能恶化 1 级或 1 级以上。

(二)心衰计分法疗效判定标准(Lee 计分系统)

(1)显效：治疗后积分减少≥75%者。

(2)有效：治疗后积分减少在 50%～75%者。

(3)无效：治疗后积分减少＜50%者。

(4)加重：疗前积分。

(三)中医证候疗效判定标准

疗前评分与疗后评分百分数折算法：(治疗前评分－治疗后评分)/治疗前评分×100%。

(1)显效：主次症基本或完全消失，证候积分为 0 或减少≥70%。

(2)有效：治疗后证候积分减少≥30%。

(3)无效：治疗后证候积分减少不足 30%。

(4)加重：治疗后积分超过治疗前的积分。

十、古训今释

(一)病名溯源

《内经》虽没有心力衰竭的病名，但有关心力衰竭时不同阶段的症状表现已有所论述。如《素问·平人气象论》曰："颈脉动，喘疾咳，曰水，……足胫肿曰水。"最早提出了与心力衰竭有关的临床表现，并名之为"水"。汉代张仲景在《金匮要略·水气病脉证并治》中明确提出"心水"之名，症见身体乏力而沉重，下肢水肿，气短，不足以息，甚则喘不得卧，心烦躁扰不安，肝大等一系列表现，在《内经》的基础上进一步认识到，其心力衰竭是由水气客于心所致。在后世的论述中，多见有心悸、怔忡、心劳、心胀的描述，如宋代陈言在《三因极一病证方论·心小肠经虚实寒热证治》说："心气郁结，忪悸，噎闷，四肢水肿，上气，喘急。"此忪悸也即怔忡。罗芷园《芷园医话·怔忡》曰："此症原因，不外心脏衰弱……治不得法，多取死亡之转归。"明确指出怔忡是由心脏功能衰竭所致，若治疗不当，可导致死亡之危重疾病。清代何梦瑶在《医碥·悸》又说："悸者，心筑筑之惕惕然，动而不安也。俗名心跳……一由于停饮，水停心下，心火为水所逼，不能下达而上浮，故动而不安也。必有气喘之证。肾水上浮凌心，义亦如之。"又根据其症状表现，命之为"心气虚""心气不足"。可见历代对于心水、心悸、怔忡、心劳、心胀等的描述与现代心力衰竭的症状类似。

关于"心衰"一词首见于唐代，唐代孙思邈在《备急千金要方·心脏门》中首次提出"心衰"一词，曰"心衰则伏"，之后，《圣济总录·心脏门》提出"心衰则健忘"，《医述·脏腑》中有"心主脉，爪甲色不华，则心衰矣"的论述。《医方辨难大成》还说："人身主宰者心……心之气尤贵充足……人身运用者心，心之血固贵滋荣……否则，心先受病……即如怔忡之证……而心系悬悬者，即心脏之衰败也。"诸家所提到的"心衰"与今日之心衰是否同病？首先来解读孙思邈所说的"伏"之义，黄蕴兮《脉确》认为："阴盛阳衰，四肢厥逆，六脉俱伏。"朱栋隆《四海回春》认为："心脉无力之中，又带迟伏之脉，是心脉不足而又寒矣，即断以怔忡。"《金匮要略·水气病脉证并治》说："热止相搏，名曰伏；沉伏相搏名曰水。沉则脉络虚，伏则小便难，虚难相搏，水走皮肤，即为水矣"，是指热留于内，与水相搏，阳气不化而小便难少，出现水肿。可见"伏"，一是指心阳虚衰、阴寒内盛所致；二是热水相搏出现水肿，均符合心衰之心阳虚损，鼓动无力，四肢失于温煦，小便难之表现。古人亦认为"伏"是怔忡之候、健忘之义，《圣济总录·健忘》："健忘之本，本于心衰，血气衰少。"陈文治《诸证提纲》指出："怔忡日久则生健忘。"皇甫中《明医指掌·惊悸怔忡健忘证》曰怔忡"日久不已，精神短少，心气空虚，神不清而生痰，痴迷心窍，则遇事多忘。……名曰健忘"，符合心脏病日久不愈，心功能逐渐衰退而发展为心衰的病理转化过程；爪甲不华为心衰患者之爪甲青黯、发绀之表现，是从"心脏外证"之所见，论述心脏之衰。

以上所述对心衰症状的描述，与西医学所述心衰表现类似，但并非所有古人有关心衰的论述都等同于西医学所说的心力衰竭，如《圣济总录·心脏门》提出"心衰则健忘，不足则胸腹胁下与腰背引痛，少颜色，舌本强"，并非心衰特征性改变，其他疾病如中风等内科疾病均可见到上述症状，故阅读古书时要仔细辨别。

（二）医论撮要

1.证候

"心衰"的主症为"怔忡"，如《素问·至真要大论》曰："心澹澹大动，胸胁胃脘不安，…病本于心。"《灵枢·经脉》进一步描写为"心惕惕如人将捕之"。上述表现，古医家称之为"怔忡"，为心悸之严重者，即在无惊恐、过劳等诱因的情况下，自觉心中跳动不安，作无休止，程度严重。怔忡是患者的自觉症状，从外在表现上可见左乳下搏动应衣，如《素问·平人气象论》曰："胃之大络，名曰虚里，贯膈络肺，出于左乳下，其动应手，脉宗气也。盛喘数绝者，则病在中，结而横，有积矣；绝不至曰死。乳之下，其动应衣，宗气泄也。"虚里在左乳下乳根穴处，为心尖冲动之处，其跳动轻者可以应手，为气血循行如常之证，其跳动剧甚，疾数并伴有中断而应衣者，是气血运行失常，精气外泄之表现，也为怔忡之外在表现。

心衰患者除怔忡外，还可见身重水肿，少气不足以息，甚则喘促不能平卧，右胁下痞块等。如《素问·水热穴论》说："水病下为胕肿大腹，上为喘呼不得卧。"巢元方在《诸病源候论·水病诸候·二十四水候》中说："夫水之病……令遍体肿满，喘息上气……目裹水肿，颈脉急动……小便不通。"这些症状描述与心衰时出现的喘不得卧，尿少，水肿相同。《金匮要略·水气病脉证并治》中"心下坚，大如盘，边如旋杯"之描述极符合今之心衰引起肝脏瘀血肿大。另外，宋《太平圣惠方·治风惊悸诸方》中又补充"心气不足，惊悸汗出，烦闷……咽喉痛，口唇黑"，与现代口唇发绀之体征相符。从上述诸医家的论述可确认：心衰虽以心悸气短为主症，还伴有尿少水肿，喘促不能平卧，口唇发绀，颈脉动，虚里搏动应衣，触及疾数或有不齐，足胫肿，严重者可见腹水，或见烦躁多汗。结合病名的论述，还可伴有咽干、善噫等症。

心衰的脉象变化也各不相同,有"参伍不调者"(《素问·三部九候论》),有"乍数乍疏"者(《灵枢·根结》)。《素问·平人气象论》说:"人一呼脉一动,一吸脉一动,曰少气,人一呼脉三动,一吸脉三动而躁,……人一呼脉四动以上曰死,脉绝不至曰死,乍疏乍数曰死。"我们发现心力衰竭患者不但可出现窦性心动过速,还可见各种心律失常,如各种期前收缩、房室或室内传导阻滞等,与上述脉象描述极其吻合。

2.病因

(1)邪痹心脉论:反复外感六淫及温热邪毒,循经入心,寒则伤阳,热则耗散,心气受伤,久伤不复则损,久损不复则衰。《素问·痹论》说:"风寒湿三气杂至,合而为痹……脉痹不已,复感于邪,内舍于心。"在六淫中,古人更重视寒邪伤人对心病发生的重要作用,《素问·举痛论》中"寒气客于冲脉,冲脉起于关元,随腹直上,寒气客则脉不通,脉不通则气因之,故喘动应手矣",为感受外邪,损于心脉而引起心悸、喘促等心衰表现。

(2)情志内伤论:猝受惊恐,或思虑过度,所愿不遂可引发惊悸、怔忡,心气不足,心神涣散,继而发展为心衰。明代虞抟在《医学正传·怔忡惊悸健忘证》中说:"夫怔忡惊悸之候,或因怒气伤肝,或因惊气入胆……又或遇事繁冗,思想无穷,则心君亦为之不宁,故神明不安而怔忡悸之证作矣。"在惊恐、忧思的基础上,又提出恼怒可使心君不宁而发为怔忡。

(3)水饮凌心论:心主火,主血脉,血液在脉道内正常循行,必赖于心阳之温煦与鼓动。水火相克,水饮上凌于心,必损心之阳气,上凌于肺,则肺失宣降,故见怔忡、喘促、水肿等。正如《素问·逆调论》说:"夫不得卧,卧则喘者,是水气之客也。"《金匮要略·水气病脉证并治》认为:"水在心""水停心下"可出现"心下坚筑、短气、恶心不欲饮"及暴喘满……甚者则悸,微则短气等心衰之证候,并由此而提出"心水"之名。后世医家有"心有水气""水气乘心"等相同的论述。

(4)虚损论:衰即虚损衰竭之意。心衰为久患心系疾病,渐积而成。在疾病的慢性演变过程中,必损及正气,心气虚则心动无力,久则心力内乏,乏久必竭。故心衰初期,多见心气不足,如《金匮要略·惊悸吐衄下血胸满瘀血病脉证治》说:"寸口脉动而弱,动即为惊,弱则为悸。"《中藏经·虚实大要论》《脉经》中有相同记载,《诸病源候论·五脏六腑病诸候·心病候》中又说:"心气不足则胸腹大,胁下与腰背相引痛,惊悸恍惚,少颜色,舌本强,善忧悲,是为心气之虚也。"《圣济总录·心脏门》也云:"心虚之状,气血衰少,面黄烦热,多恐悸不乐,心腹痛,难以言,时出清涎,心膈胀满,梦寝不宁,精神恍惚,皆手少阴经虚寒所致。"从上述条文可见,古人认为心气虚是心衰发生的原因之一。

综上,引起心衰的病因较多,且错综复杂,感受外邪可致正虚,正虚之人易感外邪;情志不遂使气机不畅,日久亦伤正气,或产生水饮、痰浊、血瘀等病理产物;劳倦过度,损及正气及病后失治、误治等均可单独或合并为病。

3.病机学说

(1)心脉痹阻学说:心主血脉,不论何种病因损及于心,使心不能主持脉道,运血而行,必使心之用受损,心之体受伤,体用俱损,则必见衰竭之象。如《医学衷中参西录·医论》在"论心病治法"条中说:"有非心机亢进而若心机亢进者,怔之证是也。心之本体,原长发动以运行血脉,然无病之人初不觉其动也,惟患怔忡者则时觉心中跳动不安。……此其脉象多微细,或脉搏兼数……有因心体肿胀,或有瘀滞,其心房之门户变为窄小,血之出入致有激荡之力。而心遂因之觉动者。此似心机亢进而亦非心机亢进也。其脉恒为涩象,或更兼迟。"此所论怔忡者,心跳动剧烈似心机亢进,而实则脉微细或迟,为气(阳)阴亏损之虚证,并在本虚的基础上出现"瘀滞"之病理，"脉涩曰痹"（《素问·平人气象论》），从其所见脉象也为心脉痹阻。且心衰者多伴水肿，汪昂《医方集解》说："水肿有痰阻、食积、血瘀。何以证明心衰为血脉被阻？"王焘《外台秘要·脉极论》曰："手少阴气绝则脉不通。手少阴者，心脉也，心者，脉之合也，脉不通则血不流，血不流则发色不泽，故面黑如漆紫，则血脉先死。"从中医理论已知，"气"可代表脏腑之功能，绝为衰也。可见"手少阴气绝"即心功能衰竭，其临床见面黑唇黯，为血流不畅之"瘀"象。

（2）阳虚水泛学说：古人认为心衰的病变过程与"水"有关，由"水气乘心"所致。而水之来源，多因阳气亏虚。张介宾在《景岳全书·杂证谟·肿胀》说："若病在水分则多为阴证，何也？盖水之与气，虽为同类，但阳旺则气化而水即为精，阳衰则气不化，而精即为水。故凡水病者，水即身中之血气，但其为邪为正，总在化与不化耳。水不能化，因气之虚，岂非阴中无阳乎？此水肿之病，所以多属阳虚也。……而气竭于上，所以下为肿满，上为喘急，标本俱病，危斯极矣。"水为阴邪，赖气以动，阳气虚损，气化不健，气血不归正化而为水，水气上凌心肺则怔忡、喘急，渗于肌肤则肿满。故见本虚（气阳虚）、标实（水饮内犯外溢）之危证。故成无己《伤寒明理论》说："心悸之由，不越二种，一者，气虚也；两者，停饮也。"

（3）脏腑失常学说：心衰是心系疾病后期，心之体用损伤严重时所表现的证候群。因"心为一身之主"，在心病演变过程中，必累及于他脏，或他脏病变也可累及于心。如陈士铎《辨证玉函·上症下症辨·怔忡》说："怔忡之症，本是心气之虚，如何分为上下？……肺脉属于心之上，肺气有养则清肃之令下行，足以制肝木之旺，肝木不敢下克脾土，脾土得令，自能运化以分津液而上输于心，而后心君安静无为，何致有怔忡不定之病耶？此所谓上症之源流也。因肺金失令，则肝木寡畏，以克脾土，脾土为肝所制，事肝木之不暇，又安能上奉于心乎？心无脾土之输，而木又旺，自己尊大，不顾心君之子。此心所以摇摇靡定而怔忡之症起矣。但怔忡之病，何以知之，其症必兼咳嗽，而饮食能食而不能消者是也。……其下病奈何？其症吐痰如清水，饮食知味而苦不能多，……此病乃肾水耗竭，不能输于肝木，而肝木自顾不遑，又安能上养于心乎？心血既耗，又安能下通于肾？心肾交困，怔忡时生不止。"由此可见，心衰的病变过程中，除心气内乏外，肺、脾、肝、肾均随之受累。王叔和《脉经·手少阴经病证》曰："病先发于心者。……一日之肺，喘咳，三日之肝，胁痛之满，五日之脾，闭塞不通，身痛体重。三日不已，死。"肺气失宣，郁闭不畅，津液不布，水道不通，则咳喘，甚则喘急、咳痰，尿少水肿；脾气受损，气机呆滞，运化失常，则食而不消，痰如清水；肝气不疏，藏血而不泄，故胁胀痛，胁下癥块；肾司开阖，主司二便，肾阳不足，蒸化无力，水津不化而为饮，水饮上凌于心则加重心衰，水湿泛于肌肤则水肿，水湿内停则少尿。

十一、现代研究

（一）病证名称与定义

近代医家已经提出心衰的病名，对此病的治疗报道也颇多，但多以西医病名论之，如检索近十年中医关于本病的报道多以西医"充血性心力衰竭""慢性心衰"等病名，另外也有人将此病分散于中医的"心悸""怔忡""喘证""水肿"等病证中论述。从最早张伯臾主编的《中医内科学》到目前几经改版的国家规范化教材都没有将心衰作为独立疾病来讲述，只是根据其症状表现散见于心悸病的水饮凌心候、喘病的喘脱候、水肿病的脾肾阳虚候等。在中国中医研究院广安门医院主编的《中医诊疗常规》一书中提出"心水"之名，认为心水是指心病而引起的水肿，但与肺脾肾关系密切，这是近代对心衰给予明确病名的书，但并没有得到公认。国家中医药管理局医政司胸痹急症协作组 1992 年在厦门召开的全国胸痹病（冠心病）学术研讨会上，提出"胸痹心水"之名，相当于冠心病心力衰竭,但此病名仅局限于冠心病心衰,不能囊括所有心脏病的心衰,因此未得以推广。最近有人将心衰的中医病名概之为"悸-喘-水肿联证",这种提法虽有一定见解,但也未得到推广。有学者在《悬壶漫录》中提出心衰病名,认为"本病是临床常见、多发之疾,又是危及生命之患。其临床表现为急者昏厥,气急,不能平卧,呈坐状,面色苍白,汗出如雨,口唇青黑,阵咳,咯出粉色血沫痰,脉多疾数。慢者短气不足以息,夜间尤甚,不能平卧,胸中如塞,口唇爪甲青紫,烦躁,下肢水肿。"这是近代首见冠以"心衰"之名的著作,且对其症状的描述与西医的心力衰竭完全吻合。

(二)病因病机研究

综合各家对心衰的认识,有学者强调心衰的主要病因是内虚。主要分为心气心阳虚衰,不能运血;肺气虚衰,不能通调水道;脾虚失运,水湿内停;肾阳虚衰,膀胱气化不利等。反复发病,则形成本虚标实,产生痰、瘀、水等病理产物,故心衰的病机可用"虚、瘀、水"三者来概括。有学者认为心衰之本为心肾阳虚,而血瘀水停等则是在虚的基础上产生的病理结果,尽管心衰有左右之别,症状有喘憋、水肿之异,而其基本病机则是一致的,即虚、瘀、水,三者互为因果,由虚致实,虚实夹杂,致使虚者更虚,实者更实,形成了心衰逐渐加重的病理链,而心肾阳气亏虚是心衰各个阶段的基本病机。

有的医家从整体观出发,认为诸脏相互联系、相互影响而致心衰。有学者认为心衰发病机制以脏腑功能失调,心、肺、脾、肾阳气不足为主要病机,脏腑失调是心衰的病因,又是机体多种病变的结果。从本病的临床发展过程看,属病久沉痼,耗伤阳气,为本虚标实之疾。有学者认为心衰病位在心,但不局限于心。五脏是一个相互关联的整体,在心衰发生发展过程中,肺、脾、肾、肝都起着一定的作用,将心孤立起来就不可能正确地认识心衰的病因病机。

还有的医家认为本病发生不但阳虚,而且存在阴虚。有学者认为本病发生不单气虚阳虚,临床亦有阴血不足,不能荣养心脉,而致心功能减退者。由于慢性心功能不全多日久难愈,常存在阳损及阴,即使临床没有明显的阴虚症状,也可存在阳损及阴的潜在病机,且在病理发展过程中,因心气不能主血脉,多有瘀血滞脉、瘀血不利化水的病理改变。

总之,心衰是一本虚标实之疾,虚不外气血阴阳亏虚,大多数医家认为以心肾阳虚为主,其病变脏腑始于心及于五脏,其病理产物不外瘀、饮、痰、水。

(三)证候学与辨证规律研究

1.证候学研究

在《中医急诊医学》一书中,陈佑帮、王永炎认为心力衰竭是五脏亏虚,本虚标实之证。心悸是心衰最常见和最早出现的临床表现。心衰之喘,咳嗽短气,动则尤甚,重则喘逆倚息不得卧,呼吸短促难续,深吸为快,咯吐稀白泡沫痰,甚则粉红泡沫样痰,脉沉细或结代。心衰起病缓慢,反复出现,肿势自下而上,常兼咳喘、心悸、气短、腹胀、纳呆、乏力、肢冷。心衰患者开始以心悸为主,而后期则心悸、喘息、水肿并见。

有学者认为心衰的临床表现应有急、慢之分。急者见昏厥、气急、不能平卧,呈坐状,面色苍白,汗出如雨,口唇青黑,阵咳,咯出粉红色血沫痰,脉多疾数。慢者短气不足以息,夜尤甚,不能平卧,胸中如塞,口唇爪甲青紫,烦躁,下肢水肿。

有学者对其临床症状的观察颇为详细。柯氏认为,心衰的水肿来势比较缓慢,患者长期有轻度水肿,其水肿大多起于足跗,渐及身半以上,或早上面肿,下午足肿,卧床者主要肿于腰骶部,水肿处按之凹陷而不起。心衰的气喘有3个临床特点:平卧时无病,劳则甚;呼气吸气都感不足,声低息短,若气欲断,慌张气怯;一般情况下,咳嗽不多,痰吐甚少。柯氏除对上述三个症状进行详细描述外,还对其他症状、体征进行了辨析。如口唇发绀是心衰常见征象,原来发绀不明显,突然加重是病危重征象,而肺心病患者发绀较多,面色苍白者病情较重。风心病二尖瓣病变患者多见面颧殷红,病情加重时红色加深,切勿误认为是病情好转。危重患者临终前面红如妆,额汗如油,并非心衰所独有,但心衰出现这种现象,如及早治疗,尚有转机。心衰患者有腹部痞块,乃气滞血瘀表现。如出现指趾欠温是阳气虚衰的征象,如出现四肢冷,则阳虚较严重,如四肢逆冷过腕,达膝则更为严重。头眩与心悸并见,提示心功能欠佳。如出现恶心呕吐,可能是阳气严重虚衰,中焦阳气无力运转,阳不制阴,阴邪上逆所致,或为水饮、瘀血严重阻滞,中焦气机阻塞不通,属危重之象。出现烦躁,可能是真阳衰败、阴邪内盛、虚阳浮越的表现,是十分危重的证候。

心衰的舌脉变化多变,以柯雪帆观察最为细致。有学者认为心衰舌多胖大或有齿痕,瘦小者少见,反映心衰多有水气停留,气虚阳衰;舌面大多润滑,亦水气停留之象;如兼热象或损伤津液者,可见舌面干燥,但这并不否定其气虚阳衰的存在;舌多紫黯,大多偏淡,这是阳气虚衰,血行瘀阻的表现,如兼有热象可以出现紫红舌。舌苔一般为薄白苔,兼有痰饮者多为白腻苔,肺有痰热者,多见黄腻苔或灰黄腻苔,痰湿重者可见灰腻苔。心衰已控制而痰湿、痰热依然存在者,其腻苔仍不能化。对于心衰的脉象,有微细沉伏几乎不能按得的,有弦搏长大按之弹指的;有脉来迟缓,甚至一息不足三至的;有脉来数疾,几乎难以计数,心衰出现脉律不齐者颇多,促、结、代均可出现,更有乍疏乍数、乍大乍小、三五不调者亦颇多见。心衰的脉象与其原发心脏病关系密切。如高血压性心脏病多见弦脉、弦紧脉;肺心病多见弦滑而数的脉象;风心病二尖瓣狭窄者多见微细脉;主动脉瓣闭锁不全者脉象多见来盛去衰;冠心病大多弦而重按无力。另外,柯氏对心衰的脉象细致观察研究后认为还有一些怪脉,如"釜沸""弹石""偃刀""解索""麻促""鱼翔""虾游""雀啄"脉等,心衰如见到人迎脉明显盛大,而寸口脉却很细弱,两者差别较大甚至4倍以上者,多为危重病证。有学者认为心衰而感邪之脉象应见浮象,而阴竭阳绝危证之舌脉表现为舌绛而萎,脉微欲绝,或散涩,或浮大无根。有学者认为心衰的脉象最常见的有四类:①脉象微细而沉,非重取不能按得;②脉象虚弱;③脉象弦搏且虚大弹指;④脉象迟、数、结、代,乍疏乍数,乍大乍小,除此以外还可见到"屋漏""雀啄""虾游"等绝脉;李氏还根据脉象判断预后,脉象由数转为缓和,是病好转的标志,若虚大、弦长、弹指重按则无,此乃胃根动摇,胃气将绝之兆,治之较难,数极而人迎盛大者为难治之象。

2.辨证规律研究

目前中医对于心衰的辨证分型还没有统一的标准,卫健委2002年编辑出版的《中药新药临床研究指导原则》一书中,将心力衰竭分为5个证型:①心气阴虚证;②心肾阳虚证;③气虚血瘀证;④阳虚水泛证;⑤心阳虚脱证。

总结近10年医家对心衰的临床辨证分型发现大致分为心气不足、心阳亏虚、心肺气虚、肾不纳气、心肾阳虚、脾肾阳虚、心阴虚损、气阴两虚、气虚血瘀、痰饮阻肺、心肝瘀血、阳气虚脱、阴阳俱衰等,对上述分型进行归纳,以心肾阳虚、脾肾阳虚、阳虚水泛、气滞血瘀、阴竭阳脱为最常见。其共同点是以脏腑辨证为中心,参以八纲及气血津液辨证。如在八纲辨证中,强调表证可加重里证(心衰),心衰过程是因虚致实,实又可致更虚的恶性循环,强调阳虚为主,日久可致阴阳两虚。在气血津液辨证中,因心肾气(阳)虚,可致水液代谢及血行失常,从而痰饮、瘀血由生。各医家辨证虽各有不同,各有侧重,但总不离乎脏腑及气血津液两个方面。

（四）治则治法研究

1.治则

心衰是急、重、危之疾，对其病理变化，诸家皆趋向于"本虚标实"，故治疗应"急则治标，缓则治本"，这一治疗法则得到大家的共识。有学者本着《难经·十四难》所说"损其心者，调其营卫"的原则，认为"心衰急者，先治其标，缓者，治其本。所谓治其标者，即是调其营卫，祛邪为务，故先用辅而治之，以善呼吸之能，使清气能入，浊气能出，以利于心"。

2.治法

因本病是以气虚、阳虚、血瘀、水停为主要病机，故基本治法可概括为益气、温阳、化瘀、利水几个方面。

（1）益气活血法：益气活血法是目前治疗心衰最常用的治法。益气法可增强心肌收缩力，改善心脏泵功能，活血可改善血液流变学状态，从而降低前负荷，两者配合使用，具有协同改善心功能的作用，这一点不仅符合中医基础理论，而且经实验研究证实。在益气药中首推人参、黄芪。

（2）温阳利水法：温阳法是治疗心衰的常用法，诸多医家在温阳益气的基础上临证变能。赵锡武治心衰，心肾阳虚、痰湿阻滞者，用温阳利水、蠲饮化湿之法；心肾阳衰、肺气失宜者，用温阳纳气、清肺定喘之法；阳虚水逆、上凌心肺、肺气不宣者，治以温阳行气、养心宣肺之法。在温阳利水法治疗心衰的临床报道中，多以真武汤为主方加减治疗，常以附子、桂枝、干姜为主药。

（3）益气养阴法：有学者在治疗充血性心力衰竭时，认为患者在临床上常表现为阳气虚衰，一方面阳虚可导致阴虚，另一方面长期使用利尿药物可导致阴虚，表现少气、干咳、心烦、舌红少津等，故治疗心衰时每辅以滋阴之味。有学者认为治疗心衰重点必须调补心脾之气血阴阳，温心阳和养心阴为治疗心衰的基本原则。益气养阴主要以生脉散为主方加减。

（4）泻肺逐水法：主要用于肺水肿较重的患者，为急则治标的方法。常用药物有葶苈子、桑白皮、汉防己。此类药物大多药效峻猛，常与其他法合用，较少单独使用，对体弱者慎用。

因心衰的病理变化是一个复杂的过程，故治疗并非单守于一法，往往根据不同时期不同的病理变化选用不同的治法。

（五）辨证用药研究

1.辨证论治

根据近年发表的临床资料分析，在辨证治疗心衰的中药使用上，大多以经方为主加减，心肺气虚则多以保元汤为主，气阴两虚者多以生脉散、炙甘草汤为主，阳虚水泛者多以五苓散、真武汤、苓桂术甘汤加减，气虚血瘀者多选用补阳还五汤，水饮犯心肺者多以葶苈大枣泻肺汤为主。

2.病证结合

有学者对于心衰的治疗强调必须病证结合，灵活变通，根据心衰的不同病因适当调整治疗方案。如冠心病心衰多见气虚夹痰，痰瘀互结者可用温胆汤加人参、白术、豨莶草、田三七等；若属阴虚则用温胆汤合生脉散加减。风湿性心脏病者多有风寒湿邪伏留，反复发作特点，宜在原方基础上多加威灵仙、桑寄生、豨莶草、防己、鸡血藤、桃仁、红花。肺源性心脏病者可配合三子养亲汤、猴枣散以及海浮石等。高血压心脏病者则配合平肝潜阳之法，常用药物有决明子、石决明、代赭石、龟甲、牡蛎、钩藤、牛膝等。原有糖尿病或甲亢者以生脉散加味。

有学者认为风湿性心脏病心衰，多伴房颤，容易出现不同部位的栓塞表现，治疗上要加用活血化瘀之品以防止血栓形成,有风湿活动时还要加用祛风胜湿、宣痹止痛之剂;肺源性心脏病心衰,多伴呼吸衰竭,而低氧血症所致的口唇发绀、颜面晦黯等症属瘀血范畴,因此临证时要痰瘀同治,同时肺心病心衰多以肺部感染为诱因,故酌情应用清热解毒药物,另外肺心病心衰水肿的患者不能过度应用利尿剂,以免使痰液黏稠难以咯出,多选用利水不伤阴之品,如猪苓、茯苓、泽泻、冬瓜皮、车前子、葶苈子等;冠心病心衰多伴有高脂血症,临证当加用具有降脂作用的药物,如山楂、葛根、泽泻、决明子、首乌、枸杞子、丹参、三七等。

3.中成药研究

目前很多医家根据多年临床经验,创立了很多有效的治疗心衰的方剂,且取得了较好疗效。

还有许多医家研制出各种剂型成药治疗慢性心衰,相对汤剂服用更方便,适合慢性心衰患者长期服用。有学者研制的暖心胶囊治疗气虚血瘀型心衰(由人参、附子、薏苡仁、茯苓、法半夏、橘红、三七组成)。有学者采用温肾益心丹(由真武汤加红参、丹参组成)治疗慢性心衰。有学者根据心衰的发病特点,研制了强心冲剂(由西洋参、桂枝、丹参、汉防己、葶苈子、益母草、枳壳组成)治疗慢性心衰。有学者应用强心复脉丸(由人参、附子、黄芪、当归、川芎、丹参、五味子等组成)治疗慢性心衰。有学者应用强心胶囊(由黄芪、附片、生晒参、桂枝、血竭、益母草、三七、泽兰、桑白皮、葶苈子、五加皮、关木通、车前子、枳实组成)治疗慢性心衰。上述临床研究报道均采用随机对照观察方法,其科学性较强,可信度较高。

目前有许多治疗心衰的中成药被推向了市场,且疗效肯定,尤其是在改善心功能,提高生活质量方面,优于西药治疗。如补益强心片、强心力胶囊、心宝丸等。另外,用于纠正心功能常用的注射剂有黄芪注射液、生脉注射液、参附注射液、川芎嗪注射液等。

(六)康复

慢性心衰是一种以运动能力下降、疲劳和劳力性呼吸困难为特点的综合征,以往运动训练是心衰患者的绝对禁忌证,强调心衰患者需要限制体力活动、严格卧床休息,然而长期安静休息可引起骨骼肌萎缩、运动耐力下降甚至静脉血栓形成,导致发生肺栓塞等严重并发病。近年来,对运动训练在心衰康复中的作用有了新的认识,有许多试验研究确定了运动训练的临床效果和安全性,认为运动训练是心衰综合治疗方案的一部分。运动训练早已成为心肌梗死、冠脉搭桥和心脏移植患者恢复的常规程序,目前应用于心衰患者,也取得一定效果。研究报道运动训练通过改善内皮功能和骨骼肌的生物化学和组织特征而减轻临床症状、降低心功能分级、提高运动贮量、降低再住院率,而无明显不利影响。虽然运动训练不降低心衰患者的发病率和病死率,但对于经选择的患者进行运动训练是有益的,许多试验的结果均显示了运动训练在心力衰竭患者康复中的积极作用。有学者报道对慢性心衰患者在常规药物治疗基础上实行综合康复治疗,心肺功能明显改善,步行距离延长,心肌耗氧量降低,同时减低外周血管阻力,增加骨骼肌的血流量及周围血管摄氧能力,有效地改善了运动能力,减轻了慢性心衰患者疲劳和呼吸困难的感觉,也调节焦虑、抑郁情绪,提高生存率。另外,也有研究发现,心衰患者运动后炎性细胞因子和氧化应激显著高于正常人,有学者研究证明心衰患者血浆可溶性黏附分子水平较正常升高,6分钟步行运动试验升高心衰患者血浆sICAM-1、sVCAM-1水平,接近日常生活活动强度的运动训练可降低两者水平。

(姜传文)

第四节 真 心 痛

真心痛是指以突然发作的剧烈而持久的胸骨下部后方或心前区压榨性、闷胀性或窒息性疼痛为临床表现特点的一种严重病症,是胸痹的进一步发展。疼痛可放射到左肩、左上肢前内侧及无名指和小指,一般持续时间较长,常伴有心悸、水肿、肢冷、喘促、面色苍白、汗出、焦虑和恐惧感等症状,甚至危及生命。多因劳累、情绪激动、饱食、受寒等因素诱发。《灵枢·厥病篇》描述了真心痛的发作和预后,称:"真心痛,手足青至节,心痛甚,旦发夕死,夕发旦死。"

现代医学的冠状动脉粥样硬化性心脏病、心肌梗死、心律失常、心源性休克等,出现真心痛的临床表现时,可参考本节进行辨证论治。

一、病因病机

真心痛病因病机和"胸痹"类同,与年老体衰,阳气不足,七情内伤,气滞血瘀,痰浊化生,寒邪侵袭,血脉凝滞等因素有关。如寒凝气滞,血瘀痰浊,闭阻心脉,心脉不通,可出现心胸疼痛(胸痹),严重者部分心脉突然闭塞,气血运行中断,可见心胸猝然大痛,而发为真心痛。

真心痛之病位在心,其本在肾。总的病机是本虚标实,本虚是发病基础,标实是发病条件,急性发作时以标实为主,总由心之气血失调、心脉痹阻不畅而致。

二、诊断要点

(一)症状

突然发作胸骨后感心前区剧痛,呈压榨性或窒息性疼痛。疼痛常可放射至左肩背和前臂,持续时间可长达数小时或数天,可兼心悸、恶心、呕吐等。

(二)检查

1.心电图检查

根据 ST 段或 T 波的异常变化来判断心肌缺血的部位及程度,同时根据相应导联所出现病理性 Q 波及 ST 段抬高的表现,来确定心肌梗死的部位。

2.胸部 X 线平片

胸部 X 线平片以及冠状动脉造影有助于诊断。

三、辨证

本病病位在心,其本在肾,本虚标实是其发病的主要机制,而在急性期则以标实为主。

若心气不足,运血无力,心脉瘀阻,或心血亏虚,气血运行不利,可见心动悸,脉结代(心律失常);若心肾阳虚,水邪泛滥,水饮凌心射肺,可出现心悸、水肿、喘促(心力衰竭),或亡阳厥脱,亡阴厥脱(心源性休克),或阴阳俱脱,最后导致阴阳离决。

(一)气虚血瘀

证候:心胸刺痛,胸部闷窒,动则加重,伴短气乏力,汗出心悸,舌体胖大,边有齿痕,舌质黯淡或瘀点瘀斑,舌苔薄白,脉弦细无力。

142

分析：元气素虚，无力推动血液运行，血行缓慢而滞涩，闭阻心脉，心脉不通，则心胸刺痛，胸部闷窒；动则耗气更甚，故短气乏力，汗出；气虚心搏加快，故心悸；舌体胖大，边有齿痕，苔薄白为气虚之象；舌质黯淡，有瘀点瘀斑为血瘀之征。

（二）寒凝心脉

证候：胸痛彻背，胸闷气短，心悸不宁，神疲乏力，形寒肢冷，舌质淡黯，苔白腻，脉沉迟、迟缓或结代。

分析：寒邪内侵，阳气不运，气机阻痹，故见胸痛彻背；胸阳不振，气机不利，故见胸闷气短，心悸不宁；阳气不足，上不荣头面，外不达四肢，故面色苍白，形寒肢冷；舌淡黯，苔白腻，脉沉迟缓或结代，均为寒凝心脉、阳气不运之候。

（三）正虚阳脱

证候：心胸绞痛，胸中憋闷或有窒息感，喘促不宁，心慌，面色苍白，大汗淋漓，烦躁不安或表情淡漠；重则神志昏迷，四肢厥冷，口开目合，手撒尿遗，脉疾数无力或脉微欲绝。

分析：阳气虚衰，胸阳不运，痹阻气机，血行瘀滞，故见胸憋闷、绞痛或有窒息感；少气不续，不能维持正常心搏，故心慌，喘促不宁；大汗淋漓，烦躁不安或表情淡漠，乃为阳脱阴竭；阳气消乏，清阳不升，或失血过多，血虚不能上承，故见神志昏迷；气血不能达四末，则四肢厥冷；营阴内衰，正气不固，故口开目合，手撒遗尿；脉疾数无力或脉微欲绝，乃亡阳伤阴之征。

四、治疗

本病在发作期必须选用有速效止痛作用之药物，以迅速缓解心痛症状。疼痛缓解后予以辨证施治，常以补气活血、温阳通脉为法。

（一）中药治疗

1.气虚血瘀

治法：益气活血，通脉止痛。

处方：保元汤合血府逐瘀汤加减。

方中人参、黄芪补气益心；桃仁、红花、川芎活血祛瘀；赤芍、当归、牛膝养血活血；柴胡、枳壳、桔梗行气豁痰宽胸；生地黄、肉桂敛汗温阳定悸；甘草调和诸药。

另外，可选用速效救心丸，每天3次，每天4～6粒，急性发作时每次10～15粒。

2.寒凝心脉

治法：温补心阳，散寒通脉。

处方：当归四逆汤加减。

方中当归补血活血；芍药养血和营；桂枝温经散寒；细辛祛寒除痹止痛；炙甘草、大枣益气健脾，通行血脉。

本证寒象明显，可加干姜、蜀椒、荜茇、高良姜；气滞加白檀香；痛剧急予苏合香丸，每服1～4丸。

3.正虚阳脱

治法：回阳救逆，益气固脱。

处方：四味回阳饮加减。

方中以红参大补元气；附子、炮姜回阳；可加肉桂、山萸肉、龙骨、牡蛎温助心阳，敛汗固脱；加玉竹配炙甘草养阴益气。阴竭亡阳，合生脉散。

另外,可选用丹参滴丸,10～15粒,每天3次。或用参附注射液100 mL加5％葡萄糖注射液250 mL,静脉滴注。

(二)针灸治疗

1.基本处方

内关、郄门、阴郄、膻中。

内关、郄门同经相配,郄门、阴郄二郄相配,更和心包之募膻中,远近相配,共调心气。

2.加减运用

(1)气虚血瘀证:加脾俞、足三里、气海以益气通络。诸穴针用补法。

(2)寒凝心脉证:加心俞、厥阴俞、命门以温经祛寒、通络止痛。诸穴针用补法,或加灸法。

(3)正虚阳脱证:重灸神阙、关元以回阳救逆固脱。余穴针用补法。

3.其他

(1)耳针疗法:取心、神门、交感、皮质下、内分泌,每次选3～4穴,强刺激,留针30～60分钟。

(2)电针疗法:取膻中、巨阙、郄门、阴郄,用连续波,快频率刺激20～30分钟。

(3)穴位注射疗法:取心俞、厥阴俞、郄门、足三里,每次选2穴,用复方丹参注射液或川芎嗪注射液,每穴注射2 mL,每天1次。

(4)头针疗法:取额旁1线,平刺激,持续捻转2～3分钟,留针20～30分钟。

(姜传文)

第五节　不　寐

不寐,即一般所谓"失眠",古代文献中亦有称为"不得卧"或"不得眠"者,是以经常不易入寐为特征的一种病证。不寐的证情不一,有初就寝即难以入寐;有寐而易醒,醒后不能再寐;亦有时寐时醒,寐而不稳,甚至整夜不能入寐等。

不寐的原因很多,如思虑劳倦,内伤心脾;阳不交阴,心肾不交;阴虚火旺,肝阳扰动;心胆气虚以及胃中不和等,均可影响心神而导致不寐。张景岳将其概括为"有邪"与"无邪"二类。他说:"寐本乎阴,神其主也。神安则寐,神不安则不寐;其所以不安者,一由邪气之扰,一由营气之不足耳。有邪者多实,无邪者皆虚。"张氏所称的"有邪""无邪",主要是指由于机体内在气血、精神、脏腑功能的失调,或痰热的影响而言。因此,不寐的治疗原则,应着重在内脏的调治,如调补心脾、滋阴降火、益气宁神、和胃化痰等。

本病常兼见头晕、头痛、心悸、健忘,以及精神异常等证。凡以不寐为主证的为本节讨论范围,其并见于其他疾病过程中的不寐则从略。

一、病因病机

(1)思虑劳倦,伤及心脾,心伤则阴血暗耗,神不守舍,脾伤则无以生化精微,血虚难复,不能上奉于心,致心神不安,而成不寐。正如张景岳所说:"劳倦思虑太过者,必致血液耗亡,神魂无主,所以不眠。"《类证治裁》也说:"思虑伤脾,脾血亏损,经年不寐。"可见心脾不足而致失眠的,关键在于血虚。所以失血不复、妇人产后、久病虚弱，以及老人的不寐，大都与血虚有关。

（2）禀赋不足，房劳过度，或久病之人，肾阴耗伤，不能上承于心，水不济火，则心阳独亢；或五志过极，心火内炽，不能下交于肾，故肾阴虚则志伤，心火盛则神动，心肾失交而神志不宁，因而不寐。正如徐东皋所说："有因肾水不足，真阴不升，而心火独亢，不得眠者。"《金匮要略》所举的"虚烦不得眠"，当亦属于此类。此外，也有肝肾阴虚，肝阳偏盛，相火上亢，心君受扰，神魂不安于宅而致不寐者。

（3）心胆虚怯，遇事易惊，神魂不安，亦能导致不寐。形成心胆虚怯的原因有二：一为体质柔弱，心胆素虚，善惊易恐，夜寐不安，如《沈氏尊生书》所说，"心胆俱怯，触事易惊，睡梦纷纭，虚烦不寐"；一为暴受惊骇，情绪紧张，终日惕惕，渐致胆怯心虚而不寐。二者又每每相互为因。

（4）饮食不节，肠胃受伤，宿食停滞，或积为痰热，壅遏中宫，致胃气不和而卧不得安。这就是《内经》所说："胃不和则卧不安。"《张氏医通》更具体指出："脉滑数有力不眠者，中有宿滞痰火，此为胃不和则卧不安。"

综上所述，导致不寐的原因虽多，总与心脾肝肾诸脏有关。因血之来源，由于水谷精微所化，上奉于心，则心得所养；受藏于肝，则肝体柔和；统摄于脾，则生化不息；调节有度，化而为精，内藏于肾，肾精上承于心，心气下交于肾，则神安志宁。若思虑、忧郁、劳倦等，伤及诸脏，精血内耗，彼此影响，每多形成顽固性的不寐性的不寐。

二、辨证施治

不寐有虚实之分，证候表现也各有不同，当审其邪正虚实而施治。大抵虚证多由于阴血不足，重在心脾肝肾；宜补益气血，壮水制火。实证多因食滞痰浊，责在胃腑；当消导和中，清降痰火。实证病久，则精神委顿，食欲缺乏，亦可转成虚证。

（一）心脾血亏

主证：多梦易醒，心悸健忘，体倦神疲，饮食无味，面色少华，舌淡苔薄，脉象细弱。

证候分析：由于心脾亏损，血少神不守舍，故多梦易醒，健忘心悸。血不上荣，故面色少华而舌质色淡。脾失健运，则饮食无味。生化之源不足，血少气衰，故四肢倦怠，精神萎疲而脉见细弱。

治法：补养心脾以生血气。

方药：归脾汤为主，养血以宁心神，健脾以畅化源。不效，可与养心汤同用，方中五味子、柏子仁有助于宁神养心。如兼见脘闷纳呆，舌苔滑腻者，乃脾阳失运，湿痰内生，可选用半夏、陈皮、茯苓、肉桂等（肉桂对脉涩者尤为相宜），温运脾阳而化内湿，然后再用前法调补。

（二）阴亏火旺

主证：心烦不寐，头晕耳鸣，口干津少，五心烦热，舌质红，脉细数，或有梦遗、健忘、心悸、腰酸等证。

证候分析：肾水不足，心火独亢，故心烦不寐，健忘，心悸，腰酸。口干津少，五心烦热，舌红，脉细数，均是阴亏于下，虚火上炎之征。肝肾阴亏，相火易动，故见眩晕、耳鸣、梦遗等证。

治法：壮水制火，滋阴清热。

方药：黄连阿胶汤、朱砂安神丸、天王补心丹等，随证选用。三方同为清热安神之剂，黄连阿胶汤重在滋阴清火，适用于阴虚火旺及热病后之心烦失眠；朱砂安神丸亦以黄连为主，方义相似，做丸便于常服；天王补心丹重在滋阴养血，对阴虚而火不太旺者最宜。如由于肝火偏盛的，可用琥珀多寐丸,方以羚羊角、琥珀为主,有清肝安神之功。

(三)心胆气虚

主证:心悸多梦,时易惊醒,舌色淡,脉象弦细。

证候分析:心虚则神摇不安,胆虚则善惊易恐,故心悸多梦而易醒。舌色淡,脉弦细,亦为气血不足之象。

治法:益气镇惊,安神定志。

方药:安神定志丸、酸枣仁汤随证选用。前方以人参益气,龙齿镇惊为主。后者重用枣仁,酸能养肝,肝与胆相为表里,养肝亦所以补胆之不足;知母能清胆而宁神。证情较重者,二方可以同用。

(四)胃中不和

主证:失眠,脘闷嗳气,腹中不舒,苔腻脉滑,或大便不爽,脘腹胀痛。

证候分析:脾胃运化失常,食滞于中,升降之道受阻,故脘闷嗳气,舌苔腻,腹中不舒,因而影响睡眠。宿滞内停,积湿生痰,因痰生热,故脉见滑象。便燥腹胀,亦是热结之征。

治法:消导和胃为主,佐以化痰清热。

方药:先用保和汤以消导积滞。如食滞已化,而胃气不和,不能成寐者,可用半夏秫米汤以和胃安神。如兼见痰多胸闷,目眩口苦,舌苔黄腻,脉滑数者,乃痰热内阻,可用温胆汤以化痰清热;如心烦,舌尖红绛,热象较著者,再加山栀、黄连以清火宁神。

此外,若病后虚烦不寐,形体消瘦,面色㿠白,容易疲劳,舌淡,脉细弱,或老年人除一般衰弱的生理现象外,夜寐早醒而无虚烦之证的,多属气血不足,治宜养血安神,一般可用归脾汤。亦有病后血虚肝热而不寐的,宜用琥珀多寐丸。心肾不交,心火偏旺者,可用交泰丸,方中以黄连清火为主,反佐肉桂之温以入心肾,是引火归元之意。

本证除上述药物治疗外,可配合气功、针灸等疗法,则效果更佳。此外,患者还必须消除顾虑及紧张情绪,心情应该舒畅,寡嗜欲,戒烦恼,临睡前宜少谈话、少思考、避免烟酒浓茶等品,每天应有适当的体力劳动或体育锻炼,这些都是防治不寐的有效方法。单独依靠药物,而不注意精神及生活方面的调摄,往往影响疗效。

(姜传文)

第六节　健　　忘

健忘是指以记忆力减退,遇事善忘为主要临床表现的一种病证,亦称"喜忘""善忘""多忘"等。

关于本病的记载,《素问·调经论》有载:"血并于下,气并于上,乱而喜忘。"《伤寒论·辨阳明病脉证并治》有载:"阳明证,其人善忘者,必有蓄血,所以然者,本有久瘀血。"自宋代《圣济总录》中称"健忘"后,本病名沿用至今。

历代医家认为本证病位在脑,与心脾肾虚损、气血阴精不足密切相关,亦有因气血逆乱、痰浊上扰所致。

宋·陈无择《三因极一病证方论·健忘证治》曰:"脾主意与思,意者记所往事,思则兼心之所为也……今脾受病，则意舍不清，心神不宁，使人健忘，尽心力思量不来者是也。"

元代《丹溪心法·健忘》认为："健忘精神短少者多，亦有痰者"。

清·林佩琴《类证治裁·健忘》指出："人之神宅于心，心之精依于肾，而脑为元神之府，精髓之海，实记性所凭也。"明确指出了记忆与脑的关系。

清·汪昂《医方集解·补养之剂》曰："人之精与志，皆藏于肾，肾精不足则肾气衰，不能上通于心，故迷惑善忘也。"

清·陈士铎《辨证录·健忘门》亦指出："人有气郁不舒，忽忽有所失，目前之事，竟不记忆，一如老人之健忘，此乃肝气之滞，非心肾之虚耗也。"

现代医学的神经衰弱、神经官能症、脑动脉硬化等疾病，出现健忘的临床表现时，可参考本节进行辨证论治。

一、病因病机

本病多由心脾不足，肾精虚衰所致。

盖心脾主血，肾主精髓，思虑过度，伤及心脾，则阴血损耗；房事不节，精亏髓减，则脑失所养，皆能令人健忘。高年神衰，亦多因此而健忘。

故本病证以心、脾、肾虚损为主，但肝郁气滞、瘀血阻络、痰浊上扰等实证亦可引起健忘。

二、诊断要点

脑力衰弱，记忆力减退，遇事易忘。现代医学的神经衰弱，脑动脉硬化及部分精神心理性疾病中出现此症状者，亦可作为本病的诊断依据。

三、辨证

健忘可见虚实两大类，虚证多见于思虑过度，劳伤心脾，阴血损耗，生化乏源，脑失濡养，或房劳，久病年迈，损伤气血阴精，肾精亏虚，导致健忘；实证则见于七情所伤，久病入络，致瘀血内停，痰浊上蒙。临床以本虚标实，虚多实少，虚实兼杂者多见。

（一）心脾不足

证候：健忘失眠，心悸气短，神倦纳呆，舌淡，脉细弱。

分析：思虑过度，耗心损脾。心气虚则心悸气短；脾气虚则神倦纳呆；心血不足，血不养神则健忘失眠；舌淡，脉细为心脾两虚之征。

（二）痰浊上扰

证候：善忘嗜卧，头重胸闷，口黏，呕恶，咳吐痰涎，苔腻，脉弦滑。

分析：喜食肥甘，损伤脾胃，脾失健运，痰浊内生，痰湿中阻，则胸闷，咳吐痰涎，呕恶；痰浊重着黏滞，故嗜卧，口黏；痰浊上扰，清阳闭阻，故善忘；苔腻，脉弦滑为内有痰浊之象。

（三）瘀血闭阻

证候：突发健忘，心悸胸闷，伴言语迟缓，神思欠敏，表现呆钝，面唇暗红，舌质紫黯，有瘀点，脉细涩或结代。

分析：肝郁气停，瘀血内滞，脉络被阻，气血不行，血滞心胸，心悸胸闷；神识受攻，则突发健忘，神思不敏；脉络血瘀，气血不达清窍，则表现迟钝；唇暗红，舌紫黯，有瘀点，脉细涩或结代均为瘀血闭阻之象。

(四)肾精亏耗

证候:遇事善忘,精神恍惚,形体疲惫,腰酸腿软,头晕耳鸣,遗精早泄,五心烦热,舌红,脉细数。

分析:年老精衰,或大病,纵欲致肾精暗耗,髓海空虚,则遇事善忘,精神恍惚;精衰则血少,上不达头,则头晕耳鸣;下不荣体,则形体疲惫;肾虚则腰酸腿软;精亏则遗精早泄;五心烦热,舌红,脉细数均为肾之阴精不足之象。

四、治疗

本病以本虚标实,虚多实少,虚实夹杂者多见。治疗当以补虚泻实,以补益为主。

(一)中药治疗

1.心脾不足

治法:补益心脾。

处方:归脾汤加减。

本方具有补益心脾作用,用于心脾不足引起的健忘。方中人参、炙黄芪、白术、生甘草补脾益气;当归身、龙眼肉养血和营;茯神、远志、酸枣仁养心安神;木香调气,使补而不滞。

2.痰浊上扰

治法:降逆化痰,开窍解郁。

处方:温胆汤加减。

方中半夏、苍术、竹茹、枳实化痰泄浊;白术、茯苓、甘草健脾益气;加菖蒲、郁金开窍解郁。

3.瘀血痹阻

治法:活血化瘀。

处方:血府逐瘀汤加减。

方中桃仁、红花、当归、生地黄、赤芍、牛膝、川芎化瘀养血活血;柴胡、枳壳、桔梗行气以助血行;甘草益气扶正。

4.肾精亏耗

治法:补肾益精。

处方:河车大造丸加减。

方中紫河车大补精血;熟地黄、杜仲、龟甲、牛膝益精补髓;天门冬、麦门冬滋补阴液;人参益气生津;黄柏清相火。加菖蒲开窍醒脑;酸枣仁、五味子养心安神。

(二)针灸治疗

1.基本处方

四神聪透百会、神门、三阴交。

四神聪透百会,穴在巅顶,百会属督脉,督脉入络脑,针用透刺法,补脑益髓,养神开窍;神门为心之原穴,三阴交为足三阴经交会穴,二穴相配,补心安神,以助记忆。

2.加减运用

(1)心脾不足证:加心俞、脾俞、足三里以补脾益心。诸穴针用补法。

(2)痰浊上扰证:加丰隆、阴陵泉以蠲饮化痰,针用平补平泻法。余穴针用补法。

（3）瘀血闭阻证：加合谷、血海以活血化瘀，针用平补平泻法。余穴针用补法。

（4）肾精亏耗证：加心俞、肾俞、太溪、悬钟以填精益髓。诸穴针用补法。

（三）其他针灸疗法

1.耳针疗法

取心、脾、肾、神门、交感、皮质下，每次取 2～3 穴，中等刺激，留针 20～30 分钟，隔天 1 次，10 次为 1 个疗程，或用王不留行籽贴压，每隔 3～4 天更换 1 次，每天按压数次。

2.头针疗法

取顶颞后斜线、顶中线、颞后线、额旁 1 线、额旁 2 线、额旁 3 线、枕上旁线，平刺进针后，快速捻转，120～200 次/分，留针 15～30 分钟，间歇运针 2～3 次，每天 1 次，10～15 次为1个疗程。

3.皮肤针疗法

取胸部夹脊穴，用梅花针由上至下叩刺，轻中等度刺激，每天或隔天 1 次，10 次为 1 个疗程。

五、转归预后

针刺和中药治疗本病有较好的疗效，如配合心理治疗则效果更佳。对老年人之健忘，疗效一般。本节所述健忘，是指后天失养，脑力渐至衰弱者，先天不足，生性愚钝的健忘不属于此范围。

（姜传文）

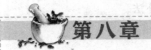

第八章

脾胃系病证的内科治疗

第一节 嘈 杂

一、概念

嘈杂俗名"嘈心""烧心症",是指胃中空虚,似饥非饥,似辣非辣,似痛非痛,胸膈懊憹,莫可名状的一种病症,常兼有嗳气、吐酸等,亦可单独出现,常见于西医学的功能性消化不良、反流性食管炎、慢性胃炎和消化性溃疡等疾病中。因胃癌、胆囊炎等疾病引起的嘈杂不在本病证讨论范围。

二、病因病机

嘈杂主要由饮食不节、情志不和、脾胃虚弱和营血不足等因素导致痰热、肝郁、胃虚、血虚,从而发生嘈杂。

(一)病因

1.饮食不节

饮食不节,暴饮暴食,损伤脾胃;或过食辛辣香燥,醇酒肥甘,或生冷黏滑难消化之食物,积滞中焦,痰湿内聚,郁而化热,痰热内扰而成嘈杂。

2.情志不和

肝主疏泄,若忧郁恼怒,使肝失条达,横逆反胃,致肝胃不和,气失顺降而致嘈杂。

3.脾胃虚弱

由于脾胃素虚,或病后胃气未复,阴分受损,或过食寒凉生冷,损伤脾阳,以致胃虚气逆,扰乱中宫而致嘈杂。

4.营血不足

由于素体脾虚,或思虑过度,劳伤心脾,或因失血过多,皆能造成营血不足,使胃失濡润,心失所养,致嘈杂萌生。

(二)病机

1.病因病机脾胃虚弱为本,胃失和降为发病关键

脾胃虚弱,可导致痰饮内生,或土虚木乘,若湿热或痰热久恋,日久阴液暗耗,或热病之后津

液受戕,胃阴不足,濡润失司,致和降无能;或体质素弱,形瘦胃薄,复加生冷伤胃,饥饱伤脾,中气更馁,运化无力,水饮留滞,亦可导致嘈杂发生。嘈杂的病因病机脾胃虚弱为本,痰湿、热邪、气郁等为标,胃失和降为发病关键。

2.嘈杂病位在胃,其发病与脾、肝关系密切

脾主运化,胃主受纳,脾为胃运化水谷精微,脾宜升则健,胃宜降则和,而脾胃土的健运又有赖于肝木的正常疏泄。大凡经常饥饱不一或饮食不节,日积月累,脾胃运化失常,致湿热或痰热中阻,胃失通降之职;或性格内向,常常郁郁寡欢,致肝失条达,横逆犯胃,肝胃不和,胃失和降,均可引发嘈杂。

三、诊断与病证鉴别

(一)诊断依据

(1)胃脘部空虚感,似饥非饥,似辣非辣,似痛非痛,胸膈懊憹等症状,可伴有上腹部压痛。

(2)可伴有泛酸、嗳气、恶心、食欲缺乏、胃痛等上消化道症状。

(3)多有反复发作病史,发病前多有明显的诱因,如天气变化、情志不畅、劳累、饮食不当等。

(4)胃镜、上消化道钡餐等理化检查有明确的胃十二指肠疾病,并排除其他引起上腹部疼痛的疾病。

(二)辅助检查

电子胃镜、上消化道钡餐,可做急、慢性胃炎,胃十二指肠溃疡病等的诊断,并可与胃癌做鉴别诊断;幽门螺杆菌(Hp)检测、血清胃泌素含量测定、血清壁细胞抗体测定、胃蛋白酶原测定及内因子等检查有利于慢性胃炎的诊断;肝功能、血尿淀粉酶、血脂肪酶化验和肝胆脾胰彩超、CT、MRI 等检查可与肝、胆、胰疾病做鉴别诊断;血常规、腹部 X 线检查可与肠梗阻、肠穿孔等做鉴别诊断。

(三)病证鉴别

1.嘈杂与胃痛

嘈杂是指胃内似饥非饥、似痛非痛,莫可名状的证候,常兼有嗳气、恶心、吐酸、干哕、胃痛等症。胃痛是指胃脘部感觉有隐痛、胀痛、刺痛、灼痛等不适的证候。嘈杂与胃痛的共同点是两者均属于胃脘部不适之证,其病因病机为饮食劳倦、肝气犯胃等以致损伤脾胃而发病。而鉴别的关键在于能否准确表达出症状,也就是说,嘈杂者无法清楚地说明自己的痛苦,但一般比疼痛症状较轻,也可发生于疼痛的前期;而胃痛则能准确表达清楚其部位、性质,一般发病较急,时好时犯。

2.嘈杂与吞酸

《张氏医通·嘈杂》曰:"嘈杂与吞酸一类,皆由肝气不舒……中脘有饮则嘈,有宿食则酸。"指出嘈杂与吞酸病位相同,并具有相同的肝气不舒的病机,区别在于病因不同:嘈杂为饮邪所致,而吞酸的关键在于有宿食留滞。从临床实践来看,两者的临床表现明显不同,后者常自觉有酸水上泛,前者主要是胃中空虚,似饥非饥之状,但两者也可同时出现。引起嘈杂、吞酸的原因很多,也有由同一原因的不同表现。

四、辨证论治

(一)辨证思路

1.辨虚实

本病首先当分虚实。实证分为胃热(痰热)证与肝胃不和证,虚证又可分为胃气虚、脾胃虚寒、胃

阴虚及血虚。胃热者,嘈杂而兼恶心吐酸,口渴喜冷,舌质红,舌苔黄或干,脉多滑数;肝胃不和者,胃脘嘈杂如饥,似有烧灼感,胸闷懊憹,嗳气或泛酸,两胁不舒,发作与情绪关系较大,舌红,苔薄白,脉细弦;胃气虚者,嘈杂时作时止,兼口淡无味,食后脘胀,体倦乏力,舌淡,苔白,脉虚;脾胃虚寒者,嘈杂,多见泛吐清水或酸水,或兼恶心,呕恶,食少,腹胀,便溏,甚则形寒,舌淡,苔白,脉细弱;胃阴虚者,嘈杂时作时止,饥而不欲食,口干舌燥,舌质红,少苔或无苔,脉细数;血虚者,嘈杂而兼血虚征象。

2.辨寒热

次当辨寒热,胃热(痰热)证属实热证,胃阴虚证阴虚化热时,可出现五心烦热等而形成虚热证,胃气虚进一步发展,可见畏寒肢冷等而形成脾胃虚寒证。

3.辨脏腑

嘈杂痛病位主要在胃,但与肝、脾关系密切。辨证时要注意辨别病变脏腑的不同。如肝郁气滞致病导致肝胃不和嘈杂,其发病多与情志因素有关,痛及两胁,心烦易怒、嗳气频频;胃气虚证及脾气虚弱,中阳不振所致嘈杂,常伴食欲缺乏、便溏,面色少华,舌淡脉弱等脾胃虚弱或虚寒之征象;口苦、泛酸,食油腻后加重者,多为胃热(痰热)证。

4.辨病势缓急轻重顺逆

凡嘈杂起病急骤者,病程较短,多由饮食不节,过食生冷,暴饮暴食,饮酒恼怒、情绪激动诱发,致寒伤中阳,食滞不化,肝气郁结,胃失和降而致嘈杂;凡嘈杂起病缓慢,疼痛渐发,病程较长。多由脾胃虚弱,失于调治,或重病大病,损伤脾胃,造成中气不足,升降失司,脾虚不能运化滞浊,胃气不和而致嘈杂。

嘈杂经过正确的治疗,病邪祛除,正气未衰,嘈杂可很快好转,嘈杂持续时间缩短,复发减少,多为顺象。若治疗不能坚持,或延误诊治,或复感新病邪,急性嘈杂发展为慢性嘈杂,经常复发,间隔时间缩短,嘈杂时间可长达数年。嘈杂若失治则可延为便闭、三消、噎膈之症,故应及时诊治,谨防恶变可能。

(二)治疗原则

脾胃位居中焦,胃气宜通、宜降、宜和,通则胃气降,降则气机和,和则纳运正常,纳运和,则嘈杂自陈,故治疗嘈杂应抓住通、降、和三法。在治疗嘈杂的过程中,应时时注意顾护胃气。

(三)分证论治

1.胃热(痰热)证

症状:嘈杂而兼恶心吐酸,口渴喜冷,心烦易怒,或胸闷痰多,多食易饥,或似饥非饥,胸闷不思饮食,舌质红,舌苔黄或干,脉多滑数。

病机分析:胃热嘈杂,多由饮食伤胃,湿浊内留,积滞不化;或肝气失畅,郁而化热,气机不利,痰热内扰中宫,故出现心烦易怒、口渴,胸闷吞酸等症状;舌红苔黄,脉滑数,为热邪犯胃之象。

治法:清胃降火,和胃除痰。

代表方药:黄连温胆汤加减。方中以黄连、半夏为君,黄连直泻胃火,半夏降逆和胃化痰,与黄连配伍辛开苦降,宣通中焦;以寒凉清降的竹茹、枳实为臣清胆胃之热,降胆胃之逆,既能泻热化痰,又可降逆和胃;佐以陈皮理气燥湿,茯苓健脾渗湿,使湿祛而痰消;取少量生姜辛以通阳,甘草益脾和胃,调和诸药,共为使药。此方应去大枣不用,因大枣性味甘温,有滋腻之性。诸药合用,可使痰热清,胆胃和,诸症可愈。

加减:胃痛者加延胡索、五灵脂;腹胀者加川厚朴、莱菔子;嗳气者加代赭石、旋覆花;泛酸者加瓦楞子、海螵蛸;纳呆者加山楂、神曲;便秘者加大黄;舌红郁热者加黄芩;苔腻湿重者加苍术、佩兰;热盛者,可加黄芩、山栀等,以增强其清热和胃功效。

2.肝胃不和证

症状:胃脘嘈杂如饥,似有烧灼感,胸闷懊憹,嗳气或泛酸,两胁不舒,发作与情绪关系较大。妇女可兼经前乳胀,月经不调,舌质红,苔薄白,脉细弦。

病机分析:肝主疏泄,若忧郁恼怒,使肝失条达,横逆犯胃,致肝胃不和,气失顺降,而致嘈杂。

治法:抑木扶土。

代表方药:四逆散加减。方中佛手、枳壳、白芍、绿萼梅疏肝抑木,石斛、白术、茯苓、甘草健脾胃补中气,瓦楞子、蒲公英抑酸护膜清热。

加减:妇女兼经前乳胀,月经不调者,可予丹栀逍遥散,两胁胀痛明显者,可加香橼、延胡索以增强疏肝理气作用。

3.胃气虚证

症状:嘈杂时作时止,兼口淡无味,食后脘胀,体倦乏力,舌淡,苔白,脉虚。

病机分析:胃者水谷之海,五脏六腑皆禀气于胃,如因素体虚弱,劳倦或饮食所伤,以致胃虚气逆,扰乱中宫,故见嘈杂。

治法:补益胃气。

代表方药:四君子汤加味。方中党参、白术、茯苓、甘草长于补中气,健脾胃,怀山药、白扁豆增强健脾之效。

加减:兼气滞者,加木香、砂仁调气和中;胃寒明显者,加干姜温胃散寒。

4.脾胃虚寒证

症状:嘈杂,多见泛吐清水或酸水,或兼恶心,呕恶,食少,腹胀,便溏,甚则形寒,中脘冰冷感,水声辘辘。面色萎黄或少华,舌质淡,苔白,脉细弱。

病机分析:脾胃虚弱,失于调治,或重病大病,损伤脾胃,造成中气不足,升降失司,脾虚不能运化滞浊,胃气不和而致嘈杂。

治法:温中健脾,理气和胃。

代表方药:四君子汤合二陈汤加减。方中党参、白术、茯苓、甘草、怀山药、黄芪等益气健脾;陈皮、半夏、木香、砂仁理气和胃;炒薏苡仁、白扁豆健脾渗湿。

加减:若寒痰停蓄胸膈,或为胀满少食而为嘈杂者,宜和胃二陈煎,或和胃饮。若脾胃虚寒,停饮作酸嘈杂者,宜温胃饮,或六君子汤。若脾肾阴分虚寒,水泛为饮,作酸嘈杂者,宜理阴煎,或金水六君煎。

5.胃阴虚证

症状:嘈杂时作时止,饥而不欲食,食后饱胀,口干舌燥,大便干燥,舌质红,少苔或无苔,脉细数。

病机分析:胃阴不足,胃失濡养,胃失和降,胃虚气逆,故见嘈杂,饥而不欲食,食后饱胀,口干舌燥,大便干燥,舌红,少苔或无苔,脉细数为胃阴不足之象。

治法:滋养胃阴。

代表方药:益胃汤加减。方中沙参、麦冬、生地黄、玉竹、石斛、冰糖甘凉濡润,益胃生津,冀胃阴得复而嘈杂自止。

加减:胃脘胀痛者,可加玫瑰花、佛手、绿萼梅、香橼等理气而不伤阴之品;食后堵闷者,可加鸡内金、麦芽、炒神曲等以消食健胃;大便干燥者,加瓜蒌仁、火麻仁、郁李仁等润肠通便;阴虚化热者,可加天花粉、知母、黄连等清泄胃火;泛酸者,可加煅瓦楞子、海螵蛸等以制酸。

6.血虚证

症状:嘈杂而兼面黄唇淡,心悸头晕,夜寐多梦,善忘,舌质淡,苔薄白,脉细弱。

病机分析:营血不足,心脾亏虚,胃失濡养,故见嘈杂。心失血养,故心悸,夜寐梦多;脑失血濡,故头晕,善忘;面黄唇淡,舌淡,脉细弱均为血虚之征。

治法:益气补血,补益心脾。

代表方药:归脾汤加减。方中取四君子汤补气健脾,使脾胃强健而气血自生,乃补血不离健脾之意;木香理气,生姜、大枣调和营卫,龙眼、酸枣仁、远志养心安神,用于血虚嘈杂,甚为合拍。

加减:兼气虚者,可加黄芪、党参、白术、茯苓以健脾益气;泛吐清水者加吴茱萸、高良姜;便溏甚者加薏苡仁;腹胀明显者加枳壳、厚朴。

(四)其他疗法

1.单方验方

(1)煅瓦楞 30 g,炙甘草 10 g,研成细粉末,每次 3 g,每天 3 次口服。

(2)海螵蛸 15 g,浙贝母 15 g,研成细粉末,每次 2 g,每天 3 次口服。

(3)煅瓦楞 15 g,海螵蛸 15 g,研成细粉末,每次 2 g,每天 3 次口服。

(4)鸡蛋壳去内膜洗净,炒黄,研成细粉末,每次 2 g,每天 2 次口服。

(5)龙胆草 1.5 g,炙甘草 3 g,水煎 2 次,早晚分服。

2.常用中成药

(1)香砂养胃丸。①功用主治:温中和胃。用于胃脘嘈杂,不思饮食,胃脘满闷或泛吐酸水。②用法用量:每次 3 g,每天 3 次。

(2)胃复春。①功用主治:健脾益气,活血解毒。用于脾胃虚弱之嘈杂。②用法用量:每次 4 片,每天 3 次。

(3)养胃舒。①功用主治:滋阴养胃,行气消导。用于口干、口苦、食欲缺乏、消瘦等阴虚嘈杂证。②用法用量:每次 1~2 包,每天 3 次。

(4)小建中颗粒。①功用主治:温中补虚,缓急止痛。用于脾胃虚寒,脘腹疼痛,喜温喜按,吞酸的嘈杂。②用法用量:每次 15 g,每天 3 次。

3.针灸疗法

胃热者选穴:足三里、梁丘、公孙、内关、中脘、内庭;脾胃虚寒者选穴:足三里、梁丘、公孙、内关、中脘、气海、脾俞;胃寒者选穴:足三里、梁丘、公孙、内关、中脘、梁门;肝郁者选穴:足三里、梁丘、公孙、内关、中脘、期门、太冲;胃阴不足者选穴:足三里、梁丘、公孙、内关、中脘、三阴交、太溪。

操作:毫针刺,实证用泻法,虚证用补法,胃寒及脾胃虚寒宜加灸。

4.外治疗法

(1)取吴茱萸 25 g,将吴茱萸研末,过 200 目筛,用适量食醋和匀,外敷涌泉穴,每天 1 次,每次30 分钟。

(2)取吴茱萸 5 g,白芥子 3 g,研为细末,用纱布包扎,外敷中脘穴,每次 20 分钟,并以神灯(TDP 治疗仪)照射。

五、临证参考

(一)明确诊断,掌握预后

明确诊断是采取正确治疗的前提。嘈杂所对应的相关疾病整体预后较好,但萎缩性胃炎、胃溃疡等疾病为胃癌前状态性疾病,有潜在恶变的可能性,应根据病变的轻重程度,及时复查,明确病情的转归,及时更改治疗方案。慢性胃炎伴重度异型增生患者需及时行内镜或手术治疗;消化性溃疡注意有无合并出血、幽门梗阻或癌变者,如出现这些合并症,当中西医结合治疗。

(二)判断病情的特点,注意辨证辨病相结合

嘈杂治疗上应注意辨证辨病相结合,辨证时必须注意辨别病情的轻重缓急、病性的寒热虚实,审察气血阴阳,观察整个病程中的症情转化,做到随证化裁。同时,采用理化检查以明确疾病诊断,病证结合,进一步判断疾病的特点,既不延误病情,又能针对性地指导治疗。如对于消化性溃疡,考虑到其致病因素主要为胃酸,在辨证施治的基础上可配合使用制酸护膜、生肌愈疡的药物,如白及、乌贼骨、瓦楞子、浙贝母等;对于萎缩性胃炎,应注意濡润柔养,兼以活血通络,切勿刚燥太过;对于胃食管反流病,则应注意泄肝和胃降逆。

(三)结合胃镜及组织病理特点选用药物

胃镜及组织病理检查为中医辨证施治提供了更客观、更丰富的临床资料,治疗时应不忘结合胃镜病理特点治疗。如伴有 Hp 感染的患者,特别是根除失败的患者,在西医标准三联根除 Hp 治疗方案的基础上,我们可以配合黄连、黄芩、黄芪、党参等扶正清热解毒中药治疗,以冀提高 Hp 的根除率;对于慢性萎缩性胃炎伴有肠上皮化生或异性增生者,在辨证论治的基础上,可予健脾益气,活血化瘀中药,并适当选用白花蛇舌草、半枝莲、半边莲、藤梨根等抗癌中药,并告知患者定期复查胃镜及组织病理;伴有食管、胃黏膜糜烂者,在配伍三七粉、白及、乌贼骨、煅瓦楞等制酸护膜药物。

六、预防调护

(1)注意在气候变化的季节里及时添加衣被,防寒保暖。

(2)一日三餐定时定量,细嚼慢咽,避免进食过烫、过冷的食物和辛辣刺激性食品,避免进食过咸、过酸及甜腻的食物,戒烟酒等。

(3)慎用对胃黏膜有损伤的药物,如非甾体抗炎药、糖皮质激素、红霉素等。

(4)保持心情舒畅,保持正常的生活作息规律,避免劳累过度。

(张　友)

第二节　胃　缓

一、概念

胃缓是由于长期饮食失调,或劳倦过度等,使中气亏虚,脾气下陷、肌肉瘦削不坚,固护升举无力,以致胃体下坠。以脘腹坠胀作痛,食后或站立时加重为主症的病证。本病主要指西医学中的胃下垂。各种慢性病中出现的胃肠功能障碍等类似病症者不在本病证范围。

二、病因病机

胃缓主要由饮食不节,内伤七情,劳倦过度,或先天禀赋薄弱等因素导致脾胃虚弱,中气下

155

陷,升降失和,使形体瘦削,肌肉不坚所引起。

(一)病因

1.饮食不节,损伤脾胃

饮食不节,暴饮暴食,饥饱无常,损伤脾胃;或五味过极,辛辣无度,肥甘厚腻,过嗜烟酒,蕴湿生热,伤脾碍胃;或嗜食寒凉生冷,损伤脾阳,水谷不能化生精微,停痰留饮。均可因脾胃失和而致胃缓。

2.情志失调,内伤脾胃

情志拂逆,木郁不达,横逆犯胃,以致肝胃不和;忧思伤脾,脾失健运,胃失和降,升降失和致胃缓。

3.禀赋不足,脾胃虚弱

素体禀赋不足,或劳倦内伤、或久病产后等原因损伤脾胃,脾胃虚弱,中阳不足,虚寒内生,胃失温养;或因热病伤阴,或因胃热火郁,灼伤胃阴,或久服香燥之品,耗伤胃阴,或汗吐下太过,胃阴受损,胃失濡养;纳食减少,味不能归于形,形体瘦削,肌肉不坚而形成胃缓。

(二)病机

1.病机关键为脾胃失和,升降失常

脾主升,胃主降;脾主运化,胃主受纳,脾胃失和即表现为脾胃这一对矛盾的功能紊乱,或为脾气下陷,或为胃气上逆,或脾不运化,或胃不受纳。饮食不节,损伤脾胃,湿热痰饮内生;情志失调,内伤脾胃;或禀赋不足,劳倦内伤、久病产后损伤脾胃,胃失温养或濡养,导致脾胃虚弱,中气下陷,升降失和而形成胃缓。

2.病位在胃,与肝脾肾密切相关

本病病位在胃,与肝、脾、肾相关。脾胃同居中焦,互为表里,共为后天之本。生理上两者纳运互用,升降协调,燥湿相济,阴阳相合,病理上也相互影响。肝与胃是木土乘克的关系,若肝气郁滞,势必克脾犯胃,致气机郁滞,胃失通降;肝气久郁,或化火伤阴,或成瘀入络,或伤脾生痰,使胃缓缠绵难愈。肾为胃之关,脾胃运化腐熟,全赖肾阳之温煦,若肾阳不足,可致脾肾阳虚,中焦虚寒,胃失温养;若肾阴亏虚不能上济于胃,则胃失于濡养。

3.病理性质有虚实寒热之异,且可相互兼夹

胃缓,本为虚证,脾胃气虚,脾肾阳虚或脾胃阴虚,脾胃脏腑功能失调,常导致气滞、热郁、血瘀、食积、湿阻、饮停,临床多见虚实夹杂。本病主要的病理因素气滞、热郁、血瘀、食积、湿阻、饮停等,可单一致病,又可相兼为病,亦可相互转化,出现如气病及血等情况。

三、诊断与病证鉴别

(一)诊断依据

(1)不同程度的上腹部饱胀感,食后尤甚,腹胀可于餐后、站立过久和劳累后加重,平卧时减轻,腹部疼痛呈隐痛或胀痛,无周期性及节律性。

(2)常伴有厌食、嗳气、便秘、腹痛及消瘦、头晕、乏力等胃肠功能失调的症状及全身虚弱表现。

(3)起病缓慢,多发生于瘦长体形,经产妇及消耗性疾病进行性消瘦等。饮食不节、情志不畅、劳累等均为诱发因素。

(4)上消化道 X 线钡餐造影检查可见胃小弯角切迹、胃幽门管低于髂嵴连线水平;胃呈长钩形或无张力型,上窄下宽,胃体与胃窦靠近,胃角变锐。胃的位置及张力均低,整个胃几乎位于腹腔左侧。

根据站立位胃角切迹与两侧髂嵴连线的位置,将胃下垂分为3度:轻度角切迹的位置低于髂嵴连线下1～5 cm;中度角切迹的位置位于髂嵴连线下5.1～10 cm;重度角切迹的位置低于髂嵴连线下10 cm以上。

(二)辅助检查

上消化道钡餐是目前诊断的主要方法,饮水B超检查也具有辅助诊断作用。电子胃镜、上消化道钡餐,可排除胃黏膜糜烂,胃十二指肠溃疡病,胃癌等病变并明确诊断;肝功能、淀粉酶化验和B超、CT、MRI等检查可与肝、胆、胰疾病做鉴别诊断;血常规、腹部X线检查可与肠梗阻、肠穿孔等做鉴别诊断;血糖、甲状腺功能检查可与糖尿病、甲状腺疾病做鉴别诊断。

(三)病证鉴别

1.胃缓与胃痞

胃缓与胃痞均以脘腹痞满为主症,但胃缓的脘腹痞满多见于饭后,同时可兼见胀急疼痛,或胃脘部常有形可见,与一般的痞满不同。

2.胃缓与胃痛

胃缓可见脘腹痞满及疼痛,但胃缓之胃脘疼痛多为坠痛,餐后、站立过久和劳累后加重,平卧时减轻,呈隐痛或胀痛,无周期性及节律性,与一般胃痛不难鉴别。

四、辨证论治

(一)辨证思路

1.辨虚实

脾胃气虚者,病势绵绵,多伴有食欲缺乏,纳后脘胀,神疲乏力,舌淡胖有齿印,脉弱;脾虚气陷者,脘腹重坠作胀,食后益甚,或便意频数,肛门重坠,或脱肛,或小便混浊,或久泄不止;脾肾阳虚者,脘腹胀满,食后更甚,喜温喜按,食少便溏,畏冷肢凉,胃中振水,呕吐清水,腰酸,舌淡胖,苔白滑,脉沉弱。脾虚阴损者,胃脘痞满,食后更显,神疲乏力,气短懒言,咽干口燥,烦渴欲饮,午后颧红,小便短少,大便干结,舌体瘦薄,苔少而干,脉虚数。脾胃脏腑功能失调,常导致气滞、热郁、血瘀、食积、湿阻、饮停;气滞者,痛无定处,时发时止,胃痛且胀,多由情志诱发;热郁者,舌红苔黄,口臭泛酸,得热则甚,脉数;血瘀者,病久痛有定处,痛如针刺,入夜尤甚,舌紫黯或有瘀斑,脉涩。食积者,多有饮食不节史,可伴嗳腐泛酸,大便秘结;湿阻者,苔厚而腻,脉滑;饮停者,胃中振水,泛吐涎沫或呕吐清水,舌淡胖,苔白滑;临床多见虚实夹杂,相兼为病。

2.辨寒热

脾虚气陷,脾肾阳虚多见虚寒征象,表现为病程较久,脘腹痞满,隐隐而痛,喜温喜按,伴泛吐清水,遇寒痛甚,得温痛减,饮食喜温,舌苔白滑,脉象弦紧或舌淡苔薄,脉弱等特点;气滞郁而化热,湿阻或食积久而化热,阴液不足等均可见热之征象,如脘腹胀满,按之不适,口苦,厌食,舌苔黄腻或咽干口燥,午后颧红,小便短少,大便干结,舌体瘦薄,苔少而干,脉虚数。

3.辨脏腑

胃缓病位主要在胃,但与肝、脾、肾密切相关,辨证时要注意辨别病变脏腑的不同。脾胃虚弱,中气下陷所致胃缓,常见脘腹重坠作胀,食后益甚,或便意频数,肛门重坠,或脱肛;脾肾阳虚胃缓,常伴喜温喜按,食少便溏,畏冷肢凉,胃中振水,呕吐清水,腰膝酸软;肝郁气滞、肝胃郁热等致病多与情志因素有关,脘腹胀满,胸胁满闷,心烦易怒,嗳气频频。

(二)治疗原则

根据胃缓的病机,其治疗原则以益气升阳,行气降逆为主。凡脾气虚弱,治以健脾益气;脾气不升或中气下陷,宜益气升阳;胃失和降,气机不利,上逆为呕、为哕,则宜行气降逆;胃缓多为虚中夹实,因脾阳不足而痰饮内停,治以温化痰饮;因气机阻滞,久而入络有瘀血者,治以活血化瘀;因脾胃升降失调,寒热夹杂或湿热蕴结者,治宜辛开苦泄。

(三)分证论治

1.脾虚气陷证

症状:脘腹重坠作胀,食后益甚,或便意频数,肛门重坠,或脱肛,或小便混浊,或久泄不止,神疲乏力,食少,消瘦,便溏,眩晕,舌淡,脉弱。

病机分析:脾胃气虚,升降失司,中气下陷,故脘腹重坠作胀,食后益甚,或便意频数,肛门重坠,或脱肛,或久泄不止;脾虚运化无力,故食少便溏;脾胃为气血生化之源,脾主四肢,脾失健运,清阳不升,生化不足,故神疲乏力,消瘦,眩晕;舌淡,脉弱亦为脾虚之征。

治法:补气升陷。

代表方药:补中益气汤合升陷汤加减。黄芪、党参、白术、当归、炙甘草益气健脾生血,柴胡、升麻、桔梗升举清阳,枳壳、陈皮理气和胃降逆。

加减:兼肝郁气滞,加柴胡、香附、厚朴、槟榔;泛酸,加左金丸、乌贼骨、煅瓦楞;瘀血阻滞,加丹参、蒲黄、五灵脂、三七;湿热中阻,加茵陈、佩兰、豆蔻、黄连;食积纳呆,加焦山楂、麦芽、谷芽、神曲;泄泻便溏,加仙鹤草、炒山药、芡实、莲子。

2.脾肾阳虚证

症状:脘腹胀满,食后更甚,喜温喜按,食少便溏,畏冷肢凉,胃中振水,呕吐清水,腰酸,舌淡胖,苔白滑,脉沉弱。

病机分析:脾主运化,脾主四肢,脾肾阳虚,运化失司,故脘腹胀满,食后更甚,喜温喜按,食少便溏;四肢失于温煦,故畏冷肢凉;脾胃虚寒,痰饮内生,胃失和降故胃中振水,呕吐清水;腰为肾之府,肾阳虚衰故腰酸;舌淡胖,苔白滑,脉沉弱亦为脾肾阳虚,痰饮内停之征。

治法:温补脾肾。

代表方药:附子理中汤合苓桂术甘汤加减。干姜、附子、党参温补脾肾,桂枝、白术、炙甘草、茯苓以温化水饮。

加减:腰酸明显,加杜仲、牛膝、淫羊藿、续断;呕吐清水,加陈皮、半夏;久泄不止,加石榴皮(壳)、煨诃子、罂粟壳、芡实、莲子。

3.脾虚阴损证

症状:胃脘痞满,食后更显,神疲乏力,气短懒言,咽干口燥,午后颧红,小便短少,大便干结,舌体瘦薄,苔少而干,脉虚数。

病机分析:脾胃气阴两虚,脾胃气虚,健运失常,故胃脘痞满,食后更显,神疲乏力,气短懒言;胃津不足,津液不能上承,故咽干口燥;阴虚内热,故午后颧红;阴液亏虚,化源不足,大肠失于濡润,故小便短少,大便干结;舌体瘦薄,苔少而干,脉虚数均为气阴亏虚,虚中有热之征。

治法:补脾益胃。

代表方药:参苓白术散合益胃汤加减。太子参、生黄芪、炙甘草、山药补脾益气,玉竹、麦冬、石斛益胃生津,佛手、桔梗理气和胃。

加减:失眠多梦,加夜交藤、酸枣仁、柏子仁、茯神;大便干结,加火麻仁、冬瓜仁、瓜蒌、杏仁。

(四)其他疗法

1.单方验方

(1)苍术15 g,加水武火煮沸3分钟,改用文火缓煎20分钟,亦可直接用沸水浸泡,少量频饮,用于脾虚湿阻者。

(2)枳实12 g,水煎服,用于脾虚气滞者。

(3)黄芪30 g,砂仁10 g(布包),乌鸡半只,共煲至烂熟,去砂仁,加盐调味,饮汤吃肉,用于脾虚气陷者。

(4)黄芪30 g,陈皮9 g,猪肚1只,猪肚洗净,将黄芪、陈皮用纱布包好放入猪肚中,麻线扎紧,加水文火炖煮,熟后去掉药包,趁热食肚饮汤,用于中气不足、脾胃虚弱者。

(5)桂圆肉30 g,加水煮沸后备用,将鸡蛋1个打入碗内,用煮好的桂圆肉水冲入蛋中搅匀,煮熟食用,每天早、晚各1次,用于脾胃阳虚者。

(6)乌龟肉250 g、炒枳壳15 g,共煲汤,加盐调味,吃肉饮汤,用于胃阴亏虚者。

2.常用中成药

(1)补中益气丸。①功用主治:补中益气,升阳举陷。用于脾胃虚弱、中气下陷所致的体倦乏力、食少腹胀、便溏久泻、肛门下坠。②用法用量:每次6 g,每天3次。

(2)枳术宽中胶囊。①功用主治:健脾和胃,理气消痞。用于脾虚气滞引起的脘胀、呕吐、反胃、纳呆、反酸等。②用法用量:饭后服用。每次3粒,每天3次。

(3)香砂养胃丸。①功用主治:温中和胃。用于不思饮食,胃脘满闷或泛吐酸水。②用法用量:每次3 g,每天3次。

(4)胃苏颗粒。①功用主治:理气消胀,和胃止痛。用于胃脘胀痛。②用法用量:每次15 g,每天3次。

(5)保和丸。①功用主治:消食,导滞,和胃。用于食积停滞,脘腹胀满,嗳腐吞酸,不欲饮食。②用法用量:每次8粒,每天2次。

(6)理中丸。①功用主治:温中祛寒,补气健脾。用于胃下垂属脾胃虚寒者。②用法用量:每次9 g,每天2~3次。

(7)金匮肾气丸。①功用主治:温补肾阳,化气行水。用于肾阳虚损引起的脘腹胀满,腰膝酸软,小便不利,畏寒肢冷。②用法用量:每次6 g,每天2次。

(8)胃乐宁。①功用主治:养阴和胃。用于胃阴亏虚引起的痞满,腹胀。②用法用量:每次1片,每天3次。

(9)达立通颗粒。①功用主治:清热解郁,和胃降逆,通利消滞,用于肝胃郁热所致痞满证,症见胃脘胀满、嗳气、食欲缺乏、胃中灼热、嘈杂泛酸、脘腹疼痛、口干口苦;运动障碍型功能性消化不良见上述症状者。②用法用量:温开水冲服,1次1袋,1日3次。于饭前服用。

3.针灸疗法

(1)针刺:针足三里、中脘、关元、中极、梁门、解溪、脾俞、胃俞等穴。

(2)灸法:灸足三里、天枢、气海、关元等穴。

(3)耳针:用毫针柄在耳郭的胃肠区按压,寻找敏感点,然后在此点上加压2~3分钟,每天1次。

4.外治疗法

(1)外敷法：①取升麻研粉与石榴皮适量捣烂，制成1枚直径1 cm的药球，置于患者神阙穴，胶布固定。患者取水平卧位，将水温60 ℃的热水袋熨敷肚脐，每次半小时以上，每天3次。②用蓖麻子仁98%、五倍子末2%，按此比例打成烂糊，制成每颗约10 g，直径1.5 cm的药饼备用。用时在百会穴剃去与药饼等大头发1块，将药饼紧贴百会穴上，纱布绷带固定，每天早、中、晚各1次，每次10分钟左右，以感觉温热而不烫痛皮肤为度。

(2)推拿疗法：患者先取俯卧位，医师双手由患者 $T_3 \sim L_5$ 两侧揉捏2～3遍，用右肘尖分别在脊柱两旁按压肝俞、胆俞、脾俞、胃俞等穴2～3遍，双手掌根同时由腰部向背部弹性快速推按4～5遍。转仰卧位，医师双手掌自下而上反复波形揉压腹部2～3遍，然后用拇指点压中脘、天枢、气海、关元、气冲、足三里、内关各1分钟，每次约按摩30分钟，每天1次，2个月为1个疗程。

五、临证参考

(一)以虚为主，虚中兼实

临床上胃缓多以虚为主，脾胃气虚是其发病的根本，临床常见脾虚气陷，脾肾阳虚，脾虚阴损等证型。但可因体质、药物、饮食、情志、气候等多种因素，在疾病发展过程中易出现痰饮、食积、气滞、血瘀等证候，治疗应善于抓主症，解决主要矛盾，因虚致实者当以补虚为主，佐以祛邪；以实为著者当以祛邪为主，佐以补虚。

(二)病在脾胃，涉及肝肾

生理上，脾胃同居中焦，脾以升为健，胃以降为和，两者升降相因，为气机升降之枢纽。病理情况下，脾胃气机升降失常，脾气不能升清，则胃气不能降浊；胃气失于和降，则脾的运化功能失常。治疗时注意调畅中焦气机，恢复脾胃受纳运化之职，以合"治中焦如衡，非平不安"的用药原则，常用方法有补中益气法、益胃养阴法、辛开苦降法等。肝属木，脾胃属土，土壅木郁，土虚木乘，临床上常见肝脾不和及肝胃不和，故从肝论治胃缓也十分重要。叶天士提出"醒胃必先制肝""培土必先制木"的用药原则。在具体用药中，又当区分肝气郁滞、肝郁化火、肝阴不足等不同的病理机制，给予疏肝、清肝、泄肝、柔肝和平肝等治疗。肾为胃之关，脾胃运化腐熟，全赖肾阳之温煦，若肾阳不足，可致脾肾阳虚，中焦虚寒；若肾阴亏虚不能上济于胃，则胃失于濡养而脾虚阴损。胃缓久病勿忘补肾，适当参以补肾之品。

(三)内外兼治，综合治疗

胃缓多病程较长，以虚为主，患者餐后脘腹坠胀，食欲缺乏，消瘦，若单纯以汤药长期调养，患者的依从性较差。因此，治疗胃缓应内服与外治结合，内服以汤药浓煎，多次频服，或以膏散剂型；外治以敷贴、针灸、推拿，兼以自我锻炼。

(四)合理营养，增强信心

胃缓者多脘腹坠胀，食欲缺乏，消瘦，存在营养不良，久而影响康复的信心，出现焦虑或抑郁的情绪。膳食应荤素搭配，食材新鲜，营养合理，做工精细；忌肥甘厚腻、粗糙不易消化之物。也要注意调节患者的情绪，并得到患者家庭的支持，以增强康复的信心。

六、预防调护

(1)加强体育锻炼，如仰卧起坐、俯卧撑等可增加肌力，有助于防治本病。

(2)饮食营养丰富，烹调以蒸、煮、炖为主，宜少吃多餐，餐后宜平卧少许时间；进餐定时，细嚼慢咽,禁止暴饮暴食,避免进食不易消化的食物,如坚硬、粗糙、油腻及粗纤维的食品。

(3)经产多胎易致腹壁松弛,应计划生育,少生优生。

(4)保持心情舒畅,生活作息规律,避免过度劳累。

(张　友)

第三节　胃　痛

胃痛是指以胃脘部近心窝处疼痛为主要临床表现的一种病证,又称胃脘痛。

《内经》对本病的论述较多,如《灵枢·邪气脏腑病形》曰:"胃病者,腹䐜胀,胃脘当心而痛。"最早记载了"胃脘痛"的病名;又《灵枢·厥病》云:"厥心痛,腹胀胸满,心尤痛甚,胃心痛也。"所论"厥心痛"的内容,与本病有密切的关系。

《内经》还指出造成胃脘痛的原因有受寒、肝气不舒及内热等,《素问·举痛论》曰:"寒气客于肠胃之间,膜原之下,血不得散,小络急引故痛。"《素问·六元正纪大论》曰:"木郁之发,民病胃脘当心而痛。"《素问·气交变大论》曰:"岁金不及,炎火通行,复则民病口疮,甚则心痛。"迨至汉代,张仲景在《金匮要略》中则将胃脘部称为心下、心中,将胃病分为痞证、胀证、满证与痛证,对后世很有启发。如"心中痞,诸逆心悬痛,桂枝生姜枳实汤主之。""按之心下满痛者,此为实也,当下之,宜大柴胡汤"。书中所拟的方剂如大建中汤、大柴胡汤等,都是治疗胃脘痛的名方。《仁斋直指方》对胃痛的原因已经认识到"有寒,有热,有死血,有食积,有痰饮,有虫"等不同。《备急千金要方·心腹痛》在论述九痛丸功效时指出,其胃痛有虫心痛、疰心痛、风心痛、悸心痛、食心痛、饮心痛、寒心痛、热心痛、去来心痛九种。

对于胃脘痛的辨证论治,《景岳全书·心腹痛》分析极为详尽,对临床颇具指导意义,指出:"痛有虚实……辨之之法,但当察其可按者为虚,拒按者为实;久痛者多虚,暴病者多实;得食稍可者为虚,胀满畏食者为实;痛徐而缓,莫得其处者多虚,痛剧而坚,一定不移者为实;痛在肠脏,中有物有滞者多实,痛在腔胁经络,不干中脏,而牵连腰背,无胀无滞者多虚。脉与证参,虚实自辨。"除此之外,还须辨其寒热及有形无形。《丹溪心法·心脾痛》在论述胃痛治法时指出"诸痛不可补气"的观点,对后世影响很大,而印之临床,这种提法尚欠全面,后世医家逐渐对其进行纠正和补充。

《证治汇补·胃脘痛》对胃痛的治疗提出"大率气食居多,不可骤用补剂,盖补之则气不通而痛愈甚。若曾服攻击之品,愈后复发,屡发屡攻,渐至脉来浮大而空者,又当培补",值得借鉴。

古代文献中所述胃脘痛,在唐宋以前医籍多以"心痛"代之,宋代之后,医家对胃痛与心痛相混谈提出质疑,至金元《兰室秘藏》首立"胃脘痛"一门,明确区分了胃痛与心痛,至明清时期胃痛与心痛得以进一步区别开来。如《证治准绳·心痛胃脘痛》就指出:"或问丹溪言心痛即胃脘痛然乎?曰:心与胃各一脏,其病形不同,因胃脘痛处在心下,故有当心而痛之名,岂胃脘痛即心痛者哉!"《医学正传·胃脘痛》亦云:"古方九种心痛……详其所由,皆在胃脘,而实不在于心也。"

现代医学的急、慢性胃炎,消化性溃疡,胃神经官能症,胃癌等疾病,以及部分肝、胆、胰疾病,出现胃痛的临床表现时,可参考本节进行辨证论治。

一、病因病机

胃痛的发生,主要责之于外邪犯胃、饮食伤胃、情志不畅和先天脾胃虚弱等,致胃气郁滞,胃失和降,不通则痛。

(一)外邪犯胃

外邪之中以寒邪最易犯胃,夏暑之季,暑热、湿浊之邪也间有之。邪气客胃,胃气受伤,轻则气机壅滞,重则和降失司,而致胃脘作痛。寒主凝滞,多见绞痛;暑热急迫,常致灼痛;湿浊黏腻,常见闷痛。

(二)饮食伤胃

若纵恣口腹,过食肥甘,偏嗜烟酒,或饥饱失调,寒热不适,或用伤胃药物,均可伐伤胃气,气机升降失调而作胃痛。尤厚味及烟酒,皆湿热或燥热之性,易停于胃腑伤津耗液为先,久则损脾。

(三)情志不畅

情志不舒,伤肝损脾,亦致胃痛。如气郁恼怒则伤肝,肝失疏泄条达,横犯脾胃,而致肝胃不和或肝脾不和,气血阻滞则胃痛;忧思焦虑则伤脾,脾伤则运化失司,升降失常,气机不畅也致胃痛。

(四)脾胃虚弱

身体素虚,劳倦太过,久病不愈,可致脾胃不健,运化无权,升降转枢失利,气机阻滞,而致胃痛;或因胃病日久,阴津暗耗,胃失濡养,或伴中气下陷,气机失调,或因脾胃阳虚,阴寒内生,胃失温养,均可导致胃痛。

胃痛与胃、肝、脾关系最为密切。胃痛初发多属实证,病位主要在胃,间可及肝;病久常见虚证,其病位主要在脾;亦有虚实夹杂者,或脾胃同病,或肝脾同病。

胃痛病因虽有上述不同,病性尚有虚实寒热、在气在血之异,但其发病机制有其共性,即所谓"不通则痛"。胃为阳土,喜润恶燥,主受纳、腐熟水谷,以降为顺。胃气一伤,初则壅滞,继则上逆,此即气滞为病。其中首先是胃气的壅滞,无论外感、食积均可引发;其次是肝胃气滞,即肝气郁结,横逆犯胃所造成的气机阻滞。另外,气为血帅,气行则血行,气滞日久,必致血瘀,也即久患者络之意;"气有余便是火",气机不畅,可蕴久化热,火能灼伤阴津,或出血之后,血脉瘀阻而新血不生,致阴津亦虚,均可致胃痛加重,每每缠绵难愈。脾属阴土,喜燥恶湿,主运化,输布精微,以升为健,与胃互为表里,胃病延久,可内传于脾。脾气受伤,轻则中气不足,运化无权;继则中气下陷,升降失司;再则脾胃阳虚,阴寒内生,胃络失于温养。若胃痛失治误治,血络损伤,还可见吐血、便血等证。

二、诊断要点

(一)症状

胃脘部疼痛,常伴有食欲缺乏,痞闷或胀满,恶心呕吐,吞酸嘈杂等。发病常与情志不遂、饮食不节、劳累、受寒等因素有关。起病或急或缓,常有反复发作的病史。

(二)检查

上消化道 X 线钡餐造影、纤维胃镜及病理组织学检查等,有助诊断。

三、鉴别诊断

(一)胃痞

二者部位同在心下,但胃痞是指心下痞塞,胸膈满闷,触之无形,按之不痛的病证。胃痛以痛为主,胃痞以满为患,且病及胸膈,不难区别。

（二）真心痛

心居胸中,其痛常及心下,出现胃痛的表现,应高度警惕,防止与胃痛相混。典型真心痛为当胸而痛,其痛多刺痛、剧痛,且痛引肩背,常有气短、汗出等症,病情较急,如《灵枢·厥病》曰:"真心痛,手足青至节,心痛甚,旦发夕死,夕发旦死。"中老年人既往无胃痛病史,而突发胃脘部位疼痛者,当注意真心痛的发生。胃痛部位在胃脘,病势不急,多为隐痛、胀痛等,常有反复发作史。X线、胃镜、心电图及生化检查有助鉴别。

四、辨证

胃痛的主要部位在上腹胃脘部近心窝处,往往兼见胃脘部痞满、胀闷、嗳气、吐酸、纳呆、胁胀、腹胀,甚至出现呕血、便血等症。常反复发作,久治难愈。至于临床辨证,当分虚实两类。实证多痛急拒按,病程较短;虚证多痛缓喜按,缠绵难愈,这是辨证的关键。

（一）寒邪客胃

证候:胃痛暴作,得温痛减,遇寒加重;恶寒喜暖,口淡不渴,或喜热饮,舌淡,苔薄白,脉弦紧。

分析:寒凝胃脘,气机阻滞,则胃痛暴作,得温痛减,遇寒加重;阳气被遏,失去温煦,则恶寒喜暖,口淡不渴,或喜热饮;舌淡,苔薄白,脉弦紧,为内寒之象。

（二）饮食伤胃

证候:胃脘疼痛,胀满拒按,嗳腐吞酸,或呕吐不消化食物,其味腐臭,吐后痛减,不思饮食,大便不爽,得矢气及便后稍舒,舌苔厚腻,脉滑。

分析:饮食积滞,阻塞胃气,则胃脘疼痛,胀满拒按;食物不化,胃气上逆,则嗳腐吞酸,或呕吐不消化食物,其味腐臭,吐后痛减;胃失和降,腑气不通,则不思饮食,大便不爽,得矢气及便后稍舒;舌质淡,苔厚腻,脉滑,为饮食内停之征。

（三）肝气犯胃

证候:胃脘胀痛,连及两胁,攻撑走窜,每因情志不遂而加重,善太息,不思饮食,精神抑郁,夜寐不安,舌苔薄白,脉弦滑。

分析:肝气郁结,横逆犯胃,肝胃气滞,故胃脘胀痛;胁为肝之分野,故胃痛连胁,攻撑走窜;因情志不遂加重气机不畅,故以息为快;胃失和降,受纳失司,故不思饮食;肝郁不舒,则精神抑郁,夜寐不安;舌苔薄白,脉弦滑为肝胃不和之象。

（四）湿热中阻

证候:胃脘灼热而痛,得凉则减,遇热加重。伴口干喜冷饮,或口臭不爽,口舌生疮。甚至大便秘结,排便不畅,舌质红,苔黄少津,脉滑数。

分析:胃气阻滞,日久化热,故胃脘灼痛,得凉则减,遇热加重,口干喜冷饮或口臭不爽,口舌生疮;胃热久积,腑气不通,故大便秘结,排便不畅;舌质红,苔黄少津,脉象滑数,为胃热蕴积之象。

（五）瘀血停胃

证候:胃脘疼痛,状如针刺或刀割,痛有定处而拒按,入夜尤甚。病程日久,胃痛反复发作而不愈,面色晦暗无华,唇黯,舌质紫黯或有瘀斑,脉涩。

分析:气滞则血瘀,或吐血、便血之后,离经之血停积于胃,胃络不通,而成瘀血,瘀血停胃,故疼痛状如针刺或刀割,固定不移,拒按;瘀血不净,新血不生,故面色晦黯无华,唇黯;舌质紫黯,或有瘀点、瘀斑,脉涩,为血脉瘀阻之象。

（六）胃阴亏耗

证候:胃脘隐痛或隐隐灼痛,伴嘈杂似饥,饥不欲食,口干不思饮,咽干唇燥,大便干结,舌体瘦,质嫩红,少苔或无苔,脉细而数。

分析:气郁化热,热伤胃津,或瘀血积留,新血不生,阴津匮乏,阴津亏损则胃络失养,故见胃脘隐痛;若阴虚有火,则可见胃中灼痛隐隐;胃津亏虚则胃纳失司,故嘈杂似饥,知饥而不欲纳食;阴液亏乏,津不上承,故咽干唇燥;阴液不足则肠道干涩,故大便干结;舌体瘦舌质嫩红,少苔或无苔,脉细而数,皆为胃阴不足而兼虚火之象。

（七）脾胃虚寒

证候:胃脘隐痛,遇寒或饥时痛剧,得温或进食则缓,喜暖喜按。伴面色不华,神疲肢怠,四末不温,食少便溏,或泛吐清水。舌质淡而胖,边有齿痕,苔薄白,脉沉细无力。

分析:胃病日久,累及脾阳。脾胃阳虚,故胃痛绵绵,遇寒或饥时痛剧,得温熨或进食则缓,喜暖喜按;气血虚弱,故面色不华,神疲肢怠;阳气虚不达四末,故四肢不温;脾虚不运,转输失常,故食少便溏;脾阳不振,寒湿内生,饮邪上逆,故泛吐清水;舌质淡而胖,边有齿痕,苔薄白,脉沉细无力,为脾胃虚寒之象。

五、治疗

治疗以理气和胃止痛为主,审证求因,辨证施治。邪盛以祛邪为急,正虚以扶正为先,虚实夹杂者,则当祛邪扶正并举。虽有"通则不痛"之说,但决不能局限于狭义的"通"法,要从广义的角度理解和运用"通"法。属于胃寒者,散寒即所谓通;属于血瘀者,化瘀即所谓通;属于食停者,消食即所谓通;属于气滞者,理气即所谓通;属于热郁者,泻热即所谓通;属于阴虚者,益胃养阴即所谓通;属于阳虚者,温运脾阳即所谓通。

（一）中药治疗

1.寒邪客胃

治法:温胃散寒,行气止痛。

处方:香苏散合良附丸加减。

方中高良姜、吴茱萸温胃散寒;香附、乌药、陈皮、木香行气止痛。

如兼见恶寒、头痛等风寒表证者,可加苏叶、藿香等以疏散风寒,或内服生姜汤、胡椒汤以散寒止痛;若兼见胸脘痞闷,胃纳呆滞,嗳气或呕吐者,是为寒夹食滞,可加枳实、神曲、鸡内金、制半夏、生姜等以消食导滞,降逆止呕。若寒邪郁久化热,寒热错杂,可用半夏泻心汤辛开苦降,寒热并调。

中成药可选用良附丸、胃痛粉等。

2.饮食伤胃

治法:消食导滞,和胃止痛。

处方:保和丸加减。

方中神曲、山楂、莱菔子消食导滞;茯苓、半夏、陈皮和胃化湿;连翘散结清热。

若脘腹胀甚者,可加枳实、砂仁、槟榔等以行气消滞;若胃脘胀痛而便闭者,可合用小承气汤或改用枳实导滞丸以通腑行气;胃痛急剧而拒按,伴见苔黄燥,便秘者,为食积化热成燥,则合大承气汤以泻热解燥,通腑荡积。

中成药可选用加味保和丸、枳实消痞丸等。

3.肝气犯胃

治法:疏肝解郁,理气止痛。

处方:柴胡疏肝散加减。

方中柴胡、芍药、川芎、郁金、香附疏肝解郁;陈皮、枳壳、佛手、甘草理气和中。

若胃痛较甚者,可加川楝子、延胡索以加强理气止痛作用;嗳气较频者,可加沉香、旋覆花以顺气降逆;泛酸者加乌贼骨、煅瓦楞子中和胃酸。痛势急迫,嘈杂吐酸,口干口苦,舌红苔黄,脉弦或数,乃肝胃郁热之证,改用化肝煎或丹栀逍遥散加黄连、吴茱萸以疏肝泻热和胃。

中成药可选用气滞胃痛冲剂、胃苏冲剂等。

4.湿热中阻

治法:清化湿热,理气和胃。

处方:清中汤加减。

方中黄连、栀子清热燥湿;制半夏、茯苓、草豆蔻祛湿健脾;陈皮、甘草理气和中。

湿偏重者加苍术、藿香燥湿醒脾;热偏重者加蒲公英、黄芩清胃泻热;伴恶心呕吐者,加竹茹、橘皮以清胃降逆;大便秘结不通者,可加大黄(后下)通下导滞;气滞腹胀者加厚朴、枳实以理气消胀;纳呆少食者,加神曲、谷芽、麦芽以消食导滞。

中成药可选用清胃和中丸。

5.瘀血停胃

治法:理气活血,化瘀止痛。

方药:失笑散合丹参饮加减。

前方以五灵脂、蒲黄活血祛瘀,通利血脉以止痛;后方重用丹参活血化瘀,檀香、砂仁行气止痛。

若因气滞而致血瘀,气滞仍明显时,宜加理气之品,但忌香燥太过。若血瘀而兼血虚者,宜合四物汤等养血活血之味。若血瘀而兼脾胃虚衰者,宜加炙黄芪、党参等健脾益气以助血行。若瘀血日久,血不循常道而外溢出血者,应参考吐血、便血篇处理。

中成药可选用九气拈痛丸。

6.胃阴亏耗

治法:滋阴益胃,和中止痛。

处方:益胃汤合芍药甘草汤加减。

方中沙参、玉竹补益气阴;麦冬、生地黄滋养阴津;冰糖生津益胃;芍药、甘草酸甘化阴,缓急止痛。

若气滞仍著时,加佛手、香橼皮、玫瑰花等轻清畅气而不伤阴之品;津伤液亏明显时,可加芦根、天花粉、乌梅等以生津养液;大便干结者,加火麻仁、郁李仁、瓜蒌仁等润肠之品。若兼肝阴亦虚,症见脘胁痛连胁者,可加白芍、枸杞、生地黄等柔肝之品,也可用一贯煎化裁为治。

中成药可选用养胃舒胶囊。

7.脾胃虚寒

治法:温中健脾。

方药:黄芪建中汤加减。

方中以黄芪补中益气、饴糖益气养阴为君;以桂枝温阳气、芍药益阴血为臣;以生姜温胃、大枣补脾为佐;炙甘草调和诸药,共奏温中健脾,和胃止痛之功。

若阳虚内寒较重者,也可用大建中汤化裁,或加附子、肉桂、荜茇等温中散寒;兼泛酸者,可加黄连汁炒吴茱萸、煅瓦楞、海螵蛸等制酸之品;泛吐清水时,可予小半夏加茯苓汤或苓桂术甘汤合方为治;兼见血虚者,也可用归芪建中汤治之。若胃脘坠痛,证属中气下陷者,可用补中益气汤化裁为治。

此外,临床上胃强脾弱,上热下寒者也不少见,症状除胃脘疼痛以外,还可见恶心呕吐,嗳气,肠鸣便溏或大便秘结,舌质淡,苔薄黄腻,脉细滑等,治疗时,可选用半夏泻心汤、黄连理中汤或乌梅丸等以调和脾胃,清上温下。

中成药可选用人参健脾丸、参苓白术丸等。

(二)针灸治疗

1.基本处方

中脘、内关、足三里。中脘、足三里募合相配,内关属心包经,历络三焦,通调三焦气机而和胃,三穴远近结合,共同调理胃腑气机。

2.加减运用

(1)寒邪客胃证:加神阙、梁丘以散寒止痛,神阙用灸法。余穴针用平补平泻法。

(2)饮食伤胃证:加梁门、建里、璇玑以消食导滞。诸穴针用泻法。

(3)肝气犯胃证:加期门、太冲以疏肝理气,针用泻法。余穴针用平补平泻法。

(4)湿热中阻证:加阴陵泉、内庭以清利湿热,阴陵泉针用平补平泻法。余穴针用泻法。

(5)瘀血停胃证:加膈俞、阿是穴以化瘀止痛,针用泻法。余穴针用平补平泻法,或加灸法。

(6)胃阴亏耗证:加胃俞、太溪、三阴交以滋阴养胃。诸穴针用补法。

(7)脾胃虚寒证:加神阙、气海、脾俞、胃俞以温中散寒,神阙用灸法。余穴针用补法,或加灸法。

3.其他

(1)指针疗法:取中脘、至阳、足三里等穴,以双手拇指或中指点压、按揉,力度以患者能耐受并感觉舒适为度,同时令患者行缓慢腹式呼吸,连续按揉3～5分钟即可止痛。

(2)耳针疗法:取胃十二指肠、脾、肝、神门、下脚端,每次选用3～5穴,毫针浅刺,留针30分钟;或用王不留行籽贴压。

(3)穴位注射疗法:根据中医辨证,分别选用当归注射液、丹参注射液、参附注射液或生脉注射液等,也可选用维生素 B_1 或维生素 B_{12} 注射液,按常规取2～3穴,每穴注入药液2～4 mL,每天或隔天1次。

(4)埋线疗法。取穴:肝俞、脾俞、胃俞、中脘、梁门、足三里。方法:将羊肠线用埋线针植入穴位内,无菌操作,每月1次,连续3次。适用于慢性胃炎之各型胃痛症者。

(5)兜肚法:取艾叶30 g,荜茇、干姜各15 g,甘松、山柰、细辛、肉桂、吴茱萸、延胡索、白芷各10 g,大茴香6 g,共研为细末,用柔软的棉布折成15 cm直径的兜肚形状,将上药末均匀放入,紧密缝好,日夜兜于中脘穴或疼痛处,适用于脾胃虚寒胃痛。

（张　友）

第四节 反 胃

反胃是以脘腹痞胀，宿食不化，朝食暮吐，暮食朝吐为主要临床表现的一种病。

一、历史沿革

反胃又称胃反。胃反之名，首见于汉代张仲景《金匮要略·呕吐哕下利病脉证治》篇。宋代《太平圣惠方·治反胃呕吐诸方》则称之为"反胃"。其后亦多以反胃名之。

《金匮要略·呕吐哕下利病脉证治》中说："趺阳脉浮而涩，浮则为虚，涩则伤脾；伤脾则不磨，朝食暮吐，暮食朝吐，宿谷不化，名为胃反。"明确指出本病的病机主要是脾胃损伤，不能腐熟水谷。有关治疗方面，提出了使用大半夏汤和茯苓泽泻汤，至今仍为临床所常用。

隋代巢元方《诸病源候论·胃反候》对《金匮要略》之说有所发挥，将病因病机归纳为血气不足、胃寒停饮、气逆胃反，指出"荣卫俱虚，其血气不足，停水积饮，在胃脘则脏冷，脏冷则脾不磨，脾不磨则宿谷不化，其气逆而成胃反也"。

唐代王冰在《黄帝内经·素问》注文中更将本病精辟总结为"食入反出，是无火也"。宋代《圣济总录·呕吐门》也说："食久反出，是无火也。"

金元时期，朱丹溪《丹溪心法·翻胃》提出血虚、气虚、有热、有痰之说，治法方药则更趋丰富全面。

明代张景岳对于反胃的病因、病机、辨证、治法、方药等有了系统性的阐发，他在《景岳全书·反胃》一节中说："或以酷饮无度，伤于酒湿，或以纵食生冷，败其真阳；或因七情忧郁，竭其中气；总之，无非内伤之甚，致损胃气而然。"又说："反胃一证，本属火虚，盖食入于胃，使胃暖脾强，则食无不化，何至复出……然无火之由，则犹有上中下三焦之辨，又当察也。若寒在上焦，则多为恶心或泛泛欲吐者，此胃脘之阳虚也。若寒在中焦，则食入不化，每食至中脘，或少顷或半日复出者，此胃中之阳虚也。若寒在下焦，则朝食暮吐，暮食朝吐，乃以食入幽门，丙火不能传化，故久而复出，此命门之阳虚也""虚在上焦，微寒呕吐者，惟姜汤为最佳，或橘皮汤亦可，虚在中焦而食入反出者，宜五君子煎、理中汤……虚在下焦而朝食暮吐……其责在阴，非补命门以扶脾土之母，则火无以化，土无以生，亦犹釜底无薪，不能腐熟水谷，终无济也。宜六味回阳饮，或人参附子理阴煎，或右归饮之类主之。此屡用之妙法，不可忽也""反胃由于酒湿伤脾者，宜葛花解酲汤主之，若湿多成热，而见胃火上冲者，宜黄芩汤或半夏泻心汤之类主之。"其中补命门火之说是他对本病治疗上的一大创见。

明代李中梓根据临床实际，进一步丰富了反胃的辨证内容。他在《医宗必读·反胃噎膈》中说："反胃大都属寒，然不可拘也。脉大有力，当作热治，脉小无力，当作寒医。色之黄白而枯者为虚寒，色之红赤而泽者为实热，以脉合证，以色合脉，庶乎无误。"

清代李用粹《证治汇补·反胃》对七情致病认识较为深刻。他说："病由悲愤气结，思虑伤脾……皆能酿成痰火，妨碍饷道而食反出。"对反胃的病因病机，做了新的补充。清代陈士铎《石室秘录·噎膈反胃治法》说："夫食入于胃而吐出，似乎病在胃也，谁知肾为胃之关门，肾病而胃始病。"这种看法，与张景岳补命门以扶脾土的观点基本相同。清代沈金鳌《杂病源流犀烛·噎塞反胃关格源流》言:"反胃原于真火衰微,胃寒脾弱,不能纳谷,故早食晚吐,日日如此,以饮食入胃,既抵胃之下脘,复返而出也。若脉数,为邪热不杀谷,乃火性上炎,多升少降也"。同时指出:"亦有瘀血阻滞者,亦有虫而反出者,亦有火衰不能生土,其脉沉迟者。"进一步丰富了对反胃病因病机的认识。

以上所引各家之说,从不同的方面对反胃作了阐述,使本病的辨证论治内容日趋完善。

二、范围

西医学的胃十二指肠溃疡病,胃十二指肠憩室,急慢性胃炎,胃黏膜脱垂症,十二指肠郁积症,胃部肿瘤,胃神经症等,凡并发胃幽门部痉挛、水肿、狭窄,或胃动力紊乱引起胃排空障碍,而在临床上出现脘腹痞胀,宿食不化,朝食暮吐,暮食朝吐等症状者,均可参照本节内容辨证论治。

三、病因病机

反胃多由饮食不节,酒色过度,或长期忧思郁怒,损伤脾胃之气,并产生气滞、血瘀、痰凝阻胃,使水谷不能腐熟,宿食不化,导致脘腹痞胀,胃气上逆,朝食暮吐,暮食朝吐。

(一)脾胃虚寒

饥饱失常,嗜食寒凉生冷,损及脾阳,以致脾胃虚寒,不能消化谷食,终至尽吐而出。思虑不解,或久病劳倦多可伤脾,房劳过度则伤肾。脾伤则运化无能不能腐熟水谷,肾伤则命火衰微,不能温煦脾土,则脾失健运,谷食难化而反。

(二)痰浊阻胃

酒食不节、七情所伤、房室、劳倦等病因,均可损伤脾胃,因之水谷不能化为精微而成湿浊,积湿生痰,痰阻于胃,遂使胃腑失其通降下行之功效,宿食不化而成反胃。

(三)瘀血积结

七情所伤,肝胃气滞,或遭受外伤,或手术创伤等原因可导致气滞血瘀。胃络受阻,气血不和,胃腑受纳、和降功能不及,饮食积结而成反胃。

(四)胃中积热

多由于长期大量饮酒,吸烟,嗜食膏粱厚味,经常进食大量辣椒等辛烈之品,均可积热成毒,损伤胃气,而成反胃之证。抑或痰浊阻胃,瘀血积结,郁久化热。邪热在胃,火逆冲上,不能消化饮食,而见朝食暮吐,暮食朝吐。此即《素问·至真要大论篇》病机十九条中所说"诸逆冲上,皆属于火""诸呕吐酸……皆属于热"之意。

由此可见,本病病位在胃,脾胃虚寒、不能腐熟水谷是导致本病的最主要因素,但同时与肝、脾、肾等脏腑密切相关。除气滞、气逆外,还有痰浊、水饮、积热、瘀血等病理因素共同参与发病过程,而且各种病因病机之间往往相互转化。痰浊、水饮多为脾胃虚寒所致;痰浊、瘀血等可使气虚、气滞、食停,同时也可郁久化热;诸因均可久病入络,而成瘀血积结。

四、诊断与鉴别诊断

(一)诊断

1.发病特点

反胃在临床上较为常见,患者以成年人居多,男女性别差异不大,对老年患者要特别提高警惕,注意是否有癌肿等病存在。

2.临床表现

本病一般多为缓起,先有胃脘疼痛,吐酸,嘈杂,食欲缺乏,食后脘腹痞胀等症状,若迁延失治或治疗不当,病情则进一步加剧,逐渐出现脘腹痞胀加剧,进食后尤甚,饮食不能消化下行,停积于胃腑,终致上逆而呕吐。其呕吐的特点是朝食暮吐,暮食朝吐,呕出物多为未经消化的食物,或伴有痰涎血缕;严重患者亦可呕血。

患者每因呕吐而不愿进食,人体缺乏水谷精微之濡养,日见消瘦,面色萎黄,倦怠无力。由于饮食停滞于胃脘不能下行,按压脘部则感不适,有时并可触及包块;振摇腹部,可听到漉漉水声。

脉象,舌质,舌苔,则每随其或寒或热,或虚或实而表现不同,可据此作为进一步的辨证依据。

(二)鉴别诊断

1.呕吐

从广义言,呕吐可以包括反胃,而反胃也主要表现为呕吐。但一般呕吐多是食已即吐,或不食亦吐,呕吐物为食物、痰涎、酸水等,一般数量不多。反胃则主要是朝食暮吐,暮食朝吐,患者一般进食后不立即呕吐,但因进食后,食物停积于胃腑,不能下行,至一定时间,则尽吐而出,吐后始稍感舒畅。所吐出的多为未经消化的饮食,而且数量较多。

2.噎膈

噎膈是指吞咽时哽噎不顺,饮食在胸膈部阻塞不下,和反胃不同。反胃一般多无吞咽哽噎,饮食不下是饮食不能下通幽门,在食管则无障碍。噎膈则主要表现为吞咽困难,饮食不能进入贲门。噎膈虽然也会出现呕吐,但都是食入即吐,呕吐物量不多,经常渗唾痰涎,据此亦不难做出鉴别。

五、辨证

(一)辨证要点

1.注意呕吐的性质和呕吐物的情况

反胃的主要特征是朝食暮吐,暮食朝吐,因此在辨证中必须掌握这一特点。要详细询问病史,如呕吐的时间、呕吐的次数、呕吐物性状及多少等,这对于辨证很有价值。

2.要细辨反胃的证候

反胃的辨证可概括为寒、热、痰、瘀四个主要证型。除从呕吐物的性质内容判断外,其他症状、脉象、舌质、舌苔、患者过去和现在的病史、身体素质等,均有助于辨证。

(二)证候

1.脾胃虚寒

症状:食后脘腹胀满,朝食暮吐,暮食朝吐,吐出宿食不化及清稀水液,吐尽始觉舒适,大便溏少,神疲乏力,面色青白,舌淡苔白,脉细弱。甚者面色苍白,手足不温,眩晕耳鸣,腰膝酸软,精神萎靡。舌淡白,苔白滑,脉沉细无力。

病机分析:此证之主要病机是脾胃虚寒,即胃中无火。因胃中无火,胃失腐熟通降之职,不能消化与排空,乃出现朝食暮吐,暮食朝吐,宿食不化之症状,一旦吐出,消除停积,故吐后即觉舒适。《素问·至真要大论篇》云:"诸病水液,澄澈清冷,皆属于寒。"患者吐出清稀水液,故云属寒,大便溏少,神疲乏力,面色青白,亦属脾胃虚寒;舌淡白,脉弱,均为阳气虚弱之症。其严重者面色苍白,手足不温,舌质淡白,脉沉细无力,为阳虚之甚;腰膝酸软,眩晕耳鸣属肾虚;精神萎靡属肾精不足神气衰弱之征。这些表现,是由肾阳衰弱,命火不足,火不生土,脾失温煦而致,此属脾肾两虚之证,较前述之脾胃虚寒更为严重。

2.胃中积热

症状:食后脘腹胀满,朝食暮吐,暮食朝吐,吐出宿食不化及混浊酸臭之稠液,便秘,溺黄短,心烦口渴,面红。舌红干,舌苔黄厚腻,脉滑数。

病机分析:朝食暮吐,暮食朝吐,宿食不化,是属反胃之症。《素问·至真要大论篇》说:"诸转反戾,水液浑浊,皆属于热。"今患者吐出混浊酸臭之液,故属于热证。内热消烁津液,故口渴便秘,小便短黄;内热熏蒸,故心烦,面红。舌红干,苔黄厚,脉滑数,皆为胃中积热之征。

3.痰浊阻胃

症状:经常脘腹胀满,食后尤甚,上腹或有积块,朝食暮吐,暮食朝吐,吐出宿食不化,并有或稠或稀之痰涎水饮,或吐白沫,眩晕,心下悸。舌苔白滑,脉弦滑,或舌红苔黄浊,脉滑数。

病机分析:有形痰浊,阻于中焦,故不论已食未食,常见脘腹胀满。呕吐白色痰涎水饮或白沫,乃痰浊之征;痰浊积于中焦,故可见上腹部积块;眩晕乃因痰浊中阻,清阳不升所致;心下悸为痰饮阻于心下;舌苔白滑,脉弦滑,是痰证之特征;舌红,苔黄浊,脉滑数者,是属痰郁化热的表现。

4.血瘀积结

症状:经常脘腹胀满,食后尤甚,上腹或有积块,朝食暮吐,暮食朝吐,吐出宿食不化,或吐黄沫,或吐褐色浊液,或吐血便血,上腹胀满刺痛拒按,上腹部积块坚硬,推之不移。舌质暗红或兼有瘀点,脉弦涩。

病机分析:有形之瘀血,阻于胃关,影响胃气通降下行,故不论已食未食,常见腹部胀满;吐黄沫或褐液,解黑便,皆由瘀血阻络,血液外溢所致;腹胀刺痛属血瘀;上腹积块坚硬,推之不移,舌暗有瘀点,脉涩等皆为血瘀之征。

六、治疗

(一)治疗原则

1.降逆和胃

以降逆和胃为基本原则,阳气虚者,合以温中健脾,阴液亏者,合以消养胃阴,气滞则兼以理气,有瘀血或痰浊者,兼以活血祛痰。病去之后,当以养胃气、胃阴为主。如此,方能巩固疗效,利于健康。

2.注意服药时机

掌握服药的时机,也是治疗反胃的一个关键。由于反胃患者,宿食停积胃腑,若在此时服药,往往不易吸收,影响药效。故反胃患者应在空腹时服药,或在宿食吐净后再服药,疗效较佳。

(二)治法方药

1.脾胃虚寒

治法:温中健脾,和胃降逆。

方药:丁蔻理中汤加减。方中以党参补气健脾,干姜温中散寒;寒多以干姜为君,虚多以党参为君;辅以白术健脾燥温;甘草补脾和中,加白豆蔻之芳香醒胃,丁香之理气降浊,共奏温阳降浊之功。

吐甚者,加半夏、砂仁,以加强降逆和胃作用。病久脾肾阳虚者,可在上方基础上,加入温补命门之药,如附子、肉桂、补骨脂、吴茱萸之类;如寒热错杂者,可用乌梅丸。

除上述方药之外,尚可用丁香透膈散或二陈汤加味。如《证治汇补·反胃》说:"主以二陈汤,加藿香、蔻仁、砂仁、香附、苏梗;消食加神曲、麦芽;助脾加人参、白术;抑肝加沉香、白芍;温中加炮姜、益智仁;壮火加肉桂、丁香,甚用附子理中汤,或八味丸。"又介绍用伏龙肝水煎药以补土,糯米汁以泽脾,代赭石以镇逆。《景岳全书·反胃》用六味回阳饮,或人参附子理阴煎,或右归饮之类,皆经验心得之谈,可供临床参考。

2.胃中积热

治法:清胃泻热,和胃降浊。

方药:竹茹汤加减。方中竹茹、栀子清胃泻热,兼降胃气;半夏、陈皮、枇杷叶和胃降浊。

热重可加黄芩、黄连;热积腑实,大便秘结,可加大黄、枳实、厚朴以降泄之。

久吐伤津耗气,气阴两虚,表现反胃而唇干口燥,大便干结,舌红少苔,脉细数者,宜益气生津养阴,和胃降逆,可用大半夏汤加味。《景岳全书·反胃》谓:"反胃出于酒湿伤脾者,宜葛花解酒汤主之;若湿多成热,而见胃火上冲者,宜黄芩汤,或半夏泻心汤主之。"亦可随宜选用。

3.痰浊阻胃

治法:涤痰化浊,和胃降逆。

方药:导痰汤加减。方中以半夏、南星燥湿化痰浊;陈皮、枳实以和胃降逆;茯苓、甘草以渗湿健脾和中。

痰郁化热者,宜加黄芩、黄连、竹茹;若体尚壮实者可用礞石滚痰丸攻逐顽痰。痰湿兼寒者,可加干姜、细辛;吐白沫者,其寒尤甚,可加吴茱萸汤;脘腹痞满、吐而不净者可选《证治汇补》木香调气散(白豆蔻、丁香、木香、檀香、藿香、砂仁、甘草)行气醒脾、化浊除满。

吐出痰涎如鸡蛋清者,可加人参、白术、益智仁,以健脾摄涎。如《杂病源流犀烛·噎膈反胃关格源流》云:"凡饮食入胃,便吐涎沫如鸡子白,脾主涎,脾虚不能约束津液,故痰涎自出,非参、术、益智不能摄也。"

4.瘀血积结

治法:祛瘀活血,和胃降浊。

方药:膈下逐瘀汤加减。方中以香附、枳壳、乌药理气和胃,气为血帅,气行则血行;复以川芎、当归、赤芍以活血;桃仁、红花、延胡索、五灵脂以祛瘀;丹皮以清血分之伏热。可再加竹茹、半夏以加强降浊作用。

吐黄沫,或吐血,便血者,可加降香、田七以活血止血;上腹剧痛者可加乳香、没药;上腹结块坚硬者,可加鳖甲、牡蛎、三棱、莪术。

(三)其他治法

(1)九伯饼:天南星、人参、半夏、枯矾、枳实、厚朴、木香、甘草、豆豉为末,老米打糊为饼,瓦上焙干,露过,每服一饼,细嚼,以姜煎平胃散下,此方加阿魏甚效。

(2)壁虎(即守宫)1~2只(去腹内杂物捣烂),鸡蛋1个。用法:将鸡蛋一头打开,装入壁虎,仍封固蒸熟,每天服1个,连服数天。

(3)雪梨1个、丁香50粒,梨去核,放入丁香,外用纸包好,蒸熟食用。

七、转归及预后

反胃之证,可由胃痛、嘈杂、泛酸等证演变而来,一般起病缓慢,变化亦慢。临床所分四证,可以独见,亦可兼见。

病初多表现为单纯的脾胃虚寒或胃中积热,其病变在无形之气,温之清之,适当调治,较易治疗。

患病日久，反胃频繁，除影响进食外，还可损伤胃阴，常在脾胃虚寒的同时并见气血、阴液亏虚；同时多为本虚而标实，或见寒热错杂，或合并痰浊阻胃或瘀血积结，其病变在有形之积，耗伤气血更甚，较难治疗。此时治疗时应注重温清同进，补泻兼施，用药平稳，缓缓图之。

久治不效，应警惕癌变可能。年高体弱者，发病之时已是脾肾两亏，全身日见衰弱，四种证候可交错兼见，进而发展为真阴枯竭或真火衰微之危症，则预后多不良。

八、预防与护理

要注意调节饮食，戒烟酒刺激之品，保持心情舒畅，避免房事劳倦。出现胃痛、嘈杂、泛酸之证者，应及时诊治，尽量避免贪食竹笋和甜腻等食品，以免变生反胃。得病之后，饮食宜清淡流质，避免粗硬食物；患者呕吐之时，应扶助患者以利吐出。药汁宜浓缩，空腹服。中老年患者一旦出现反胃，应注意排除癌肿可能。

（张　友）

第五节　噎膈

噎膈是指以吞咽食物梗噎不顺，重则食物不能进入胃腑，食入即吐为主要临床表现的一种病证。噎，指吞咽时梗塞不顺；膈，指格拒，食物不能下，下咽即吐。噎较轻，是膈之前期表现，在临床中往往二者同时出现，故并称噎膈。

膈之病名，首见于《内经》。《素问·阴阳别论》篇指出"三阳结，谓之膈"。《灵枢·上膈》篇曰："脾脉……微急为膈中，食饮之而出，后沃沫"。在《内经》的许多章节中还记述了本病证的病因、病位、传变及转归，认识到其发病与精神因素、阳结等有关，所病脏腑多在胃脘，对后世治疗启迪很大。隋朝对此病有进一步的认识，如巢元方《诸病源候论·痞膈病诸候·气膈候》中认为："此由阴阳不和，脏气不理，寒气填于胸膈，故气噎塞不通，而谓之气噎"。并将噎膈分为气、忧、食、劳、思五噎；忧、恚、气、寒、热五膈。唐宋以后将噎膈并称，孙思邈《备急千金要方·噎塞论》引《古今录验》，对五噎的证候，做了详细描述："气噎者，心悸，上下不通，噎哕不彻，胸胁苦满"。至明清时期对其病因病机的认识较为全面，如李用粹在《证治汇补·噎膈》篇中曰："有气滞者，有血瘀者，有火炎者，有痰凝者，有食积者，虽有五种，总归七情之变，由气郁化火，火旺血枯，津液成痰，痰壅而食不化也"。这些理论至今仍有重要的指导意义。

现代医学的食管癌、贲门癌以及贲门痉挛、贲门弛缓、食管憩室、反流性食管炎、弥漫性食管痉挛、胃神经官能症等疾病，出现噎膈的临床表现时，可参考本节进行辨证论治。

一、病因病机

噎膈之病，主要为七情内伤，饮食不节，年老体弱等原因，致使气、痰、瘀相互交阻，日久津气耗伤，食管失于润养，胃失通降而见噎膈。

（一）七情内伤

由于忧思恼怒，情志不遂，肝郁气滞，肝气横犯脾胃，脾伤则气结，运化失司，水湿内停，滋生痰浊，痰气相搏，阻于食管，食管不利或狭窄而见噎膈；肝伤则气郁，气郁则血凝，瘀血阻滞食管，饮食噎塞难下而成噎膈。

(二)饮食不节

因过食肥甘辛辣燥热之品,或嗜酒过度,造成胃肠积热,则津伤血燥,以致食管干涩而成噎膈。或常食发霉、粗糙之品,损伤食管脾胃而致噎膈。

(三)久病年老

由于大病久病,或年老气虚,或阴损及阳,久则脾肾衰败,阳气虚衰,运化无力,浊气上逆,壅阻食管咽喉,则吞咽困难而成噎膈。

噎膈之病位在食管,属胃所主,其病变脏腑又与肝、脾、肾有密切关系,因三脏与胃、食管皆有经络联系。脾为胃行其津液,若脾失健运,可聚湿生痰,阻于食管。胃气之和降,赖于肝气之条达,若肝失疏泄,则胃失和降,气机郁滞,久则气滞血瘀,食管狭窄。中焦脾胃赖于肾阴的濡养和肾阳的温煦,若肾阴不足,失于濡养,或脾肾衰败,阳气虚弱,运化受阻,浊气上逆均可发为噎膈。

噎膈之病因病机复杂,但主要为七情内伤,饮食不节,日久则气郁生痰,气滞血阻,滞于食管而见噎膈;其次为年老体弱等原因,致阴津亏虚,气血枯燥,食管失于润养,干涩难下而见噎膈。但时常虚实交错,相互影响,互为因果,因而使病证极为复杂,病情缠绵难愈。

二、诊断要点

(一)症状

初起咽部或食管内有异物感,进食时有停滞感,继则咽下梗噎,重则食不得咽下或食入即吐。常伴有胃脘不适,胸膈疼痛,甚则形体消瘦,肌肤甲错,精神疲惫等。

(二)检查

口腔与咽喉检查,食管、胃的 X 线检查,食管与胃的内镜及病理组织学检查,食管脱落细胞检查以及 CT 检查有助于早期诊断。

三、鉴别诊断

(一)梅核气

噎膈与梅核气两者均见吞咽过程中梗塞不舒的症状。梅核气自觉咽喉中有物梗塞,吐之不出,咽之不下,但饮食咽下顺利,无噎塞感,是气逆痰阻于咽喉所致。噎膈则饮食咽下暗梗阻难下,甚则不通。

(二)反胃

噎膈与反胃两者均有食入复出的症状,但反胃饮食能顺利咽下入胃,经久复出,朝食暮吐,暮食朝吐,宿谷不化,病证较噎膈轻,预后较好。

四、辨证

首先辨清噎膈的虚实。气滞血瘀,痰浊内阻者为实;津枯血燥,气虚阳弱者为虚。新病多实,或实多虚少;久病多虚,或虚中夹实。吞咽困难,梗塞不顺,胸膈胀痛者多实;食管干涩,饮食难下,或食入即吐者多虚。然而临证时,多为虚实相杂,应注意详辨。噎膈以正虚为本,夹有气滞、痰阻、血瘀等为标实。初起以标实为主,可见梗塞不舒,胸膈胀满、疼痛等气血郁滞之证。后期以正虚为主,出现形体消瘦,皮肤枯燥,舌红少津等津亏血燥之候;面色㿠白,形寒气短,面浮足肿等气虚阳微之证。临证时应仔细辨明标本的轻重缓急,利于辨证施治。

(一)气滞痰阻

1.证候

咽食梗阻,胸膈痞满,甚则疼痛,随情志变化可加重或减轻,伴有嗳气呃逆,呕吐痰涎,口干咽燥,大便干涩,舌质红,苔薄腻,脉弦滑。

2.分析

由于气滞痰阻于食管,食管不利,则咽食困难,胸膈痞满,遇情绪舒畅可减轻,精神抑郁则加重;气结津液不能上承,且郁热伤津,故口干咽燥;津不下润则大便干涩;痰气交阻,胃气上逆,则嗳气呃逆,呕吐痰涎;舌质红,苔薄腻,脉弦滑,为气郁痰阻,兼有郁热伤津之象。

(二)瘀血阻滞

1.证候

吞咽梗阻,胸膈疼痛,食不得下,甚则滴水难进,食入即吐,或吐出物如赤豆汁,兼面色黯黑,肌肤枯燥,形体消瘦,大便坚如羊屎,或便血,舌质紫暗,或舌红少津,脉细涩。

2.分析

血瘀阻滞食管或胃口,道路狭窄,故吞咽困难,胸膈疼痛,食不得下,食入即吐;久病阴伤肠燥,故大便干结,坚如羊屎;久瘀伤络,血渗脉外,则吐物如赤豆汁,或便血;长期饮食不入,化源告竭,肌肤失养,故形体消瘦,肌肤枯燥;面色黯黑,为瘀血阻滞之征;舌质紫暗,少津,脉细涩为血亏瘀结之象。

(三)津亏热结

1.证候

进食时咽喉梗涩而痛,水饮可下,食物难进,或入食即吐,兼胸背灼痛,五心烦热,口干咽燥,形体消瘦,肌肤枯燥,大便干结,舌质红而干,或有裂纹,脉弦细数。

2.分析

由于胃津亏耗,不能上润,故进食时咽喉梗涩而痛;热结痰凝,阻塞食管,故食物反出;热结灼阴,津亏失润,则口干咽燥,大便干结;胃不受纳,无以化生精微,故五心烦热,形体消瘦,肌肤枯燥;舌红而干,或有裂纹,脉弦细而数,均为津亏热结之象。

(四)脾肾阳衰

1.证候

长期吞咽受阻,饮食不下,胸膈疼痛,面色㿠白,形瘦神衰,气短畏寒,面浮足肿,泛吐清涎,腹胀便溏,舌淡苔白,脉细弱。

2.分析

噎膈日久,阴损及阳,脾肾阳衰,饮食无以受纳和运化,浊气上逆,故吞咽受阻,饮食不下,泛吐涎沫;脾肾衰败,化源衰微,肌体失养,故面色㿠白,形瘦神衰;阳气衰微,寒湿停滞,气短畏寒,面浮肢肿,腹胀便溏;舌淡苔白,脉细弱,均为脾肾阳衰之象。

五、治疗

噎膈的治疗在初期重在治标,宜以行气化痰、活血祛瘀为主;中、后期重在治本,以滋阴润燥、补气温阳为主。但本病表现极为复杂,常常虚实交错,治疗时应根据病情区分主次,全面兼顾。

（一）中药治疗

1.气滞痰阻

（1）治法：化痰解郁，润燥降气。

（2）处方：启膈散（《医学心悟》）。方中丹参、郁金、砂仁理气化痰，解郁宽胸；沙参、贝母、茯苓润燥化痰，健脾和中；荷叶蒂和胃降逆；杵头糠治卒噎。

痰湿较重可加瓜蒌、天南星、半夏以助化痰之力；若津液耗伤加麦冬、石斛、天花粉以润燥；若郁久化热，心烦口干者，加黄连、栀子、山豆根；若津伤便秘者加桃仁、蜂蜜以润肠通便。

2.瘀血阻滞

（1）治法：活血祛瘀，滋阴养血。

（2）处方：通幽汤（《脾胃论》）。方中生地黄、熟地、当归身滋阴润肠，解痉止痛；桃仁、红花活血祛瘀，通络止痛；甘草益脾和中；升麻升清降浊。

若胸膈刺痛，酌加三七、丹参、赤芍、五灵脂活血祛瘀，通络止痛；胸膈闷痛，加海藻、昆布、贝母、瓜蒌软坚化痰，宽胸理气；若呕吐痰涎，加莱菔子、生姜汁以温胃化痰。

3.津亏热结

（1）治法：滋阴养血，润燥生津。

（2）处方：沙参麦冬汤（《温病条辨》）加减。方中沙参、麦冬、玉竹滋补津液；桑叶、天花粉养阴泻热；扁豆、甘草安中和胃；可加玄参、生地黄、石斛以助养阴之力；加栀子、黄连、黄芩以清肺胃之热。

若肠燥失润，大便干结，可加当归、瓜蒌仁、生首乌润肠通便；若腹中胀满，大便不通，胃肠热盛，可用人参利膈丸或大黄甘草汤泻热存阴，但应中病即止，以免耗伤津液；若食管干涩，口燥咽干，可用滋阴清膈饮以生津养胃。

4.脾肾阳衰

（1）治法：温补脾肾，益气回阳。

（2）处方：补气运脾汤（《统旨方》）加减。方中人参、黄芪、白术、茯苓、甘草补脾益气；砂仁、陈皮、半夏和胃降逆；加旋覆花降逆止呕；加附子、干姜温补脾阳；加枸杞子、杜仲温养肝肾，填充精血。若气阴两虚加石斛、麦冬、沙参以滋阴生津。

若中气下陷、少气懒言可用补中益气汤；若气血两亏、心悸气短可用十全大补汤加减。

在此阶段，阴阳俱竭，如因阳竭于上而水谷不入，阴竭于下而二便不通，称为关格，系开合之机已废，为阴阳离决的一种表现，当积极救治。

（二）针灸治疗

1.基本处方

取穴：天突、膻中、内关、上脘、膈俞、足三里、胃俞、脾俞。天突散结利咽，宽贲门；膻中、内关宽胸理气，降逆止吐；上脘和胃降逆，调气止痛；膈俞利膈宽胸；足三里、胃俞、脾俞和胃扶正。

2.加减运用

（1）气滞痰阻证：加丰隆、太冲以理气化痰，针用泻法。余穴针用平补平泻法。

（2）瘀血阻滞证：加合谷、血海、三阴交以行气活血，针用泻法。余穴针用平补平泻法。

（3）津亏热结证：加天枢、照海以滋补津液、泻热散结，针用补法。余穴针用平补平泻法。

（4）脾肾阳衰证：加命门、气海、关元以温补脾肾、益气回阳。诸穴针用补法，或加灸法。

3.其他

（1）耳针疗法：取神门、胃、食管、膈，用中等刺激，每天 1 次，10 次为 1 个疗程，或贴压王不留行籽。

（2）穴位注射疗法：取足三里、内关，用维生素 B_1、维生素 B_6 注射液，每穴注射 1 mL，每 3 天注射1 次，10 次为 1 个疗程。

（张　友）

第六节　呃　逆

呃逆是以喉间呃呃有声，声短而频，不能自控为主要临床表现的一种病证。古称"哕"，又称"哕逆"，俗称打嗝。

呃逆在《内经》中称"哕"，并阐发了其病机，《素问·宣明五气》篇曰："胃气上逆，为哕。"同时记载了三种简便的治疗方法，如《灵枢·杂病》云："哕，以草刺鼻，嚏而已；无息而立迎引之，立已；大惊之，亦可已。"至元·朱丹溪始称"呃"，《丹溪心法·呃逆》篇曰："古谓之哕，近谓之呃，乃胃寒所生，寒气自逆而呃上。亦有热呃，亦有其他病发者"。至明代统称"呃逆"，《景岳全书·呃逆》篇曰："而呃之大要，亦惟三者而已，则一曰寒呃，二曰热呃，三曰虚脱之呃。"对本病分类可谓提纲挈领。清·李用粹《证治汇补·呃逆》篇，将呃逆分为火、寒、痰、虚、瘀五种，并对每种呃逆的临床表现进行了较详细的论述，至今仍有一定的临床指导意义。

现代医学的单纯性膈肌痉挛、胃肠神经官能症、食管癌、胃炎、胃扩张、肝硬化晚期、脑血管病、尿毒症等疾病，以及胃、食管手术后或其他原因引起的膈肌痉挛，出现呃逆的临床表现时，可参考本节进行辨证论治。

一、病因病机

呃逆的病因多为饮食不当、情志不舒和正气亏虚等，或突然吸入冷空气而引发呃逆。其病机主要是胃失和降，胃气上逆，动膈冲喉。

（一）外感寒邪

外感寒邪，胃中吸入冷气，寒遏胃阳，气机不利，气逆动膈，上冲于喉，发出呃呃之声，不能自制。

（二）饮食不当

由于过食生冷，或因病而服寒凉药物过多，寒气蕴结中焦，损伤胃阳，胃失温煦，或过食辛辣煎炒之物，或醇酒厚味，或因病过用温补之剂，燥热内生，胃火炽盛，胃失和降，反作上逆，发生呃逆。

（三）情志不舒

因恼怒太过，肝失条达，气机不利，以致肝气横逆犯胃，胃失和降，气逆动膈。或因肝气郁结，不能助脾运化，聚湿生痰；或因忧思伤脾，脾失健运，滋生痰湿；或因气郁化火，灼津成痰；或素有痰饮内停，复因恼怒，皆可致逆气挟痰，上犯动膈而发生呃逆。

（四）体虚病后

禀赋不足，年老体弱，久病肾虚，或劳累太过耗伤中气，脾阳失温，胃气虚衰，清气不升，浊气不降，气逆动膈冲喉而发生呃逆。或过汗、吐、下，虚损误攻，妇人产后，或热病伤阴，使胃阴不足，失于润养,和降失职,虚火上炎动膈冲喉而发生呃逆。

呃逆之病位在膈,病变关键脏腑在胃,与肺、肝、脾、肾诸脏有关。膈位于肺胃之间,膈上为肺,膈下为胃,二脏与膈位置邻近,经脉又相连属。若肺失肃降或胃气上逆,皆可致膈间气机不利,逆气动膈,上冲喉间,发出呃呃之声。手太阴肺之经脉,起于中焦,下络大肠,还循胃口,上膈属肺,将胃、膈、肺三者紧密相连。另外,胃之和降,还赖于肝之条达,若肝气郁滞,横逆犯脾胃,气逆动膈,亦成呃逆。肺胃之气的和降,又赖于肾气的摄纳,若久病伤肾,肾失摄纳,则肺胃之气不能顺降,上逆动膈而发呃逆。可见呃逆病机关键在于胃失和降,胃气上逆,动膈冲喉。胃气上逆,除胃本身病变外,同时与肺气肃降,肾气摄纳,肝气条达之功能紊乱等均有关系。

二、诊断要点

(一)症状

自觉气逆上冲,喉间呃呃连声,声短而频,不能自制为主证,其呃声或高或低,发作间隔或疏或密,间歇时间不定。伴有胸膈痞闷,胃脘不舒,嘈杂灼热,腹胀嗳气,心烦不寐等症状。多与受凉,过食寒凉、辛辣,或情志郁怒等诱发因素有关。偶发性的呃逆,或病危胃气将绝时之呃逆,为短暂症状,不列为呃逆病。

(二)检查

X线胃肠钡透及内镜等检查有助于诊断。必要时检查肝、肾功能、B超、心电图、CT等有助于鉴别诊断。

三、鉴别诊断

(一)嗳气

嗳气与呃逆同属胃气上逆之证,嗳气声音低缓而长,可伴酸腐气味,气排出后自感舒适,病势较缓,多在饱食、情志不畅时发病。而不同于呃逆喉间呃呃连声,声短而频,不能自制。

(二)干呕

干呕与呃逆同属胃气上逆之证,干呕患者可见呕吐之状,但有声无物,或有少量痰涎而无食物吐出。干呕之声为呕声,也不同于呃逆的呃呃连声,声短而频。

四、辨证

辨证时首先要分清功能性呃逆、病理性呃逆。若因受寒或肝郁出现短暂的呃逆,又无明显兼症,可不治自愈。非器质性病变引起的呃逆为功能性疾病,经治可愈。若呃逆反复发作,并有明显的兼症,或出现在其他慢性病症的过程中,可视为病理性呃逆,当辨证治疗。首先辨清此病的寒热虚实。寒者呃声沉缓有力,得热则减,遇冷加重,伴胃脘不适,苔白脉缓;热者呃声洪亮,声高短促,伴口臭烦渴,便秘溲赤,苔黄脉大;虚者呃声低长,时断时续,体虚脉弱;实者呃声洪亮,连续发作,脉弦有力等。

(一)胃寒气逆

1.证候

呃逆声沉缓有力,得热则减,遇寒加重,喜食热饮,恶食冷饮,膈间及胃脘痞满不适,或有冷感,口淡不渴,舌质淡,苔白或白滑,脉象迟缓。多在过食生冷,受凉、受寒后发病。

2.分析

由过食生冷或受凉等,致寒积中焦,胃气为寒邪阻遏,胃失和降,上逆动膈冲喉而成呃逆;胃中实寒,故呃声沉缓有力;胃气不和,故脘膈痞闷不适。得热则减,遇寒更甚者,是因寒气得温则行,遇寒则凝之故;口淡不渴,舌苔白,脉迟缓者,均属胃中有寒之象。

(二)胃火上逆

1.证候

呃声洪亮,冲逆而出,口臭烦渴,多喜冷饮,尿黄便秘,舌红苔黄或黄燥,脉滑数。多在过食辛辣,或饮酒等后发病。

2.分析

由于嗜食辛辣烤制及醇酒厚味之品,或过用温补药物,或素体阳盛再加辛辣等品,久则胃肠积热化火,胃火上冲,故呃声洪亮,冲逆而出;阳明热盛,灼伤胃津,故口臭烦渴而喜冷饮;热邪内郁,肠间燥结,故大便秘结,小便短赤;舌苔黄,脉滑数,均为胃热内盛之象。

(三)气逆痰阻

1.证候

呃逆连声,呼吸不利,脘胁胀满,或肠鸣矢气,可伴恶心嗳气,头目昏眩,脘闷食少,或见形体肥胖,平时多痰,舌苔薄腻,脉象弦滑。常在抑郁恼怒后加重,情志舒畅时缓解。

2.分析

因七情所伤,肝气郁结,失于条达,横犯脾胃,胃气上冲动膈而成呃逆;肝郁气滞,故胸胁胀满不舒;气郁日久化火,灼津成痰,或因肝木克脾,脾失健运,聚湿成痰,痰气互结,阻于肺则呼吸不利,阻于胃则恶心嗳气,阻于肠则肠鸣矢气;清气不升,浊阴不降,故见头目昏眩;舌苔薄腻,脉象弦滑,皆为气逆痰阻之象。

(四)脾胃虚寒

1.证候

呃声低沉无力,气不得续,泛吐清水,面色苍白,手足欠温,伴有脘腹冷痛,食少乏力,或见腰膝无力,大便稀溏或久泻。舌淡苔白,脉沉细而弱。

2.分析

若饮食不节或劳倦伤中,使脾胃阳气受损;或素体阳虚,脾胃无力温养,脾胃升降失调,则胃气上逆,故呃声低弱无力,气不得续。脾胃俱虚,运化无力,则食少乏力;阳虚则水饮停胃,故泛吐清水;若久病及肾,肾阳衰微,则腰膝无力,便溏久泻;手足不温,舌淡苔白,脉沉而细,均为阳虚之象。

(五)胃阴不足

1.证候

呃声短促,气不连续,口干舌燥,烦渴少饮,伴不思饮食,或食后饱胀,大便干燥,舌质红少苔,或有裂纹,脉细而数。

2.分析

由于热病或郁火伤阴,或辛温燥热之品耗损津液,使胃中津液不足,胃失濡养,难以和降,气逆扰膈,故呃声短促,虚则气不连续;胃阴耗伤不能上润,则见口干舌燥,烦渴少饮;脾胃虚弱,运化无力,故见不思饮食,食后饱胀;津液耗伤,大肠失润,故大便干燥;舌质红,苔少而干,脉细数,均为阴虚之象。

五、治疗

呃逆治疗当以和胃、降逆、平呃为主。但要根据病情的寒热虚实之偏重不同,分别以寒则温之,热则清之,实则泻之,虚则补之。若重病中出现呃逆,治当大补元气,或滋阴养液以急救胃气。

(一)中药治疗

1.胃寒气逆

(1)治法:温中散寒,降逆止呃。

(2)处方:丁香散(《古今医统》)。方中丁香辛温,散寒暖胃为君,柿蒂味苦,下气降逆止呃为臣,二者相合,温中散寒,降逆止呃,两者相得益彰,疗效甚好,为临床治疗呃逆常用要药;佐以良姜温中散寒,宣通胃阳;使以炙甘草和胃益气。

若兼痰湿者,症见脘闷腹胀不舒,可加半夏、厚朴、陈皮等和降胃气,化痰导滞;兼表寒者,加苏叶、藿香以散寒解表,和胃降逆。

寒呃日久,中阳受伤可选用丁香柿蒂汤,以益气温中,降逆止呃;日久虚寒呃逆,可选用加味四逆汤,以补阳散寒,降逆止呃。

另可选用朴沉化郁丸,每次9g,每天2次,温开水送服;或用荜澄茄、良姜各等份,研末,加醋少许调服,每天1剂,连用3天。

2.胃火上逆

(1)治法:清热和胃,降逆止呃。

(2)处方:竹叶石膏汤(《伤寒论》)。方中竹叶、生石膏辛凉甘寒,清泻胃火为主药;佐以法半夏和胃降逆;人参、麦冬养胃生津;粳米、甘草益胃和中。

若胃气不虚者去人参,常加柿蒂、竹茹降逆止呃;便秘者则合小承气汤,用大黄、枳实、厚朴通利大便,釜底抽薪,此乃上病下治之法;若中焦积热日久伤阴,可选用清胃散以清泻胃火,凉血养阴,降逆止呃。

另可用左金丸,每次9g,每天2次,温开水送服;或用柿蒂、黄连各10g,水煎内服治疗热呃。

3.气逆痰阻

(1)治法:理气化痰,降逆止呃。

(2)处方:旋覆代赭石汤(《伤寒论》)方中旋覆花下气消痰,代赭石重镇降逆,二药相配,一轻一重,共成和降之功为主药;法半夏、生姜化痰和胃,佐以人参补中益气;甘草、大枣和中并引药归经。

如胃气不虚,可去人参、甘草、大枣,以防壅滞气机,加木香以行气止呃;若痰湿明显,可加陈皮、茯苓、浙贝以醒脾化痰;若兼热象,可加黄芩、竹茹以清热化痰。

本型还可选用木香顺气丸,每次6g,每天2次,温开水冲服;疏肝丸,每次1丸,每天2次,温开水送服。

4.脾胃虚寒

(1)治法:温补脾胃,和中降逆。

(2)处方:理中丸(《伤寒论》)加减。方中干姜温中祛寒为主药;辅以人参、白术、炙甘草健脾益胃;加入刀豆甘温,温中下气,善治呃逆;丁香、白豆蔻辛温芳香,行气暖胃,宽膈止呃。

若寒甚者,加附子温中祛寒;肾阳不足者加肉桂、山萸肉等以温肾补脾。本型也可选用附子理中丸,每次1丸,每天2次,温开水送服。

5.胃阴不足

(1)治法:益气养阴,和胃止呃。

(2)处方:益胃汤(《温病条辨》)加减。方中沙参、麦冬、玉竹、生地黄、冰糖甘润养阴益胃;可酌加柿蒂、刀豆、枇杷叶等顺气降逆。全方合用以达益气养阴、和胃止呃之效。

若神疲乏力,气阴两虚者,可加沙参、白术、山药;若食欲缺乏腹胀加炒麦芽、炒谷芽等;若阴虚火旺,咽喉不利加石斛、芦根以养阴清热。

本型也可选用枇杷膏,每次 10 g,每天 3 次,温开水冲服;或用大补阴丸,每次 1 丸,每天 2 次,温开水送服。

(二)针灸治疗

1.基本处方

取穴:膈俞、内关、膻中、中脘、足三里。

膈俞利膈止呃;内关宽胸利膈,畅通三焦气机;膻中宽胸理气,降逆止呃;中脘、足三里和胃降逆。

2.加减运用

(1)胃寒气逆证:加梁门、气海以温胃散寒、疏通膈气、降逆止呃,针用补法,或加灸法。余穴针用平补平泻法,或加灸法。

(2)胃火上逆证:加内庭以清泻胃火、降逆止呃。诸穴针用泻法。

(3)气逆痰阻证:加太冲、阴陵泉以降逆化痰。诸穴针用平补平泻法。

(4)脾胃虚寒证:加关元、命门以温补中焦、和胃止呃。诸穴针用补法,或加灸法。

(5)胃阴不足证:加胃俞、三阴交以养阴止呃。诸穴针用补法。

3.其他

(1)耳针疗法:取耳中、胃、神门、肝、心,毫针强刺激,留针 30 分钟,每天 1 次;也可采用耳针埋藏或用王不留行籽贴压法。

(2)拔罐法:取中脘、梁门、气海,或用膈俞、肝俞、胃俞,每次留罐 15～20 分钟,每天 1～2 次。

(3)穴位贴敷法:用麝香粉 0.5 g,放入神阙穴内,用伤湿止痛膏固定,适用于实证呃逆,尤其以肝郁气滞者取效更捷;或用吴茱萸 10 g,研细末,用醋调成膏状,敷于双侧涌泉穴,胶布或伤湿止痛膏固定,可引气火下行,适用于各种呃逆,对肝、肾气逆引起的呃逆尤为适宜。

(4)指压疗法:翳风、攒竹、内关、天突,任取 1 穴,用拇指或中指重力按压,以患者能耐受为度,连续按揉 1～3 分钟,同时令患者深吸气后屏住呼吸,常能立即止呃;或取 $T_2～L_1$ 双侧夹脊穴、肺俞-肾俞的膀胱经,先用拇指或掌根摩揉,再提捏膀胱经 3～5 遍,后用拇指点按双侧膈俞 1～2 分钟。

(张　友)

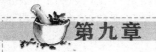

第九章

肝胆系病证的内科治疗

第一节 肝 著

一、临床诊断

(一)症状与体征

（1）上腹右胁下部发生疼痛，有胀痛、刺痛、隐痛、剧痛等不同疼痛性质，可伴有右上腹部压痛。

（2）常伴食欲缺乏，厌食油腻，腹胀，恶心呕吐，嘈杂，泛酸，嗳气等上消化道症状。

（3）起病缓慢，多反复发作，发病多有诱因，如饱餐油腻，情绪焦躁、暴怒，过度劳累等。

(二)辅助检查

消化系彩超、CT、MRI、肝功能、肝炎系列、病毒定量检测等理化检查有明确的病毒性肝病、脂肪肝、胆囊炎等疾病，并排除其他引起上腹部疼痛的疾病。

二、病证鉴别

(一)肝著与真心痛

真心痛是心经病变所引起的心痛证，相当于西医学的急性冠脉综合征。真心痛多见于中老年人，有时可出现上腹痛，但多有高血压、糖尿病等病史，主要表现为起病较急，当胸而痛，且多为刺痛，有压榨感，动辄加重，痛引肩背，常伴心悸气短、汗出肢冷，病情危急。正如《灵枢·厥论》曰："真心痛，手足青至节，心痛甚，旦发夕死，夕发旦死。"其病变部位、疼痛程度与特征、伴随症状及其预后等方面，与肝著有明显区别。

(二)肝著与腹痛

腹痛是以胃脘以下，耻骨毛际以上部位疼痛为主症，多相当于西医学的急、慢性胰腺炎以及外科急腹症（包括肠梗阻、腹膜炎、肠穿孔、宫外孕等），肝著以上腹部右胁下发生疼痛为主症，有胀痛、刺痛、隐痛、剧痛等不同疼痛性质，可伴有上腹部压痛。这就要从其疼痛的主要部位和如何起病来加以辨别。

（三）肝著与肠痈

肠痈（急性阑尾炎）病变初起，多表现为突发性胃脘部疼痛，随着病情的变化，很快由胃脘部转移至右下腹部疼痛为主，且痛处拒按，腹皮拘急，右腿屈曲不伸，转侧牵引则疼痛加剧，多可伴有恶寒、发热、便秘等症。肝著患者始终局限于右胁下，一般无发热。

（四）肝著与胃癌

胃癌多以胃痛为主要症状，可伴呕血、黑便、消瘦等证。如胃痛日久，反复发作，伴消瘦、呕血、黑便等症者，更需详细询问病史，注意体格检查（包括左锁骨上淋巴结的触诊），同时及时行上消化道钡餐造影和电子胃镜等检查以明确诊断。

（五）西医鉴别诊断

（1）经电子胃镜、上消化道钡餐检查，可与急、慢性胃炎，胃、十二指肠溃疡病，胃黏膜脱垂、胃癌做鉴别诊断。

（2）血常规、腹部 X 线检查可与肠梗阻、肠穿孔等做鉴别诊断。

（3）心肌酶谱、肌钙蛋白、心电图检查可与心绞痛、心肌梗死做鉴别诊断。

三、病机转化

肝著的病位主要在肝胆，其病因病机除气滞血瘀，直伤肝胆外，同时和脾胃、肾、心有关。实证以气滞、血瘀、湿热为主，虚证多属阴血亏损，肝失所养。

（一）肝气郁结

情志抑郁，或暴怒伤肝，肝失条达，疏泄不利，气阻络痹，而致肝著。

（二）瘀血停着

气郁日久，血流不畅，瘀血停积，胁络痹阻出现肝著；或强力负重，胁络受伤，瘀血停留，阻塞胁络，致使肝著。

（三）肝胆湿热

外湿内侵，或饮食所伤，脾失健运，痰湿中阻，气郁化热，肝胆失其疏泄，导致肝著。

（四）肝阴不足

久病或劳欲过度，精血亏损，肝阴不足，血虚不能养肝，使脉络失养，亦能导致肝著。

四、辨证论治

（一）辨证思路

1.辨虚实

一般来说，病程短、病势急，因肝郁气滞、血瘀痹阻或外感湿热之邪所致的肝著属实，证见疼痛剧烈，脉弦实有力。病程长、病势缓，因肝血不足、络脉失养所致属虚，证见疼痛隐隐，久久不解而喜按，脉弦细无力。

2.辨气血

一般来说，气滞以胀痛为主，且游走不定，痛无定处，时轻时重，症状的轻重每与情绪变化有关；血瘀以刺痛为主，且痛处不移，疼痛持续不已，局部拒按，入夜尤甚。

3.辨外感、内伤

外感是由湿热外邪侵犯肝胆，肝胆失于疏泄条达而致，伴有寒热表证，且起病急骤，同时可出现恶心、呕吐或目睛发黄、小便黄等症状，舌质红，苔黄腻，脉浮数或滑数；内伤是由肝郁气滞，瘀血内阻,或肝阴不足所引起,不伴有恶寒、发热的表证,且其病缓,病程长。

(二)治疗原则

肝著的治疗原则应根据"柔肝疏肝""活血化瘀""软坚散结""清利湿热""化痰"的理论,结合肝胆的生理特点,灵活运用。实证宜用理气、活血;虚证宜用滋阴、柔肝。

(三)分证论治

1.肝气郁结

(1)症状:以胀痛为主,走窜不定,疼痛每因情绪而增减,胸闷气短,食少纳呆,嗳气频作,苔薄,脉弦。

(2)病机分析:肝气失于条达,阻于脉络,故胁肋胀痛。气属无形,时聚时散,聚散无常,故疼痛走窜不定。情志变化与气之郁结关系密切,故疼痛随情志变化而有所增减。肝经气机不畅,故胸闷气短。肝气横逆,易犯脾胃,胃气上逆故食少嗳气。脉弦为肝郁之象。

(3)治法:疏肝理气。

(4)代表方药:柴胡疏肝散加减。方中柴胡疏肝,配香附、枳壳、陈皮以理气;川芎活血;芍药、甘草以缓急止痛。

(5)加减:胁痛重者,酌加青皮、川楝子、郁金以增强理气止痛的作用。若气郁化火,证见胁肋掣痛,心急烦躁,口干口苦,尿频便秘,舌红苔黄,脉弦数,可去川芎,加丹皮、栀子、黄连、川楝子、延胡索等以清肝理气、活血止痛。若气郁化火伤阴,证见胁肋隐痛,遇劳加重,心烦头晕,睡眠欠佳,舌红苔薄,少津,脉弦细数,可去川芎,加当归、何首乌、枸杞、丹皮、栀子、菊花等以滋阴清热。若肝气横逆,脾失健运,证见胁痛肠鸣腹泻者,可加白术、泽泻、薏苡仁等以健脾止泻。若胃失和降,证见恶心呕吐者,可加陈皮、半夏、藿香、砂仁、苏叶、生姜等以降逆行气、和胃止呕。

2.瘀血停着

(1)症状:以刺痛为主,痛有定处,入夜更甚,胁下或见癥块,舌质紫黯,脉沉弦涩。

(2)病机分析:肝郁日久,气滞血瘀,或跌仆损伤,致瘀血停着,痹阻脉络,故胁痛如刺,痛处不移,入夜尤甚。郁结停滞,积久不散,则渐成癥块。舌质紫黯,脉沉弦涩,均属血瘀内停之征。

(3)治法:祛瘀通络。

(4)代表方药:旋覆花汤加减。方中茜草活血通经,旋覆花理气止痛。

(5)加减:方中可酌加郁金、桃仁、延胡索、归尾等以增强理气活血之力。若瘀血较重者,可用复原活血汤加减以活血祛瘀,通经活络。方中大黄、山甲、桃仁、红花破瘀散结、当归养血行瘀;柴胡疏肝行气,引药入经。若胁下有癥块,而正气未衰者,可加三棱、莪术、土鳖虫等以增强破瘀消坚之力。

3.肝胆湿热

(1)症状:胁痛,口苦,胸闷,纳呆,恶心、呕吐,目赤或目黄,身黄,小便黄赤,舌苔黄腻,脉弦滑数。

(2)病机分析:湿热蕴结于肝胆,肝络失和,胆不疏泄,故胁痛,口苦。湿热中阻,升降失常,故胸闷、纳呆、恶心、呕吐。肝开窍于目,肝火上炎,则目赤。湿热交蒸,胆汁不循常道而外溢,可出现目黄、身黄、小便黄赤。舌苔黄腻,脉弦滑数,均为肝胆湿热之征。

(3)治法:清热利湿。

(4)代表方药:龙胆泻肝汤加减。方中以龙胆草泻肝胆湿热,栀子、黄芩清热泻火,木通、泽泻、车前子清热利湿。

（5）加减：可酌加川楝子、青皮、郁金、半夏等以疏肝和胃，理气止痛。若发热黄疸者，可加茵陈、黄柏以清热利湿除黄。若湿热煎熬，结成砂石，阻滞胆道，证见胁肋剧痛，连及肩背者，可加金钱草、郁金、鸡内金、海金沙、乌药等以利胆排石。若热盛伤津，大便秘结，腹部胀满者，可加大黄、芒硝以泻热通便。

4.肝阴不足

（1）症状：胁肋隐痛，悠悠不休，遇劳加重，口干咽燥、心中烦热，失眠，头晕目眩，舌红少苔，脉弦细而数。

（2）病机分析：肝郁日久化热，耗伤肝阴，或久病体虚，精血亏损，不能濡养肝络，故胁肋隐痛，悠悠不休，遇劳加重。阴虚易生内热，故口干咽燥，心中烦热，失眠。精血亏虚，不能上荣，故头晕目眩。舌红少苔，脉弦细而数，均为阴虚内热之象。

（3）治法：养阴柔肝。

（4）代表方药：一贯煎加减。方中生地黄、枸杞滋养肝肾以滋水涵木，沙参、麦冬滋养肺肾以扶金制木，当归养肝血，川楝子理肝气。

（5）加减：若心中烦热，失眠可加焦栀子、炒枣仁、柏子仁以清热安神；若头晕目眩可加黄精、女贞子、墨旱莲、菊花以益肾清肝。

（四）其他疗法

1.单方验方

（1）青黛、明矾，共研细末，装入胶囊，每次 2 粒，每天 3 次，口服，具有清热退黄的作用。可用于黄疸经久不退，特别是淤胆型肝炎的患者。

（2）大黄甘草汤：生甘草 10 g，生大黄 15 g（后下）。水煎，每天 1 剂，分 2 次服。用于急性病毒性肝炎。

（3）茵板合剂：茵陈蒿 15 g，板蓝根 35 g。水煎 2 次，将药汁一起浓煎至 200 mL，加白糖，每次100 mL，每天 2 次。主治急性黄疸型肝炎。

（4）降酶合剂：贯众 15 g，牡丹皮 20 g，败酱草 30 g，茯苓 20 g。用于慢性肝炎谷丙转氨酶升高者。

（5）复方水飞蓟蜜丸：水飞蓟、五味子各半，制成蜜丸，每丸含生药 10 g，每次 1 丸，天 3 次。用于慢性肝炎 ALT 升高者。

（6）茅根木贼汤：白茅根 15 g，木贼草 15 g，板蓝根 30 g，水煎服。适用于小儿急性肝炎，梗阻性黄疸。

（7）木瓜冲剂：木瓜生药 15 g，加蔗糖制成粉末颗粒，包装成药品备用。每次 1～2 包。主治急性黄疸型肝炎。

（8）泥鳅数条，放烘箱内烘干（温度 100 ℃为宜），研成粉末。每服 10～12 g，每天 3 次，饭后服。功能清热祛湿，退黄解毒。适用于急性黄疸型肝炎。

（9）柳芽 10 g，开水冲泡代茶频饮。具有清热、利尿、解毒功效。适用于黄疸型肝炎。

（10）车前草 30 g，煎服，每天 1 剂。用治于急性黄疸型肝炎。

（11）田基黄、蟛蜞菊，煎服，每天 1 剂。用于急性肝炎、慢性活动性肝炎。

（12）鸡骨草 30～60 g，煎服。用于退黄。

（13）垂盆草 30 g，水煎服，每天 1 次，连服 2 周为 1 个疗程。适用于各型肝炎引起的胁痛。

2.针灸疗法

（1）实证：取厥阴、少阳经穴为主。毫针刺用泻法。

处方：期门、支沟、阳陵泉、足三里、太冲。

方义：肝与胆为表里，厥阴、少阳之脉，同布于胁肋。故取期门、太冲循经远取支沟、阳陵泉以疏肝胆经气，使气血畅通，奏理气止痛之功。佐以足三里和降胃气而消痞。

（2）虚证：取背俞穴和足厥阴经穴为主。毫针刺用补法，或平补平泻。

处方：肝俞、肾俞、期门、行间、足三里、三阴交。

方义：肝阴血不足，取肝俞、肾俞，用补法可充益肝肾之阴。期门为肝之募穴，近取以理气。行间为肝之荥穴，用平泻法以泻络中虚热。配足三里、三阴交扶助脾胃，以滋生化之源。

（高立帮）

第二节　肝　癖

一、临床诊断

（一）症状与体征

（1）肝区疼痛或胀闷，或仅有右侧胁肋部轻微不适感。

（2）常伴疲乏，腹胀不适，纳呆，口黏口苦，恶心，嗳气，泛酸等消化系统症状，形体多肥胖。

（3）起病多缓慢，多有过食肥甘厚腻，长期饮酒，体力劳动及体育锻炼较少等不良生活习惯。

（4）右肋下可触及稍肿大之肝脏，表面光滑，触痛不明显。

（5）实验室检查可有血脂增高及肝功能异常，肝脏 B 超及 CT 提示脂肪肝，肝活检组织学改变符合脂肪性肝病的病理学诊断标准。

（二）辅助检查

肝组织学检查（简称肝活检）是目前本病诊断及分类鉴别最可靠手段，可准确判断肝组织脂肪贮积、炎症和纤维化程度。而影像学检查是目前诊断本病常用的检查方法，其中 B 超已作为拟诊脂肪肝的首选方法，B 超检查可大致判断肝内脂肪浸润的有无及其在肝内的分布类型，但 B 超检查对肝内脂肪浸润程度的判断仍不够精确，并且对肝内炎症和纤维化的识别能力极差。而 CT 腹部平扫对脂肪肝的诊断有很高的敏感性，局灶性脂肪肝有其特征性 CT 表现，可用于评估药物防治脂肪肝的效果。目前尚无一种定性或定量诊断脂肪性肝病的实验室检查指标，但血液实验室检查对于判断脂肪肝的病因、可能的病理阶段及其预后有一定的参考价值。包括肝功能、血脂、血糖、血清纤维化指标等检查。此外，身高、体重、腰围、臀围、体重指数（BMI）（BMI＝体重/身高^2）、腰臀比（WHR）（WHR＝腰围/臀围）也与本病发病密切相关。

二、病证鉴别

（一）肝癖与胁痛

肝癖与胁痛均可出现胁肋部疼痛不适症状，但胁痛多不伴胁下积块，起病可急可缓，发作时多伴有情志不舒，胁痛病因除饮食、情志、劳欲等内因外，尚有外感湿热、跌仆损伤等外因，多对应于西医学的急、慢性肝炎,胆系疾病,肋间神经痛及胁肋部外伤等;而肝癖可出现胁下痞块,起病缓慢,除肥胖外早期可无明显临床症状,病因多为内伤所致,对应于西医学的脂肪肝。

(二)肝癖与肝著

肝癖又名肝胀。肝著病名出自《金匮要略·五脏风寒积聚病脉证并治》:"肝着,其人常欲蹈其胸上,先未苦时,但欲饮热,旋覆花汤主之。"肝著是因肝热病、肝瘟等之后,肝脏气血郁滞,著而不行,以右胁痛,右胁下肿块,用手按捺捶击稍舒,肝功能异常等为主要表现疾病。本病主要指西医学所说的慢性肝炎,包括慢性迁延性肝炎和慢性活动性肝炎。以胸胁部痞闷不舒,甚或胀痛,用手按捺捶击稍舒,并喜热饮,一般有急性发病史,体型多不胖,肝功能异常,血清病毒学及B超等检查可资鉴别。

(三)肝癖与肝积

肝积是以右胁痛,或胁下肿块,腹胀纳少及肝瘀证候为主要表现的积聚类疾病。《脉经·平五脏积聚脉证》曰:"诊得肝积,脉弦而细,两胁下痛……身无膏泽……爪甲枯黑。"肝积多由肝著发展而来,而且可进展为鼓胀、肝癌。对应于西医学的肝硬化,相应的血液及影像学检查可确诊。肝癖虽同样有胁痛,胁下肿块及消化道症状,但一般无明显消瘦及淤血、出血征象,血脂升高及影像学检查发现脂肪肝有助于鉴别。

(四)肝癖与肝痨

肝痨是因痨虫侵及肝脏,阻碍疏泄,耗吸营养,蚀耗肝阴。以右胁痛,右胁下肿块,潮热,盗汗,消瘦等为主要表现的痨病类疾病,对应于西医学的肝结核。既往结核病史或肝外结核发现对诊断有提示作用,相应结核相关检查和对抗结核药物治疗有效有助于确诊。肝癖多形体肥胖,无结核病史,不会出现结核中毒症状。

(五)肝癖与肝瘤、肝癌

肝瘤、肝癌B超及CT等检查可见局限性占位性病变,而非弥漫性肝大。

三、病机转化

肝癖多因饮食不节、劳逸失度、情志失调、久病体虚、禀赋不足等因素导致脾失健运、肝失疏泄、肾失气化,痰浊、瘀血内生,日久互结于胁下。

(一)病机关键

病机关键在于脏腑功能失调,气血津液运行失常,痰浊瘀血蕴结于肝,饮食不节,劳逸失度,伤及脾胃,脾失健运,或情志失调,肝气郁结,肝气乘脾,脾失健运,或久病体虚,脾胃虚弱,脾失健运,导致湿浊内停;湿邪日久,郁而化热,而出现湿热内蕴;禀赋不足或久病及肾,肾精亏损,气化失司,痰浊不化,蕴结于内,阻滞气机,气滞血瘀,瘀血内停,阻滞脉络,最终导致痰瘀互结。

(二)病位在肝,涉及脾、肾、胆、胃等脏腑

肝的疏泄功能正常,则气机调畅,气血和调,津液敷布。若失其疏泄,则气机不畅,水道不利,气津不化,气血津液输布代谢障碍,水停饮聚,凝而成痰成脂,阻于经络,聚于脏腑。同时,肝的疏泄功能正常,是脾胃正常升降的重要条件,肝主疏泄,脾主运化,两者关系密切,相互协调。正所谓"肝木疏土,脾土荣木,土得木而达之,木赖土以培之"。若肝之疏泄功能失常,直接影响脾的运化升清功能。表现为肝失疏泄,脾失健运,精微不布,聚湿生痰,壅于肝脏,日久渐积,终致肝癖。

此外,肝之疏泄功能还体现在胆汁的分泌与排泄方面。而胆汁正常分泌和排泄,有助于脾胃的运化功能,若肝失疏泄,胆不能正常泌输胆汁,净浊化脂,则浊脂内聚于肝,也可形成肝癖。

饮食入胃,其消化吸收过程虽然在胃和小肠内进行,但必须依赖于脾的运化功能,才能将水谷化为精微,再经脾的转输和散精功能把水谷精微"灌溉四旁",布散周身。脾的运化功能健旺,津液上升,糟粕下降,就能防止气血津液发生不正常的停滞,阻止痰湿浊瘀等病理产物的生成;反之,则导致气血津液停滞,痰湿膏脂内蕴。

肾主体内五液,有维持体内水液平衡的功能。肾中阳气亏虚,气化失司,不能温煦脾阳,则津液内停,清阳不升,浊阴不降,清从浊化,津液内停化为痰浊。若肾阳不足,气化功能减弱,不能蒸化津液,液聚脂凝而成肝癖。若房事不节,暗耗肾精,或久病伤阴途穷归肾,或热入下焦,劫耗肾精,皆可致肾阴亏虚。肝肾同源,肾阴受伐,水不涵木,肝之阴血愈亏,阴虚火旺灼津成痰成瘀,或阴损及阳,气化失司,津液内停,或肝失疏泄,脾失健运,浊瘀停聚于肝而成肝癖。

(三)病理性质属本虚标实,以脾肾亏虚为本,痰浊血瘀为标

盖肝主疏泄,脾主运化,肾司气化,人之一身气血津液有赖于肝、脾、肾等脏腑的功能协调有节,否则,必然会引起气血津液的代谢失常,滋生本病。故其虚为本,其实为标,"本虚标实"是本病的重要特征。就邪实而言,主要是痰湿热瘀阻于经络,结于胁下而成。痰之为物,随气升降,无处不到。若流注经络,则脉络阻滞;结于局部,则成痰核积聚。痰来自津,瘀本乎血。痰浊停滞,脉道不利,瘀血滋生,可致痰瘀互结。肝癖患者每有痰湿阻滞,气机不利,血行不畅,则瘀血阻络蕴而不散,津液涩渗,蓄而不去,积于胁下则伤肝。痰浊瘀血蕴结,日久化热;或肝炎后治疗不彻底,湿热未清,加以肥甘油腻、酒食过多皆能助湿生热,最终导致痰湿热瘀蕴结肝胆,形成肝癖。

(四)病程有早、中、晚之分,在气在血之别

肝癖早、中期,以痰湿偏盛为主,痰湿可以热化;随着病情进展,血瘀之征渐露;晚期以血瘀居多,痰湿少见。早期肝气不疏为主,肝郁可以化火,也可以出现肝胆湿热;继之为气滞血瘀,日久则可出现肾气亏虚;郁热、湿热及痰热又可耗伤阴血。对于脏腑虚实的转化,早期多见脾气虚、肝气郁结,继之肝郁气滞、脾虚益甚,日久肝脾肾俱虚,既有肝脾气血亏虚,又伴肾精耗损。

(五)病延日久,变证丛生

肝癖迁延日久,久病入络,可致痰瘀阻络,气、血、津液运行障碍,水湿停蓄体内,而生鼓胀、水肿等变证。或瘀血阻络,血不循经,而出现呕血、便血等血证之表现。或气滞血瘀痰凝日久,内结于腹中,而成积聚之证。

四、辨证论治

(一)辨证思路

1.辨虚实

本病病性属本虚标实,临床表现为虚实夹杂之证,故首先应辨别本虚与标实之轻重。以标实为主者,体质多较壮实,胁肋部胀满疼痛较明显,苔多浊腻,脉多弦而有力;而以正虚为主者,病程较长,多见羸弱、神疲乏力、纳呆腹胀、腰膝酸软、胁肋部隐痛不适等症,舌质黯,脉多细弱无力。

2.辨气血

本病初期多以气滞为主,多见胁肋部胀满疼痛,情志不舒,遇忧思恼怒加重,喜叹息,得嗳气、矢气稍舒,舌淡红,脉弦;日久可见气滞血瘀或痰瘀阻络,症见胁肋部隐痛,痛势绵绵或为刺痛,痛处固定,胁下痞块,伴面色晦暗,舌黯,脉弦涩等。

3.辨邪气

本病以气滞、血瘀、痰湿、郁热为标,临床尚须仔细辨别邪气的种类。以气滞为主要表现者,多见胁肋部胀痛,胸闷,喜叹息,烦躁易怒,脉弦等。以血瘀为主要表现者,多见胁下痞块,刺痛或钝痛,面色晦暗,舌质紫黯或有瘀点、瘀斑,脉涩等。以痰湿为主者,多见形体肥胖,胁肋部胀闷不适,胸闷腹胀,纳呆便溏,头昏乏力,苔腻,脉滑等。郁热为主者,多见口干口苦,身目发黄,大便不爽,小便短赤,舌红苔黄,脉数等。

4.辨脏腑

本病到后期多有正气亏虚表现,临床以肝、脾、肾三脏的亏虚尤为多见,故临床还须结合脏腑辨证以确定治疗的重点。以肝之阴血不足为主要表现者,多有眩晕,两目干涩,胁肋部隐痛,口干、急躁易怒等。脾虚多见阳气的亏虚,可出现腹胀,纳呆,呕恶,便溏,四肢不温等表现。肾主一身之阴阳,临床可表现为肾阴或肾阳的不足,其中以肾阳虚临床较为多见,表现为腰膝冷痛,畏寒喜暖,下肢乏力,反应迟钝,面色㿠白,舌淡胖,边有齿痕,脉沉细等。

肝癖早期邪气不盛,正气尚足,治疗以祛邪和调理脏腑功能为主,通过适当的调治可完全康复;若失治、误治,病情进展,痰瘀互结,正气渐虚,则治疗颇为棘手,需攻补兼施,疗程较长且病情易于反复,但只要调治得当,持之以恒,仍有可能完全康复;肝癖晚期,正气大衰,邪气留着,治疗则应以扶正为主,兼以祛邪,而且"肝癖"后期可发展为肝积、鼓胀等病证,并可出现水肿、血证、神昏等危重变证,治疗困难,预后不佳。

(二)治疗原则

肝癖的病机关键为脏腑功能失调,气血津液运行失常,痰浊瘀血蕴结于肝,因此治疗应以祛邪为主,可以采用化痰祛瘀之法,同时注意调理脏腑(肝、脾、肾)功能,既有利于痰瘀等邪气的祛除,又可防止产生新的病邪,达到治病求本的目的。另外,还应重视病因治疗,如嗜酒者戒酒,喜食肥甘厚腻者应改为清淡饮食,肥胖者进行必要的体育锻炼以消耗脂肪,减轻体重等。

(三)分证论治

1.肝郁气滞

(1)症状:肝区不适,两胁胀痛,抑郁烦闷,胸闷、喜叹息。时有嗳气,纳食减少,大便不调,月经不调,乳房胀痛。舌质红,苔白而薄,脉弦滑或弦细。

(2)病机分析:情志不舒导致肝失疏泄,气机郁滞,则可出现肝区不适,两胁胀痛,胸闷,乳房胀痛,抑郁烦闷,喜叹息等;脾胃升降失调,胃气上逆则可出现嗳气,脾失健运则可见纳呆食少,大便不调;肝失疏泄还可导致月经不调,脉呈弦象。

(3)治法:疏肝理气。

(4)代表方药:柴胡疏肝散加减,药用醋柴胡、枳壳、泽泻、陈皮、法半夏、郁金、白芍、大黄、山楂、生甘草。

(5)加减:气郁化火而见舌红苔黄、头晕目眩,急躁易怒者,加夏枯草、青黛、丹皮、栀子等泻肝经实火;伴阴血亏虚,口干,五心烦热,腰膝酸软者,加当归、生地黄、制首乌、枸杞等滋阴清热,养血柔肝。

2.肝郁脾虚

(1)症状:胁肋胀闷,抑郁不舒,倦怠乏力,腹痛欲泻。腹胀不适,食欲缺乏,恶心欲吐,时欲太息。舌质淡红,苔薄白或白,有齿痕,脉弦细。

(2)病机分析:因忧思不解,可致肝失疏泄,脾失健运,气机郁滞故见胁肋胀闷,抑郁不舒,时欲太息；运化不及则可见腹胀、纳呆，恶心欲吐；肝气乘脾，故见腹痛欲泻；舌淡边有齿痕为脾虚之象，而脉弦则为肝郁之征。

（3）治法：疏肝健脾。

（4）代表方药：逍遥散加减，药用醋柴胡、炒白术、薄荷、炒白芍、当归、茯苓、山楂、生姜、生甘草。

（5）加减：肝郁明显者加香附、郁金、川楝子疏肝理气；脾虚明显者加山药、白扁豆、党参等益气健脾；血虚头晕、心悸、失眠者可加生熟地、枸杞、酸枣仁等或以归脾汤为主方养血安神；有血瘀者加川芎、丹参、蒲黄、五灵脂等活血化瘀。

3.痰湿内阻

（1）症状：体态肥胖，右胁不适或胀闷，周身困重，大便黏滞不爽。脘腹胀满，倦怠无力，食欲缺乏，头晕恶心。舌质淡，舌苔白腻，脉沉滑。

（2）病机分析：素体肥胖者形有余而气不足，脾胃运化无力，痰湿内生，阻遏气机，肝气不舒，故见右胁不适或胀闷；清阳不升，浊阴不降故见头晕恶心，腹胀纳呆；湿邪阻遏，阳气不得敷布，故见周身困重，倦怠无力；舌淡，苔白腻，脉沉滑均为痰湿内阻之象。

（3）治法：健脾益气，化痰祛湿。

（4）代表方药：二陈汤加减，药用法半夏、陈皮、茯苓、泽泻、莱菔子、山楂、葛根、黄精、生白术、藿香、甘草。

（5）加减：痰湿郁而化热，症见口干、口苦、舌红、苔黄腻者，加茵陈、胆南星、竹茹等清热化湿；腹胀明显者加苍术、厚朴、枳实等燥湿醒脾，理气消胀；脾虚倦怠乏力，面色无华，纳食呆滞者加党参、山药、黄芪、神曲、炒二芽等益气健脾，消食和胃。

4.湿热蕴结

（1）症状：右胁肋部胀痛，周身困重，脘腹胀满或疼痛，大便黏腻不爽。身目发黄，小便色黄，口中黏滞，口干口苦。舌质红，舌苔黄腻，脉弦滑或濡数。

（2）病机分析：过食肥甘厚腻及辛辣炙煿可致湿热内生，或病后湿热未清，蕴结于中焦，熏蒸肝胆，故见胁肋胀痛，身目发黄；湿热壅滞，中焦气机不利，故见腹胀，周身困重，口中黏腻，口干口苦；湿热下注，故见大便黏腻不爽，小便色黄；舌红，苔黄腻，脉弦滑或濡数均为湿热内蕴之象。

（3）治法：清热利湿。

（4）代表方药：茵陈蒿汤加减，药用茵陈、栀子、大黄、虎杖、厚朴、车前草、茯苓、生白术、猪苓、泽泻。

（5）加减：胁痛明显者加柴胡、郁金、延胡索、川楝子等加强疏肝理气止痛之效；兼有血瘀而见胁肋刺痛，舌质紫黯者加土鳖虫、王不留行、穿山甲或配合膈下逐瘀汤以活血通络；湿热伤阴而见腰膝酸软，口干咽燥，五心烦热，舌红少苔者，加麦冬、枸杞、天花粉、石斛滋阴润燥。

5.痰瘀互结

（1）症状：胁肋刺痛或钝痛，胁下痞块，面色晦暗，形体肥胖。胸脘痞满，咳吐痰涎，纳呆厌油，四肢沉重。舌质黯红、有瘀斑，舌体胖大、边有齿痕，苔腻，脉弦滑或涩。

（2）病机分析：痰浊蕴结日久，气血运行郁滞，痰瘀互结于胁下，故见胁肋刺痛，胁下痞块；痰湿内蕴，脾胃运化失常，故见胸脘痞满，纳呆厌油，咳吐痰涎；气血不畅，难以通达头面四肢，故见面色晦暗，肢体困重；舌体胖大色黯，苔腻，脉弦滑或涩均为痰瘀内阻之象。

（3）治法：活血化瘀，祛痰散结。

(4)代表方药:膈下逐瘀汤合二陈汤加减,药用柴胡、当归、桃仁、五灵脂、穿山甲、丹皮、赤芍、大腹皮、茯苓、生白术、陈皮、半夏、枳实。

(5)加减:痰热明显,症见咳痰黄稠,胸闷心烦,大便秘结者加竹茹、胆南星、全瓜蒌、大黄等清热化痰,通腑泄浊;胁腹部胀满较甚者加香附、川楝子、槟榔、厚朴等理气消胀;兼有肝肾亏虚,腰膝酸软,头晕眼花者,可配合一贯煎合六味地黄丸加减以滋补肝肾。

(四)其他疗法

1.单方验方

(1)丹参 20 g,陈皮 6 g,加水微煎代茶饮。适用于气滞血瘀者。

(2)佛手、香橼各 6 g,加水微煎代茶饮。适用于肝郁气滞者。

(3)丹参、山楂各 15 g,檀香 9 g,炙甘草 3 g,加水微煎代茶饮。适用于瘀血阻络者。

(4)赤小豆、薏米各 50 g,加水熬粥,适量温服。适用于湿邪困脾者。

(5)山楂 10 g,毛冬青 20 g,水煎服。适用于痰瘀互结者。

(6)生山楂、麦芽各 10 g,水煎服。适用于痰湿内蕴兼有食积者。

(7)茵陈 15 g,水煎代茶饮。适用于湿热蕴结者。

(8)山楂 30 g,葛根 15 g,明矾 1.2 g,水煎服。适用于痰湿内蕴者。

(9)半夏 5 g,瓜蒌皮 5 g,生山楂 5 g,丹参 5 g,生麦芽 5 g,水煎服。适用于痰湿阻滞者。

(10)何首乌 6 g,桑寄生 18 g,黄精 10 g,水煎服。适用于肝肾不足者。

2.中成药疗法

(1)强肝胶囊:每次 3 粒,每天 3 次,适用于脾虚气滞、湿热内阻证。

(2)逍遥散:每次 6～9 g,每天 1～2 次,适用于肝郁脾虚证。

(3)桑葛降脂丸:每次 4 g,每天 3 次,适用于脾肾亏损,痰湿瘀阻证。

(4)茵栀黄颗粒:每次 1 袋,每天 3 次,适用于湿热内蕴证。

(5)大黄䗪虫丸:每次 5 g,每天 3 次。适用于痰瘀互结者。

(6)绞股蓝总苷片(胶囊):每次 2～3 片(粒),每天 3 次,适用于气虚痰阻证。

(7)壳脂胶囊:每次 5 粒,每天 3 次,适用于痰湿内阻、气滞血瘀或兼有肝肾不足郁热证。

(8)血脂康胶囊:每次 2 粒,每天 2～3 次,适用于脾虚痰瘀阻滞证。

3.针灸疗法

针灸具有降脂、阻断胰岛素抵抗及过氧化反应的功效,一般取穴丰隆、足三里、太冲、肝俞、三阴交等,根据患者的情况采取不同手法及方式,或补或泻,或针或灸,或采用其他穴位刺激法。同时,根据辨证加减,肝郁气滞者加行间,用泻法;肝肾两虚者加太溪、照海、复溜,用补法;瘀血内阻者加血海、地机,用泻法;痰湿困脾者加公孙、商丘,用泻法。每次取 6～7 个穴位,留针 30 分钟,期间行针 1 次,15 次为 1 个疗程。另外还可选用穴位注射法:复方丹参注射液 2 mL,实证选双侧丰隆、阳陵泉交替穴位注射,虚证选双侧三阴交、足三里交替穴位注射。也可选用穴位埋线法:穴位埋线是将羊肠线埋入穴位,利用羊肠线对穴位的持续刺激作用治疗疾病的方法。9 号注射针针头作套管,28 号 2 寸长的毫针剪去针尖作针芯,00 号羊肠线。埋线多选肌肉比较丰满的部位的穴位,以背腰部及下肢穴位最常用。但取穴要精简,每次埋线 1～3 穴,可双侧取穴,可间隔 15～20 天治疗 1 次。

4.外治疗法

(1)行气消瘀膏:川芎 12 g,香附 10 g,柴胡、芍药、青皮、枳壳各 6 g。将上述药物研细末,调拌麻油或其他辅料贴于大包、期门、章门等穴位处,可消胁下积块,适用于肝脾大者。

(2)朱代群等采用 DSG-Ⅰ生物信息电脑肝病治疗仪联合自拟中药(茵陈蒿、栀子、大黄、丹参、虎杖、泽泻、垂盆草、陈皮等,白醋浸泡备用)和肝清解液湿巾,外敷照射区,将中药离子导入肝络治疗脂肪肝,取得了不错的疗效。

(高立帮)

第三节　胁　　痛

一、临床诊断

(一)症状与体征

(1)以一侧或两侧胁肋部疼痛为主要临床表现,疼痛性质可表现为胀痛、窜痛、刺痛、隐痛,多为拒按,间有喜按者。

(2)可伴见胸闷、腹胀、嗳气、呃逆、急躁易怒、口苦纳呆、厌食恶心等症。

(3)常有情志不舒,跌仆损伤,饮食不节,久病耗伤,劳倦过度,或外感湿热等病因。

(4)血常规、肝功能、胆囊造影、B 超等实验室检查,有助于诊断。

(二)辅助检查

胁痛以右侧为主者,多与肝胆疾病相关。肝功能、乙肝五项、甲肝抗体、丙肝抗体、戊肝抗体、自身免疫性肝病抗体、肝脏病理等检查可以作为诊断肝炎的指标;腹部 B 超、CT、MRI 等检查可做肝硬化,肝胆结石,急、慢性胆囊炎,脂肪肝,胆道蛔虫,肝脓肿等疾病的诊断依据。检测血中的甲胎蛋白、碱性磷酸酶及超声造影、CT、MRI 增强扫描可以与肝癌相鉴别;电子胃镜、上消化道钡餐可与胃病相鉴别;血常规、腹部 X 线检查可与肠梗阻、肠穿孔等做鉴别诊断;胸部 X 线、CT 等检查可与胸膜炎相鉴别。

二、病证鉴别

(一)胁痛与悬饮

胁痛发病与情志不遂、饮食不节、跌仆损伤、久病体虚有关,其病机为肝络失和,主要表现为一侧或两侧胁肋部疼痛。悬饮多因素体虚弱,时邪外袭,肺失宣通,饮停胸胁,而致络气不和,其表现为饮停胸胁,胸胁咳唾引痛,呼吸或转侧加重,患侧肋间饱满,叩诊呈浊音,或兼见发热。

(二)胁痛与胃痛

两者疼痛主要部位不同。胁痛是以一侧或两侧胁肋部疼痛为主证,可伴发热恶寒,或目黄肤黄,或胸闷太息。肝气犯胃之胃痛可有攻痛连胁,但仍以上腹中部胃脘部疼痛为主症,且常伴嘈杂反酸,嗳气吐腐。

(三)胁痛与黄疸、鼓胀、肝癌等

黄疸、鼓胀、肝癌等在病程中或早或晚均伴有一侧或两侧胁肋部疼痛。其鉴别要点在于:黄疸以身目发黄为主症;鼓胀为气、血、水互结,腹大如鼓;肝癌有胁下积块。

三、病机转化

胁痛主要由情志不舒、跌仆损伤、饮食不节,久病耗伤,劳倦过度,或外感湿热等病因,导致肝气郁结、血瘀阻络,湿热蕴结、肝失疏泄,肝阴不足、络脉失养等,最终导致胁痛发生。

(一)基本病机

肝络失和,"不通则痛"或"不荣则痛"。肝为刚脏,主疏泄,喜条达而恶抑郁,肝体属阴,体阴而用阳。若肝的疏泄功能失常,气机郁结,血脉瘀滞,或阴血不足,肝失濡润,均可导致肝络失和,产生胁痛。因肝气郁滞、瘀血停滞、湿热蕴结所致的胁痛多属实证,是为"不通则痛";因阴血不足,肝络失养所致的胁痛为虚证,属"不荣则痛"。

(二)病位在肝胆,与脾胃肾密切相关

肝居胁下,经脉布于两胁,胆附于肝,与肝成表里关系,其脉亦循于胁,故胁痛之病,主要责之肝胆;胃居中焦,主受纳水谷,运化水湿,若因饮食所伤,脾失健运,湿热内生,郁遏肝胆,疏泄不畅,亦可发为胁痛;肝肾同源,精血互生,若因肝肾阴虚,精亏血少,肝脉失于濡养,则胁肋隐隐作痛。

(三)病理性质有虚有实,而以实证多见

胃痛病理性质有虚有实,实者多属不通而痛,以气滞、血瘀、湿热为主,三者尤以气滞为先。虚者多属不荣而痛,如阴血亏虚,肝失所养。虚实之间可以相互转化,故临床常见虚实夹杂之证。

(四)病程有新久之分,在气在血之别

一般说来,胁痛初病在气,由肝郁气滞、气机不畅所致;气为血帅,气行则血行,故气滞日久,血行不畅,病变由气滞转为血瘀,或气滞、血瘀并见;气滞日久,易于化火伤阴;因饮食所伤,肝胆湿热所致之胁痛,日久亦可耗伤阴津,皆可致肝阴耗伤,脉络失养,而转为虚证或虚实夹杂证。外邪、饮食、情志所致,以气机郁滞为主,病位较浅,多在气分;日久由经入络,气郁血瘀,病位较深,多为气血同病。

(五)病延日久,变证衍生

胁痛病延日久,可衍生变证,如气血壅结,肝体失和,腹内结块,形成积聚;如湿热壅滞,肝失疏泄,胆汁泛滥,则发生黄疸;肝脾肾失调,气血水互结,酿生鼓胀。胁痛日久,痰瘀互结,阻于肝络,或酿毒生变,转为肝癌。

四、辨证论治

(一)辨证思路

1.辨气血

一般来说,胁痛在气,以胀痛为主,且痛无定处,游走不定,时轻时重,症状的轻重每与情绪变化有关;胁痛在血,以刺痛为主,且痛处固定不移,疼痛持续不已,局部拒按,入夜尤甚,或胁下有积块。

2.辨虚实

实证多由肝郁气滞,瘀血阻络,外感湿热之邪所致,起病急,病程短,疼痛剧烈而拒按,脉实有力;虚证多属肝阴不足,络脉失养所引起,常因劳累而诱发,起病缓,病程长,疼痛隐隐,悠悠不休而喜按,脉虚无力。

3.辨表里

外感胁痛是由湿热外邪侵袭肝胆,肝胆失于疏泄条达而致,伴有寒、热表证,且起病急骤,同

时可出现恶心呕吐,目睛发黄,苔黄腻等肝胆湿热症状;内伤胁痛则由肝郁气滞,瘀血内阻,或肝阴不足所引起,不伴恶寒、发热等表证,且起病缓慢,病程较长。

4.辨脏腑

胁痛病位主要在肝胆,但与脾、胃、肾密切相关,辨证时要注意辨别病变脏腑的不同。如肝郁气滞证多发病与情志因素有关,胁痛以胀痛为主,痛无定处,心烦易怒、胸闷腹胀、嗳气频作,属于肝脏病;肝胆湿热证口干口苦,胸闷纳呆,或兼有身热恶寒,身目发黄,为肝胆脏腑同病;若肝胃不和症见胸脘痞闷,恶心呕吐,胁痛隐隐,为肝胃同病。

(二)治疗原则

胁痛的治疗原则当基于肝络失和的基本病机,根据"不通则痛""不荣则痛"的理论,以疏肝活络止痛为基本治则,结合肝胆的生理特点,灵活应用。实证宜理气、活血通络、清热祛湿,通则不痛;虚证宜补中寓通,滋阴、养血、柔肝,荣则不痛。

(三)分证论治

1.肝郁气滞

(1)症状:胁肋胀痛,走窜不定,甚则连及胸肩背臂,疼痛每因情志变化而增减,胸闷,善太息,得嗳气则舒,纳食减少,脘腹胀满,舌苔薄白,脉弦。

(2)病机分析:肝失条达,气机不畅,阻于胁络,肝气横逆,犯及脾胃。

(3)治法:疏肝解郁,理气止痛。

(4)代表方药:柴胡疏肝散加减。方中柴胡疏肝解郁,香附、枳壳、陈皮理气除胀,川芎活血行气通络,白芍、甘草缓急止痛,全方共奏疏肝理气止痛之功。

(5)加减:若气滞及血,胁痛重者,酌加郁金、川楝子、延胡索、青皮以增强理气活血止痛之功;若兼见心烦急躁,口干口苦,尿黄便干,舌红苔黄,脉弦数等气郁化火之象,酌加栀子、黄芩、胆草等清肝之品;若伴胁痛,肠鸣,腹泻者,为肝气横逆,脾失健运之证,酌加白术、茯苓、泽泻、薏苡仁以健脾止泻;若伴有恶心呕吐,是为肝胃不和,胃失和降,酌加半夏、陈皮、藿香、生姜等以和胃降逆止呕。

2.肝胆湿热

(1)症状:胁肋胀痛,触痛明显而拒按,或引及肩背,伴有脘闷纳呆,恶心呕吐,厌食油腻,口干口苦,腹胀尿少,或兼有身热恶寒,或有黄疸,舌苔黄腻,脉弦滑。

(2)病机分析:外湿或内热蕴积肝胆,肝络失和,胆失疏泄。

(3)治法:疏肝利胆,清热利湿。

(4)代表方药:龙胆泻肝汤加减。方中龙胆草、栀子、黄芩清肝泻火,柴胡疏肝理气,木通、泽泻、车前子清热利湿,生地黄、当归养血清热益肝。

(5)加减:可酌加郁金、半夏、青皮、川楝子以疏肝和胃,理气止痛。若便秘,腹胀满者为热重于湿,肠中津液耗伤,可加大黄、芒硝以泻热通便存阴。若白睛发黄,尿黄,发热口渴者,可加茵陈、黄柏、金钱草以清热除湿,利胆退黄。久延不愈者,可加三棱、莪术、丹参、当归尾等活血化瘀。对于湿热蕴结的胁痛,祛邪务必要早,除邪务尽,以防湿热胶固,酿成热毒,导致治疗的困难。

3.瘀血阻络

(1)症状:胁肋刺痛,痛处固定而拒按,疼痛持续不已,入夜尤甚,或胁下有积块,或面色晦暗,舌质紫黯,脉沉弦。

(2)病机分析:肝郁日久,气滞血瘀,或阴伤血滞,脉络瘀阻。

(3)治法:活血化瘀,通络止痛。

(4)代表方药:血府逐瘀汤加减。方用桃仁、红花、当归、生地黄、川芎、赤芍活血化瘀而养血,柴胡行气疏肝,桔梗开肺气,枳壳行气宽中,牛膝通利血脉,引血下行。

(5)加减:若瘀血严重,有明显外伤史者,应以逐瘀为主,方选复元活血汤。方以大黄、桃仁、红花、穿山甲活血祛瘀,散结止痛,当归养血祛瘀,柴胡疏肝理气,天花粉消肿化痰,甘草缓急止痛,调和诸药。还可加三七粉另服,以助祛瘀生新之效。

4.胆腑郁热

(1)症状:右胁灼热疼痛,口苦咽干,面红目赤,大便秘结,小便短赤,心烦、失眠易怒,舌红,苔黄厚而干,脉弦数。

(2)病机分析:因饮食偏嗜,忧思暴怒,外感湿热,虚损劳倦,胆石等原因导致胆腑气机郁滞,或郁而化火,胆液失于通降。此型胆胀多见。

(3)治法:清泻肝胆,解郁通腑。

(4)代表方药:清胆汤加减。方中栀子、黄连、柴胡、白芍、蒲公英、金钱草、瓜蒌清泻肝火,郁金、延胡索、川楝子理气解郁止痛,大黄利胆通腑泄热。

(5)加减:心烦失眠者,加丹参、炒枣仁;黄疸加茵陈、枳壳;口渴喜饮者,加天花粉、麦冬;恶心呕吐者,加半夏、竹茹。方中金钱草用量宜大,可用 30~60 g。

5.肝络失养

(1)症状:胁肋隐痛,绵绵不已,遇劳加重,口干咽燥,两目干涩,心中烦热,头晕目眩,舌红少苔,脉弦细数。

(2)病机分析:肝郁日久化热,或湿热久蕴伤阴,或病久体虚阴亏,导致精血亏损,肝络失养。

(3)治法:养阴柔肝,理气止痛。

(4)代表方药:一贯煎加减。方中生地黄、枸杞滋养肝肾,沙参、麦冬、当归滋阴养血柔肝,川楝子疏肝理气止痛。

(5)加减:若阴亏过甚,舌红而干,可酌加石斛、玄参、天冬;两目干涩,视物昏花,可加草决明、女贞子;头晕目眩甚者,可加钩藤、天麻、菊花;若心中烦热,口苦甚者,可加炒栀子、丹参。

(四)其他疗法

1.单方验方

(1)鸡内金、郁金、金钱草、海金沙各 30 g,水煎服,每天 1 付,用于肝胆湿热、砂石阻于胆道者。

(2)玫瑰花、代代花、茉莉花、川芎、荷叶各等份,开水冲服,用于肝气郁滞者。

(3)蒲公英 30 g,茵陈 30 g,红枣 6 枚,水煎服,每天 1 付,用于肝胆湿热者。

(4)威灵仙 30 g,水煎服,每天 1 付,用于肝气郁滞者。

(5)金钱草 15 g,鸡内金 15 g,茵陈 15 g,水煎服,每天 1 付,用于肝胆湿热者。

(6)川芎 15 g,香附 10 g,枳壳 15 g,水煎服,每天 1 付,用于气滞血瘀者。

(7)川楝子 10 g,郁金 12 g,山楂 30 g,水煎服,每天 1 付,用于肝气郁滞者。

(8)白茅根 30 g,黑木耳 10 g,竹叶 6 g,水煎服,每天 1 付,用于热盛伤阴之实证。

(9)百合 30 g,枸杞 15 g,水煎服,每天 1 付,用于阴虚胁痛。

(10)三七粉 3 g,每天 1 付,开水送服,孕妇忌服。用于血瘀胁痛。

2.中成药疗法

(1)龙胆泻肝丸。①功用主治:清肝胆,利湿热。用于肝胆湿热,胁痛口苦,头晕目赤,耳鸣耳聋,耳肿疼痛,尿赤涩痛,湿热带下。②用法用量:口服,每次 3~6 g,每天 2 次。

(2)红花逍遥片。①功用主治:疏肝,理气,活血。用于肝气不舒,胸胁胀痛,月经不调,头晕目眩,食欲减退等症。②用法用量:口服,每次 2~4 片,每天 3 次。

(3)肝苏片。①功用主治:清利湿热。用于急性病毒性肝炎、慢性活动性肝炎属湿热证者。②用法用量:口服,每次 5 片,每天 3 次,小儿酌减。

(4)元胡止痛颗粒。①功用主治:理气,活血,止痛。用于行经腹痛,胃痛,胁痛,头痛。②用法用量:口服,每次 4~6 片,每天 3 次。

(5)当飞利肝宁胶囊。①功用主治:清利湿热,益肝退黄。用于湿热郁蒸而致的黄疸,急性黄疸型肝炎,传染性肝炎,慢性肝炎而见湿热证候者。②用法用量:口服,每次 4 粒,每天 3 次或遵医嘱。

(6)胆宁片。①功用主治:疏肝利胆,清热通下。用于肝郁气滞、湿热未清所致的右上腹隐隐作痛、食入作胀、胃纳不香、嗳气、便秘;慢性胆囊炎见上述证候者。②用法用量:口服,每次 5 片,每天 3 次,饭后服用。

(7)六味地黄丸。①功用主治:滋阴补肾。用于肾阴亏损,头晕耳鸣,腰膝酸软,骨蒸潮热,盗汗遗精。②用法用量:口服,每次 1 丸,每天 2 次。

(8)鸡骨草丸。①功用主治:清肝利胆,清热解毒,消炎止痛。用于急性黄疸型病毒性肝炎、慢性活动性肝炎、慢性迁延性肝炎。②用法用量:口服,每次 4 粒,每天 3 次。

(9)清肝利胆口服液。①功用主治:清利肝胆湿热。主治纳呆、胁痛、疲倦乏力、尿黄、苔腻、脉弦肝郁气滞、肝胆湿热未清等症。②用法用量:口服,每次 20~30 mL,每天 2 次,10 天为 1 个疗程。

(10)消炎利胆片。①功用主治:清热,祛湿,利胆。用于肝胆湿热引起的口苦,胁痛;急性胆囊炎,胆管炎。②用法用量:口服,每次 2 片,每天 3 次。

(11)胆舒胶囊①功用主治:疏肝解郁,利胆融石。主要用于慢性结石性胆囊炎、慢性胆囊炎及胆石症。②用法用量:口服,每次 1~2 粒,每天 3 次。

3.针灸疗法

(1)体针:以取足厥阴肝经、足少阳胆经、足阳明胃经为主。处方:主穴,期门、支沟、阳陵泉、足三里。配穴:肝郁气滞者,加行间、太冲;血瘀阻络者,加膈俞、血海;湿热蕴结者,加中脘、三阴交;肝阴不足者,加肝俞、肾俞。

操作:毫针刺,实证用泻法,虚证用补法。

(2)耳针:取穴肝、胆、胸、神门,毫针中等强度刺激,也可用王不留行籽贴压。

(3)皮肤针:用皮肤针叩打胸胁痛处,加拔火罐。

(4)穴位注射:取大椎、肝俞、脾俞、心俞、胃俞、肝炎穴、胆囊穴,每次选 2 穴,用丹参或当归注射液,每穴注射药液 1 mL,每天 1 次,15 次为 1 个疗程。

4.外治疗法

(1)穴位贴敷:①用中药穴位敷贴透皮制剂"肝舒贴"(主要由黄芪、莪术、穿山甲等药物组成)通过穴位给药,可治疗胁肋疼痛。②取大黄、黄连、黄芩、黄柏各等份,研为细末,用纱布包扎,外敷胆囊区,每次 4~6 小时。③取琥珀末或吴茱萸 1.5 g,盐少许,炒热后,热敷疼痛部位,药包冷则更换,每天 2 次,每次 30 分钟;或以疼痛缓解为度。

(2)推拿疗法。①背俞穴综合手法:首先在背俞穴上寻找压痛敏感点,找到后即以此为输行指揉法,得气为度。反复寻找,治疗2～3 遍,如遇有结节或条索状阳性反应物,可在此施以弹拨法、捋顺法、散法,手法轻重以患者能耐受为度,如无压痛敏感点及阳性反应物,则在胆俞穴上施术。②胆囊区掌揉法:以右掌根置于患者右肋下,行掌揉法,顺逆时针均可,轻重以病位得气,患者感觉舒适为度,行 10～15 分钟。③摩腹:多采用大摩腹泻法,或视虚实言补泻,但第 1 次治疗宜只泻不补,10 分钟后或至肠蠕动加快。④胆囊穴点按法:点按双侧胆囊穴、足三里、内关,得气为度。⑤辨证加减。肝郁气滞:循胁合推两胁,点膻中;揉章门、期门。瘀血阻络:揉肝俞、胆俞;点血海、足三里、三阴交。肝阴不足:一指禅推中脘、天枢;揉脾俞、胃俞、足三里。肝胆湿热:点足三里、条口、丰隆。

(高立帮)

第四节 鼓 胀

一、临床诊断

(一)临床表现

初起脘腹作胀,食后尤甚。继而腹部胀满如鼓,重者腹壁青筋显露,脐孔突起。

(二)伴随症状

常伴乏力、食欲缺乏、尿少及齿衄、鼻衄、皮肤紫斑等出血现象,可见面色萎黄、黄疸、手掌殷红、面颈胸部红丝赤缕、血痣及蟹爪纹。

(三)病史

本病常有酒食不节、情志内伤、虫毒感染或黄疸、胁痛、癥积等病史。

腹腔穿刺液检查、血清病毒学相关指标检查、肝功能、B 超、CT、MRI、腹腔镜、肝脏穿刺等检查有助于腹水原因的鉴别。

二、病证鉴别

(一)鼓胀与水肿相鉴别

水肿是指体内水液潴留,泛滥肌肤,引起头面、眼睑、四肢、腹背甚至全身水肿的一种病证。严重的水肿患者也可出现胸腔积液、腹水,因此需与鼓胀鉴别。

(二)鼓胀与肠覃相鉴别

肠覃是一种小腹内生长肿物,而月经又能按时来潮的病证,类似卵巢囊肿。肠覃重症也可表现为腹部胀大膨隆,故需鉴别。

三、病机转化

鼓胀的基本病理变化总属肝脾肾受损,气滞、血瘀、水停腹中。病变脏器主要在肝脾,久则及肾。喻嘉言曾概括为"胀病亦不外水裹、气结、血瘀"。气、血、水三者既各有侧重,又常相互为因,错杂同病。病理性质总属本虚标实。初起,肝脾先伤,肝失疏泄,脾失健运,两者互为影响,乃至气滞湿阻,清浊相混,此时以实为主;进而湿浊内蕴中焦,阻滞气机,既可郁而化热,而致水热蕴结,亦可因湿从寒化,出现水湿困脾;久则气血凝滞,隧道壅塞,瘀结水留更甚。肝脾日虚,病延及肾,肾火虚衰,不但无力温助脾阳,蒸化水湿,且开阖失司,气化不利,而致阳虚水盛;若阳伤及阴,或湿热耗伤阴津,则见肝肾阴虚,阳无以化,水津失布,故后期以虚为主。至此因肝、脾、肾三脏俱虚,运行蒸化水湿的功能更差,气滞、水停、血瘀三者错杂为患,壅结更甚,其胀日重,由于邪愈盛而正愈虚,故本虚标实,更为错综复杂,病势日益深重(见图9-1)。

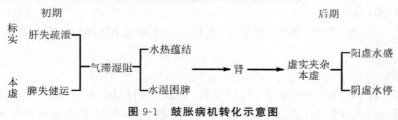

图 9-1　鼓胀病机转化示意图

四、辨证论治

(一)治则治法

根据标本虚实的主次确定相应治法。标实为主者,按气、血、水的偏盛,分别采用行气、活血、祛湿利水,并可暂用攻逐之法,同时配以疏肝健脾;本虚为主者,根据阴阳的不同,分别采取温补脾肾或滋养肝肾法,同时配合行气活血利水。由于本病总属本虚标实错杂,故治当攻补兼施,补虚不忘泻实,泻实不忘补虚。

(二)分证论治

1.气滞湿阻证

(1)证候:腹部胀大,按之不坚,胁下胀满或疼痛,饮食减少,食后腹胀,嗳气后稍减,尿量减少,舌白腻,脉弦细。

(2)治则:疏肝理气,健脾利水。

(3)主方:柴胡疏肝散合胃苓汤。

(4)方药:柴胡、枳壳、芍药、川芎、香附、白术、茯苓、猪苓、泽泻、桂枝、苍术、厚朴、陈皮。

若苔腻微黄,口干口苦,脉弦数,为气郁化火,可酌加丹皮、栀子;若胁下刺痛不移,面青舌紫,脉弦涩,为气滞血瘀者,可加延胡索、丹参、莪术;若见头晕失眠,舌质红,脉弦细数者,可加制首乌、枸杞子、女贞子等。

2.寒湿困脾证

(1)证候:腹大胀满,按之如囊裹水,胸脘胀闷,得热则舒,周身困重,畏寒肢肿,面浮或下肢微肿,大便溏薄,小便短少,舌苔白腻水滑,脉弦迟。

(2)治则:温中健脾,行气利水。

(3)主方:实脾饮。

(4)方药:附子、干姜、白术、木瓜、槟榔、茯苓、厚朴、木香、草果、甘草、生姜、大枣。

水肿重者,可加桂枝、猪苓、泽泻;脘胁胀痛者,可加青皮、香附、延胡索、丹参;脘腹胀满者,可加郁金、枳壳、砂仁;气虚少气者,加黄芪、党参。

3.湿热蕴结证

(1)证候:腹大坚满,脘腹绷急,外坚内胀,拒按,烦热口苦,渴不欲饮,小便赤涩,大便秘结或溏垢,或有面目肌肤发黄,舌边尖红,苔黄腻或灰黑而润,脉弦数。

(2)治则:清热利湿,攻下逐水。

(3)主方:中满分消丸合茵陈蒿汤、舟车丸。

(4)方药:黄芩、黄连、知母、茯苓、猪苓、泽泻、厚朴、枳壳、半夏、陈皮、砂仁、姜黄、干姜、人参、白术、甘草(中满分消丸)。茵陈、栀子、大黄(茵陈蒿汤)。甘遂、大戟、芫花、大黄、黑丑、青皮、陈皮、槟榔、木香、轻粉(舟车丸)。

湿热壅盛者,去人参、干姜、甘草,加栀子、虎杖。攻下逐水用舟车丸,视病情与服药反应调整服用剂量。

4.肝脾血瘀证

(1)证候:腹大坚满,按之不陷而硬,青筋怒张,胁腹刺痛拒按,面色晦暗,头颈胸臂等处可见红点赤缕,唇色紫褐,大便色黑,肌肤甲错,口干饮水不欲下咽,舌质紫暗或边有瘀斑,脉细涩。

(2)治则:活血化瘀,行气利水。

(3)主方:调营饮。

(4)方药:川芎、赤芍、大黄、莪术、延胡索、当归、瞿麦、槟榔、葶苈子、赤茯苓、桑白皮、大腹皮、陈皮、官桂、细辛、甘草。

大便色黑可加参三七、侧柏叶;积块甚者加穿山甲、水蛭;瘀痰互结者,加白芥子、半夏等;水停过多,胀满过甚者,可用十枣汤以攻逐水饮。

5.脾肾阳虚证

(1)证候:腹大胀满,形如蛙腹,撑胀不甚,朝宽暮急,面色苍黄,胸脘满闷,食少便溏,畏寒肢冷,尿少腿肿,舌淡胖边有齿痕,苔厚腻水滑,脉沉弱。

(2)治则:温补脾肾,化气行水。

(3)主方:附子理中丸合五苓散、济生肾气丸。

(4)方药:附子、干姜、党参、白术、甘草(附子理中丸)。猪苓、茯苓、泽泻、白术、桂枝(五苓散)。附子、肉桂、熟地、山茱萸、山药、牛膝、茯苓、泽泻、车前子、丹皮(济生肾气丸)。偏于脾阳虚者可用附子理中丸合五苓散;偏于肾阳虚者用济生肾气丸,或与附子理中丸交替使用。

食少腹胀,食后尤甚,可加黄芪、山药、薏苡仁、白扁豆;畏寒神疲,面色青灰,脉弱无力者,酌加淫羊藿、巴戟天、仙茅;腹筋暴露者,稍加赤芍、泽兰、三棱、莪术等。

6.肝肾阴虚证

(1)证候:腹大坚满,甚则腹部青筋暴露,形体反见消瘦,面色晦暗,口燥咽干,心烦失眠,时或衄血,小便短少,舌红绛少津,脉弦细数。

(2)治则:滋养肝肾,凉血化瘀。

(3)主方:六味地黄丸或一贯煎合膈下逐瘀汤。

(4)方药:熟地黄、山茱萸、山药、茯苓、泽泻、丹皮(六味地黄丸)。生地黄、沙参、麦冬、枸杞、当归、川楝子(一贯煎)。五灵脂、赤芍、桃仁、红花、丹皮、川芎、乌药、延胡索、香附、枳壳、甘草(膈下逐瘀汤)。

偏肾阴虚以六味地黄丸为主,合用膈下逐瘀汤;偏肝阴虚以一贯煎为主,合用膈下逐瘀汤。

若津伤口干,加石斛、天花粉、芦根、知母;午后发热,酌加银柴胡、鳖甲、地骨皮、白薇、青蒿;

齿鼻出血加栀子、芦根、藕节炭；肌肤发黄加茵陈、黄柏；若兼面赤颧红者，可加龟甲、鳖甲、牡蛎等。

7.鼓胀出血证

（1）证候：轻者齿鼻出血，重者病势突变，大量吐血或便血，脘腹胀满，胃脘不适，吐血鲜红或大便油黑，舌红苔黄，脉弦数。

（2）治则：清胃泻火，化瘀止血。

（3）主方：泻心汤合十灰散。

（4）方药：大黄、黄连、黄芩。

十灰散凉血化瘀止血。酌加参三七化瘀止血；若出血过多，气随血脱，汗出肢冷，可急用独参汤以扶正救脱。还应中西医结合抢救治疗。

8.鼓胀神昏证

（1）证候：神志昏迷，高热烦躁，怒目狂叫，或手足抽搐，口臭便秘，尿短赤，舌红苔黄，脉弦数。

（2）治则：清心开窍。

（3）主方：安宫牛黄丸、紫雪丹、至宝丹或用醒脑静脉注射液。

上方皆为清心开窍之剂，皆适用于上述高热、神昏、抽风诸症，各有侧重，热势尤盛，内陷心包者，选用安宫牛黄丸；痰热内闭，昏迷较深者，选用至宝丹；抽搐痉厥较甚者，选用紫雪丹。可用醒脑静脉注射液静脉滴注。若症见神情淡漠呆滞，口中秽气，舌淡苔浊腻，脉弦细者，当治以化浊开窍，选用苏合香丸、玉枢丹等。若病情进一步恶化，症见昏睡不醒，汗出肢冷，双手撮空，不时抖动，脉微欲绝，此乃气阴耗竭，元气将绝的脱证，可依据病情急用生脉注射液静脉滴注及参附牡蛎汤急煎，敛阴固脱。并应中西医结合积极抢救。

（三）临证备要

1.关于逐水法的应用

鼓胀患者病程较短，正气尚未过度消耗，而腹胀殊甚。腹水不退，尿少便秘，脉实有力者，可酌情使用逐水之法，以缓其苦急，主要适用于水热蕴结和水湿困脾证。常用逐水方药如牵牛子粉、舟车丸、控涎丹、十枣汤等。攻逐药物，一般以2～3天为1个疗程，必要时停3～5天后再用。临床应注意。①中病即止：在使用过程中，药物剂量不可过大，攻逐时间不可过久，遵循"衰其大半而止"的原则，以免损伤脾胃，引起昏迷、出血之变。②严密观察：服药时必须严密观察病情，注意药后反应，加强调护。一旦发现有严重呕吐、腹痛、腹泻者，即应停药，并做相应处理。③明确禁忌证：鼓胀日久，正虚体弱；或发热，黄疸日渐加深；或有消化道溃疡，曾并发消化道出血，或见出血倾向者，均不宜使用。

2.要注意祛邪与扶正的配合

本病患者腹胀腹大，气、血、水壅塞，治疗每用祛邪消胀诸法。若邪实而正虚，在使用行气、活血、利水、攻逐等法时，又常需配合扶正药物。临证还可根据病情采用先攻后补，或先补后攻，或攻补兼施等方法，扶助正气，调理脾胃，减少不良反应，增强疗效。

3.鼓胀"阳虚易治，阴虚难调"

水为阴邪，得阳则化，故阳虚患者使用温阳利水药物，腹水较易消退。若是阴虚型鼓胀，利水易伤阴，滋阴又助湿，治疗颇为棘手。临证可选用甘寒淡渗之品，以达到滋阴生津而不黏腻助湿的效果。亦可在滋阴药中少佐温化之品，既有助于通阳化气，又可防止滋腻太过。

4.腹水消退后仍须调治

经过治疗,腹水可能消退,但肝脾肾正气未复,气滞血络不畅,腹水仍然可能再起,此时必须抓紧时机,疏肝健脾,活血利水,培补正气,进行善后调理,以巩固疗效。

5.鼓胀危重症宜中西医结合

及时处理肝硬化后期腹水明显,伴有上消化道大出血,重度黄疸或感染,甚则肝昏迷者,病势重笃,应审察病情,配合有关西医抢救方法及时处理。

(四)常见变证的治疗

鼓胀病后期,肝、脾、肾受损,水湿瘀热互结,正虚邪盛。若药食不当,或复感外邪,病情可迅速恶化,导致大出血、昏迷、虚脱多种危重证候。

由于本病虚实错综,先后演变发展阶段不同,故临床表现的证型不一,一般说来,气滞湿阻证多为腹水形成早期;水热蕴结证为水湿与邪热互结,湿热壅塞,且往往有合并感染存在,常易发生变证;水湿困脾与阳虚水盛,多为由标实转为本虚的两个相关证型;瘀结水留和阴虚水停两证最重,前者经脉瘀阻较著,应防并发大出血,后者为鼓胀之特殊证候,较其他证型更易诱发肝昏迷。

1.大出血

如见骤然大量呕血,血色鲜红,大便下血,黯红或油黑,多属瘀热互结,热迫血溢,治宜清热凉血,活血止血,方用犀角地黄汤加参三七、仙鹤草、地榆炭、血余炭、大黄炭;若大出血之后,气随血脱,阳气衰微,汗出如油,四肢厥冷,呼吸低弱,脉细微欲绝,治宜扶正固脱,益气摄血,方用大剂独参汤加山茱萸或参附汤加味。

2.昏迷

如痰热内扰,蒙蔽心窍,症见神志昏迷,烦躁不安,四肢抽搐颤动,口臭、便秘,舌红苔黄,脉弦滑数,治当清热豁痰,开窍息风,方用安宫牛黄丸合龙胆泻肝汤加减,亦可用醒脑静脉注射液静脉滴注。若为痰浊壅盛,蒙蔽心窍,症见静卧嗜睡,语无伦次,神情淡漠,舌苔厚腻,治当化痰泄浊开窍,方用苏合香丸合菖蒲郁金汤加减。如病情继续恶化,昏迷加深,汗出肤冷,气促撮空,两手抖动,脉细微弱者,为气阴耗竭,正气衰败,急予生脉散、参附龙牡汤以敛阴回阳固脱。

(五)其他疗法

1.中成药疗法

(1)中满分消丸:健脾行气,利湿清热。适用于脾虚气滞,湿热郁结引起宿食蓄水,脘腹胀痛。

(2)济生肾气丸:温补肾阳,化气行水。适用于肾虚水肿,腰膝酸软,小便不利,畏寒肢冷。

(3)六味地黄丸:滋阴补肾。适用于肾阴亏损,头晕耳鸣,腰膝酸软,骨蒸潮热,盗汗遗精。

2.敷脐疗法

脐对应中医的神阙穴位,中药敷脐可促进肠道蠕动与气体排出,缓解胃肠静脉血瘀,改善内毒素血症,提高利尿效果。

3.中药煎出液灌肠疗法

可采用温补肾阳、益气活血、健脾利水、清热通腑之法。可选用基本方:补骨脂、桂枝、茯苓、赤芍、大腹皮、生大黄、生山楂等,伴肝性脑病者加栀子、石菖蒲。每剂中药浓煎至 $150\sim200$ mL,每天1剂,分两次给药。

4.穴位注射疗法

委中穴常规消毒,用注射针快速刺入,上下提插,得气后注入呋塞米 $10\sim40$ mg,出针后按压针孔,勿令出血。每天1次,左右两次委中穴交替注射。

还可在中药、西药内服的基础上,并以黄芪注射液、丹参注射液等量混合进行穴位注射,每穴1 mL,以双肝俞、脾俞、足三里与双胃俞、胆俞、足三里相交替,每周3次。

中药在腧穴的贴敷、中药在腧穴进行离子导入、中药注射液在学位注射等疗法,对于肝硬化腹水这一疑难杂症的治疗无疑增加了治疗方法的选择。

(高立帮)

第五节　积　　聚

一、临床诊断

(一)疾病诊断

(1)腹腔内有可扪及的包块。

(2)常有腹部胀闷或疼痛不适等症状。

(3)常有情志失调、饮食不节、感受寒邪或黄疸、虫毒等病史。

腹部X线、B超、CT、MBI、病理组织活检及有关血液检查有助于明确相关疾病的诊断。

(二)病类诊断

1.积证

积属有形,结块固定不移,痛无定处,病在血分,是为脏病。

2.聚证

聚属无形,包块聚散无常,痛有定处,病在气分,是为腑病。

(三)病期诊断

1.初期

正气未至大虚,邪气虽实而不甚。表现为积块较小,质地较软,虽有胀痛不适,而一般情况尚较好。

2.中期

正气渐衰而邪气渐甚,表现为积块增大,质地较硬,持续疼痛,舌质紫黯或有瘀点、瘀斑,并有饮食日少,倦怠乏力,面色渐黯,形体逐渐消瘦等。

3.末期

正气大虚,而邪气实甚,表现为积块较大,质地坚硬,疼痛剧烈,舌质青紫或淡紫,有瘀点、瘀斑,并有饮食大减,神疲乏力,面色萎黄或黧黑,明显消瘦等衰弱表现。

二、病证鉴别

(一)积聚与痞满相鉴别

痞满是指脘腹部痞塞胀满,是自觉症状,而无块状物可扪及。积聚则是腹内结块,或痛或胀,不仅有自觉症状,而且有结块可扪及。

(二)症积与瘕聚相鉴别

症就是积,症积指腹内结块有形可征,固定不移,痛有定处,病属血分,多为脏病,形成的时间较长,病情一般较重;瘕聚是指腹内结块聚散无常,痛无定处,病在气分,多为腑病,病史较短,病情一般较轻。

三、病机转化

积聚病的病位在于肝脾。因肝主疏泄,司藏血;脾主运化,司统血。其发生主要关系到肝、脾、胃、肠等脏腑。因情志、饮食、寒湿、病后等,引起肝气不畅,脾运失职,肝脾失调,气血涩滞,壅塞不通,形成腹内结块,导致积聚。积聚的形成,总与正气亏虚有关。聚证病性多属实证,病程较短,预后良好。少数聚证日久不愈,可以由气入血转化成积证。积证初起,病理性质多实,日久病势较深,正气耗伤,可转为虚实夹杂之证。病至后期,气血衰少,身体羸弱,则以正虚为主。病机主要是气机阻滞,瘀血内结。病理因素虽有寒邪、湿热、痰浊、食滞、虫积等,但主要是气滞血瘀。聚证以气滞为多,积证以血瘀为主(见图9-2)。

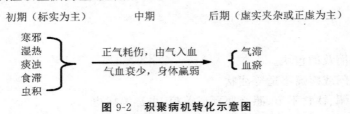

图 9-2　积聚病机转化示意图

四、辨证论治

(一)治则治法

1.区分不同阶段,掌握攻补分寸

积证可根据病程、临床表现,分作初期、中期、末期3个阶段。初期属邪实,积块不大,软而不坚,正气尚未大虚,应予消散,治宜行气活血、软坚消积为主;中期邪实正虚,积块渐大,质渐坚硬,正气渐伤,邪盛正虚,治宜消补兼施;后期以正虚为主,积块坚硬,形瘦神疲,正气伤残,应予养正除积,治宜扶正培本为主,酌加理气、化瘀、消积之品,切勿攻伐太过。

2.聚证重调气,积证重活血

聚证病在气分,以疏肝理气、行气消聚为基本治则,重在调气;积证病在血分,以活血化瘀、软坚散结为基本治则,重在活血。

(二)分证论治

积聚的辨证必须根据病史长短、邪正盛衰以及伴随症状,辨其虚实之主次。聚证多实证。积证初起,正气未虚,以邪实为主;中期,积块较硬,正气渐伤,邪实正虚;后期日久,瘀结不去,则以正虚为主。

1.肝气郁结证

(1)症状:腹中结块柔软,时聚时散,攻窜胀痛,脘胁胀闷不适,苔薄,脉弦等。

(2)治法:疏肝解郁,行气散结。

(3)方药:逍遥散、木香顺气散加减。

(4)常用药:柴胡、当归、白芍、甘草、生姜、薄荷、香附、青皮、枳壳、郁金、台乌药。

2.食滞痰阻证

(1)症状:腹胀或痛,腹部时有条索状物聚起,按之胀痛更甚,便秘,纳呆,舌苔腻,脉弦滑等。

(2)治法：理气化痰，导滞散结。

(3)方药：六磨汤加减。

(4)常用药：大黄、槟榔、枳实、沉香、木香、乌药。

3.气滞血阻证

(1)症状：腹部积块质软不坚，固定不移，胀痛不适，舌苔薄，脉弦等。

(2)治法：理气消积，活血散瘀。

(3)方药：柴胡疏肝散合失笑散加减。

(4)常用药：柴胡、青皮、川楝子、丹参、延胡索、蒲黄、五灵脂。

4.瘀血内结证

(1)症状：腹部积块明显，质地较硬，固定不移，隐痛或刺痛，形体消瘦，纳谷减少，面色晦暗黧黑，面颈胸臂或有血痣赤缕。女子可见月事不下，舌质紫或有瘀斑瘀点，脉细涩等。

(2)治法：祛瘀软坚，佐以扶正健脾。

(3)方药：膈下逐瘀汤合六君子汤加减。

(4)常用药：当归、川芎、桃仁、三棱、莪术、香附、乌药、陈皮、人参、白术、黄精、甘草。

5.正虚瘀结证

(1)症状：久病体弱，积块坚硬，隐痛或剧痛，饮食大减，肌肉瘦削，神倦乏力，面色萎黄或黧黑，甚则面肢水肿，舌质淡紫，或光剥无苔，脉细数或弦细。

(2)治法：补益气血，活血化瘀。

(3)方药：八珍汤合化积丸加减。

(4)常用药：人参、白术、茯苓、甘草、当归、白芍、地黄、川芎、三棱、莪术、阿魏、瓦楞子、五灵脂、香附、槟榔。

(三)临证备要

临床上治疗癥积，应重视其邪正兼夹的特点，癥积按初中末三个阶段，可分为气滞血阻、瘀血内结、正虚瘀结三个证候，但在临床中，往往可兼有寒、湿、热、痰等病理表现。其中，兼郁热、湿热者较为多见。正气亏虚亦有偏于阴虚、血虚、气虚、阳虚的不同。临证应根据邪气兼夹与阴阳气血亏虚的差异，相应调整治法方药。

积聚治疗上始终要注意顾护正气，攻伐药物不可过用，《素问·六元正纪大论》说："大积大聚，其可犯也，衰其大半而止。"聚证以实证居多，但如反复发作，脾气易损，应适当予以培脾运中。积证系日积月累而成，其消亦缓，切不可急功近利。如过用、久用攻伐之品，易于损正伤胃；过用香燥理气之品，则易耗气伤阴蕴热，加重病情。《医宗必读·积聚》提出"屡攻屡补，以平为期"的原则，颇有深意。

(四)其他疗法

1.中成药疗法

(1)鳖甲煎丸：消痞化积、活血化瘀、疏肝解郁。适用于积聚之血瘀肝郁证。

(2)大黄䗪虫丸：活血破瘀、通经消癥。适用于瘀血内停所致的癥瘕。

(3)养正消积胶囊：健脾益肾、化瘀解毒。适用于脾肾两虚瘀毒内阻型原发性肝癌。

2.单方验方

(1)肿节风 15 g，水煎服。可用于脘腹部、右上腹及下腹部的多种肿瘤。

（2）藤梨根、生薏苡仁、连苗荸荠各 30 g,每天 1 剂,水煎服;或龙葵、黄毛耳草各 15 g,白花蛇舌草、蜀羊泉各 30 g,每天 1 剂,水煎分 3 次服;或浙江三根汤:藤梨根、水杨梅根、虎杖根各 30 g,水煎服。用于脘腹积块（胃癌）。

（3）三棱、莪术各 15 g,水煎服;或三白草、大蓟、地骨皮各 30 g,水煎服;或双半煎:半边莲、半枝莲、薏苡仁、天胡荽各 20 g,水煎服。可用于右上腹积块（肝癌）。

（4）苦参、生熟薏苡仁、煅牡蛎、土茯苓、紫参、生地黄、地榆,各 30 g,水煎服;或白花蛇舌草、菝葜、垂盆草、土茯苓各 30 g,水煎服;或蒲公英、半枝莲各 24 g,白花蛇舌草、金银花藤、野葡萄根各 30 g,露蜂房 9 g,蜈蚣 2 条,水煎服。另用牛黄醒消丸,每次服 1.5 g,每天 2 次。可用于下腹之积块（肠癌）。

（高立帮）

第六节　疟　　疾

一、临床诊断

（1）临床症状为寒战、高热、出汗,周期性发作,每天或隔天或三天发作 1 次,间歇期症状消失,形同常人,伴有头痛身楚,恶心呕吐等症。

（2）多发于夏秋季节,居住或近期到过疟疾流行地区,或输入过疟疾病者的血液,反复发作后可出现脾脏肿大。

（3）典型疟疾发作时,血液涂片或骨髓片可找到疟原虫,血白细胞总数正常或偏低。周围血象、脑脊液、X 线检查、尿常规及中段尿检查、尿培养等有助于本病的鉴别诊断。

二、病证鉴别

疟疾需与风温发热、淋证发热鉴别（见表 9-1）。

表 9-1　疟疾与风温发热、淋证发热的鉴别要点

	疟疾	风温发热	淋证发热
主症	寒战、高热、出汗,周期性发作,每天或隔天或三天发作 1 次,间歇期症状消失,形同常人	风温初起,邪在卫分时,可见寒战发热	淋证初起,湿热蕴蒸,邪正相搏,亦常见寒战发热
兼症	伴有头痛身楚,恶心呕吐	多伴有咳嗽气急、胸痛等肺系症状	多兼小便频急,滴沥刺痛,腰部酸胀疼痛等症
病机	邪伏半表半里,邪正斗争	邪犯肺卫	湿热蕴蒸
鉴别要点	寒热往来,汗出热退,休作有时为特征	有肺系症状	小便频数,淋漓涩痛,小腹拘急引痛的泌尿系统症状

三、病机转化

疟疾的发生,主要是感受"疟邪",病机为疟邪侵入人体,伏于半表半里,出入营卫之间,邪正交

争而发病。疟疾的病位总属少阳半表半里,故历来有"疟不离少阳"之说。病理性质以邪实为主。由于感受时邪不一或体质差异,可表现不同的病理变化。一般以寒热休作有时的正疟,临床最多见。如素体阳虚寒盛,或感受寒湿诱发,则表现为寒多热少的寒疟。素体阳热偏盛,或感受暑热诱发,多表现为热多寒少之温疟。因感受山岚瘴毒之气而发者为瘴疟,可以出现神昏谵语、痉厥等危重症状,甚至发生内闭外脱。若疫毒热邪深重,内陷心肝,则为热瘴;因湿浊蒙蔽心神者,则为冷瘴。疟邪久留,屡发不已,气血耗伤,每遇劳累而发病,则形成劳疟。或久疟不愈,气血瘀滞,痰浊凝结,壅阻于左胁下而形成疟母,且常兼有气血亏虚之象,表现为邪实正虚(见图9-3)。

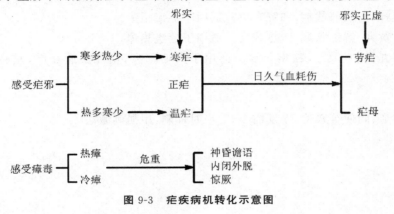

图 9-3　疟疾病机转化示意图

四、辨证论治

(一)治则治法

疟疾的治疗以祛邪截疟为基本治则,应该区别寒与热的偏盛进行处理。正疟治以祛邪截疟,和解表里;温疟治以清热解表,和解祛邪;寒疟治以和解表里,温阳达邪;热瘴治以解毒除瘴,清热保津;冷瘴治以解毒除瘴,芳化湿浊;劳疟治以益气养血,扶正祛邪。如属疟母,又当祛瘀化痰软坚。

疟疾发作之后,遍身汗出,倦怠思睡,应及时更换内衣,注意休息。未发作之日,可在户外活动,但应避免过劳。对瘴疟则应密切观察,精心护理,及时发现病情变化,准备相应的急救措施。

(二)分证论治

正疟发作症状比较典型,常先有呵欠乏力,继则寒战鼓颔,寒罢则内外皆热,头痛面赤,口渴引饮,终则遍身汗出,热退身凉。温疟发作时热多寒少,汗出不畅,头痛,骨节酸痛,口渴引饮,便秘尿赤;寒疟发作时热少寒多,口不渴,胸闷脘痞,神疲体倦;热瘴发作热甚寒微,或壮热不寒,头痛,肢体烦疼,面红目赤,胸闷呕吐,烦渴喜饮,大便秘结,小便热赤,甚至神昏谵语;冷瘴发作寒甚热微,呕吐腹泻,甚则嗜睡不语,神志昏蒙;劳疟为迁延日久,每遇劳累易发作,发时寒热较轻,面色萎黄,倦怠乏力,短气懒言,纳少自汗为特征。

(三)临证备要

若久疟不愈,痰浊瘀血互结,左胁下形成痞块,为《金匮要略》所称之疟母。治宜软坚散结,祛瘀化痰,方用鳖甲煎丸。兼有气血亏虚者,配合八珍汤或十全大补汤。

青蒿据现代药理研究具有确切抗疟原虫作用,用量稍大,一般用量青蒿50～80 g;配以具有和解少阳、抗疟疾的小柴胡汤以增加抗疟作用,辅以白虎汤退高热。民间常用单方验方,如马鞭草1～2两浓煎服;独头大蒜捣烂敷内关;酒炒常山、槟榔、草果仁煎服等。均为发作前2～3小时应用。

临床正疟可用小柴胡汤加减;瘅疟需清热、保津、截疟,常以生石膏、知母、玄参、麦冬、柴胡、常山,随症加减。久疟者需滋阴清热,扶养正气以化痰破瘀、软坚散结,常用青蒿鳖甲煎、何人饮、鳖甲煎丸等。

(四)其他疗法

1.中成药

(1)疟疾五神丹:祛邪截疟,和解表里。适用于疟疾正疟。

(2)清心牛黄丸:解毒除瘴,清热截疟。适用于疟疾热瘴。

(3)鳖甲煎丸:软坚散结,祛瘀化痰。适用于久疟不愈,痰浊瘀血互结,左胁下形成痞块之疟母。

2.针灸

取大椎、陶道、间使等穴位,于发前1～2小时针刺,用强刺激法。

(高立帮)

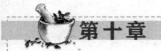

第十章

肾系病证的内科治疗

第一节 水 肿

一、概说

　　体内水液潴留，泛滥肌肤，引起头面、目窠、四肢、腹部甚至全身水肿者，称为水肿。本病在《内经》称为"水"，《金匮要略》称为"水气"。究其致病之因，由于外感风邪水湿，或因内伤饮食劳倦，以致水液的正常运行发生障碍，遂泛滥而为肿。按人体内水液的运行，依靠肺气之通调，脾气之转输，肾气之开阖，而三焦司决渎之权，能使膀胱气化畅行，小便因而通利。故肺、脾、肾三脏功能的障碍，对于水肿的形成，实有重大的关系。

　　本病的分类，《内经》曾按证候分为风水、石水、涌水。《金匮要略》从病因脉证而分为风水、皮水、正水、石水；又按五脏的证候而分为心水、肝水、肺水、脾水、肾水。至元代朱丹溪总结前人的理论与经验，将水肿分为阴水与阳水两大类。后人根据朱氏之说，在阴水、阳水两大类的基础上加以分型，对辨证有进一步的认识。

　　本病的治疗，在汉唐以前，主要以攻逐、发汗、利小便等为大法。其后乃增入健脾、补肾、温阳以及攻补兼施等法，在治疗上有了很大的发展。

二、病因病机

　　(1)风邪外袭，肺气不宣。肺主一身之表，外合皮毛，如肺为风邪所袭，则肺气不能通调水道，下输膀胱，以致风遏水阻，风水相搏，流溢于肌肤，发为水肿。

　　(2)居处卑湿，或涉水冒雨，水湿之气内侵，或平素饮食不节，湿蕴于中，脾失健运，不能升清降浊，致水湿不得下行，泛于肌肤，而成水肿。如湿郁化热，湿热交蒸，而小便不利，亦可形成水肿。

　　(3)劳倦伤脾，兼之饥饱不调，致脾气日渐亏损。脾主为胃行其津液，散精于肺，以输布全身。今脾虚则水液不能蒸化，停聚不行，一旦土不制水，泛滥横溢，遂成水肿。

　　(4)房事不节，或精神过用，肾气内伤；肾虚则开阖不利，膀胱气化失常，水液停积，以至泛滥横溢，形成水肿。

综上所述,凡因风邪外侵(肺)、雨湿浸淫、饮食不节等因素而成水肿者,多为阳水;其因劳倦内伤、房事过度,致脾、肾虚而成水肿者,多为阴水。但阳水久延不退,致正气日衰,水邪日盛,亦可转为阴水。若阴水复感外邪,水肿剧增,标证占居主要地位时,又当急则治标,从阳水论治(与初起阳水实证治法,当然有所区别)。不但如此,在发病机理上,肺、脾、肾三者又是相互联系、相互影响的。正如张景岳说:"凡水肿等证,乃肺脾肾三脏相干之病。盖水为至阴,故其本在肾;水化于气,故其标在肺;水唯畏土,故其制在脾。今肺虚则气不化精而化水,脾虚则土不制水而反克,肾虚则水无所主而妄行。"从这段文字中,对本病说明在肺与肾的关系上是母子相传。如果肾水上泛,传入肺经,而使肺气不降,失去通调水道的功能,可促使肾气更虚,水邪更盛;相反,肺经受邪而传入肾经时,亦能引起同样的结果。他又说明在脾与肾的关系上是相制相助。如脾虚不能制水,水湿壅盛,必损其阳,故脾虚的进一步发展,必然导致肾阳亦衰;倘肾阳衰微,不能温养脾土,可使本病更加严重。因此,肺脾肾三脏之间的关系,以肾为本,以肺为标,而以脾为中流砥柱,实为治疗本病的关键所在。

三、辨证施治

水肿初起,大都从目睑部开始,继则延及头面四肢以至全身。也有从下肢开始,然后及于全身的。如病势严重,可兼见腹满胸闷、气喘不得平卧等证。在治疗方法上,如《素问·汤液醪醴论》说:"平治于权衡,去菀陈莝……开鬼门,洁净府。"《金匮要略》也说:"诸有水者,腰以下肿,当利小便;腰以上肿,当发汗乃愈。"目前在临床上根据这些原则,主要有发汗、利尿、逐水,以及健脾益气、温肾降浊等法;而这几种方法,或一法独进,或数法合施,须视疾病的轻重和需要而选择应用。兹将阳水与阴水的分型证治,分别叙述如下。

(一)阳水

1.风水泛滥

(1)主证:目睑水肿,继则四肢及全身皆肿,来势迅速,肢节酸重。小便不利,多有恶寒、恶风、发热等证,或咳嗽而喘,舌苔薄白,脉浮紧;或喉关红肿,舌质红而脉浮数。

(2)证候分析:水气内停,风邪外袭,风为阳邪,其性上行,风水相搏,故其肿自上起而发展迅速。邪在肌表,壅遏经隧,故肢节酸重。膀胱气化失常,故小便不利,且有恶风、寒热等表证。风水上犯于肺,则咳嗽而喘。若风热交侵,亦有喉痛或喉蛾肿大者。苔薄白,脉浮紧,是风水偏寒;舌质红,脉浮数,则是风水兼热。

(3)治法:祛风行水。

(4)方药:越婢加术汤为主方。方中麻黄、石膏宣肺清热,白术健脾制水,使肺气得通,水湿得下,则风水自除。热不甚的去石膏,加鲜茅根以清热利小便,收效亦速。表邪甚而偏寒的,去石膏,加羌活、防风。咳喘可加杏仁、陈皮;甚者加桑白皮、葶苈子以泻肺气。如咽喉红肿疼痛,则加牛蒡、象贝、黄芩之类以清肺热。

若汗出恶风,身重而水肿不退,卫阳已虚者,则宜助卫气以行水湿之邪,用防己黄芪汤加味。

2.水湿浸渍

(1)主证:肢体水肿,按之没指,小便短少,身体重而困倦,舌苔白腻,脉沉缓。

(2)证候分析:水湿之邪,浸渍肌肤,壅阻不行,故肢体水肿。水湿内聚,三焦决渎失司,膀胱气化不行,所以小便不利。水湿日增而无出路,故肿势日甚,按之凹陷没指。身重而倦,脉沉缓,苔白腻,都是水湿内停、阳气不运的征象。

（3）治法：通阳利水。

（4）方药：五苓散合五皮饮为主方。五苓散温阳利水，五皮饮消肿行水，二方合用，利水消肿之力更大。如上半身肿甚而喘者，加麻黄、杏仁。舌苔白厚，口淡，神倦脘胀，下半身肿重难行者，去桑白皮，加厚朴、川椒目、防己以行气化湿；如怯寒肢冷，脉沉迟者，再加附子、干姜以助阳化气，而行水湿。

3.湿热壅盛

（1）主证：遍身水肿，皮色润泽光亮，胸腹痞闷，烦热，小便短赤，或大便干结，舌苔黄腻，脉沉数。

（2）证候分析：水湿之邪化热，壅于肌肤经隧之间，故身水肿而润泽光亮。湿热熏蒸，气机升降失常，故胸腹痞闷而烦热。湿热下注，膀胱输化无权，故小便短赤。湿热壅滞，肠失传导，故大便干结。苔黄腻，脉沉数，乃湿热壅盛，已属里实之征。

（3）治法：分利湿热。

（4）方药：疏凿饮子为主方。本方能攻逐水湿，具有上下表里分消之力，使蓄积之水从二便排去，水去热清，则肿势自退。此为治湿热水肿实证的一般泻剂。若腹满不减，大便秘结的，可合用己椒苈黄丸以助攻泻之力，使水从大便而下泄。若证势严重，兼见气粗喘满，倚息不得卧，脉弦数有力者，为水在胸中，上迫于肺，肺气不降，宜泻肺行水为主，可用五苓、五皮等方，合葶苈大枣泻肺汤，以泻胸中的水气。

（二）阴水

1.脾阳不运

（1）主证：身肿，腰以下为甚，按之凹陷不易恢复，脘闷腹胀，纳减便溏，面色萎黄，神倦肢冷，小便短少，舌质淡，苔白滑，脉沉缓。

（2）证候分析：由于中阳不足，气不化水，致下焦水邪泛滥，故身肿，腰以下为甚，按之凹陷而不起。脾阳不振，运化无力，故脘闷纳减，腹胀便溏。脾虚则气不华色，阳不卫外，故面色萎黄，神倦肢冷。阳不化气，则水湿不行而小便短少。舌淡，苔白滑，脉沉缓，是脾虚水聚、阳气不运之征。

（3）治法：温运脾阳，以利水湿。

（4）方药：实脾饮为主方。方中有白术、茯苓、附子、干姜之温运脾阳，化气行水，为本方的主力。如水湿过重，可加入桂枝、猪苓、泽泻，以助膀胱之气化而利小便；便溏者，去大腹子；气虚息短者，可加人参以补元气。

又有水肿一证，由于较长期的饮食失调，或营养不足，损及脾胃而起。症见遍身水肿，晨起则头面较甚，劳动则下肢肿胀，能食而疲软乏力，大便如常，小便反多，与上述水肿不同。舌苔薄腻，脉象软弱。由于脾虚生湿，气失舒展，郁滞为肿，治宜健脾化湿，不宜分利，可用参苓白术散为主方。或加黄芪、桂枝以益气通阳，或加附子、补骨脂以温肾助阳。并可用豆类、米糠等煮服，作为辅助治疗。

2.肾阳衰弱

（1）主证：面浮，腰以下肿甚，按之凹陷不起，阴下冷湿，腰痛酸重，尿量减少，四肢厥冷，怯寒神倦，面色灰暗，舌质胖，色淡苔白，脉沉细，尺弱。

（2）证候分析：腰膝以下，肾气主之。肾阳衰微，阴盛于下，故见腰以下肿及阴下冷湿等证。腰为肾之府，肾虚而水气内盛，故腰痛酸重。肾与膀胱相表里，肾气虚弱，致膀胱气化不利，故小便量少。肾阳不足，命门火衰，不能温养肢体，故四肢厥冷，怯寒神倦。面色灰暗无华，舌质淡而胖,苔白,脉沉细尺弱,均是肾阳虚衰、水湿内盛之象。

（3）治法:温暖肾阳,化气行水。

（4）方药:真武汤为主方。本方温肾利水,使阳气得复,寒水得化,小便得利,则肿自消退。如虚寒过甚,可加葫芦巴、巴戟天、肉桂心等以温补肾阳。如喘息自汗,不得卧,可加人参、炙甘草、五味子、煅牡蛎等以防喘脱。

3.兼证

（1）如果复感寒邪,寒水相搏,肿势转甚,恶寒无汗者,本方去白芍,暂加麻黄、细辛、甘草、大枣,以温经散寒。

（2）久病阳虚未复,又见阴虚之证,水肿反复发作,精神疲倦,头晕耳鸣,腰痛遗精,牙龈出血,为阳损及阴,阴虚不能敛阳,虚阳扰动所致。治宜扶元阳,滋阴液,兼利小便以去水邪,可用大补元煎,合济生肾气丸同时并进。

凡水肿病,宜戒忿怒,远酒色,适寒温,禁食盐、醋、虾、蟹及生冷等品。一般在肿退三月后,可少盐进食,渐渐增加。

本病久而不愈,如见唇黑,脐突,足下平满,背平者,为五脏俱伤,乃属危候。又有屡次反复发作,致腹胀喘急,恶心呕吐,不思饮食,大便稀溏,或有下血者,是脾胃衰败,气不统血,亦为危重之候。

（孙　清）

第二节　淋　证

淋证是指小便频数短涩、滴沥刺痛,欲出未尽,小便拘急,或痛引腰腹的病症。

淋之病证名称,最早见于《内经》,《金匮要略》称淋秘。“淋”是小便涩痛,淋沥不爽;“秘”指小便秘涩难通,又曰:淋之为病,小便如栗状,小腹弦急,痛引脐中。清·顾靖远《顾松园医镜》曰“淋者,欲尿而不能出,胀急痛甚;不欲尿而点滴淋沥。”对本病症状,做了形象的描述。

淋证的分类,在《中藏经》载有冷、热、气、血、劳、膏、虚、实8种。《备急千金要方》提出“五淋”之名。《外台秘要》指出五淋是石淋、气淋、膏淋、劳淋、热淋。后代医家沿用五淋之名,现代医家分为气淋、血淋、热淋、膏淋、石淋、劳淋6种。

一、病因病机

淋证病位在于膀胱和肾,且与肝脾有关。中医认为,肾与膀胱通过静脉互为络属,膀胱的贮尿和排尿功能依赖于肾阳的气化,肾气充足,则固肾有权,膀胱开合有度,反之肾的气化失常,固摄无摄,则出现尿频尿急,尿痛或是小便不利等症。又肝主疏泄,有调畅气机,促进脾脏运化的功能。脾的运化水液功能减退,必致水液停滞在体内,产生湿浊等病理产物。

淋证的病因是以膀胱湿热为主,亦有因肾虚和气郁而发,其病机主要是湿热蕴结下焦,导致膀胱气化不利。

据临床所见,淋证以实证居多,若病延日久,又可从实转虚,或以虚实并见,多食辛辣肥甘之品,或嗜酒太过酿成湿热,影响膀胱的气化功能。若小便灼热刺痛者为热淋;若湿热蕴积,尿液受其煎熬,日积月累,尿中杂质凝结为砂仁,则为石淋;若湿热蕴结于下,以致气化不利,无以分清泌浊,脂液随小便而去,小便如脂如膏,则为膏淋;若热盛伤络迫血,妄行,小便涩痛有血,或肾阴亏虚,虚火灼络,尿中夹血,则为血淋;如久淋不愈,湿热之邪,耗伤正气或年老久病,房劳等可致脾肾亏虚,遇劳即发者,为劳淋;恼怒伤肝,气郁化火,或气火郁于下焦,或中气不足,气虚下陷者,则为气淋。肾气亏虚,下元不固,不能制约脂液,尿液混浊则为膏淋。

淋证多见于现代医学的泌尿系统感染、肾结核、尿路结石、肾盂肾炎、膀胱癌、前列腺炎、老年前列腺肥大、前列腺癌及各种原因引起的乳糜尿等疾病。

二、辨证论治

(一)热淋

症见:小便短数,灼热刺痛,溺色黄赤,小腹拘急胀痛,或有寒热等,舌苔黄腻,脉滑数。

治法:清热利湿通淋。

方药:用八正散加减。

处方:萹蓄、瞿麦、木通、车前子、滑石、大黄、山栀子、甘草梢、川楝子、土茯苓。加减:大便秘结者,可重用生大黄,并加枳实以通腑泄热,小便涩痛剧烈,可配用琥珀、川牛膝、天台乌行气止痛。

(二)石淋

症状:尿中挟砂石,小便难涩,或突然中断,腰腹剧痛难忍,舌红,苔黄脉数。

治法:清热利湿,通淋排石。

方药:方选石韦散合三金汤。

处方:石韦、冬葵子、金钱草、鸡内金、瞿麦、滑石、海金砂、川楝子、玄胡等。

加减:若体壮者,可重用金钱草 50～80 g,如见尿中带血,可加小蓟、生地黄、藕节。

(三)气淋

症见:属肝郁气滞者,小便涩滞,淋沥不尽,少腹满痛,舌苔薄白,脉沉弦。

治法:利气疏导。

方药:可选用沉香散。

处方:沉香、石韦、滑石、当归、橘皮、白芍、王不留行、青皮等。如属中气不足者,可用补中益气汤。处方:黄芪、党参、白术、升麻、柴胡、大枣、川楝子、川牛膝等。

(四)血淋

症见:属湿热下注者,小便热涩刺痛,尿涩深红,或排出血丝,血块,舌红苔黄腻,脉滑数。

方药:方选小蓟饮子合导赤散。

处方:生地黄、小蓟、通草、滑石、蒲黄、竹叶、甘草梢、当归、瞿麦、白茅根、木通、侧柏炭、茜草炭、车前草、炒栀子炭。

属阴虚火旺者:方药用知柏地黄汤加味。

属心脾两虚者:方药归脾汤。处方:黄芪、党参、白术、茯苓、桂圆肉、枣仁、木香、当归、大枣、远志、仙鹤草、茜草炭、侧柏炭。

(五)膏淋

症状:属湿热下注者:小便混浊,如米泔水,尿道热涩疼痛,舌红,苔腻,脉滑数。治法:清热利湿,分清泌浊。

方药：萆薢分清饮加减。处方：川萆薢、石菖蒲、黄柏、茯苓、丹参、泽泻、薏苡仁、益智仁、车前子、白术、莲子芯等。

属肾虚不固者：淋久不已，淋出如脂，涩痛虽见减轻，见形体日渐消瘦者。治法：补肾固涩。

方药：方选都气丸加味。处方：五味子、熟地黄、枣皮、山药、茯苓、泽泻、丹皮、芡实、金樱子、煅龙骨、煅牡蛎。

（六）劳淋

症状：尿涩痛不甚明显，但淋沥不已，时作时止，遇劳即发，腰膝酸软，神疲乏力，舌质淡，脉虚弱。

治法：健脾益肾。

方药：方用无比山药丸加减。处方：山药、茯苓、泽泻、熟地、枣皮、巴戟天、菟丝子、杜仲、怀牛膝、五味子、淡大云、赤石脂等。

属肾阴不足者，用六味地黄丸。属肾气虚者，用菟丝子汤（丸）。兼见畏寒肢冷者为肾阳虚，用金匮肾气丸。

结语：淋证是多种原因引起的疾病。临床但见有小便淋漓而痛者，不论起病缓急，均可诊为淋病（证）。而六淋之症各有特殊。如石淋，以排出砂石为主；膏淋，排出小便混浊如米泔水，或滑利如脂膏；血淋，溺血而痛；气淋，则少腹胀满明显，尿有余沥；热淋，必见小便刺痛；劳淋，常遇劳复发，小便淋漓不已。淋证虽有六淋之分，但各淋之间，可互相转化，病情的转归亦有虚实相兼，故辨治上要分清虚实审查证候的标本缓急，并应注意以下几点。①热淋多初起伴有发热恶寒，此为湿热熏蒸，邪正相搏所致，虽非外邪袭表，发汗解表自非所宜，况且热淋乃膀胱有热，阴液易耗，若妄投辛散发表之品，不仅不能退热，反有劫伤营阴之弊。故仲景曾告诫："淋家不可发汗。"后世尚有"淋家忌补"之说。这是治疗淋证初起和虚实夹杂时，必须注意的。如若过早滥用温补、腻补，易造成湿热化燥，或寇邪留恋，使病情迁延难愈。若见本虚标实，也宜育阴清化，标本兼顾，方能奏效。②淋证初起，多由下焦湿热引起，湿热交结，得热易发，故治疗剂量要足，要有连贯性，"祛邪务尽"。后期亦虚实夹杂居多，治疗应持续"祛邪扶正"原则，使之邪去正安。③治疗气淋、石淋，可配用理气药，如沉香、木香、青皮、枳壳、乌药等。意在舒展宣通气机。另石淋兼有大便秘结者，可配用大黄、芒硝，是取其通腑散结助排石之用。④淋证在治疗期间，应嘱患者多饮开水，增加尿液，使邪有出路。规劝患者饮食宜清淡，禁食肥腻、辛辣、香燥之品，防湿热内生，注意休息，节房事，防损肾气。保持外阴清洁，防外感以免病情反复影响治疗效果。

三、尿路感染的中医辨证论治

（一）概述

尿路感染统属于中医学"淋证"范畴。中医学对本病的定义为"小便频数短涩，滴沥刺痛，少腹拘急，痛引腰腹的病症"。"热"在本病发生发展中极为重要，或为湿热，或为郁热，或为虚热，总与"热"有关。因于此，《丹溪心法·淋》提出"淋有五，皆属'热'"的观点，为后人称道。

但是对于本病，我们不得不正视其容易反复发作的特性。因为此特性，致久病而伤正，导致虚实夹杂，治疗时需要祛邪扶正兼顾。这也是巢元方《诸病源候论·淋病诸候》提出来"诸淋者，由肾虚而膀胱热故也"的原因。上述两种观点的有机结合也是现今治疗尿路感染的主要中医理论基石，临证不可不思。

(二)辨证论治

1.膀胱湿热型

(1)症见:小便频数,短涩刺痛,点滴而下,急迫灼热,溺色黄赤,少腹拘急胀痛,或发热恶寒,口苦呕恶,或腹痛拒按,大便秘结,舌红,苔黄腻,脉滑数。

(2)病机:多食辛辣肥甘之品,或嗜酒过度,酿成湿热,下注膀胱;或下阴不洁,湿热秽浊毒邪侵入膀胱,酿成湿热;或肝胆湿热下注皆可使湿热蕴结下焦,膀胱气化不利,发为淋证。甚至因湿热炽盛,可灼伤脉络,破血妄下,可导致血随尿出;另外湿热久蕴,煎熬尿液,日积月累,可结成砂石,同时湿热蕴结,膀胱气化不利,不能分清别浊,亦可导致脂液随小便而出。

(3)治法:清热解毒,利湿通淋。

(4)方药:八正散加减。

(5)基本方:丝通草10 g,瞿麦15 g,萹蓄15 g,车前草30 g,滑石30 g(包),炒山栀10 g,制大黄12 g,灯芯草10 g,甘草6 g。

(6)加减:如伴有砂石集聚,可加金钱草、海金沙、鸡内金各30 g以加强排石消坚,同时配合车前子、冬葵子、留行子加强排石通淋。如伴有尿血滴沥,可加小蓟草、生地黄、生蒲黄、白茅根等加强清热凉血,止血;如伴有尿中如脂如膏,可加用萆薢、菖蒲、黄柏、莲子心、茯苓等清利湿浊;如伴有少腹胀闷疼痛,可加用沉香、陈皮、小茴香利气,当归、白芍柔肝,甚至可配合青皮、乌药、川楝子、槟榔加强理气止痛之力。

同时,大肠埃希菌仍是尿路感染主要的致病菌,按照现代药理学研究成果,诸如红藤、败酱草、蒲公英等对此类细菌效果较好,临床亦可参照使用。

2.肝郁气滞型

(1)症见:小便涩痛,淋漓不尽,小腹胀满疼痛,苔薄白,脉多沉弦。兼虚者可表现为尿时涩滞,小便坠胀,尿有余沥,面色不华,舌质淡,脉虚细无力。

(2)病机:因情志失和,恼怒伤肝,肝失疏泄;或气郁于下焦,久郁化火,循经下注膀胱。均可导致肝气郁结,膀胱气化不利,发为本病。

(3)治法:实证宜利气疏导,虚证宜补中益气,实证用沉香散,虚证用补中益气汤。

(4)基本方1(无虚证):沉香5 g,橘皮10 g,当归10 g,白芍15 g,甘草6 g,石韦15 g,冬葵子15 g,滑石30 g(包),王不留行15 g,胸闷肋胀者,可加青皮、乌药、小茴香以疏肝理气;日久气滞血瘀者,可加红花、赤芍、川牛膝以活血化瘀。

(5)基本方2(有虚证):生黄芪15 g,党参10 g,炙甘草6 g,白术15 g,当归10 g,陈皮10 g,升麻6 g,柴胡6 g,滑石30 g,车前草30 g,黄柏10 g,土茯苓30 g。

3.脾肾亏虚型

(1)症见:小便不甚赤涩,但淋沥不已,时感小便涩滞,时作时止,遇劳即发,腰膝酸软,神疲乏力,舌质淡,脉细弱。

(2)病机:久淋不愈,湿热耗伤正气;或劳累过度,房事不节或年老,久病,体弱,皆可致脾肾亏虚。脾虚而中气不足,气虚下陷;或肾虚而下元不固,肾失固摄,不能制约脂液,脂液下注,随尿而去;或肾虚而阴虚火旺,火热灼伤脉络,血随尿出;或病久伤正,遇劳即发者,发则为淋。

(3)治法:健脾补肾,佐以清化湿热。

(4)方药:知母地黄汤加减。

(5)基本方:知母10 g,黄柏10 g,生地黄15 g,山药15 g,枣皮10 g,牡丹皮12 g,茯苓15 g,

泽泻 12 g，金樱子 30 g，车前子 15 g(布包)，滑石 30 g(布包)，玉米须 15 g。

(6)加减：如伴有阴虚火旺，尿血明显者，加女贞子，旱莲草各 20 g，如神疲乏力明显，气短自汗，加用生黄芪 30 g，党参 15 g，生薏苡仁 30 g，竹叶 10 g。

(孙 清)

第三节 癃 闭

癃闭主要是由于肾和膀胱气化失司而导致尿量减少，排尿困难，甚则小便闭塞不通为主症的一种疾病。其中又以小便不利、点滴而短少、病势较缓者称为"癃"；以小便闭塞、点滴不通，病势较急者称为"闭"。癃和闭虽有区别，但都是指排尿困难，只有程度上的不同，因此多合称为癃闭。

一、病因病机

本病的发生，除与肾、膀胱密切相关外，还和肺、脾、三焦有关。若肺失肃降，不能通调水道；脾失转输，不能升清降浊；肾失蒸化，关门开合不利；肝郁气滞、瘀血阻塞影响三焦的气化，均可导致癃闭的发生。

(一)湿热蕴结

过食辛辣厚味，酿湿生热，湿热不解，下注膀胱，或湿热素盛，肾热下移膀胱，膀胱湿热阻滞，气化不利，而为癃闭。

(二)肺热气壅

肺为水之上源，热壅于肺，肺气不能肃降，津液输布失常，水道通调不利，不能下输膀胱；又因热气过盛，下移膀胱，以致上下焦均为热气闭阻，而成癃闭。

(三)脾气不升

劳倦伤脾，饮食不节，或久病体弱，导致脾虚而清气不能上升，则浊气难以下降，小便因而不利。

(四)肾元亏虚

年老体弱或久病体虚，肾阳不足，命门火衰，气不化水，是以"无阳则阴无以化"，而致尿不得出；或因下焦积热，日久不愈，耗损津液，以致肾阴亏耗，水府枯竭而无尿。

(五)肝郁气滞

七情所伤，引起肝气郁结，疏泄不及，从而影响三焦水液的运化及气化功能，致使水道通调受阻，形成癃闭。且从经脉的分布来看，肝经绕阴器，抵少腹，这也是肝经有病，导致癃闭的原因。

(六)尿路阻塞

瘀血败精，或肿块结石，阻塞尿路，小便难以排出，因而形成癃闭。

二、辨证要点

(1)小便不利，点滴不畅，或小便闭塞不通，尿道无涩痛，小腹胀满。

(2)多见于老年男性，或产后妇女及手术后的患者。

三、类证鉴别

淋证:淋证以小便频数短涩,滴沥刺痛,欲出未尽为特征,其小便量少,排尿困难与癃闭相似,但淋证尿频而疼痛,每天排出小便的总量多正常;癃闭无排尿刺痛,每天小便总量少于正常,甚则无尿排出。

四、辨证论治

若尿热赤短涩、舌红、苔黄,脉数者属热;若口渴欲饮、咽干、气促者,为热壅于肺;若口渴不欲饮,小腹胀满者,为热积膀胱;若时欲小便而不得出、神疲乏力者,属虚;若年老排尿无力,腰膝酸冷,为肾虚命门火衰;若小便不利兼有少腹坠胀,肛门下坠者,为脾虚中气不足;若尿线变细或排尿中断、腰腹疼痛、舌质紫黯者,属浊瘀阻滞。

辨别虚实的主要依据:若起病较急,病程较短,体质较好,尿流窘迫,赤热或短涩,苔黄腻或薄黄,脉弦涩或数,属于实证;若起病较缓,病程较长,体质较差,尿流无力,精神疲乏,舌质淡,脉沉细弱,属于虚证。

治疗原则:癃闭的治疗应根据"腑以通为用"的原则,着眼于通。实证治宜清湿热、散瘀结、利气机而通水道;虚证治宜补脾肾、助气化、使气化得行,小便自通。此外,根据"上窍开则下窍自通"的理论,尚可应用开提肺气的治法,开上以通下,即所谓"提壶揭盖"之法治疗。若小腹胀急,小便点滴不下,内服药物缓不济急,应配合导尿或针灸以急通小便。

(一)实证

1.膀胱湿热

(1)证候:小便点滴不通,或量少而短赤灼热、小腹胀满。口苦口黏,或口渴不欲饮或大便不畅。舌苔根黄腻,舌质红,脉濡数。

(2)治法:清热利湿,通利小便。

(3)方药:八正散加减。若兼心烦,口舌生疮糜烂者,可合导赤散。若湿热久恋下焦,又可导致肾阴灼伤,可改用滋肾通关丸加生地黄、车前子、牛膝等,以滋肾阴,清湿热而助气化;若因湿热蕴结日久,三焦气化不利,小便量极少或无尿,面色晦滞,胸闷烦躁,恶心呕吐,口中尿臭,甚则神昏谵语,舌暗红、有瘀点、瘀斑等,治宜降浊和胃,清热化湿,方用黄连温胆汤加大黄、丹参、车前子、白茅根、泽兰叶等。

2.肺热壅盛

(1)证候:小便不畅或点滴不通、呼吸急促或咳嗽,咽干,烦渴欲饮。舌苔薄黄,脉滑数。

(2)治法:清肺热,利水道。

(3)方药:清肺饮。

3.肝郁气滞

(1)证候:小便不通或通而不爽、胁腹胀满,多烦善怒。舌苔薄黄,舌红,脉弦。

(2)治法:疏调气机,通利小便。

(3)方药:沉香散加减。可合六磨汤加减。

4.尿道阻塞

(1)证候:小便点滴而下,或尿如细线,甚则阻塞不通,小腹胀满疼痛,舌紫暗或有瘀点、瘀斑,脉细涩。

(2)治法：行瘀散结，通利水道。

(3)方药：代抵当丸。

(二)虚证

1.脾气不升

(1)证候：时欲小便而不得出，或尿量少而不爽利，小腹坠胀。气短，语声低微，精神疲乏，食欲缺乏，舌质淡，舌边有齿印，脉细弱。

(2)治法：升清降浊，化气利尿。

(3)方药：补中益气汤合春泽汤。若气虚及阴，脾阴不足，清气不升，气阴两虚，症见舌质红者，可改用补阴益气煎；若脾虚及肾，而见肾虚证候者，可加用济生肾气丸，以温补脾肾，化气利尿。

2.肾阳衰惫

(1)证候：小便不通或点滴不爽，排出无力，畏寒怕冷，腰膝冷而酸软无力。面色㿠白，神气怯弱，舌质淡，苔白，脉沉细尺弱。

(2)治法：温补肾阳，化气利尿。

(3)方药：济生肾气丸为主方。若兼有脾虚证候者，可合补中益气汤或春泽汤同用。若因肾阳衰惫，命火式微，致三焦气化无权，浊阴内蕴，症见小便量少，甚至无尿、呕吐、烦躁、神昏者，治宜千金温脾汤合吴茱萸汤，以温补脾肾，和胃降浊。

（孙　清）

第四节　阳　痿

　　阳痿是指性交时阴茎不能勃起，或勃起不能维持，以致不能完成性交全过程的一种病证。多由于虚损、惊恐或湿热等原因致使宗筋失养而弛纵，引起阴茎萎弱不起，临房举而不坚。古代又称"阴痿""筋痿""阴器不用""不起"等。明代《慎斋遗二悟》始见阳痿病名，此后该病名逐渐被后世医家所沿用。勃起障碍亦是阳痿的同义词。

　　现存最早的中医文献《马王堆医书》，已对阳痿有了初步的认识。竹简《十问》认为生殖器官"与身俱生而先身死"的原因为"其使甚多，而无宽礼"。竹简《天下至道谈》指出性功能早衰的原因是"卒而暴用，不待其壮，不忍两热，是故亟伤"。这是对阳痿最早的病因学认识。帛书《养生方》和竹简《天下至道谈》认为勃起"不大""不坚""不热"的病机为肌(肤)、筋、气三者不至，而正常须"三至乃入"。这是对阳痿病机的最早论述。

　　阳痿一病，《内经》称为"阴痿"(《灵枢·邪气脏腑病形》)、"阴器不用"(《灵枢·经筋》)，或"宗筋弛纵"(《素问·痿论篇》)。《内经》把阳痿的成因，归之于"气大衰而不起不用"(《素问·五常政大论篇》)、"热则筋弛纵不收，阴痿不用"(《灵枢·经筋》)，认识到虚衰和邪热均可引起本病。《内经》认识到阳痿的发病与肝关系密切，为后世医家从肝论治阳痿提供了理论依据。其肾气理论，对补肾法治疗阳痿理论的形成有一定影响。

　　隋唐诸家多从劳伤、肾虚立论。如《诸病源候论·虚劳阴痿候》说："劳伤于肾，肾虚不能荣于阴器，故萎弱也。"孙思邈特别注重男子的阳气，认为阳气在男子性功能活动中，起着至关重要的作用，指出："男子者，众阳所归，常居于燥，阳气游动，强力施泄，则成虚损损伤之病。"其治阳痿，多从温肾壮阳入手,并注重固护阴精,在其所列的约30首治阳痿方中,如五补丸、肾气丸、天雄丸、石硫黄散等,均以补肾壮阳药为主。《外台秘要·虚劳阴痿候》说:"病源肾开窍于阴,若劳伤于肾,肾虚不能荣于阴气,故痿弱也""五劳七伤阴痿,十年阳不起,皆繇少小房多损阳。"认识到阳痿是虚劳的一种病机反应,起于房劳伤肾,肾中精气亏损,阳气不足所致。故《外台秘要》在治疗上多选用菟丝子、蛇床子、肉苁蓉、续断、巴戟天等温肾壮阳、填精补髓之品。

宋明诸家对阳痿的理法方药大有发挥。《济生方·虚损》说:"五劳七伤,真阳衰惫……阳事不举。"进一步确认阳痿是虚劳所致。张景岳认为"肾者主水,受五脏六腑之精而藏之",倡"阳非有余,真阴不足"论,提出"壮水之主,以制阳光;益火之源,以消阴翳",在"六味""八味"启发下,创"阴中求阳""阳中求阴"之左归、右归,以峻补肾阴肾阳治疗阳痿,提出"凡男子阳痿不起,多由命门火衰,精气清冷……但火衰者,十居七八,而火盛者,仅有之耳"的著名论断。然而,亦有医家从肾虚论治阳痿之外另立法门,王纶在《明医杂著》中指出:"男子阳痿不起,古方多云命门火衰,精气虚冷,固有之矣。然亦有郁火甚而致痿者。"并主张肝经湿热和肝经燥热分别用龙胆泻肝汤和六味地黄丸治疗。

清代医家对阳痿的研究各有补充。《杂病源流犀烛·前阴后阴源流》指出:"又有精出非法,或就忍房事,有伤宗筋……又有失志之人抑郁伤肝,肝木不能疏达,亦致阴痿不起。"《类证治裁·阳痿》提出"先天精弱者"也可引起阳痿的观点。这些论述表明对阳痿成因的认识,越来越深入。《辨证录》主张阳痿应治心,创制"心包火大动"之莲心清火汤,治"君火先衰,不能自主"之起阴汤,治"心火抑郁而不开"之宣志汤、启阳娱心丹,治"心包火衰"之救阳汤,善用莲子、远志、柏子仁、石菖蒲、酸枣仁、茯神等治疗阳痿。《临证指南医案》将阳痿分为6种证候,并分列治法,少壮及中年患此,色欲伤及肝肾,用峻补真元、兼血肉温润之品缓调之;恐惧伤肾,治宜固肾,稍佐升阳;思虑烦劳而成者,心脾肾兼治;郁损生阳者,必从胆治;湿热为患者,治用苦味坚阴,淡渗去湿,湿去热清而病退;阳明虚宗筋纵者,通补阳明。韩善征《阳痿论》重视辨证,以虚实论阳痿,反对滥用燥烈温补,指出:"独怪世之医家,一遇阳痿,不问虚实内外,概与温补燥热。若系阳虚,幸而偶中,遂自以为切病;凡遇阴虚及他因者,皆施此法,每用阴茎反见强硬,流精不止,而为强中者;且有坐受温热之酷烈,而精枯液涸以死者。"说明古代医家已经认识到不问病机,但求温肾壮阳之危害。至此,阳痿的理法方药已具有相当丰富的内容。

西医学的功能性勃起功能障碍,血管、神经、内分泌等因素引起的器质性勃起功能障碍和某些慢性疾病表现有阳痿症状者,可参考本节内容进行辨证施治。

一、病因病机

阳痿乃宗筋失养而弛纵。有由于恣情纵欲,耗伤真元,命门火衰,宗筋失于温煦而致;有因先天禀弱或后天食少,禀赋不足而引起;有由于忧思气结,伤及肝脾,精微失布,宗筋失养而引起;有因湿热侵袭,或内蕴湿热,循肝经下注宗筋,宗筋弛纵而引起;还有因瘀血阻塞阳道而致者。上述种种原因均可导致阳痿,其病机各有特点。

(一)命门火衰

多由房劳过度,或少年误犯手淫,以致精气虚损,命门火衰引起阳事不举。《诸病源候论·虚劳阴痿候》说:"劳伤于肾,肾虚不能荣于阴器,故萎弱也。"

(二)抑郁伤肝

情志不遂,所愿不得,或悲伤过度,郁郁寡欢,致肝气郁结;暴怒气逆,肝疏泄太过,均可致肝失条达,气血不畅,宗筋失充,致阳痿不举。《素问·痿论篇》曰:"思想无穷,所愿不得,意淫于外,入房太甚,宗筋弛纵,发为筋痿,乃为白淫。"《杂病源流犀烛·前阴后阴源流》曰:"又有失志之人,抑郁伤肝,肝木不能舒达,亦致阴痿不起。"

(三)湿热下注

水道失畅,水湿留滞经络,郁久变生湿热;过食肥甘,嗜酒过度,亦可变生湿热,浸淫肝经,下注宗筋,而致阳痿。《灵枢·经筋》曰:"伤于热则筋弛纵不收,阴痿不用。"《临证指南医案·阳痿》曰:"更有湿热为患者,宗筋弛纵而不坚。"《类证治裁》曰:"亦有湿热下注,宗筋弛纵而致阳痿者。"郭诚勋《证治针经》曰:"湿热为患,宗筋必弛纵而不坚举。"

(四)阳明受损

思虑忧郁,损伤心脾,则病及阳明、冲脉。且脾胃为水谷之海,生化之源,脾胃虚必致气血不足,宗筋失养,而导致阳痿。《素问·痿论篇》曰:"阳明者,五脏六腑之海,主润宗筋。"《景岳全书·阳痿》曰:"凡思虑焦劳忧郁太过者,多致阳痿,盖阳明总宗筋之会……若以忧思太过,抑损心脾则病及阳明冲脉,宗筋为精血之孔道,阳明实宗筋之化源,阳明衰则宗筋不振……气血亏而阳道斯不振矣。"

(五)血脉瘀滞

无论何种病因形成的瘀血,均可导致阳痿,因瘀血阻于络脉,宗筋失养,难以充盈,致阴器不用。《证治概要》曰:"阴茎以筋为体,宗筋亦赖气煦血濡,而后自强劲有力。"清代韩善征《阳痿论》曰:"盖跌仆则血妄行,每有瘀滞精窍,真阳之气难达阴茎,势遂不举。"

二、诊断与鉴别诊断

(一)诊断

凡男子阴茎痿弱不起,临房不举,或举而不坚,不能完成性事者,均可诊断为阳痿。

(二)鉴别诊断

1.老年生理性阳痿

此为正常的生理现象,应与病理性阳痿相鉴别。

2.勃起不坚

通常是指在性交时,射精之前阴茎勃起不坚硬,但可完成性交过程。往往因性交勃起不坚硬求诊,与阳痿患者之阴茎不能纳入阴道或性交过程中因勃起不坚硬、勃起难以维持以致不能完成性交过程不同。

三、辨证

(一)辨证要点

1.辨别有火无火

阳痿而兼见面色㿠白、畏寒肢冷、舌淡苔白、脉沉细者,是为无火;阳痿而兼见烦躁易怒、小便黄赤、苔黄腻、脉濡数或弦数者,是为有火。其中辨证的依据,以脉象、舌苔为主。

2.分清虚实

由于恣情纵欲、思虑、抑郁、惊恐所伤者,多为脾肾亏虚,命门火衰,属于虚证;由于肝郁化火,湿热下注,瘀血阻络致宗筋弛纵者,属于实证。青壮年多实证,老年人多虚证。

3.明辨病位

因病因涉及的部位不同,阳痿的病位亦不同。因郁、怒等情志所伤者,病位在肝;湿热外袭者,病位多在肝经;内蕴湿热者,往往先犯脾,后侮肝;房室劳伤、命门火衰者,则病在肾。临床上有时单一脏腑发病,亦可累及多个脏腑经络。

此外,阳痿尚有虚寒和虚热证者。阳痿虚寒证,多表现为命门火衰,临床可兼见腰膝酸冷、肢体畏寒、夜尿频作、小便清长、舌质淡、脉沉细迟。阳痿虚热证,多表现为肾阴亏虚、阴虚火旺,临床可兼见五心烦热、潮热盗汗、舌质红、舌苔薄黄或剥脱、脉象细数。

(二)证候

1.命门火衰

症状:阳事不举,精薄清冷,头晕耳鸣,面色㿠白,精神萎靡,腰膝酸软,畏寒肢冷。舌淡苔白,脉沉细。

病机分析:恣情纵欲,斫丧太过,精气亏虚,命门火衰,故见阳事不举,精薄清冷;肾精亏耗,髓海空虚,故见头晕耳鸣,五脏之精气不能上荣于面,故见面色㿠白;腰为肾之府,精气亏乏,故见腰膝酸软;精神萎靡、畏寒肢冷、舌淡苔白、脉沉细,均为命门火衰之象。

2.抑郁伤肝

症状:阳痿伴见胸胁胀满,或窜痛,善太息,情志抑郁,咽部如物梗阻。舌淡少苔,脉弦。

病机分析:肝主宗筋,肝气抑郁可致阳痿;肝主疏泄,疏泄不及则为肝气郁结,情志抑郁不畅;肝为刚脏,其性躁烈,肝气郁结,气机紊乱则胸胁窜痛或胀满;气机不畅,阻于咽部则为梅核气;脉弦为肝气郁结的表现。阳痿之肝气郁结证患者,往往平素多疑善虑,性情懦弱,难以抵制外界之情志刺激。

3.湿热下注

症状:阴茎痿软,阴囊潮湿、臊臭,下肢酸困,小便黄赤。苔黄腻,脉濡数。

病机分析:湿热下注,宗筋弛纵,故见阴茎痿软;湿阻下焦,故见阴囊潮湿、下肢酸困;热蕴于内,故见小便黄赤、阴囊臊臭;苔黄腻、脉濡数,均为湿热内阻之征。

4.阳明受损

症状:阳事不举,面色欠华,纳少腹胀,少气懒言。舌淡苔白,脉缓弱。

病机分析:阳明主胃,胃为水谷之海,主化营卫而润宗筋,饮食劳倦或思虑过度伤及脾胃,气血生化受损,宗筋失润,故"阳道外衰";脾主运化,运化失职则纳少、腹胀,饭后尤甚;脾虚精微无以敷布,则面色萎黄或㿠白;舌淡苔白、脉缓弱,均为脾胃气虚之征象。

5.血脉瘀滞

症状:阳痿不举,面色黧黑,阴茎色泽紫黯发凉或睾丸刺痛。舌紫黯或有瘀斑,舌下静脉怒张,脉涩。

病机分析:跌打损伤,或强力入房,久病伤络,气血运行不畅,瘀血阻滞阴茎脉络,不能充盈宗筋,宗筋失其润养而难振;经络不通,瘀血阻于睾丸,则阳痿伴见睾丸刺痛;舌质紫黯或有瘀斑、瘀点、脉涩是瘀血阻络典型的征象。

四、治疗

(一)治疗原则

阳痿属虚者宜补,属实者宜泻,有火者宜清,无火者宜温。命门火衰者,阳气既虚,真阴多损,且肾恶燥,故温补之法,忌纯用刚热燥涩之剂,宜血肉温润之品。肝气郁结者,应以疏达肝气为主。湿热下注者,治用苦味坚阴,淡渗祛湿,即《内经》所谓"肾欲坚,急食苦以坚之"的原则。瘀血阻络者,以活血通络为治。

阳痿单纯由命门火衰所致者,临床上并不多见。若阳痿他证误用温肾壮火治疗,则可导致复杂的变证。如肝气郁结误用壮阳,则可肝郁化火,抑或徒伤肝肾之阴;肝经湿热误用壮阳,犹如火上加炭,使肝木焦萎;瘀血阻络误用壮阳,则伤津耗血,血液黏稠,血行更加不畅,反加重阳痿,临床尤应注意。

(二)治法方药

1.命门火衰

治法:温补下元。

方药:可选用右归丸、赞育丹、扶命生火丹、壮火丹等。诸方中既有温肾壮阳的药物,如鹿角胶、菟丝子、淫羊藿、肉苁蓉、韭子、蛇床子、杜仲、附子、肉桂、仙茅、巴戟天、鹿茸、补骨脂等,又配伍养血滋阴的药物,如熟地、当归、枸杞子、山茱萸、五味子等,以达到阴阳相济的目的,所谓"阳得阴助而生化无穷"。若火不甚衰,只因气血薄弱者,治宜左归丸、全鹿丸、火土既济丹等。

2.抑郁伤肝

治法:疏肝解郁。

方药:逍遥散合四逆散加白蒺藜、紫梢花、川楝子、醋延胡索。方中柴胡、枳实、薄荷疏肝解郁;当归、白芍柔肝养阴;炙甘草缓肝之急;白蒺藜入肝经,通阳气;紫梢花入肝经,专治阳痿;川楝子、醋延胡索一入气分,一入血分,可疏肝解郁止痛。诸药合用,共奏疏肝理气治疗阳痿之功。

3.湿热下注

治法:清化湿热。

方药:龙胆泻肝汤加减。方中龙胆草、黄芩、栀子清肝泻火,柴胡疏肝达郁,木通、车前、泽泻清利湿热;当归、生地黄养阴、活血、凉血,与清热泻火药物配伍,泻中有补,使泻火之药不致苦燥伤阴。若症见梦中举阳,举则遗精,寐则盗汗,五心烦热,腰膝酸软,舌红少津,脉弦细数,为肝肾阴伤,虚火妄动,治宜滋阴降火,方用知柏地黄丸合大补阴丸加减。若症见阴囊潮湿,阳事不举,腰膝沉重,或腰冷而重,尿清便溏,舌苔白腻,脉濡缓,为阴湿伤阳,治用九仙灵应散外洗。

4.阳明受损

治法:补气、健脾、和胃。

方药:九香长春饮加减。方中九香虫为君药,健脾益胃,善治阳痿;露蜂房、人参健脾益气起痿;黄芪、白术、茯苓、泽泻运脾治湿,为臣药;山药、白芍药补脾益阴,防诸药之过,为佐药;桂枝醒脾通络,引药直达病所,炙甘草健脾和胃,调和诸药,为使药。诸药配伍,共奏治疗中焦气虚之阳痿的功效。

5.血脉瘀滞

治法:活血化瘀通络。

方药:蜈蚣达络汤加减。方中蜈蚣为君药,通瘀达络,走窜之力最强;川芎、丹参、赤芍、水蛭、九香虫、白僵蚕为臣药,助蜈蚣达络之力;柴胡理气、黄芪补气、紫梢花理气壮阳,共为佐药;牛膝引药下行为使药。诸药配伍,共奏理气活血、通瘀达络以治阳痿之效。亦可用血府逐瘀汤加水蛭、地龙、路路通。方中水蛭、地龙、路路通活血入络脉;当归、牛膝、红花、桃仁、赤芍、川芎养血活血化瘀;生地黄滋阴,柴胡疏肝理气;枳壳、桔梗、甘草宣利肺气,通利血脉。统观全方,共奏益气、和血、通络之功效。

（三）其他治法

1.单方验方

抗痿灵：蜈蚣 18 g，当归、白芍、甘草各 60 g，共研细末，分成 40 包，每服半包至 1 包，早晚各 1 次，空腹白酒或黄酒送服。15 天为 1 个疗程。

2.针灸

针灸对本病有较好的疗效，可以同时配合应用。常用的穴位有关元、中极、命门、三阴交等。

五、转归及预后

阳痿属功能性病变者，经过适宜的治疗后，大多数可以治愈或改善，预后良好。器质性阳痿的预后差异较大。

内分泌性阳痿，一旦确认系某种疾病所致（除先天性因素外），经相应治疗，其原发病改善后，阳痿也会得到纠正。血管性阳痿采用保守治疗，原发病得到妥善治疗后，预后会更好一些。药物性阳痿，在找出某种药物所致之后，根据病情程度，停药或换药后，性能力通常也会迅速恢复起来。

六、预防和护理

（一）舒情怀

青壮年阳痿多与精神情志有密切关系，因此，立志向，舒情怀，防郁怒，是预防阳痿的重要一环。情绪要开朗，清心寡欲，注意生活调摄，加强锻炼，以增强体质，提高抗病能力。

（二）调饮食

要饮食有节，起居有常，不可以酒为浆，过食肥甘。以免湿热内生，酿成此患。

（三）节房劳

性生活是人类生活的一部分，不可无，亦不可过。切勿恣情纵欲，或手淫过度。在感到情绪不快、身体不适或性能力下降时，应暂时避免性的刺激，停止性生活一段时间，以保证性中枢和性器官得以调节和休息。

（四）积极治疗原发疾病

积极治疗可能引致阳痿的各种疾病。避免服用可能引起阳痿的药物。与此同时，配合妻子良好的精神护理，女方要体贴、谅解男方，帮助男方树立战胜疾病的勇气。

（孙　清）

第五节　早　泄

早泄是男女在性交时，勃起的阴茎刚接触阴唇或未插入阴道即射精，阴茎随之软缩，使性交不能继续下去而被迫中止的一种常见的性功能障碍。健康人在性交2～6分钟后射精是很普通的，有的甚至更短。射精的快慢差异很大，因人而异。早泄的实质是过快射精发生在男性的愿望之前，他们在性活动中经常缺乏对射精和性高潮的合理而随意的控制力，使男性在性反应周期中迅速由兴奋期进入了高潮期,而几乎没有体会到性生活带来的快感。没有性活动周期中不断增进性紧张度的平台期,或平台期太短,致使双方未能获得性满足。

一、病因病理

(一)精神心理因素

在精神心理因素中,其主要的表现形式是焦虑,它是几乎所有性功能障碍的共同特征。至于造成焦虑的原因则是多种多样的。焦虑可以掩盖或妨碍患者对射精即将来临感知的警觉。医师的治疗目标之一应该是帮助早泄患者清楚地把射精的先兆感鉴别出来,并把它从本质上与射精本身区别开来。由于潜在焦虑常常导致早泄患者对时间概念具有一种主观上的扭曲,这自然会影响到他们的性表现能力。患者似乎被卷入一个时间的漩涡,它否定了射精之前的先兆感受和这两种感受的先后顺序。在这一关键时刻的感知错位和焦虑使他们不可能把欲望和满足感正确地区分开来。如夫妻感情不融洽,相互间存在潜在的敌意、怨恨和恼怒,或丈夫对妻子过分的畏惧、崇拜,存在自卑心理,使男方产生焦虑和恐惧心理,有的由某种偶然的原因,出现1~2次早泄,就背上了思想包袱,产生了恐惧与不安;焦急情况下的婚前性交;女方对性交厌烦,希望赶快结束,促使射精提前;长期禁欲后的首次性交等均可引起早泄。

(二)器质性因素

1.泌尿生殖系感染

如尿道炎、前列腺炎、精囊炎、精阜炎等,因炎症的刺激,尿道敏感性增强,在发生充血时,前列腺和精囊的代谢和分泌发生紊乱的情况下,局部的刺激可能会对部分人引起暂时的早泄,因为对刺激的反应处于敏感的临界状态,就会很快发生射精。所以精阜炎和精阜增生常可发生早泄,因而电灼精阜也是治疗早泄的一种手段。

包茎和包皮过长的患者,由于龟头及系带平时都处于包蔽的情况下,性交时一旦翻转,对性交和摩擦极其敏感,容易造成早泄。同样的原因,包皮口过紧,系带太短者,也易发生早泄。

2.内分泌系统病变

如血内睾酮含量增高,使射精中枢兴奋性增高阈值下降时,射精中枢容易兴奋而过早出现射精。

3.神经系统病变

如脑肿瘤、脑血管疾病、脊髓损伤、神经衰弱等,直接影响控制性的中枢,对射精中枢控制能力下降而产生早泄。

二、临床表现

性交时间极短,或勃起的阴茎未插入阴道即排精,或开始性交时,阴茎刚接触阴唇,甚至尚未接触就射精,阴茎随之软缩,使性交不能继续下去而被迫中止,常伴有遗精以及头晕眼花、耳鸣、精神萎靡,腰膝酸软等全身虚弱症状。早泄尚无一个完全统一的标准,故早泄的临床表现也会因人而异,根据患者的满意程度判定是否为"早泄",是否需要治疗,以下几种临床现象为早泄的典型表现。

(1)只要看到裸体,甚至书刊、影视中有性色彩的画面,就情不自禁地出现射精。

(2)性伴侣双方只要身体一接触,尚未进行性器官的接触,就出现射精,即所谓"一触即发"。

(3)性伴侣双方生殖器官刚一接触,即出现射精,传统中医谓之"见花谢"。

（4）以往性生活时可达较长时间，而近来性交时间比以前明显的缩短，而女方在大多数情况下得不到性满足。

（5）生殖器进入阴道抽动数次即发生不可控制的射精，大多数情况下女方无法达到性高潮。

三、诊断与鉴别诊断

（一）诊断

早泄尚无一个完全统一的标准，典型的患者是生殖器未入阴道即泄，容易诊断。对其他类型早泄的临床表现也会因人而异，一般根据临床表现做出诊断。

（二）鉴别诊断

1.阳痿

阴茎不能勃起，或勃起不坚而不能进行性交。早泄是过早射精，导致阴茎萎软而不能性交。早泄主要为功能性的，而阳痿除功能性外，也有器质性的，早泄经药物和心理治疗后预后较好，阳痿属功能性的预后较好，而器质性的药物和心理治疗效果较差，甚则无效。

2.遗精

遗精是在无性交状态下，频繁出现精液遗泄，当进行性交时，可以是完全正常的。早泄则是在进行性交时，阴茎刚插入阴道或尚未插入阴道即射精，以致不能正常进行性交。早泄为有性交准备，遗精为意念妄动无性交准备而精自遗。临床上两者多兼见，但其预后一般较好。

四、治疗

早泄的治疗是一个系统工程，它包括心理治疗、行为治疗、药物治疗等。早泄从根本上说是射精所需的刺激阈太低，如何提高射精的刺激阈是克服早泄的关键。何谓刺激阈？它反映了机体兴奋性的高低，它就像门槛一样，太低时无论什么样的刺激，哪怕是很低很短的刺激，都能轻易越过而引起组织反应，说明机体的兴奋性很高。治疗早泄就是要尽力提高这个门槛，提高刺激阈，延长性兴奋平台期，推迟情欲高潮到来，使妻子能享受性交的愉快，进而达到感情和谐。早泄的治疗目的是采用各种方法延长患者发动射精的时间，概括有以下几种。

（一）心理治疗

早泄主要是一种精神生理方面的疾病，长期性生活的挫折可影响夫妻间情感的投入，女方更可能认为是丈夫自私行为的表现，应告诉患者及其配偶快速射精是一个普遍性问题，与缺乏性知识和性行为技巧关系密切，尽管早泄导致性生活扫兴，但重建射精的条件反射并不困难，如双方密切配合，消除焦虑心理，并及时解决治疗中的抗阻，使女方也能获得一定程度的满足，则可能只需较短时间就能收到双方愉悦的效果。性伴侣双方一往情深，女方乐意配合治疗，往往事半功倍。性伴侣双方应一起参与治疗，交流彼此对性生活的感受与要求，建立双方亲切和谐的关系，对男女双方进行有关性知识、性心理的教育，解除思想中的各种疑虑、紧张和忧愁，树立信心，让他们感到重建正常的射精反应是可能的。因相当数量的早泄患者是心理因素所致的，因此应用心理疗法是治疗早泄的一种重要手段，可以调动患者的积极因素，及时地纠正和帮助患者心理上的不足，产生良性循环，解除患者的思想顾虑和紧张情绪，以促进疾病的早愈。良好的性行为需处于安宁、温馨的感情氛围中，这样夫妻才能纵情享受性爱带来的美好体验。

（二）行为疗法

主要是通过性知识教育和性感集中训练家庭作业，使患者与妻子接触时彻底放松，夫妻间建立起一种亲昵的、能够共同分享的性感受,而不是单纯的性交。行为疗法的指导是教育患者注意体验性高潮前的感觉,在尚未到不能控制之前,减少或停止阴茎抽动,使性感减退后重新活动,改变性交体位也可使射精时间延长。

1.增加射精的次数

对于一些性交次数少,频率较低的患者,应鼓励他们增加每周性交的次数,也可连续性交。如晚上性交后次晨再次性交,或连续两晚性交,休息两三天后再连续两天。这样第二次性交时,由于男性性欲已降低,兴奋性得到释放,因此刺激值有提高,第二次性交时射精常可延长。所以,有的人在长期的禁欲后,先手淫1次再行性交,可使女方更满意。

2.间断手淫法

男方延长手淫时间,长达15分钟开始射精,以后逐步再延长手淫时间,使之超过15分钟。

3.改变性交体位

女上位做强烈的性器官插入与摩擦,可使女性性高潮提前到来,得到性满足。而男方处于被动地位,肌肉松弛,兴奋性降低,有时还可因深呼吸或分散注意力来延缓高潮的到来,最终与女方共同到达高潮。

4.外生殖器冷敷法

延长男性性交时间,缩短女方达到高潮所需时间,有利于双方性和谐。但欲达到刺激女方尽快达到高潮,而男方又能心平气和是很难办到的。因此,冷敷阴茎和阴囊使血管收缩,血供减少,同时还可能起到转移男方的注意力,消除紧张情绪,待女方进入兴奋时再徐徐进入性反应状态,可延缓早泄。

5.避孕套法

性交时可戴避孕套,必要时可戴双层避孕套,以降低阴茎对阴道摩擦的触觉,也降低对阴道温度、分泌物以及女方阴道收缩时的感觉,降低了整个性刺激的强度,也可延长射精时间。

6.中断排尿法

中断排尿法又称耻骨肌训练法,具体方法是在排尿时,先排出一部分,停顿一下,再排,再憋住,分几次把尿排完。平时可有意识地收缩肛门以抬高睾丸,或将浴巾覆盖在勃起阴茎上做抬起运动。在其他情况下,只有当性欲高潮时才有机会锻炼耻骨肌。经过几周骨盆底肌肉的锻炼后,常可有意识地阻止射精,而且当快要射精时,压迫耻骨肌,可以使性交时间随意延长,而且可多次出现性欲高潮。

7.阴囊牵拉法

在男性性高潮时,性兴奋很强烈,出现阴囊收缩、睾丸上提现象,此前用手向下牵拉阴囊及睾丸即可以降低兴奋性,以达到延缓射精,防止早泄的效果。

8.Semans 技术训练

Semans 技术训练即停顿与开始疗法,由女方刺激阴茎至快要射精时,男方示意立即停止刺激,待射精预感完全消失之后,再重新刺激,如此反复进行,直至男方能接受大量刺激,方允许最后射精。此方法的基本原则是提高射精阈值,初步治疗成功后,仍需每周进行1次控制性训练,以巩固疗效。

9.阴茎头部挤捏法

阴茎头部挤捏法又称耐受训练,首先由 Masters 和 Johnson 提出,挤捏法是对 Semans 技术的改良,此法的目的是加强丈夫的自控射精能力,并提高妻子的性快感,由女方实施此法效果较好。充分刺激阴茎,当男方阴茎勃起快要射精之前,女方将自己的拇指放在阴茎系带部位,食指与中指放在阴茎的另一面正好在冠状缘上方,稳捏压迫 4 秒,然后突然放松,施加压力的方向是从前向后,决不能从一侧向另一侧。女方要用指头的腹侧,避免用指甲捏夹或搔刮阴茎。挤捏所用力的大小与阴茎勃起的坚硬度成正比。此法可以缓解射精的紧迫感,坚持隔几分钟就使用 1 次此法,可以改善抑制功能,重建合适的射精反射。通过挤捏可以使阴茎硬度暂时减退 10%～25%。当男方信心已增强,则可转入性交再训练,要采用女上位的性交方式进行挤捏 3～6 次。在阴茎插入阴道之前进行挤捏,进入阴道后先静止,不主动摩擦,双方把注意力集中到全身性感上。阴茎在阴道内搁置短时间后,女方把阴茎拔出,再次挤捏,当在阴道内搁置 4～5 分钟时,可以改用阴茎根部挤捏法,这样就无须因挤捏而中断性交。经过 2 周的上述治疗后,多数男性在控制射精方面的能力会有很大的改善,如果坚持治疗 3～6 个月,可获得持久稳定的疗效。

(三)药物治疗

通过一些对自主神经系统有作用的药物,可起到控制射精的作用,如抗抑郁类药和吩噻类药物。镇静剂和单脂氢化酶抑制剂型抗抑郁的药物,有提高情绪、抗焦虑、延长射精时间,起到镇静和安静的作用。这些药物有苯巴比妥口服 1 次 3 mg,3 次/天;异丙嗪 12.5 mg,1 次/天或 2 次/天;或性交 1 小时前口服氯氮䓬之类的药。酚苄明 10～30 mg/d 口服。

有研究表明,射精管、输精管、前列腺、后尿道平滑肌上含丰富的 α-AR(α-肾上腺素受体),长效 α_1-AR 阻断剂络欣平,能阻断上述部位的 α-AR,使该部位的平滑肌松弛,蠕动减少,延长射精时间,有治疗早泄、延长射精的作用。成都中医药大学附属医院采用络欣平 1 mg,每天 1 次,睡前口服,1 周后改为 2 mg/d,睡前口服,2 周为 1 个疗程。服用 1～2 个疗程。治疗早泄 35 例。临床研究显示:络欣平治疗早泄总有效率为 68.5%。

龟头及阴茎涂抹麻醉剂、乳剂、软膏等均可降低龟头、系带处的神经敏感性。例如,比法尔(前列腺素 E_1 软膏),1%丁卡因,或 1%的达克罗宁油膏,或 3%氨基苯甲酸乙酯涂霜等均属于此类药物。外用的涂抹药物要适量,于性交前 10～30 分钟使用,最好外套阴茎套,既可充分保持药效,也可避免用量过大、过多造成女方阴道吸收而引起不良反应。

目前较新的疗法多采用抗抑郁类的药物如氯米帕明、曲唑酮等,现有的临床研究其有效率在 50%～70% 不等,一般初期效果较好,随着时间的延续需加大药物的剂量来维持药效。

(四)手术治疗

对于包皮过长及包茎的患者应行包皮环切术,因龟头及系带长期处于包皮的保护下,对性交时摩擦刺激非常敏感,阈值下降,易至早泄。包皮环切术后,龟头及系带暴露,经内裤的摩擦使敏感性下降,阈值提高,从而起到治疗早泄的作用。精阜炎和精阜增生常可发生早泄,因而电灼精阜也是治疗早泄的一种手段。

五、现代研究进展

(一)理论研究

(1)赵正元认为早泄属肾阳亏虚、肾气不固所致。其中青壮年已婚早泄多因房事过度、肾精不充所致,若误用壮阳之品,犹如涸泽而渔,早泄更重,故其用早泄汤,重在滋阴,意在阴中求阳。现代药理研究:方中淫羊藿具有雄性激素样作用,能促进精液分泌,兴奋神经,促进性功能;鹿角胶含有少量卵泡激素,二药合用均具有促进性腺功能的作用。盐黄柏能降低性神经系统的兴奋性(所谓降相火),减少性冲动,有利于性功能持久。全方具有滋阴降火,益肾涩精的功能,药症相符,故能控制早泄。

(2)康翠梅认为早泄是由于素体阴虚或病久伤阴,阴津亏虚,治宜滋阴补肾,清降虚火之法,方用六味地黄汤以滋阴降火,加肉桂以引火归元。

(3)戚广崇认为早泄的发病原因大多为功能性,从根本上说是射精所需的刺激阈太低,以致一触即发。患者多由于婚前习惯于快速自慰射精或性活动时紧张,环境不合适,怀疑性功能低下等,致使性活动时过分仓促、紧张而形成不良的条件反射;或夫妇不睦,对女方心怀敌意,或对妻子过于崇拜,自卑自怨,因而造成过度焦虑而致射精失控。认为,精之藏泄虽制之于肾,然与心、肝、脾关系密切。阴虚火旺,精官失职,纵欲竭精,肾虚不固;郁怒伤肝,情志抑郁,肝失疏泄;心脾两虚,气陷失摄;心有欲念,肾火妄动,心肾失交;湿郁精官,相火妄动,开合无权均可导致早泄。

(二)临床研究

(1)肖洲南用龙胆泻肝汤加减治疗早泄60例。药物组成:龙胆草、山栀子、黄芩、黄柏、丹皮、赤芍、川牛膝、车前子(包煎)各10 g,柴胡8 g,生地黄15 g,生甘草6 g。加减:伴生殖道感染者减丹皮、赤芍,加败酱草、白花蛇舌草;伴焦虑、畏惧、心慌者减丹皮、赤芍,加酸枣仁、龙齿;伴性欲减退者减生地黄、丹皮、赤芍,加淫羊藿、补骨脂、菟丝子;伴性欲亢进者黄柏、牛膝增为各15 g。上方每天1剂,水煎分2次温服。每5剂为1个疗程。一般治疗1~3个疗程。治疗结果:显效23例,有效31例,无效6例;其中1个疗程有效者为16例,2个疗程有效者为23例,3个疗程有效者为15例。

(2)古凤江用早泄汤治疗早泄85例。早泄汤处方:枸杞、生山药、熟地黄、茯苓、五味子、远志、鹿角胶、菟丝子、淫羊藿、生龙骨、知母、盐黄柏、甘草。水煎服,每天1剂,早晚服。治疗4周为1个疗程。治疗结果:85例中,治愈45例,好转29例,无效11例,总有效率为87.5%。

(3)欧春用滋肾固精汤治疗早泄51例。药用巴戟天12 g,韭菜籽15 g,菟丝子12 g,制首乌15 g,熟地黄15 g,当归12 g,白芍9 g,桑螵蛸15 g,煅龙骨15 g,枳壳9 g。随症加减:①早泄甚者加金樱子、芡实、山茱萸。②兼肾阳虚者加淫羊藿、仙茅、锁阳。③兼肾阴虚者加黄柏、知母、鳖甲。④兼气虚者加黄芪、党参、山药。每天1剂,水煎服。14剂为1个疗程,连续治疗1~4个疗程。治疗结果:近期治愈16例,显效22例,有效7例,无效6例,总有效率为88.23%。疗程最长2个月,最短3天,平均12.6天。

(4)汪明德用封髓定志汤治疗早泄22例。基本方:知母15 g,黄柏15 g,茯苓30 g,炙远志10 g,生龙骨30 g,生牡蛎30 g,金樱子30 g,芡实15 g,五味子15 g,石菖蒲10 g。配合挤捏法。未婚新交或分居偶合者,用二次射精法,或用双层避孕套结合动停法。结果:痊愈15例,占68.18%,好转5例,占22.72%,无效2例,占9.09%。

用加味虎杖散治疗早泄56例。基本方:虎杖根30 g,川牛膝15 g,茯苓15 g,黄柏15 g,败酱草15 g,石菖蒲10 g,丹参15 g,牡丹皮15 g,金樱子30 g,芡实30 g,草薢15 g,黄芪15 g。口服和保留灌肠。炎症好转后,配合挤捏法。结果:痊愈40例,占71.43%,好转11例,占19.64%,无效5例,占8.93%。

用兴阳固精汤治疗早泄40例。方用仙茅15 g,金樱子30 g,淫羊藿30 g,菟丝子15 g,蛇床子12 g,沙苑子15 g,生龙骨30 g,桑螵蛸15 g,蜂蜜15 g,蜈蚣3条,肉苁蓉15 g,锁阳15 g,狗肾粉(吞服)5 g。阳虚甚者加炮附子10 g,人参3 g。配合洗剂(蛇床子15 g,细辛15 g,干蟾皮15 g,地骨皮30 g,五倍子10 g)浸擦阴茎龟头。结果:痊愈17例,占42.5%,好转19例,占47.5%,无效4例,占10%。

(5)黄清春用八正散加减治疗早泄68例。方用萹蓄15 g,瞿麦12 g,木通15 g,车前子(包)20 g,金樱子20 g,滑石30 g,栀子12 g,莲子心12 g,煅牡蛎30 g,甘草6 g,水煎服。外用五辛散洗剂:五倍子50 g,细辛5 g,打碎水煎至200 mL,在温度50 ℃时,将龟头置入药液外洗浸泡按摩,药凉即止,每晚1次,2周为1个疗程。结果:68例中近期治愈22例,显效29例,有效13例,无效4例。

(6)袁曙光用非药物疗法治疗早泄60例。方用如下。①心理疏导:要求夫妻双方同时就诊,首先要了解患者的性生活史,包括性欲、性生活环境、性生活的心理状态等,针对不同的情况进行心理疏导,以减轻性交时的心理负担,同时可给夫妻双方传授一些射精生理学方面的基本知识。②性行为疗法:要求男女双方共同参与到治疗中,首先是手法治疗,用手刺激阴茎,当阴茎勃起时,有射精紧迫感时则停止刺激,或用手挤压阴茎系带与冠状沟部位,直至阴茎萎软后,再度进行刺激,每晚进行2~3次。2周后则可进行性交疗法,即在阴茎勃起插入阴道后,保持静止,如有射精感则立即拔出,如此反复,使阴茎在阴道内保持时间逐渐延长。并可增加刺激强度,达到满意程度后即可让男方随意射精。一般坚持这种性交方法1~2个月后,可明显延长性交时间。③针灸、耳穴疗法:对伴有精神紧张、神疲失眠的患者可针刺三阴交、八髎、会阳穴,以王不留行籽用胶布固定于神门、内分泌、内生殖器、外生殖器等耳穴处,每天按压10次左右。结果:治疗组60例,显效40例,有效14例,无效6例。

(7)李净用九天昊应散外用治疗早泄100例。方药组成:蛇床子15 g,五倍子10 g,炮附子10 g,露蜂房10 g,公丁香5 g,远志10 g,石菖蒲10 g,冰片3 g。将上药水煎后趁热熏洗阴茎,刺激阴茎时应用Semans法。刺激阴茎至快要射精的程度,然后停止刺激,直到兴奋高潮减退再刺激阴茎,如此反复进行。刺激过程在药液中进行。若性交时,开始阶段外用避孕套。治疗2周为1个疗程。结果:治疗100例中,近期治愈34例,显效27例,有效33例,无效6例,显效率61%,有效率94%。

(8)贺心云用针药结合治疗早泄51例。取穴分为2组:①气海、中极(加电脉冲)、关元、三阴交、公孙、太冲、行间、太溪、涌泉、内关、神门、安眠、百会。②肾俞(加电脉冲)、命门、三阴交、公孙、太冲、行间、太溪、涌泉、内关、神门、百会、安眠。每天针1次,两组穴位交替使用,连续25天,中间休息3~5天。两个月为1疗程。手法:治疗前令患者小便,使膀胱排空,用3寸毫针,针腹部穴以尿道根有电击感为度;针背部穴以局部酸、胀重而放射至臀部(或大腿根部)为佳。手、足、头穴位均应酸而麻重。行捻转平补平泻法,留针30分钟。内服中药基本方:金樱子15 g,五味子15 g,覆盆子15 g,益智仁15 g,枸杞子15 g,枣仁15 g,柏子仁15 g,生龙牡各30 g,莲米30 g,芡实30 g。辨证加减:肝胆湿热者,合龙胆泻肝汤加减;阴虚火旺者,合知柏地黄丸加减;肾阳不足者,合金匮肾气丸加减;肝气郁结者,合柴胡疏肝散加减。服法:每天1剂,2个月为1个疗程。结果:显效28例,有效17例,无效6例。

(9)黄讯用填精固泄丸治疗早泄95例。方用:山药60 g,枸杞子90 g,桑葚子90 g,女贞子90 g,金樱子90 g,芡实90 g,覆盆子90 g,山萸肉90 g,肉苁蓉100 g,熟首乌120 g,党参90 g,白术90 g,炙黄芪60 g,肉桂30 g,鹿茸30 g,海马30 g,龟甲胶100 g,共研细末,炼蜜为丸,每次10 g,每天2次,分早晚服,淡盐汤送服,1个月为1个疗程。治2个疗程,痊愈(房事时间在20分钟以上)64例,好转(房事时间在10分钟以上)22例,无效9例。

(10)林中用金樱子汤合男士香露治疗早泄112例。金樱子汤方组成:金樱子30 g,莲肉10 g,五味子10 g,菟丝子10 g,沙苑蒺藜15 g,芡实15 g,莲须10 g,煅龙牡各15 g(先煎)。若偏于脾肾阳虚者加补骨脂、山萸肉、淫羊藿、党参、制附子;心肾不交者加黄连、肉桂;阴虚火旺者加黄柏、知母;偏于肾虚者加生地黄、龟甲、女贞子、枸杞子;大便干结者加肉苁蓉、当归;腰酸痛甚者加杜仲、续断;阴茎勃起不坚者加锁阳、淫羊藿、阳起石、仙茅。每天1剂,水煎分2次服,连服10天为1个疗程,可连服3个疗程。服药期间,宜清心寡欲,禁止房事。男士香露方组成:细辛5 g,公丁香5 g,海马5 g,蛇床子3 g,淫羊藿3 g,75%乙醇50 mL。将上述中药去除杂质,浸泡入乙醇内30天。尔后将药液过滤装入空瓶或带喷嘴的花露水瓶中,即可作香露使用。每次房事前,向阴茎龟头部涂擦或喷洒香露1~2次,每次0.5 mL,经2~3分钟即可行房事。治疗结果:经治疗后房事并射精正常者为治愈,计101例;经3个疗程早泄未愈者为无效,计11例。治愈率为90.18%。

(11)叶炳言用黄芪地黄汤治疗早泄55例。方用:生黄芪、金樱子、煅牡蛎各30 g,沙苑子15 g,生地黄12 g,丹皮、泽泻、怀山药、茯苓、山萸肉、升麻、五味子各10 g。7天为1个疗程,连服2~3个疗程。治疗结果:25例治愈(性交时间延长≥5分钟,1年以上无复发);18例有效(性交时间延长<5分钟,或性交时间延长≥5分钟,但1年内复发者);12例无效(治疗后无进步)。

(12)董和平用中药熏洗和落水冲击脱敏法治早泄。方用如下。①药物治疗法:蛇床子30 g,苦参30 g,五倍子20 g,花椒20 g,置冷水2 000 mL中浸泡30分钟,煎煮20分钟,过滤留取1 000 mL,待温度适中时将阴茎置于药液中浸泡,并反复挤捏龟头10~20分钟。②落水冲击脱敏法:普通淋浴器去掉喷头,使流出的水形成水柱状,将水温调控适中。患者裸体立于水柱旁,用手平托阴茎,使落水直接冲击龟头及冠状沟处。此时阴茎可勃起并有快意,当出现紧迫射精感时,将阴茎及时离开水柱,待阴茎稍有萎软再重复前法。每次10~20分钟。治疗时要求做到精神放松,树立治愈信念,正确对待治疗。上述两种方法,隔天交替使用,2周为1个疗程。治疗结果:共治50例,其中治愈43例,占86%;显效5例,占10%;无效2例,占4%。总有效率96%。

(三)实验研究

1.刘哲用壮肾固春膏治疗阳痿、早泄的临床研究

(1)方药组成:生附子,淫羊藿,马钱子,巴戟天,川芎,红花等。

(2)药物生产工艺:①按照药物所含成分的化学性质,将药物运用渗漉法或煎煮法进行分类提取,并加以浓缩。②将提取、浓缩的药物成分与油相基质(硬脂酸、单硬脂酸甘油酸、凡士林等)和水相基质(三乙醇胺、蒸馏水)及二甲基亚砜等分别配制,并混合均匀即可。

(3)病例选择及治疗观察:凡具有以下两项者即可诊断:①已做好性交准备(包括心理准备),阴茎尚未进入阴道,或已进入阴道30秒至1分钟内射精者,并有阴茎勃起后射精,随即疲软。②未通过性交过程达到性满足(包括未行性交或已行性交)。穴位贴敷:取穴神阙。贴药前将穴位部清洗干净,然后将2 mL许药膏填置于穴中,贴以胶布覆盖。疗程:每隔2天换帖1次,以10次为1个疗程。外阴敷药:于每晚临睡前或每于同房前30分钟,将药膏适量涂于龟头及冠状沟处。疗程:每天用药1次,10次为1个疗程。

(4)疗效结果患者32例,其中临床治愈24例,显效3例,有效2例,无效3例。临床治愈率为75%,总有效率为90.63%。以性交时间为指标,进行了治疗前后的观察。结果,治疗前性交平均时间为0.561 0±0.274 8分钟,治疗后为5.292 7±3.070 3分钟,经统计学处理 $P<0.01$,存在显著性差异。证明本药对改善早泄情况有明显的疗效。

(5)药理药效学研究:药物经皮肤黏膜吸收较快地渗透入血液之中,作用于全身并保持在血液中较稳定的浓度,其用药疗效比较确切;给药不经过消化道,避免了口服给药对胃肠的不良刺

激,以及由此所致的一些不良反应;且能避免消化酶、消化液对药物的破坏,从而可以使药物保持更多的有效成分,更好地发挥治疗作用。是治疗勃起功能障碍的重要方法。

组方中使用了马钱子,马钱子是马钱科植物马钱的成熟种子,经过测定其中含有生物碱1.5%～5%,主要成分有士的宁,由于士的宁可激发脊髓的反射功能,而性兴奋是受骨盆内的神经丛支配的,只要用药恰当,可以提高性兴奋而促使阴茎勃起与维持。

此外,在组方中,还使用了行气活血化瘀的药物。对阴茎勃起血流动力学的研究表明,阴茎的勃起与维持很大程度上取决于动脉血流的增加和阴茎海绵体血管阻力的下降。因此,重视利用活血化瘀的药物以助阴茎充血勃起,正是中医所谓"筋为体,以气血为用"。

2.凌娅蜘蟋丸的研制及治疗早泄疗效观察

(1)方药组成:蜘蛛 30 只,蟋蟀 10 对,蜂房 60 g,地龙 10 条,蛤蚧 1 对,淫羊藿、肉苁蓉、补骨脂、胡桃仁、巴戟天、菟丝子、熟地黄、蛇床子、合欢皮、杜仲、远志、防风等药若干,蜂花粉 60 g,紫河车 40 g。

(2)药物的生产工艺、制备:根据方中各味药物的质地及其有效成分的化学性质,分组进行打粉、醇、水提取真空浓缩膏,制成浓缩丸(如赤豆大小),80 ℃以下干燥、分装,即得 60 g×10 瓶。本品外观圆整,色泽一致,质量符合《中华人民共和国药典》1995 年版丸剂项规定。

(3)病例选择及治疗观察:诊断符合早泄 51 例,分为治疗组与对照组。治疗口服蜘蟋丸每天 2 次,每次 3 g;对照组口服海马巴戟丸(吉林敦化市制药厂生产)治疗,每天 2 次,每次 3 粒,均为 10 天后开始随访。

(4)疗效结果:治疗组有效率与对照组无显著性差异 $P > 0.05$。

(5)药理药效学研究:蜘蟋丸是以蜘蛛、蟋蟀为主药的一种配方,这 2 味虫类药含有大量的蛋白质、氨基酸及酶类、激素、脂类、矿物质和微量元素等成分,具有活血化瘀,壮阳益肾,提高性欲的功效,配以蜂房、蛤蚧、紫河车起协同益肾固摄下元作用,治疗肾阳虚衰而致的阳痿不举效果明显。从生物学上来讲,虫类药物比本草药更贴近人体,其有效成分容易被人体吸收,纠正机体体内平衡失调。肉苁蓉、蛇床子等都有温肾壮阳作用,现代药理研究其提取液都有雄性激素样作用,能促进精液的分泌。菟丝子、杜仲补肝肾、强筋骨。地龙、远志、合欢皮性皆偏凉,有镇静安神的功效,且能缓解阳药易耗伤阴津的温燥之性,还可解除患者的紧张情绪,调整机体交感神经和迷走神经的平衡。蜘蟋丸与海马巴戟丸相比总有效率无显著差异,但海马巴戟丸与其他治疗阳痿药物一样仅治疗阳虚型阳痿,对阴虚型、肝郁型等疗效不好,故适应性差,而蜘蟋丸正相反,具有良好的适应性,对各型阳痿疗效都理想。另外,本丸有延缓射精时间的作用,在治疗阳痿同时对早泄亦有很好的疗效,治疗 75 例患者中,伴有早泄者 51 例经治疗后早泄好转 33 例。由此可见,蜘蟋丸的综合疗效较好。

蜘蟋丸为临床验方加减并由汤剂改型而来,原汤药经临床应用多年未见不良反应。

制取丸剂按照国家新药审批办法做毒理学研究,结果表明蜘蟋丸毒性很小,安全范围大。将本组方制成丸剂,不仅生药耗用量降低,而且疗效更佳,携带、服用更方便。在制丸过程中注意根据药物的性质采取相应的措施,保证药物的有效成分提取或免遭高温破坏。如蜘蛛、蟋蟀鲜活虫类,捕捉后即用沸水烫死,用微波炉高效短时烘干,-10 ℃冷藏,这样即可杀菌又可以使其含有生物活性物质不受破坏。再如淫羊藿、肉苁蓉、菟丝子、杜仲、远志等中草药中含有苷类、生物碱、黄酮类化合物,这些有效成分在乙醇中溶解度大,水中溶解甚微,对此采取醇、水分别提纯,收浸膏入药制得浓缩丸,避免了汤剂中有效成分的丢失,从而提高疗效。

六、中西医结合治疗述评

早泄是临床最常见的男性性功能障碍。目前对早泄的诊断由于没有确切统一标准,对早泄的认识明显的不一致。但一般认为在2～6分钟,夫妻双方均满意者,不能诊断为早泄。新婚或因各种原因射精时间短一些,或随着年龄的增加,射精时间有不同的变化,这些均是正常生理现象。临床有的患者有勃起功能障碍,合并有早泄是比较常见的,这类患者应该首先治疗ED,一般ED正常,射精也会明显延长。因此,在诊断早泄的同时,是否有其他性功能障碍,选择合理的治疗方法是十分重要的。

目前治疗方法有西药、中医药、行为治疗、手术等方法。西药治疗药物多是利用镇静类药物增强性抑制力,达到延长射精的目的,但有导致性兴奋降低、勃起不坚,甚至阳痿以及头晕等并发症的可能,而且长期应用,停药后复发率亦较高。性交前外用局部麻醉,临床部分患者有效。也有人应用西地那非(万艾可)和比法尔乳膏剂治疗早泄,初次疗效不明显,第二次射精明显延长。

中医药治疗早泄有多种方法,如补肾固精、滋阴潜阳、疏肝理气、活血化瘀、镇静安神等治法,临床有一定疗效,尤其早泄合并有ED,中医药对改善症状,增加勃起功能,疗效较好,但多数中医药的治疗仍然停留在经验的治疗,应该采用随机、双盲、多中心研究。

性行为疗法是有效的治疗方法,其治疗要有充分的耐心及夫妻的配合治疗,应用得当,疗程足,多能使射精时间得到一定程度的延长,对射精的控制能力增强,使早泄得以改善和治愈。

手术治疗对原发性早泄,通过各种治疗无效,排除有ED等其他疾病,可以采用切断阴茎背侧远端部分神经末梢,对延长射精时间是有效的。但在手术前应该向患者介绍不会导致ED等并发症,且部分远端神经末梢切断,仍然有神经末梢分布龟头。只要掌握好适应证,手术疗效满意。

综上所述,多数早泄都是可以治愈的,对于无严重器质性疾病者,通过适宜的治疗,一般均可治愈,只是射精的时间长短有所不同。早泄的治愈率取决于医师为患者所寻找的治疗方法。治疗轻、中度患者可采用中药内服和外用,重度患者常需加用性行为疗法。一般来说,在一个适宜的治疗方案中,不要急于求成,坚持治疗一段时间,早泄均可改善,并逐渐治愈。

必须强调,早泄的治疗除患者本人外,往往对其配偶的"治疗"也是关键,必须做好这方面的工作,才能提高治愈率。另外,性知识的普及教育则是预防早泄的关键。

(孙　清)

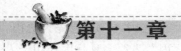

第十一章

气血津液病证的内科治疗

第一节 虚 劳

虚劳是指以五脏虚证为主要临床表现的多种慢性虚弱证候的总称,又称虚损。

历代医籍对虚劳的论述甚多。《素问·通评虚实论》提出的"精气夺则虚"是虚证的提纲。而《素问·调经论》所谓"阳虚则外寒,阴虚则内热",进一步说明虚证有阴虚、阳虚之别,并明确了阴虚、阳虚的主要特点。《难经·十四难》论述了"五损"的症状及病势传变,并根据五脏的所主及其特性提出相应的治疗大法,如"损其肺者益其气,损其心者调其营卫,损其脾者调其饮食、适其寒温,损其肝者缓其中,损其肾者益其精。"汉·张仲景在《金匮要略·血痹虚劳病脉证并治》篇首先提出了"虚劳"的病名,分阳虚、阴虚、阴阳两虚三类,详述症、因、脉、治,治疗着重于温补脾肾,并提出扶正祛邪、祛瘀生新等治法,首倡补虚不忘治实的治疗要点。《诸病源候论·虚劳病诸候》比较详细地论述了虚劳的原因及各类症状,对五劳(心劳、肝劳、肺劳、脾劳、肾劳)、六极(气极、血极、筋极、骨极、肌极、精极)、七伤(大饱伤脾,大怒气逆伤肝,强力举重、久坐湿地伤肾,形寒、寒饮伤肺,忧愁思虑伤心,风雨寒暑伤形,大恐惧不节伤志)等内容做了具体阐释。金元以后,对虚劳的理论认识及临床治疗都有较大的发展。如李东垣重视脾胃,长于甘温补中。朱丹溪重视肝肾,善用滋阴降火。明·张景岳深刻地阐发了阴阳互根的理论。提出"阴中求阳,阳中求阴"的治则,在治疗肾阴虚、肾阳虚的理论及方药方面有新的发展。汪绮石重视肺、脾、肾在虚劳中的重要性,所著《理虚元鉴》中明确指出:"治虚有三本,肺、脾、肾是也。肺为五脏之天,脾为百骸之母,肾为性命之根,治肺、治脾、治肾,治虚之道毕矣。"清·吴澄的《不居集》系统汇集整理了虚劳的资料,是研究虚劳的一部有价值的参考书。

虚劳所涉内容很广,是中医内科学中范围最广的一种病证。凡先天禀赋不足,后天调护失当,病久体虚,积劳内伤,久虚不复等导致的多种以脏腑气血阴阳亏损为主要表现的病证,均属于本病证的范畴。

现代医学中多系统的众多慢性消耗性疾病以及功能衰退性疾病,出现虚劳的临床表现时,可参考本节进行辨证论治。

一、病因病机

引起虚劳的原因很多。《理虚元鉴·虚证有六因》全面归纳了虚劳之因,提出"有先天之因,有后天之因,有痘疹及病后之因,有外感之因,有境遇之因,有医药之因",表明多种病因作用于人体,引起脏腑亏损,气血阴阳亏虚,日久不复,皆可发展为虚劳。概言之,其病因不外先天、后天两大因素。以脏腑亏损、气血阴阳虚衰为主要病机。

(一)禀赋不足

因父母体虚,禀赋薄弱,或孕育不足,胎中失养,或后天喂养不当,水谷精气不充,均可导致先天禀赋不足,体质不强,易于患病,病后久虚不复,脏腑气血阴阳日渐亏虚,发为虚劳。

(二)烦劳过度

烦劳过度,因劳致虚,损伤五脏。如《素问·宣明五气》篇指出:"久视伤血,久卧伤气,久坐伤肉,久立伤骨,久行伤筋。"《医家四要·病机约论》也说:"曲运神机则劳心,尽心谋虑则劳肝,意外过思则劳脾,预事而忧则劳肺,色欲过度则劳肾。"在各种劳损中,尤以劳神过度及恣情纵欲较为常见。

(三)饮食不节

暴饮暴食,饥饱无常,或嗜欲偏食,营养不良,或饮酒过度,均会损伤脾胃,久则气血无以生化,内不能和调于五脏六腑,外不能洒陈于营卫经脉,形成虚劳。

(四)大病久病

邪气强盛,正气短时难复,损伤脏气,耗伤气血阴阳,复以病后失于调养,每易发展为虚劳;或久病迁延失治,邪气留恋,病情传变日深,损耗人体的气血阴阳;或妇人产后调理失当,正虚难复,均可演变为虚劳。

(五)误治失治

因误诊误治,或遣方用药不当,以致精气耗损,既延误治疗,又损及阴精或阳气,从而发为虚劳。

虚劳之病位主要在五脏,尤以脾肾为主。由于五脏相关,气血同源,阴阳互根,所以一脏受病,可以累及他脏,互相影响和转化。虽病因各异,或是因虚致病,因病致劳,或是因病致虚,久虚不复成劳,但究其病理性质,主要为气、血、阴、阳的亏耗。气虚不能生血,血虚无以载气。气虚日久阳亦渐衰,血虚日久阴也不足。阳损日久,累及于阴;阴亏日久,累及于阳。病势日渐发展,而病情趋于复杂。

二、诊断要点

(一)症状

多见于形神衰败,身体瘦弱,大肉尽脱,心悸气短,自汗盗汗,面容憔悴,食少厌食,或五心烦热,或畏寒肢冷,脉虚无力等症。具有引起虚劳的致病因素及较长的病史。

(二)检查

虚劳涉及的病种甚多,必须结合患者的具体情况,针对主要症状有选择地做相应的检查,以便重点掌握病情。一般常选用血常规、血生化、心电图、X线摄片、免疫功能测定等检查。特别要结合原发病做相关检查。

三、鉴别诊断

(一)肺痨

宋代严用和在《济生方·五劳六极论治》中指出："医经载五劳六极之证,非传尸、骨蒸之比,多由不能卫生施于过用,逆于阴阳,伤于荣卫,遂成五劳六极之病焉。"两者鉴别的要点是:肺痨乃因正气不足而被痨虫侵袭所致,病位主要在肺,具有传染性,以阴虚火旺为其病理特点,以咳嗽、咯痰、咳血、潮热、盗汗、消瘦为主要临床症状;而虚劳由多种原因所导致,久虚不复,病程较长,一般无传染性,以脏腑气、血、阴、阳亏虚为其基本病机,可分别出现五脏气、血、阴、阳亏虚的多种临床症状。

(二)其他疾病中的虚证

虚劳与内科其他病证中的虚证证型虽然在临床表现、治疗方药方面有类似之处,但两者仍有区别:虚劳的各种证候,均以出现一系列精气亏虚的症状为特征;而其他病证的虚证则各以其病证的主要症状为突出表现。例如,眩晕一证的气血亏虚型,虽有气血亏虚的症状,但以眩晕为最突出、最基本的表现;水肿一证的脾阳不振型,虽有脾阳亏虚的症状,但以水肿为最基本、最突出的表现。此外,虚劳一般都有比较长的病程,且病势缠绵,往往涉及多脏甚至整体。而其他病证的虚证类型虽然也以久病属虚者居多,但亦有病程较短而表现虚证者。例如,泄泻一证的脾胃虚弱型,以泄泻为主要临床表现,有病程长者,亦有病程短者。

四、辨证

《杂病源流犀烛·虚损劳瘵源流》说:"虽分五脏,而五脏所藏无非精气,其所以致损者有四,曰气虚,曰血虚,曰阳虚,曰阴虚""气血阴阳各有专主,认得真确,方可施治"。一般说来,病情单纯者,病变比较局限,容易辨清受累脏腑及其气、血、阴、阳亏虚的属性。但由于气血同源,阴阳互根,五脏相关,所以各种原因所致的虚损往往相互影响,由一虚而渐致多虚,由一脏而累及他脏,使病情趋于复杂和严重,辨证时应加以注意。

虚劳的证候虽繁,但总离不开五脏,而五脏之虚损,又不外乎气、血、阴、阳。因此,现以气、血、阴、阳为纲,五脏虚证为目,分类列述其证治。

(一)气虚

症见面色㿠白或萎黄,少气懒言,声音低怯,头昏神疲,肢体无力,舌苔淡白,脉细软弱。

1.肺气虚

证候:咳嗽无力,痰液清稀,自汗气短,语声低微,时寒时热,平素易于感冒,面白,舌质淡,脉弱。

分析:肺气不足,则咳嗽无力,痰液清稀;表卫不固,故自汗气短,语声低微;肺气亏虚,营卫失和则时寒时热;肺主皮毛,肺虚则腠理疏松,故易感受外邪;肺气亏虚,不能朝百脉,故见面白、舌淡、脉弱。

2.心气虚

证候:心悸,气短,动则尤甚,神疲体倦,自汗,面色㿠白,舌质淡,脉弱。

分析:心气虚弱,心失所养,则心悸、气短;因心开窍于舌,其华在面,故心气不足则面色㿠白,舌质淡;心主血脉,故心气虚则脉道空虚;汗为心之液,故心气不足则摄津无力,而见自汗;心主神志,心气不足,则神疲体倦,劳则尤甚,舌淡、脉弱。

233

3.脾气虚

证候:纳食减少,食后胃脘不适,神疲乏力,大便溏薄,面色萎黄,舌淡苔薄,脉弱。

分析:脾虚不能健运,胃肠受纳及传化功能失常,故纳食减少,食后胃脘不适,大便溏薄;脾虚不能化生水谷精微,气血来源不充,形体失养,故倦怠乏力,面色萎黄,舌淡,脉弱。

4.肾气虚

症状:神疲乏力,腰膝酸软,小便频数而清长,白带清稀,舌质淡,脉弱。

分析:肾气亏虚则固摄无力,故小便频数而清长,白带清稀;腰为肾之府,故肾虚则腰膝酸软;神疲乏力,舌质淡,脉弱,均为气虚之征。

(二)血虚

症见面色淡黄或淡白无华,唇、舌、指甲色淡,头晕目眩,肌肤枯燥,舌质淡红,苔少,脉细。心主血,脾统血,肝藏血,故血虚之中以心、脾、肝的血虚较为多见。

1.心血虚

症状:心悸怔忡,健忘,失眠,多梦,面色不华,舌质淡,脉细或结代。

分析:心血亏虚,血不养心,则心神不宁,故致心悸怔忡,健忘,失眠或多梦;血虚不能上荣头面,故面色不华,舌质淡;血虚气少,血脉不充,故脉细或结代。

2.肝血虚

症状:头晕目眩,胁肋疼痛,肢体麻木,筋脉拘急,或惊惕肉瞤,妇女月经不调甚则闭经,面色无华,舌质淡,脉弦细或细涩。

分析:肝血亏虚,不能上养头目,故致头晕目眩;血不养肝,肝气郁滞故胁肋疼痛;由于血虚生风,筋脉失养,以致肢体麻木,筋脉拘急,或惊惕肉瞤;肝血不足,妇女冲任空虚,则月经不调甚或闭经;面色无华,舌淡,脉弦细或细涩,为肝血不足,血脉不充之象。

(三)阴虚

症见面赤颧红,唇红,手足心热,虚烦不安,潮热盗汗,口干,舌质光红少津,脉细数无力。五脏的阴虚在临床上均较常见,而以肾、肝、肺为主,且以肝肾为根本。病情较重时,可出现气阴两虚或阴阳两虚。

1.肺阴虚

症状:咳嗽,咽干,咳血,甚或失音,潮热盗汗,颧红如妆,舌红少津,脉细数。

分析:肺阴亏耗,肺失濡润,故干咳;肺络损伤,则咳血;阴虚津不上承,故咽干,甚则失音;阴虚火旺,虚热迫津外泄,则潮热盗汗;颧红如妆,舌红少津,脉细数,均为阴虚有热之象。

2.心阴虚

症状:心悸,失眠,烦躁,潮热,盗汗,面部潮红,口舌生疮,舌红少津,脉细数。

分析:心阴亏虚,心失濡养,故心悸,失眠;阴虚生内热,虚火亢盛,故烦躁,面部潮红,口舌生疮;虚热迫津外泄,则盗汗;舌红少津,脉细数,为阴虚内热,津液不足之象。

3.胃阴虚

症状:口干唇燥,不思饮食,大便秘结,甚则干呕,呃逆,面部潮红,舌干,少苔或无苔,脉细数。

分析:脾胃阴虚,运化失常,故不思饮食;津亏不能上承,故口干;胃肠失于滋润则大便秘结;若阴亏较甚,胃气失于和降,上逆为患,则干呕、呃逆;面部潮红,舌红,苔少,脉细数,均为阴虚内热之象。

4.肝阴虚

症状：头痛，眩晕，耳鸣，视物不明，目干畏光，急躁易怒，或肢体麻木，筋惕肉瞤，面部潮红，舌干红，脉弦细数。

分析：肝阴不足，肝阳偏亢，上扰清窍，故头痛，眩晕，耳鸣；肝阴不能上荣于目，故视物不明，目干畏光；阴血不能濡养筋脉，虚风内动，故肢体麻木，筋惕肉瞤；阴虚火旺，肝火上炎，则面部潮红；舌红少津，脉弦细数为阴虚肝旺之象。

5.肾阴虚

症状：腰酸，遗精，两足痿软，眩晕，耳鸣，甚则耳聋，口干，咽痛，颧红，舌红少津，脉沉细数。

分析：肾虚失养，故感腰酸；肾阴亏损，相火妄动，精关不固，则遗精；肾阴亏虚，髓海不充，脑失濡养，则眩晕，耳鸣；虚火上炎，故口干、咽痛、颧红；舌红少津、脉沉细数，均为肾阴亏虚之征。

（四）阳虚

症见面色苍白或晦暗，畏寒肢冷，出冷汗，神疲乏力，气息微弱，或水肿，下肢较甚，舌质胖嫩，边有齿印，苔淡白而润，脉沉迟或虚大。阳虚常由气虚进一步发展而成，阳虚则寒，其症比气虚更重，并出现里寒的征象。阳虚之中，以心、脾、肾的阳虚为多见。由于肾阳为人身之元阳，所以心、脾阳虚日久，必累及于肾，而出现心肾阳虚或脾肾阳虚的病变。

1.心阳虚

症状：心悸，自汗，神倦嗜卧，形寒肢冷，心胸憋闷疼痛，面色苍白，舌淡或紫黯，脉细弱或沉迟。

分析：心阳不足，心气亏虚，故心悸、自汗，神倦嗜卧；阳虚不能温养四肢百骸，故形寒肢冷；阳虚气弱，不能推动血液运行，心脉瘀阻，气机滞塞，故心胸憋闷疼痛，舌质紫黯；面色苍白，舌淡，脉沉迟，均属心阳亏虚，运血无力之征。

2.脾阳虚

症状：面色萎黄，形寒，食少，神倦乏力，少气懒言，大便溏泄，肠鸣腹痛，每因遇寒或饮食不慎而加剧，舌质淡，苔白，脉弱。

分析：脾阳亏虚，不能运化水谷，充养四肢百骸，故形寒，食少，神倦乏力，少气懒言；气虚中寒，清阳不升，寒凝气滞则腹痛肠鸣，大便溏泄；感受寒邪或饮食不慎，以致中阳更虚，更易加重病情；面色萎黄，舌淡，苔白，脉弱均为中阳虚衰之征。

3.肾阳虚

症状：腰背酸痛，遗精，阳痿，多尿或尿失禁，面色苍白，形寒肢冷，下利清谷或五更泄泻，舌质淡胖，有齿痕，苔白，脉沉迟。

分析：肾阳不足，失于温煦，故腰背酸痛，形寒肢冷；阳气衰微，精关不固，故遗精，阳痿；肾气不固，则小便失禁；气化不及，则尿多；命门火衰，火不生土，不能蒸化腐熟水谷，故下利清谷或五更泄泻；面色苍白，舌淡胖有齿痕，脉沉迟，均为阳气亏虚，阴寒内盛之象。

五、治疗

对于虚劳的治疗，根据"虚则补之""损者益之"的理论，当以补益为原则。在进行补益的时候，一是必须根据病理属性的不同，分别采取益气、养血、滋阴、温阳的治疗方药；二是要密切结合五脏病位的不同而选用方药，以加强治疗的针对性。此外，由于脾为后天之本，是水谷、气血生化之源；肾为先天之本，寓元阴元阳，是生命的本源，所以补益脾肾在虚劳的治疗中具有比较重要的意义。

(一)气虚

1.中药治疗

(1)肺气虚。

治法:补益肺气。

处方:补肺汤。

方中人参、黄芪益气补肺固表;因肺气根于肾,故以熟地、五味子益肾固元敛肺;桑白皮、紫菀清肃肺气。

若自汗较多者,加牡蛎、麻黄根固表止汗;若气阴两虚,而兼见潮热盗汗者,加鳖甲、地骨皮、秦艽等养阴清热;肺气虚损,卫阳不固,易感外邪,症见发热恶寒,身重,头目眩冒,治宜扶正祛邪,可仿《金匮要略》薯蓣丸意,佐防风、豆卷、桂枝、生姜、杏仁、桔梗之品,以疏风散表。

(2)心气虚。

治法:益气养心。

处方:七福饮。

方中人参、白术、炙甘草益气养心;熟地、当归滋阴补血;酸枣仁、远志养心安神。

若自汗多者,加黄芪、五味子益气敛汗;不思饮食,加砂仁、茯苓开胃健脾。

(3)脾气虚。

治法:健脾益气。

处方:加味四君子汤。

方中以人参、黄芪、白术、甘草益气健脾;茯苓、扁豆健脾除湿。

若兼胃脘胀满,嗳气呕吐者,加陈皮、半夏理气和胃降逆;腹胀脘闷,嗳气,苔腻者,证属食积停滞,酌加神曲、麦芽、山楂、鸡内金消食健胃;若气虚及阳,脾阳渐虚而兼见腹痛泄泻,手足欠温者,加肉桂、炮姜温中散寒止痛;若脾气虚损而主要表现为中气下陷,症见脘腹坠胀,气短,脱肛者,可改用补中益气汤以补益中气,升阳举陷。

(4)肾气虚。

治法:益气补肾。

处方:大补元煎。

方中用人参、山药、炙甘草益气强肾固本;杜仲、山茱萸温补肾气;熟地、枸杞、当归补精养血。

若神疲乏力较甚者,加黄芪补气;尿频较甚及小便失禁者,加菟丝子、五味子、益智仁补肾摄精;脾失健运而兼见大便溏薄者,去熟地、当归,加肉豆蔻、补骨脂以温补脾肾,涩肠止泄。

在气、血、阴、阳的亏虚中,气虚是临床最常见的一类,尤以肺、脾气虚为多见,而心、肾气虚亦不少。肝病而出现神疲乏力,纳少便溏,舌质淡,脉弱等气虚症状时,多在治肝的基础上结合脾气亏虚论治。

2.针灸治疗

(1)基本处方。膻中、中脘、气海。膻中补上焦肺气;中脘补中焦水谷之气;气海补下焦元气。

(2)加减运用。①肺气虚证:加肺俞、膏肓俞以培补肺气。诸穴针用补法,或加灸法。②心气虚证:加心俞、内关以培补心气。诸穴针用补法,或加灸法。③脾气虚证:加百会、足三里以升阳举陷。诸穴针用补法,或加灸法。④肾气虚证:加肾俞关元以补肾纳气。诸穴针用补法,或加灸法。

（二）血虚

1.中药治疗

（1）心血虚。

治法：养血宁心。

处方：养心汤。

方中人参、黄芪、茯苓、甘草益气养血；当归、川芎、五味子、柏子仁、酸枣仁、远志养血宁心安神；肉桂、半夏曲温中健脾，以助气血之生化。

若失眠、多梦，加夜交藤、合欢花养心安神。

脾血虚常与心血虚同时并见，临床常称心脾血虚。除养心汤外，还可选用归脾汤。归脾汤为补脾与养心并进，益气与养血相融之剂，具有补益心脾、益气摄血的功能，是治疗心脾血虚的常用方剂。

（2）肝血虚。

治法：补血养肝。

处方：四物汤。

方中熟地、当归补血养肝；芍药、川芎调和营血。

血虚甚者，加制首乌、枸杞子、鸡血藤以增强补血养肝的作用；胁痛，加丝瓜络、郁金、香附理气通络止痛；肝血不足，目失所养所致视物模糊，加枸杞子、决明子养肝明目。

若肝郁血瘀，新血不生，羸瘦，腹满，腹部触有癥块，质硬而痛，拒按，肌肤甲错，状如鱼鳞，妇女经闭，两目黯黑，舌有青紫瘀点、瘀斑，脉细涩者，可同服大黄䗪虫丸祛瘀生新。

2.针灸治疗

（1）基本处方：膈俞、肝俞、足三里、三阴交。血会膈俞，辅以肝俞，养血补血；足三里、三阴交健脾养胃，补气养血。

（2）加减运用：①心血虚证：加心俞、内关、神门以养血安神。诸穴针用补法。②肝血虚证：加期门、太冲、阳陵泉以补血养肝、柔筋缓急。诸穴针用补法。

（三）阴虚

1.中药治疗

（1）肺阴虚。

治法：养阴润肺。

处方：沙参麦冬汤。

方中用沙参、麦冬、玉竹滋补肺阴；天花粉、桑叶、甘草清热润燥生津。

咳甚者，加百部、款冬花肃肺止咳；咳血，酌加白及、仙鹤草、鲜茅根凉血止血；潮热，加地骨皮、银柴胡、秦艽、鳖甲养阴清热；盗汗，加五味子、乌梅、瘪桃干敛阴止汗。

（2）心阴虚。

治法：滋阴养心。

处方：天王补心丹。

方中以生地黄、玄参、麦冬、天冬养阴清热；人参、茯苓、五味子、当归益气养血；丹参、柏子仁、酸枣仁、远志养心安神；桔梗载药上行。本方重在滋阴养心，适用于阴虚较甚而火热不亢者。

若火热旺盛而见烦躁不安，口舌生疮者，去当归、远志之辛温，加黄连、木通、淡竹叶清泻心火，导热下行；若见潮热，加地骨皮、银柴胡清虚热；盗汗，加牡蛎、浮小麦固表敛汗。

（3）胃阴虚。

治法：养阴和胃。

处方：益胃汤。

方中以沙参、麦冬、生地黄、玉竹滋阴养液；配伍冰糖养胃和中。

若口唇干燥，津亏较甚者，加石斛、天花粉养阴生津；不思饮食者，加麦芽、扁豆、山药益胃健脾；呃逆，加刀豆、柿蒂、竹茹和胃降逆止呃；大便干结者，用蜂蜜润肠通便。

（4）肝阴虚。

治法：滋养肝阴。

处方：补肝汤。方中以四物汤养血柔肝；木瓜、甘草、酸枣仁酸甘化阴。

若头痛、眩晕、耳鸣较甚，或筋惕肉瞤，为肝风内动之征，加石决明、菊花、钩藤、刺蒺藜镇肝息风潜阳；目干涩畏光，或视物不明者，加枸杞子、女贞子、草决明养肝明目；若肝火亢盛而见急躁易怒，尿赤便秘，舌红脉数者，加夏枯草、龙胆草、山栀清肝泻火。若肝阴虚证而表现为以胁痛为主要症状者，可改用一贯煎。

（5）肾阴虚。

治法：滋补肾阴。

处方：左归丸。

方中以熟地、龟甲胶、枸杞、山药、牛膝滋阴补肾；山茱萸、菟丝子、鹿角胶补肾填精。

若精关不固，腰酸遗精，加牡蛎、金樱子、芡实、莲须固肾涩精；虚火较甚，而见潮热，口干，咽痛，舌红，脉细数者，去鹿角胶、山茱萸，加知母、黄柏、地骨皮滋阴泻火。

2.针灸治疗

（1）基本处方：肾俞、足三里、三阴交。肾俞、足三里补先后天而益阴；三阴交为精血之穴，益肝脾肾之阴。

（2）加减运用：①肺阴虚证，加肺俞、膏肓、太渊以养阴润肺。诸穴针用补法。②心阴虚证，加心俞、神门以滋阴养心。诸穴针用补法。③胃阴虚证，加胃俞、中脘以养阴和胃。诸穴针用补法。④肝阴虚证，加肝俞、期门、太冲以滋养肝阴。诸穴针用补法。⑤肾阴虚证，加志室、太溪以滋补肾阴。诸穴针用补法。

（四）阳虚

1.中药治疗

（1）心阳虚。

治法：益气温阳。

处方：保元汤。

方中以人参、黄芪益气扶正；肉桂、甘草、生姜温通心阳。

若血脉瘀阻，而见心胸疼痛者，酌加郁金、丹参、川芎、三七活血定痛；阳虚较甚，而见形寒肢冷，脉迟者，酌加附子、巴戟天、仙茅、淫羊藿、鹿茸温补阳气。

（2）脾阳虚。

治法：温中健脾。

处方：附子理中汤。

方中以党参、白术、甘草益气健脾，燥湿和中；附子、干姜温中祛寒。若腹中冷痛较甚，为寒凝气滞，可加高良姜、香附或丁香、吴茱萸温中散寒，理气止痛；食后腹胀及呕逆者，为胃寒气逆，加砂仁、半夏、陈皮温中和胃,降逆止呃;腹泻较甚,为阳虚寒甚,加肉豆蔻、补骨脂、薏苡仁温补脾肾,涩肠止泻。

(3)肾阳虚。

治法:温补肾阳。

处方:右归丸。

方中以附子、肉桂温肾补阳;杜仲、山茱萸、菟丝子、鹿角胶补益肾气;熟地、山药、枸杞、当归补益精血,滋阴以助阳。

若精关不固而见遗精,加金樱子、桑螵蛸、莲须,或金锁固精丸以收涩固精;若脾虚而见下利清谷,则去熟地、当归等滋腻滑润之品,加党参、白术、薏苡仁补气健脾,渗湿止泻;若命门火衰而见五更泄泻,宜合四神丸(《证治准绳》)温补脾肾,固肠止泻;若阳虚水泛而见水肿、尿少者,加茯苓、泽泻、车前子,白术利水消肿;若肾阳虚衰,肾不纳气而见喘促短气,动则尤甚,加补骨脂、五味子、蛤蚧补肾纳气。

2.针灸治疗

(1)基本处方。关元、命门、肾俞。关元、命门温肾固本,培养下元;肾为水火之宅,肾俞温阳化气。

(2)加减运用。①心阳虚证:加心俞、内关、少海、膻中以益气温阳。诸穴针用补法,或加灸法。②脾阳虚证:加脾俞、胃俞、中脘以温中健脾。诸穴针用补法,或加灸法。③肾阳虚证:加志室、神阙以温补肾阳。诸穴针用补法,或加灸法。

(高立帮)

第二节　瘿　　瘤

一、概述

瘿瘤是指颈前结喉两侧或一侧出现逐渐增大的肿块。瘿瘤既是中医内科的一个病名,又是一些疾病的主症或伴随症状。根据其病机和临床表现的不同,瘿瘤可分为以下几类而有其相应的名称,如气瘿、瘿气、肉瘿、瘿痈及石瘿等。

瘿瘤多因情志久伤,导致气郁、痰凝、血瘀或化火,或因水土不良,痰瘀内生,渐积而发。本症多属有形之邪(痰、瘀)结聚肝、心两经的实证,常兼气、阴之虚,或由虚致实。

本症可见于西医学的多种甲状腺及甲状旁腺疾病,常见者有单纯性甲状腺肿、甲状腺功能亢进症、甲状腺腺瘤、亚急性甲状腺炎、甲状腺癌、甲状旁腺功能亢进症等。

二、常见证型

(一)气郁痰结型

结喉两侧或一侧漫肿,边缘不清,肤色如常,按之柔韧圆滑无压痛,或有轻度胀感,精神抑郁或烦躁易怒,胸闷胁胀,或呼吸、吞咽不利,苔白腻,脉弦滑。

(二)痰瘀互结型

颈前肿块质地较硬,凹凸不平,自觉发胀或按之稍痛,呼吸或吞咽障碍,胸闷纳呆,口腻恶心,身重体困,舌淡紫或有瘀点瘀斑,苔白腻,脉弦涩。

(三)肝火挟痰型

颈前肿大按之震颤,或灼热赤痛,怕热多汗,烦躁易怒,心悸易饥,口干口苦,眼突手颤,尿黄便秘,舌红苔黄,脉弦滑而数。

(四)阴虚火旺型

颈前稍肿而质软,心烦失眠,目胀干涩,潮热盗汗,心悸耳鸣,头晕咽干,腰膝酸软,形体消瘦,或眼突手颤,舌红苔少,脉细数。

三、证治纲目

(一)分型诊治

1.气郁痰结型

辨证分析:本型多因情志抑郁或水土不良,气滞痰凝于肝经,结聚于颈前所致。本型瘿瘤的表现由肝气郁结和痰浊结聚两方面症状组成,前者如胸闷胁胀、情志抑郁或烦躁易怒、善太息、颈胀、脉弦等,后者如结喉旁肿物、按之柔韧圆滑、肤色不变、呼吸或吞咽不利、苔白腻、脉滑等。

诊断要素。①八纲:里证,实证,阴证。②病机:肝郁气滞,津停痰聚,痰气结于颈前。

治疗法则:疏肝理气,化痰散结。本症以肝气郁滞为病之本,津停痰聚为病之标,故疏肝与化痰并举,乃标本兼治之法。痰气互结成瘿,故佐以软坚散结。

主方及加减。以加减海藻玉壶汤为主方:海藻 15 g,昆布 15 g,制半夏 10 g,浙贝母 10 g,陈皮 10 g,青皮 10 g,当归 10 g,川芎 10 g,柴胡 10 g,香附 10 g,郁金 10 g。水煎服。本方柴胡、香附、青皮疏肝理气,为主药;郁金、川芎、当归条畅肝脏的气血,为辅药;半夏、陈皮、贝母燥湿化痰,为佐药;海藻、昆布软坚散结,为使药。若瘿瘤日久质较硬,加牡蛎 30 g(先煎),夏枯草 15 g,蛤壳粉 12 g(包煎);若痰气郁久化热,局部红肿热痛,加金银花 15 g,连翘 12 g,天葵子 12 g。

2.痰瘀互结型

辨证分析:本型亦起于肝失疏泄,气郁既聚津成痰,又滞血成瘀,痰瘀互结所致。因此,本型与上型的主要区别,在于本型多病程日久而见瘀血凝结之象,如颈前肿块明显、边缘清楚、按之质硬而有压痛、面色晦暗、舌紫暗或有瘀点瘀斑等。

诊断要素。①八纲:里证,实证,阴证。②病机:肝郁气滞,导致痰浊、瘀血渐生,并互结于颈前。

治疗法则:化痰祛瘀,行气散结。瘿瘤由痰瘀互结所致,因此化痰祛瘀乃求本之治;气行则津布血运,故佐以行气散结。

主方及加减。以加味活血散瘀汤为主方:当归 12 g,赤芍 15 g,桃仁 10 g,制大黄 10 g,川芎 10 g,苏木 10 g,枳壳 10 g,槟榔 10 g,海藻 12 g,浙贝母 10 g,牡蛎 30 g(先煎),制半夏 10 g。水煎服。方中贝母、半夏化痰散结,赤芍、桃仁活血散瘀,共为主药;当归、川芎养血行血,海藻、牡蛎祛痰软坚,为辅药;枳壳、槟榔理气行滞,苏木活血通络,大黄引邪下行,并为佐使药。若血瘀偏重,加三棱 10 g,莪术 10 g,穿山甲 10 g;痰浊偏重,加陈皮 10 g,土贝母 10 g,浮海石 10 g;兼脾气虚,气短乏力,食少便溏,加人参 10 g,白术 10 g,茯苓 12 g。

3.肝火挟痰型

辨证分析:本型多因肝郁化火,灼津成痰,痰火结于颈前所致。本型瘿瘤以肝火亢盛的表现为主,如怕热多汗,烦躁易怒,消谷善饥,口渴心悸,尿黄便秘,舌红苔黄,脉弦数等;又兼痰结之象,如颈前肿块,按之较硬而觉胀,眼胀或突,咽喉不利,苔腻脉滑等。

诊断要素。①八纲:里证,热证,实证,阳证。②病机:肝火炽盛,灼津成痰,痰火结于颈前。

治疗法则:清肝泻火,化痰散结。本型瘿瘤源于肝火挟痰,因此,治以清肝泻火为主,兼化痰浊,痰火去则结散肿消,诸症自失。

主方及加减。以加减柴胡清肝汤为主方:柴胡 10 g,黄芩 10 g,栀子 10 g,连翘 12 g,天花粉 12 g,赤芍 12 g,生地黄 15 g,牛蒡子 10 g,川芎 10 g,甘草 6 g,夏枯草 30 g,黄药子 10 g。水煎服。本方夏枯草、栀子清肝泻火,为主药;柴胡、黄芩清热疏肝,赤芍、连翘凉血解毒,为辅药;天花粉、生地黄清热生津,牛蒡子、黄药子化痰散结,为佐药;甘草泻火兼调和诸药,为使药。若肿块灼痛,连及耳后枕部,或化脓者,加金银花 15 g,板蓝根 15 g,蒲公英 30 g;若肿块日久,坚硬而无热者,加莪术 12 g,丹参 30 g,鳖甲 15 g(先煎);眼突、手颤明显者,加石决明 20 g,钩藤 12 g(后下),蒺藜 12 g;若肿块坚硬如石,凹凸不平,推之不移,加山慈姑 10 g,天葵子 12 g,半枝莲 30 g。

4.阴虚火旺型

辨证分析:本型多因瘿瘤日久伤阴,或素体阴虚火旺,虚火灼津为痰,痰火结聚颈前所致。本型与上型同属热证,但有虚实之异。本型瘿瘤属阴虚火旺,进展缓慢,肿块一般较小而质软,伴五心烦热,盗汗耳鸣,心悸失眠,头晕咽干,两目干涩,眼突手颤,消瘦易饥,舌红少津等阴虚内热见症。

诊断要素。①八纲:里证,热证,虚证,阳证。②病机:阴虚火旺,虚火灼津成痰,痰火结聚。

治疗法则:滋阴降火,化痰散结。本型病机为阴虚火旺,故滋阴降火以拔病之根;瘿瘤乃痰结之征,故佐以化痰散结,则瘿瘤自消。

主方及加减。以加减三甲复脉汤为主方:生地黄 15 g,麦冬 12 g,牡蛎 20 g,龟甲 12 g,鳖甲 12 g,白芍 10 g,炙甘草 4 g,玄参 12 g,知母 10 g,夏枯草 15 g,浙贝母 10 g,黄药子 10 g。水煎服。方中生地黄、龟甲滋阴降火,为主药;玄参、麦冬、知母清热生津,为辅药;夏枯草、黄药子泻肝火、消瘿结,白芍敛阴柔肝,牡蛎、鳖甲、贝母软坚散结,并为佐药;甘草泻火兼调和诸药,为使药。若肝火炽盛,加龙胆草 10 g,栀子 10 g,黄芩 10 g;若肿块坚硬,面唇紫暗,加丹参 20 g,莪术 10 g,川牛膝 12 g;若心悸、汗多、乏力明显,加黄芪 20 g,太子参 15 g,五味子 10 g;若心烦、失眠突出,加酸枣仁 15 g,柏子仁 10 g,远志 10 g。

(二)验方成药

(1)夏枯草 30 g,昆布、牡蛎各 24 g,玄参、白术各 12 g,天葵子、陈皮和橘叶各 9 g,每天 1 剂,水煎服。适用于气郁痰结型。

(2)甲瘤丸:夏枯草、当归、珍珠母、生牡蛎各 30 g,昆布、丹参各 15 g,共研细末,加蜜制丸,每丸重 9 g,每次口服 1 丸,每天 2 次,3 个月为 1 个疗程。适用于痰瘀互结型。

(3)知柏地黄丸,每次口服 9 g,每天 2 次。适用于阴虚火旺型。

(4)阳证,如意金黄散加冷开水调麻油,外敷患处;阴证,阳和解凝膏掺阿魏粉,敷贴患部。

(三)针灸疗法

1.体针

取曲池、合谷、翳风、大椎、风池、天井、天突、气舍等穴,每次 4～5 穴,直刺或斜刺 1～2 寸,隔天1次,7次为1个疗程。

2.电针

取气瘿(甲状腺体)、天柱、内关、足三里、神门等穴,电针频率1~2 Hz,用规律脉冲。

3.耳针

取内分泌、甲状腺、神门、交感等穴,每天或隔天1次。

(高立帮)

第三节　汗　证

汗证是指人体阴阳失调,营卫不和,腠理不固引起汗液外泄失常的一类病证。根据汗出的临床表现,可分为自汗、盗汗、脱汗、战汗、黄汗五种。

早在《内经》中就有对汗的生理和病机的精辟论述,《素问·宣明五气篇》载"心为汗",《素问·阴阳别论篇》载"阳加于阴谓之汗",明确指出汗为心液,为心所主,是阳气蒸化阴液而形成。《灵枢·五癃津液别》曰:"天暑衣厚则腠理开,故汗出……天寒则腠理闭,气湿不行,水下留于膀胱,则为溺与气"。《素问·经脉别论》曰:"故饮食饱甚,汗出于胃;惊而夺精,汗出于心;持重远行,汗出于肾;疾走恐惧,汗出于肝;摇体劳苦,汗出于脾"。均阐明了出汗与外界环境的关系,及汗证与脏腑的关系。

在病机上《灵枢·经脉》曰:"六阳气绝,则阴与阳相离,离则腠理发泄,绝汗乃出"。这些论述为后世认识和治疗汗证奠定了理论基础。汉代张仲景将外感病汗出的症状分为汗出、自汗出、大汗出、手足濈然汗出、头汗出、额汗出、汗出而喘、盗汗和黄汗等,并根据汗出的性质、程度、部位来推断疾病的病机,判别表、里、寒、热、虚、实的差异,拟定了桂枝汤、白虎汤、承气汤、茵陈蒿汤等,给予对证治疗。有关盗汗,《金匮要略·水气病脉证并治》指出:"食已汗出,又常暮盗汗者,此劳气也"。《金匮要略·血痹虚劳病脉证并治》又指出:"男子平人,脉虚弱细微者,喜盗汗也"。有关战汗,《伤寒论·辨太阳病脉证并治》指出:"太阳病未解,脉阴阳俱实,必先振栗,汗出而解"。有关黄汗,《金匮要略·水气病脉证并治》指出:"黄汗之为病,身体肿,发热汗出而渴,状如风水,汗沾衣,腰髋驰痛,如有物在皮中状,剧者不能食,身疼重,烦躁,小便不利"。以上论述对后世认识和治疗汗证很有启发。前人有自汗属阳虚,盗汗属阴虚之说,系指自汗、盗汗发病的一般规律,但不能概括全部,如《丹溪心法》载:"自汗属气虚、血虚、湿、阳虚、痰""盗汗属血虚、气虚"。《景岳全书·汗证》载:"自汗、盗汗亦各有阴阳之证,不得谓自汗必属阳虚,盗汗必属阴虚也"。"凡伤寒欲解,将汗之时,若是正气内盛,邪不能与之争,汗出自不作战,所谓不战,应知体不虚也。若其人本虚,邪与之争,微者为振,甚者为战,正胜邪则战而汗解也"。《温疫论》对战汗的发生机制,以及病情转归的关系都有一定见解,认为战汗在临床上常作为观察病情变化和预后的一个重要标志。清代王清任《医林改错·血府逐瘀汤所治之症目》曰:"竟有用补气、固表、滋阴、降火,服之不效,而反加重者,不知血瘀亦令人自汗、盗汗,用血府逐瘀汤"。对血瘀导致自汗、盗汗的治疗作了补充。

西医学多种疾病如甲状腺功能亢进、自主神经功能紊乱、更年期综合征、风湿热、结核病、低血糖、虚脱、休克及肝病、黄疸等某些传染病以汗出为主要症状者,均可参考本节进行辨证论治。

一、病因病机

本病大多由邪客表虚、营卫不和,肺气亏虚、卫表不固,阳气虚衰、津液失摄,阴虚火旺、虚火烁津、热邪郁蒸、迫津外泄等所致。

(一)营卫不和

阴阳偏盛、偏衰之体,或表虚之人,猝感风邪,可使营卫不和,卫强营弱,卫外失司,营阴不能内守而汗出。

(二)肺气亏虚

素体虚弱,病后体虚,或久患咳喘之人,肺气不足,肌表疏松,腠理不固而汗自出。如明代王肯堂《证治准绳·自汗》曰:"或肺气微弱,不能宣行荣卫而津脱者"。

(三)阳气虚衰

《素问·生气通天论》云:"阳者卫外而为固也"。久病重病,脏气不足,阳气过耗,不能敛阴,卫外不固而汗液外泄,甚则发生大汗亡阳之变。

(四)虚火扰津

烦劳过度,精神过用,伤血失精,致血虚精亏,或邪热伤阴,阴液不足,虚火内生,心液被扰,不能自藏而外泄作汗,如《素问·评热病论》云:"阴虚者,阳必凑之,故少气时热而汗出也"。

(五)心血不足

劳心过度,或久病血虚,致心血不足,心失所养,心液不藏而外泄则盗汗。

(六)热邪郁蒸

风寒入里化热或感受风热、暑热之邪,热淫于内,迫津外泄则大汗出,如《素问·举痛论》载:"炅则腠理开,荣卫通,汗大泄"。或因饮食不节,湿热蕴结,熏蒸肝胆,见汗出色黄等。

综上所述,汗证的病位在卫表肌腠,其发生与肺、心、肾密切相关。病机性质有虚、实两端。由热邪郁蒸,迫津外泄者属实;由肺气亏虚、阳气虚衰、阴虚火旺所致者属虚,因气属阳,血属阴,故此类汗证总由阴阳失衡所导致,或为阴血不足,虚火内生,津液被扰而汗出,或为阳气不足,固摄无权,心液外泄而汗出;至于邪客表虚,营卫不和则为本虚标实之证。古有自汗多阳气虚,盗汗多阴血虚之说,此为常理,但临证每见兼夹错杂,需详加鉴别。

二、诊断

(1)不因外界环境影响,在头面、颈胸、四肢、全身出汗超出正常者为诊断的主要依据。

(2)昼日汗出溱溱,动则益甚者为自汗;寐中汗出津津,醒后自止者为盗汗;在外感热病中,全身战栗而汗出为战汗;在病情危重时全身大汗淋漓,汗出如油者为脱汗;汗出色黄,染衣着色者为黄汗。

三、相关检查

血沉、抗"O"、血清甲状腺激素和性激素测定、胸部 X 线摄片、痰培养等,以鉴别风湿热、甲状腺功能亢进、肺结核等疾病引起的汗多。

四、鉴别诊断

生理性汗出与病理性汗出,出汗为人体的生理现象,因外界气候、运动、饮食等生活环境等因素影响,稍有出汗,其人并无不适,此属正常现象,应与病理性汗出鉴别。

五、辨证要点

(一)辨虚实

邪气盛多实,或存表,或在里,或为寒,或为热;正气衰则虚,或气虚,或血虚,或阴虚,或阳虚;正衰邪恋则虚实夹杂。一般来说自汗多属气虚不固,然实证也或有之;盗汗多属阴虚内热,然气虚、阳虚、湿热也间或有之;脱汗多属阳气亏虚,阴不内守,阴极阳竭。黄汗多属感受外邪,湿热内蕴,则为实证。战汗则常发于外感热病,为邪正相争之证以实证为主,若病变重者正不胜邪,则可出现虚实错杂的情况。

(二)辨寒热

汗证由热邪迫津外泄或阴虚火旺,心液被扰而失常者属热;由表里阳气虚衰,津液不固外泄为汗者属寒。

六、治疗原则

治疗当以虚者补之,脱者固之,实者泄之,热者清之,寒者热之为原则。虚证当根据证候的不同而治以益气、温阳、滋阴、养血、调和营卫;实证当清泄里热、清热利湿、化湿和营;虚实夹杂者,则根据证候的虚实主次而适当兼顾。此外,汗证以腠理不固,津液外泄为基本病变,故可酌加麻黄根、浮小麦、牡蛎等固涩止汗之品。

七、分证论治

(一)自汗

1.营卫不和

主症:汗出恶风,周身酸楚。

兼次症:或微发热,头痛,或失眠,多梦,心悸。

舌脉:苔薄白;脉浮或缓。

分析:营卫失和,腠理不固,故汗出恶风,周身酸楚。如风邪在表者,则兼见头痛,发热,脉浮等。营卫不和,心失所养,心神不宁,则失眠,多梦,心悸,苔薄白,脉缓。

治法:调和营卫。

方药:桂枝汤。本方解肌发表,调和营卫。既可用于风寒表虚证,又可用于体虚营卫不和之证。方中桂枝温经解肌,白芍敛阴和营,桂枝、白芍同用,调和营卫以使腠理固密,佐生姜、大枣、炙甘草和中,助其调和营卫之功。

若气虚明显,加黄芪益气固表;失眠多梦、心悸者,加龙骨、牡蛎,以安神止汗。

2.肺气虚弱

主症:汗出恶风,动则益甚。

兼次症:久病体虚,平时不耐风寒,易于感冒,体倦乏力。

舌脉:苔薄白;脉细弱。

分析:肺主皮毛,病久体虚,伤及肺气,皮毛不固而见汗出畏风,平素易于感冒,动则耗气,气不摄津,故汗出益甚,体倦乏力,脉细弱,苔薄白,均为肺气不足之征。

治法:益气固表。

方药:玉屏风散。本方益气固表止汗,用于肺气虚弱、卫气不固的自汗。方中黄芪补气固表,白术健脾补气以实表,佐防风祛风走表而助黄芪固表之力。

汗多者加麻黄根、浮小麦、五味子、煅牡蛎以止汗敛阴。病久脾胃虚弱者合用四君子汤培土生金。兼中气虚者加补中益气汤补中益气。

3.心肾亏虚

主症:动则心悸汗出,或身寒汗冷。

兼次症:胸闷气短,腰酸腿软,面白唇淡,小便频数而色清,夜尿多。

舌脉:舌质淡,舌体胖润,有齿痕,苔白;脉沉细。

分析:久病重病,耗伤心肾之阳,阳气不足,不能护卫腠理,故见汗出;心失温养则见心悸。身寒,腰酸腿软,面白唇淡,小便频数而色清,夜尿多,舌质淡体胖有齿痕,苔白,脉沉细,均为肾阳亏虚之征。

治法:益气温阳。

方药:芪附汤加味。本方补气温阳,主治气阳不足,虚汗不已之证。方中黄芪益气固表止汗,附子温肾益阳。以振奋卫气生发之源。

乏力甚加人参、白术、大枣补中益气;四肢厥冷加桂枝、肉桂通阳补肾;汗多者加浮小麦、龙骨、牡蛎以止汗敛阴。

4.热郁于内

主症:蒸蒸汗出,或但头汗出,或手足汗出。

兼次症:面赤,发热,气粗口渴,口苦,喜冷饮,胸腹胀闷,烦躁不安,大便干结,或见胁肋胀痛,身目发黄,小便短赤。

舌脉:舌质红,苔黄厚;脉洪大或滑数。

分析:素体阳盛,感邪日久,郁而化热,热淫于内,迫津外泄,故见蒸蒸汗出,面赤气粗;津液被劫,故口渴饮冷,大便干结。舌质红,苔黄,脉洪大滑数,为内有积热之征。若饮食不节,湿热蕴结肝胆,则见胁肋胀痛,身目发黄,小便短赤。

治法:清泄里热。

方药:竹叶石膏汤加减。本方清热养阴,生津止汗,适用于热病伤阴,方中生石膏、竹叶清气分热,人参(可改用沙参)、麦冬滋养阴液。白芍敛阴,甘草和中。里热得清,汗出自止。

宿食在胃者,可用枳实导滞丸消导和胃,佐以泻热。如大便秘结,潮热汗出,脉沉实者,可用增液承气汤,不应,改大承气汤攻下热结。肝胆湿热者,可用龙胆泻肝汤清热利湿。

(二)盗汗

1.心血不足

主症:睡则汗出,醒则自止,心悸怔忡,失眠多梦。

兼次症:眩晕健忘,气短神疲,面色少华或萎黄,口唇色淡。

舌脉:舌质淡,苔薄;脉虚或细。

分析:劳心过度,心血耗伤,或久病血虚,心血不足,神不守舍,入睡神气外浮则盗汗;血不养心,故心悸怔忡,失眠多梦;气血不足,故面色不华,气短神疲,眩晕健忘,口唇色淡;舌质淡,苔薄,脉虚或细,均为心血亏虚之征。

治法:补血养心。

方药:归脾汤加减。方中茯神、酸枣仁、龙眼肉、远志养心安神,当归养血补血,人参、黄芪、白术、甘草补脾益气；脾为后天之本，气血生化之源，脾健气旺则血生，化源不绝，心神得养。

若心悸甚者加龙骨、琥珀粉、朱砂以镇惊安神；不寐加柏子仁、合欢皮以养心安神；气虚甚者加生黄芪、浮小麦以固表敛汗。

2.阴虚火旺

主症：寐则汗出，虚烦少寐，五心烦热。

兼次症：久咳虚喘，形体消瘦，两颧发红，午后潮热，女子月经不调，男子梦遗。

舌脉：舌质红少津，少苔；脉细数。

分析：肺痨久咳，或亡血失精，阴血亏虚，虚火内生，寐则阳气入阴，营阴受蒸则外泄，故见夜寐盗汗。阴虚则阳亢，虚火内生，形体消瘦，午后潮热，两颧发红，五心烦热；热扰神明，则虚烦少寐；阴虚火旺，相火妄动，引起女子月经不调，男子遗精。舌质红少津少苔，脉细数，为阴虚火旺之象。

治法：滋阴降火。

方药：当归六黄汤加减。方中当归、生地黄、熟地滋阴养血；黄芩、黄连清心肺之火；黄柏泻相火而坚阴；黄芪益气固表。可加龙骨、牡蛎、糯稻根以敛汗。

骨蒸潮热重者，可合青蒿鳖甲汤滋阴退热。阴虚相火妄动者，可合知柏地黄丸加减应用。

(三)脱汗

主症：多在病情危重之时，出现大汗淋漓，汗出如油。

兼次症：精神疲惫，四肢厥冷，气短息微。

舌脉：舌萎少津；脉微欲绝，或脉大无力。

分析：急病或重病耗伤正气，阳气暴脱，阳不敛阴，阴阳离决，汗液大泄，故见突然大汗淋漓，汗出如油，精神疲惫，四肢厥冷，声短息微。脉微欲绝或散大无力，舌萎少津为阴阳离决之象。

治法：益气回阳固脱。

方药：参附汤加味。方中重用人参大补元气，益气固脱；附子回阳救逆。可加生黄芪益气止汗。病情危急，用药应功专力宏，积极抢救。亦可静脉滴注黄芪注射液、参麦注射液等急救之品。

若在热病中所见，尚可加麦冬、五味子敛阴止汗。汗多时可加煅龙骨、煅牡蛎、麻黄根等敛汗之品，随症应用。亦可用止汗红粉，绢布包扑之以助止汗。

(四)战汗

主症：多在急性热病中，突然全身恶寒、战栗，而后汗出。

兼次症：发热口渴，躁扰不宁。

舌脉：舌质红，苔薄黄；脉细数。

分析：热邪客于气分，故见发热口渴，躁扰不宁。正气抗邪外出，正邪交争，故恶寒、战栗。若正能胜邪，则汗出病退，脉静身凉，烦渴自除。舌质红，苔薄黄，脉浮数为邪热在气分之象；脉细示正气已伤。

治法：扶正祛邪。

方药：主要针对原发病进行辨证论治。战栗恶寒而汗出顺利者，一般不需特殊治疗，可适当进食热汤、稀粥之品，予以调养。

若恶寒战栗而无汗者，此属正气亏虚，用人参、生姜煎汤服之，以扶正祛邪；若汗出过多，见精神疲惫，四肢厥冷者，治宜益气回阳固脱，用参附汤、生脉散煎汤频服；若战汗之后，汗出不解，再战再汗病情反复者，若已无表证，里热内结，可用滋阴增液，通便泻热之法，以增液承气汤加减治之。若表证未尽，腑气热闭，应表里同治，以凉膈散加减治之。

（五）黄汗

主症：汗出色黄，染衣着色。

兼次症：或有身目黄染，胁肋胀痛，小便短赤；或有发热、口渴不欲饮，或身体水肿。

舌脉：舌质红，苔黄腻；脉弦滑或滑数。

分析：湿热素盛，感受温热之邪，湿热熏蒸肝胆，胆汁不循常道，随汗液外渍肌肤，故汗出色黄，染衣着色，身目黄染，胁肋胀痛；或感受温热之邪，交阻于肌表，故发热，身体水肿；湿热交阻中焦，故口渴不欲饮；舌质红，苔黄腻，脉弦滑或滑数，皆为湿热之征。

治法：清热化湿。

方药：龙胆泻肝汤加减。本方清肝火，清利湿热，主治肝胆实火，湿热内蕴，用于邪热郁蒸所致的黄汗。方中龙胆草、黄芩、山栀、清泄肝热；泽泻、木通、车前子清热利湿；柴胡、当归、生地黄疏肝滋阴、养血和营；甘草调和诸药，清热解毒。

若热势不甚，小便短赤，身体水肿，予茵陈五苓散清热利水退黄。若湿热未清而气阴已亏者，可用清暑益气汤清热利湿，益气养阴并举。

八、转归与预后

单纯出现的自汗、盗汗，一般预后良好，经过治疗大多可在短期内好转。若伴见于其他疾病过程中出现出汗，往往病情较重，治疗时应着重针对原发疾病，随着原发疾病的好转，出汗才能减轻或消失。由于引起汗证的疾病较多，如结核、感染性疾病、肝胆病及危重病证等引起的汗证，则该病的发展转归决定其预后。

（姜传文）

第四节　血　证

血证是因热伤血络、气不摄血或瘀血阻络等致血液不循经脉运行，溢于脉外，以口鼻诸窍、前后二阴出血，或肌肤紫斑为主要临床特征的一类病证。血证根据出血部位的不同而有相应的名称：血从齿龈、舌、鼻、眼、耳、肌肤而出者分别称齿衄、舌衄、鼻衄、眼衄、耳衄、肌衄（或紫斑、葡萄疫），统称为衄血；血从肺或气管而来，随咳嗽从口而出为咳血；血从胃或食管而来，从口中吐出者为吐血或呕血；血从肛门而下者为便血或圊血、清血；血从尿道出者为尿血或溲血、溺血；如口、鼻、眼、耳、皮肤出血和咳血、呕血、便血、尿血并现者为大衄。

早在《内经》即对血溢、血泄、衄血、咳血、呕血、溺血、溲血、便血等出血病证有了记载，对引起出血的原因及部分出血病证的预后有所论述，如《灵枢·百病始生》曰："卒然多食饮，则肠满，起居不节，用力过度则络脉伤。阳络伤则血外溢，血外溢则衄血，阴络伤则血内溢，血内溢则后血"。《素问·大奇论篇》曰："脉至而搏，血衄身热者死"。《金匮要略·惊悸吐衄下血胸满瘀血病证治》记载了泻心汤、柏叶汤、黄土汤等治疗吐血、便血的方剂，至今仍在沿用。隋代《诸病源候论·血病诸候》对各种血证的病因病机有较详细的论述，《备急千金药方》则收载了一些较好的治疗血证的方剂，如犀角地黄汤至今仍被广泛应用。宋代《济生方》认为血证的病因有"大虚损，或饮酒过度,或强食过饱,或饮啖辛热,或忧思恚怒"等,病机上强调"血之妄行也,未有不因热之所发"。《素问玄机原病式》也认为失血主要由热盛所致。金元时期朱丹溪在《平治荟萃·血虚阴难成易亏论》中强调阴虚火旺是导致出血的重要原因。明代《医学正传·血证》率先将各种出血归纳为"血证"。《先醒斋医学广笔记·吐血》则提出了治吐血三要法,即"宜行血不宜止血""宜补肝不宜伐肝""宜降气不宜降火",一直为后代医家所推崇。《景岳全书·血证》对血证进行了较系统的归纳,提纲挈领地将出血的病机概括为"火盛"及"气伤"两个方面,对临证辨别血证的病因病机有一定的指导意义。清代唐容川《血证论·吐血》在论及血证的治疗时则提出"惟以止血为第一要法;血止之后,其离经而未吐出者,是为瘀血……故以消瘀为第二法;止吐消瘀之后,又恐血再潮动,则需用药安之,故以宁血为第三法……去血既多,阴无有不虚者矣……故又以补虚为收功之法。四者乃通治血证之大纲"。止血、祛瘀、宁血、补虚四法,目前仍对血证的论治具有指导意义。

西医学中呼吸系统疾病如支气管扩张症、肺结核等引起的咳血;消化系统疾病如胃及十二指肠溃疡、肝硬化门脉高压、溃疡性结肠炎等病引起的吐血、便血;泌尿系统疾病如肾小球肾炎、肾结核、肾肿瘤引起的尿血;血液系统疾病如原发性血小板减少性紫癜、过敏性紫癜、白血病及其他出血性疾病引起的皮肤、黏膜和内脏的出血等均可按血证进行辨证论治。

一、病因病机

外感六淫、酒食不节、情志过极、劳倦过度以及热病或久病之后等均可引起血液不循经脉运行,溢于脉外而导致血证的发生。

(一)外感六淫

外感风热燥邪,热伤肺络,迫血上溢而致咳血、鼻衄;湿热之邪,侵及肠道,络伤血溢,从下而泻可致便血;热邪留滞下焦,损伤尿道,络脉受损,导致尿血。正如《临证指南医案·吐血》中指出:"若夫外因起见,阳邪为多,盖犯是证者,阴分先虚,易受天之风热燥火也"。

(二)酒食不节

饮酒过多或过食辛辣,一则湿热蕴积,损伤胃肠,熏灼血络,化火动血,则衄血、吐血、便血。所以《临证指南医案·吐血》曰:"酒热戕胃之类,皆能助火动血";二则酒食不节,损伤脾胃,脾虚失摄,统血无权,血溢脉外。

(三)情志过极

七情所伤,五志化火,火热内燔,迫血妄行而致出血。如肝气郁滞,日久化火,木火刑金,损伤肺窍及肺之络脉可致鼻衄和咳血。郁怒伤肝,肝火偏亢,横逆犯胃,胃络受伤,以致吐血。

(四)劳倦过度

心主神明,神劳伤心;脾主肌肉,身劳伤脾;肾主藏精,房劳伤肾。劳倦过度,可致心、脾、肾之气阴损伤。气虚失摄,或阴虚火旺,迫血妄行均可致血溢脉外而致衄血、吐血、便血、尿血、紫斑。

(五)久病热病

久病或热病之后,一则可使阴津耗伤,阴虚火旺,火迫血行而至出血;二则由于正气损伤,气虚失摄,血溢脉外而致出血;三则久病入络,瘀血阻滞,血不循经,因而出血。

出血的病因虽然复杂,但其病机变化可以归纳为热伤血络、气不摄血、瘀血阻络三个方面。如《景岳全书·血证》就强调了火热与气虚在本证发病的重要性:"血本阴精,不宜动也,而动则为病;血主营气,不宜损也,而损则为病。盖动者多由于火,火盛则逼血妄行;损者多由于气,气伤则血无以存"。火热之邪又有虚实之分,由外感风热燥邪、湿热蕴积和肝郁化火等而成者属实火;而阴虚导致的火旺则为虚火。气虚又有单纯气虚和气虚及阳而阳气虚衰的不同。瘀血阻络多因久病而致,可因正气虚弱或邪气深入致瘀。在证候上,由火热亢盛、瘀血阻络所致者属实证,而由阴虚火旺及气虚不摄所致者属虚证。在病机变化上,常发生实证向虚证转化。如火热偏亢致出血者,反复发作,阴分必伤,虚火内生;出血既多,气亦不足,气虚阳衰,更难摄血,甚至有气随血脱,亡阳虚脱之虞。因此,在一定情况下,属实的火热之邪引起反复不止的出血,可以导致阴虚和气虚的病机变化;而阴虚和气虚又是导致出血日久不愈和反复发作的病因。如此循环不已,则是造成某些血证缠绵难愈的原因。

二、诊断

(1)鼻衄:凡血从鼻腔溢出而不因外伤、倒经所致者,均可诊断为鼻衄。

(2)齿衄:血自牙龈、齿缝间溢出,并可排除外伤所致者,即可诊断为齿衄。

(3)咳血:血由肺或气管而来,经咳嗽而出,或纯红鲜血,间夹泡沫,或痰中带血丝,或痰血相兼,痰中带血。多有慢性咳嗽、喘证或肺痨等肺系疾病病史。

(4)吐血:血从胃或食管而来,随呕吐而出,常夹有食物残渣等胃内容物,血多呈紫红、紫暗色,也可呈鲜红色,大便常色黑如漆或呈暗红色。吐血前多有恶心、胃脘不适、头晕等先兆症状。多有胃痛、嗳气、吞酸、胁痛、黄疸、症积等宿疾。

(5)便血:大便下血可发生在便前或便后,色鲜红、暗红或紫暗,甚至色黑如柏油。多有胃痛、胁痛、积聚、泄泻,痢疾等宿疾。

(6)尿血:小便中混有血液或夹血丝、血块,但尿道不痛。

(7)紫斑:四肢及躯干部出现瘀点或青紫瘀斑,甚至融合成片,压之不褪色,常反复发作。

三、相关检查

胸部 X 线、CT、支气管镜或造影检查,血沉、痰细菌培养、痰抗酸杆菌检查和脱落细胞检查等均有助于咳血的诊断。呕吐物、大便潜血试验、上消化道钡餐造影、纤维胃镜和 B 超检查等有助于吐血、便血的诊断。尿常规、尿隐血、膀胱镜等检查有助于尿血的诊断。血液分析、血小板计数、出凝血时间、血块退缩时间、凝血酶原时间、束臂试验、骨髓细胞学检查等有助于血液病所致血证的诊断。

四、鉴别诊断

(一)鼻衄

1.外伤鼻衄

有明确的外伤史,如碰撞或挖鼻等原因而导致鼻衄者,其血多来自外伤一侧的鼻孔,经治疗后一般不再复发,也无全身症状。

2.经行衄血

其发生与月经周期密切相关,一般在经前或经期内出现,也称逆经或倒经。

(二)齿衄

舌衄:出血来自舌面、舌边、舌根或舌系带处,有时在舌面上可见针尖样出血点。

(三)咳血

1.吐血

咳血与吐血均为血液经口而出的病证,但两者区别明显。

(1)病位不同:咳血的病位在肺与气管,而吐血的病位在胃与食管。

(2)血色不同:咳血之血色鲜红,常伴有泡沫痰液;吐血血色紫暗,常混有食物残渣。

(3)伴随症状不同:咳血之前多伴有喉痒、胸闷之兆,血常随咳嗽而出,一般大便不黑;而呕血常伴胃脘不适、恶心等症状,血随呕吐而出,大便常呈黑色。

(4)旧疾不同:咳血的患者常有咳嗽、肺痨、喘证或心悸等旧疾;而呕血则往往有胃痛、胁痛、黄疸、鼓胀等旧病。

2.肺痈

肺痈初期常可见风热袭于卫表之症状,当病情进展到成痈期和溃脓期时则常有壮热、烦渴、咳嗽、胸痛、咳吐腥臭浊痰,甚至脓血相兼,舌质红、苔黄腻、脉洪数或滑数等症状,而咳血是以痰血相兼,唾液与血液同出的病证,与肺痈截然不同。

(四)吐血

1.咳血

见咳血的鉴别诊断。

2.口腔、鼻咽部出血

口腔及鼻咽部出血常为鲜红色或随唾液吐出,血量较少,不夹杂食物残渣。此类出血多因相应的口腔、鼻咽部疾病引起。

(五)便血

1.痔疮

出血在便中或便后,色鲜红,常伴肛门疼痛或异物感。肛门或直肠检查可发现内痔或外痔。

2.痢疾

下血为脓血相兼,常伴腹痛、里急后重和肛门灼热感等症状。病初常有发热恶寒等外感表现。

3.便血的自我鉴别

(1)近血:为先血后便的病证,病位在肛门及大肠。

(2)远血:为先便后血的病证,病位在胃及小肠。

(3)肠风:为风热客于肠胃引起,症见便血,血清而鲜者,病属实热。

(4)脏毒:为湿热留滞肠中,伤于血分引起,症见便血,血浊而暗者,病属湿热偏盛。

(六)尿血

1.血淋

尿血与血淋均为血随尿出,血淋伴尿道疼痛,而尿血不伴尿道疼痛。

2.石淋

石淋者可先有小便排出不畅,小便时断,腰腹绞痛,痛后排出砂石并出现血尿;尿血不伴腰腹绞痛、小便艰涩,亦无砂石排出。

(七)紫斑

1.出疹

紫斑与出疹均为出现在肌肤的病变,而紫斑中有点状出血者须与出疹相鉴别。一般说来,紫斑隐于皮内,压之不褪色,触之不碍手;而出疹点则高于皮肤,压之褪色,触之碍手。

2.温病发斑

紫斑与温病发斑在肌肤上的改变很难区别。但临证上温病发斑发病急骤,常伴高热烦躁、头痛如劈、昏狂谵语、有时抽搐,同时可有鼻衄、齿衄、便血、尿血、舌质红绛等,其传变迅速、病情险恶;而紫斑常有反复发作的慢性病史,但一般无舌质红绛,也无温病传变迅速的特点。

五、辨证论治

(一)辨证要点

1.辨病位

同为一种血证,可由不同病变脏腑引起,其病位是不同的。如咳血有在肺、在肝的不同;鼻衄有在肺、在胃和在肝的不同;齿衄则有在胃、在肾的不同;尿血则有在肾、在脾和在膀胱的不同。应仔细辨识其病位,以正确施治。

2.辨虚实

血证中的实证,多由火热亢盛,迫血妄行所致,也可由瘀血阻络而成。火热之证,有实火与虚火之不同,其实火为火热亢盛,虚火一般由阴虚导致,而后者属虚中夹实证。血证中的虚证,一般由气虚失摄,血不归经所致。此外,初病多实,久病多虚,而久病入络者,又为虚中夹实。辨证候的虚实,有利于指导临证施治。

3.辨出血量

血为气之母,如出血过多,可致气随血脱,甚至亡阳虚脱,病至危殆。因而,辨别出血量的多少对判断预后、制订治疗方案具有重要意义。临证当根据头晕、乏力、面色唇甲苍白、心慌、出汗等症的程度,结合舌、脉,综合判断出血程度,分清标本缓急。

(二)治疗原则

血证虽因出血部位不同而有不同的称谓,但其病机基础不外火热伤络、气不摄血、瘀血阻络三端,因而,其治疗也不外在火、气、血三方面。恰如《景岳全书·血证》所说:"凡治血证,须知其要。而血动之由,惟火惟气耳。故察火者但察其有火无火,察气者但察其气虚气实,知此四者而得其所以,则治血之法无余义矣"。故临证治疗血证多以治火、治气和治血为基本原则。

1.治火

火热亢盛,迫血妄行,血不归经,溢于脉外是引起血证最常见的病因病机。由于火热之邪可分为实火与虚火的不同,故实火当清热泻火,虚火当滋阴降火。

2.治气

一则气为血帅,气能统血,气行血行,气脱血脱;二则气有余便生火,火热偏亢则扰动血脉,血不归经。故对实证当清气降气,虚证当补气益气。当出血严重,气随血脱而有亡阳虚脱之虞者,当以益气固脱,回阳救逆为急。

3.治血

血证既为出血之证,因此一定要根据出血的病因病机和证候的差异而施以不同的止血方法。如实火亢盛,扰动血脉者当凉血止血;气虚失摄,出血不止者当收敛止血;瘀血阻络,血难归经者当活血止血。出血之后,血虚明显者又当适当补血生血。

除上述治疗血证的三项原则以外,还应根据出血的不同阶段,使用不同的治疗方法及药物。如血证初期,出血较多较急,应急塞其流,以治其标,即采取"止血"的治疗方法;血止之后,应祛除病因,以澄其源,即采用"宁血"的治疗方法;善后应补养气血,以扶其正,即采用"补虚"的治疗方法。因此止血、宁血和补虚三个治疗方法,常应用在血证不同阶段的治疗中。血证的初期,应积极采用塞流止血的方法,立即服用三七粉、十灰散或花蕊石散、血余炭、蒲黄炭等以求迅速止血。如证属火热偏盛者,临床多使用犀角地黄汤(方中犀角以水牛角代替)清热解毒、凉血止血,临床还可根据病情,适当选用白茅根、栀子、丹皮、白及、侧柏叶、茜草根、仙鹤草、地榆、大、小蓟等清热凉血之品;如阳气虚损,气失统摄者,应立即服用三七粉、艾叶炭以温经止血。如出血过多,症见面色苍白,四肢厥冷,汗出不止,心悸不宁,甚至神识不清,脉微细欲绝者为气随血脱之危候,急以益气固脱的独参汤煎服,或使用参附汤以回阳救逆。

(三)分证诊治

1.鼻衄

鼻衄以火热偏盛,迫血妄行为多。其中以肺热、肝火、胃火最为常见;有时也与正气不足,气不摄血有关。

(1)热邪犯肺。

主症:鼻燥流血,血色鲜红。

兼次症:身热不适,口干咽燥,咳嗽痰黄,或恶风发热。

舌脉:舌质红,苔黄燥或薄黄;脉数或浮数。

分析:鼻为肺窍,热邪犯肺,迫血妄行,上循其窍,故鼻燥流血;火为阳邪,故其血色鲜红;热耗肺津,不能上承,故口干咽燥;发热为热邪犯肺所致;热邪亢盛,灼津为痰,肃降失司故咳嗽痰黄。舌质红,苔黄燥,脉数为热邪偏盛之象。如热邪尚在卫表,则可见恶风发热,苔薄黄,脉浮数。

治法:清肺泻热,凉血止血。

方药:桑菊饮。方中桑叶、菊花、薄荷、连翘辛凉透表,宣散风热;杏仁、桔梗、甘草降肺气,利咽止咳;芦根清热生津。可酌加栀子炭、白茅根、丹皮、侧柏叶加强凉血止血之力。肺热盛而无表证者可去薄荷、桔梗,加黄芩、桑白皮以清泻肺热;咽喉痛者加玄参、马勃以清咽利喉;咽干口燥者加麦冬、玉竹、沙参、天花粉以养阴生津;咳甚者加象贝母、枇杷叶以润肺止咳。

(2)肝火上炎。

主症:鼻衄,血色鲜红,目赤,烦躁易怒。

兼次症:头痛眩晕,口苦耳鸣,或胸胁胀痛,或寐少多梦,或便秘。

舌脉:舌质红,苔黄而干;脉弦数。

分析:肝郁化火,木火刑金,肝火循肺经上出其窍而为鼻衄;肝开窍于目,肝火偏盛故两目红赤;肝在志为怒,肝火盛则烦躁易怒;肝火上炎则头痛、口苦、耳鸣;清窍为肝火所扰故眩晕;肝经过胸胁,肝经火盛而胸胁胀痛;肝火扰心则寐少多梦;肝热移胃,腑气不通则便秘。舌质红,苔黄而干,脉弦数皆为肝火偏亢之征象。

治法:清肝泻火,凉血止血。

方药:龙胆泻肝汤。方中龙胆草、柴胡、栀子、黄芩清肝泻火;木通、泽泻、车前子清利湿热;生地黄、当归、甘草滋阴养血。可酌加侧柏叶、藕节、白茅根以凉血止血;寐少梦多者可加磁石、龙齿、珍珠母、远志等清肝安神;便秘者可加大黄通腑泄热;阴液亏耗者可加麦冬、玄参、旱莲草以养阴清热。

(3)胃热炽盛。

主症:鼻血鲜红,胃痛口臭。

兼次症：鼻燥口渴,烦躁便秘,或兼齿衄。

舌脉：舌质红,苔黄;脉数。

分析：胃热亢盛,上炎犯肺,迫血外溢,上出肺窍则鼻衄且血色鲜红;阳明经上交鼻,胃火上熏则鼻燥口臭;胃热伤阴则口渴引饮;热居胃中,气机不利则胃脘疼痛;热扰心神则烦躁不安;胃热腑气不通,且热伤津液,肠道失润则便秘。舌质红,苔黄,脉数皆为胃中有热之象。

治法：清胃养阴,凉血止血。

方药：玉女煎。方中石膏清泻胃热,麦冬养阴清热,生地黄凉血止血,川牛膝引血下行。可酌加山栀子、丹皮、侧柏叶、藕节、白茅根等加强清热凉血止血之力;大便秘者加大黄、瓜蒌通腑泄热;阴津被伤而见口渴,舌质红,少苔者,加沙参、天花粉、石斛等益胃生津。

（4）气血亏虚。

主症：鼻衄,血色淡红。

兼次症：心悸气短,神疲乏力,面白头晕,夜难成寐,或兼肌衄、齿衄。

舌脉：舌质淡,苔白;脉细或弱。

分析：气为血帅,气虚失摄,血溢脉外故见鼻衄、齿衄血色淡红,也可见肌衄;气血不足,心神失养故见心悸、夜难成寐;正气亏虚则神疲乏力、气短;气血虚弱,不能上荣头面而面白头晕。舌质淡,苔白,脉细或弱均为气血不足之征。

治法：益气摄血。

方药：归脾汤。方中以人参、白术、甘草健脾益气;黄芪、当归益气生血;茯神、酸枣仁、远志、龙眼肉补气养血,安神定志;木香理气醒脾,使本方补而不滞。可酌加仙鹤草、茜草、阿胶以增强止血之效。

以上各种鼻衄之证,除内服汤剂以外,尚可在鼻衄发生时,采用局部外用药物治疗,以期尽快止血。可选用云南白药或三七粉局部给药以止血或用湿棉条蘸塞鼻散(百草霜 15 g、龙骨15 g、枯矾 60 g 共研极细末)塞鼻治疗。

2.齿衄

手足阳明经分别入于上下齿龈,而肾主骨,齿为骨余,即所谓"齿为肾之余,龈为胃之络",所以牙龈出血一般与胃、肾二经有关。

（1）胃火内炽。

主症：齿衄血色鲜红,齿龈红肿疼痛。

兼次症：口渴欲饮,口臭便秘,头痛不适,或齿龈红肿溃烂,或唇舌颊腮肿痛。

舌脉：舌质红,苔黄或黄燥;脉洪数或滑数。

分析：上下齿龈分属手阳明大肠经与足阳明胃经。胃肠火盛,循经上扰,以致齿衄出血鲜红,齿龈红肿疼痛;胃火上熏,故口臭头痛,甚则齿龈红肿溃烂,或唇舌颊腮肿痛;火热伤津,故口渴欲饮;热结阳明则便秘。舌质红,苔黄,脉洪数为阳明之表现。

治法：清胃泻火,凉血止血。

方药：加味清胃散。方中以生地黄、丹皮、犀角(水牛角代)清热凉血;黄连、连翘清胃泻火;当归、甘草养血和中。临证可酌加黄芩、黄柏、栀子、石膏等增强清热泻火之力,加藕节、白茅根、侧柏叶等增强凉血止血之力;烦渴加知母、天花粉、石斛以清热养阴除烦;便秘可加大黄、芒硝以通腑泄热。

（2）阴虚火旺。

主症：齿衄血色淡红,齿摇龈浮微痛。

兼次症:常因烦劳而发,头晕目眩,腰膝酸软,耳鸣,或遗精,或盗汗,或潮热,或手足心热。

舌脉:舌质红,苔少;脉细数。

分析:肾主骨,齿为骨余,肾虚则龈浮齿摇而不坚固;阴虚火旺,虚火上炎,血随火动,故血从齿缝渗出,血色淡红;烦劳则更伤肾阴,而易诱发齿龈出血;肾阴不足,水不涵木,相火扰动,清窍不利则头晕目眩;腰为肾之外府,耳为肾窍,肾阴不足,故腰膝酸软,耳鸣;肾阴虚相火妄动则遗精;阴虚生内热,则潮热,手足心热,盗汗。舌质红,苔少,脉细数为阴虚火旺之征。

治法:滋阴降火,凉血止血。

方药:知柏地黄丸合茜根散。知柏地黄丸中的六味地黄丸重在滋补肾阴,知母、黄柏重在降下虚火。茜根散中的生地黄、阿胶珠滋阴止血;茜草根、柏叶凉血止血;黄芩清热;甘草和中。两方合用,共奏滋阴补肾,降火止血之效。临证可酌加旱莲草、侧柏叶等加强滋阴凉血止血之力;如阴虚潮热,手足心热者可加银柴胡、胡黄连、地骨皮等清虚热;盗汗明显,或酌加五味子、浮小麦等敛汗。

3.咳血

咳血由肺络受损所致,燥热、阴虚、肝火是导致肺络损伤,引起咳血的主要原因。

(1)燥热犯肺。

主症:咳痰不爽,痰中带血。

兼次症:发热喉痒,鼻燥口干,或干咳痰少;或身热恶风,头痛,咽痛。

舌脉:舌质红,少津,苔薄黄;脉数或浮数。

分析:肺为娇脏,喜润恶燥,燥邪犯肺,肺失清肃,则发热喉痒,咳嗽,肺络受伤故咳血;燥伤津液故咳痰不爽或干咳痰少,口干鼻燥。舌质红,少津,苔薄黄,脉数为燥热伤肺之征。如感受风热而肺卫失宣,则见身热恶风,头痛,咽痛,脉浮数。

治法:清热润肺,宁络止血。

方药:桑杏汤。方中桑叶轻宣润燥;杏仁、象贝母宣肺润肺止咳;栀子、淡豆豉清宣肺热;沙参、梨皮养阴润肺。临证酌加藕节、仙鹤草、白茅根等凉血止血。出血量多而不止者,可再加用云南白药或三七粉吞服。若兼见发热、头痛、咳嗽、喉痒、咽痛等外感风热者,可加金银花、连翘、牛蒡子以辛凉解表,清热利咽;燥伤津液较甚,症见口干鼻燥,咳痰不爽,舌质红,少津,苔干者,可加麦冬、天冬、石斛、玉竹等生津润燥。若痰热壅盛,热迫血行,症见咳血,咳嗽发热,面红,咳痰黄稠,舌质红,苔黄腻,脉滑数者,可用清金化痰汤加大小蓟、侧柏炭、茜草根等以清肺化痰,凉血止血;热甚咳血较重者,可重用黄芩、知母、栀子、海蛤壳、枇杷叶等清热宁络。

(2)肝火犯肺。

主症:咳嗽阵作,痰中带血,胸胁牵痛。

兼次症:烦躁易怒,目赤口苦,便秘溲赤,或眠少多梦。

舌脉:舌质红,苔薄黄;脉弦数。

分析:肝火亢盛,木火刑金,肺失清肃,肺络受伤,故咳嗽阵作且痰中带血;肝经布胸胁,肝火犯肺,故胸胁牵引作痛;肝在志为怒,肝火旺则烦躁易怒;肝火盛则目赤口苦,便秘溲赤;肝火扰心则眠少多梦。舌质红,苔薄黄,脉数等肝火偏亢之征。

治法:清肝泻肺,凉血止血。

方药:黛蛤散合泻白散。两方合用后,青黛清肝泻火;桑白皮、地骨皮清泻肺热;海蛤壳、甘草化痰止咳。临证可酌加大小蓟、白茅根、茜草根、侧柏叶以凉血止血;肝火较甚,烦躁易怒,目赤口苦者可加丹皮、栀子、黄芩、龙胆草等加强清泻肝火;若咳血较多,血色鲜红,可加用犀角地黄汤(方中犀角用水牛角代)冲服云南白药或三七粉以清热泻火,凉血止血;便秘者,可加大黄、芒硝通腑泄热。

(3)阴虚肺热。

主症:咳嗽少痰,痰中带血,经久不愈。

兼次症:血色鲜红,口干咽燥,两颧红赤,潮热盗汗。

舌脉:舌质红,苔少;脉细数。

分析:肺阴不足,肺失清润,阴虚火旺,损伤肺络则咳嗽少痰,痰中带血;肺阴亏虚,难以速愈,故反复咳血,经久不愈;肺阴不足津液亏少,故口干咽燥;阴虚火旺则潮热盗汗,两颧红赤。舌质红,苔少,脉细数均为阴虚火旺之征。

治法:滋阴润肺,降火止血。

方药:百合固金汤。方中百合、麦冬、生地黄、热地黄、玄参养阴清热凉血,润肺生津;当归、白芍柔润补血;贝母、甘草肃肺化痰止咳。方中桔梗性提升,不利治疗咳血,不宜用。可酌加白及、白茅根、侧柏叶、十灰散等凉血止血;反复咳血及咳血不止者,宜加阿胶、三七养血止血;潮热颧红者可加青蒿、银柴胡、胡黄连、地骨皮、鳖甲、白薇等清退虚热;盗汗宜加五味子、煅龙骨、煅牡蛎、浮小麦、稽豆衣、糯稻根等以收涩敛汗。

以上咳血诸证当注意保持气道通畅,防止血液或血块阻塞气道引起窒息。

4.吐血

《丹溪心法·吐血》曰:"呕吐血出于胃也"。胃自身病变及他脏病变影响胃,使胃络受伤而吐血。临证常见胃热壅盛、肝火犯胃、瘀阻胃络和气虚血溢等证。

(1)胃热壅盛。

主症:胃脘灼热作痛,吐血色红或紫暗,夹食物残渣。

兼次症:恶心呕吐,口臭口干,便秘,或大便色黑。

舌脉:舌质红,苔黄干;脉数。

分析:嗜食辛辣酒热之品,热积胃中,热伤胃络,胃失和降而逆于上,血随气逆,从口而出,故恶心呕吐,吐血色红或紫暗,夹食物残渣;热结中焦,和降失司,气机不利则胃脘灼热作痛;溢于胃络之血如未尽吐而下走大肠故大便色黑;胃热上熏则口臭;热伤大肠津液则便秘。舌质红,苔黄干,脉数皆为胃中积热之象。

治法:清胃泻热,凉血止血。

方药:泻心汤合十灰散。泻心汤中之大黄、黄芩、黄连苦寒泻胃中之火,故《血证论·吐血》曰:"方名泻心,实则泻胃"。十灰散中栀子泻火止血;大黄导热下行;大、小蓟、侧柏叶、荷叶、白茅根、丹皮凉血止血;配以棕榈炭收涩止血。两方中的大黄,为治胃中实热吐血之要药,泻火下行而活血化瘀,与凉血止血诸药相配,使止血而无留瘀之弊。若胃热伤阴,口干而渴,舌红而干,脉象细数者,可加玉竹、沙参、麦冬、天冬、石斛等滋养胃阴;胃气上逆,恶心呕吐者,可酌加旋覆花、代赭石、竹茹等和胃降逆。

(2)肝火犯胃。

主症:吐血色红或紫暗。

兼次症:脘胀胁痛,烦躁易怒,目赤口干,或寐少多梦,或恶心呕吐。

舌脉:舌质红,苔黄;脉弦数。

分析：肝郁化火，横逆犯胃，络伤血溢，故吐血色红或紫暗；肝胃失和，气机不利，故脘胀胁痛；胃气上逆则恶心呕吐；肝火旺盛，扰动心神，故烦躁易怒，寐少多梦；肝火上炎，灼伤津液，故目赤口干。舌质红，苔黄，脉弦数为肝火亢盛之象。

治法：清肝泻火，凉血止血。

方药：龙胆泻肝汤。本方清泻肝火效佳，但凉血止血之力弱，可酌加侧柏叶、藕节、白茅根、旱莲草、丹皮等加强凉血止血之力；寐少梦多者可加磁石、龙齿、珍珠母、远志等清肝安神；便秘者可加大黄通腑泄热；阴液亏耗者可加麦冬、玄参、沙参等养阴清热。如吐血不止，口渴不欲饮而胃脘刺痛者，为瘀血阻络，血不归经所致，应合用十灰散、三七粉，增强化瘀止血之力；胁痛明显者，可加延胡索、香附等疏肝理气，活血止痛。

（3）瘀阻胃络。

主症：吐血紫暗或带血块。

兼次症：胃脘刺痛或如刀割，痛处固定而拒按；病程较久，胃脘痛与吐血反复发作；面唇晦暗无华，口渴不欲饮，大便色黑，或妇人月经愆期，色黯有块。

舌脉：舌质紫黯，或有瘀点、瘀斑；或舌质淡黯；苔薄白；脉涩或细涩。

分析：久病入胃络，瘀血阻滞，血不循经而出血，故吐血紫暗或带血块；瘀血阻于胃络，不通则痛，故胃脘刺痛或如刀割，痛处固定而拒按；久病已入络，病难速愈，故常胃痛与吐血反复发作；面唇晦暗无华，口渴不欲饮，大便色黑，或妇人月经愆期，色黯有块等均为瘀血内阻之象；舌质紫黯，或有瘀点、瘀斑，或舌质黯，脉涩等皆血瘀之征；出血既久，可致血虚不荣，故可面色晦而无华，舌质淡黯，脉细。

治法：化瘀止血。

方药：失笑散。方中蒲黄活血止血；五灵脂通利血脉，散瘀止痛，二药均入血分，相须为用，活血止血而散瘀止痛；醯醋可利血脉，化瘀血。可加入三七加强化瘀止血之力，加桃红四物汤加强活血化瘀之功而兼养血，使攻中有养，尤其适合于瘀血阻络兼血虚者。如胃脘痛甚，可合用丹参饮理气活血止痛；如兼脾胃虚弱者，可加黄芪、太子参、白术、茯苓等补益脾胃，益气行血。

（4）气虚血溢。

主症：吐血缠绵不止，血色暗淡。

兼次症：吐血时轻时重，神疲乏力，心悸气短，语声低微，面色苍白；或畏寒肢冷，自汗便溏。

舌脉：舌质淡，苔薄白；脉弱或沉迟。

分析：气虚不足，摄血无力，血液外溢，故吐血缠绵不止，血色暗淡，时轻时重；正气不足则神疲乏力，气短声低；气血虚弱，心失所养则心悸；血虚不能上荣于面则面色苍白；气虚及阳，中阳不足，则畏寒肢冷，自汗便溏。脉沉迟，舌质淡，脉弱为气虚不足之象。

治法：益气摄血。

方药：归脾汤。本方能益气健脾，摄血养血，但止血之力稍弱，临证可酌加仙鹤草、茜草、阿胶等增强止血之效；也可加炮姜炭温阳止血，乌贼骨收敛止血。若气损及阳，脾胃虚寒，兼见肢冷畏寒，自汗便溏，脉沉迟者，治宜温经摄血，可用柏叶汤和理中汤，前方以艾叶、炮姜温经止血，侧柏叶宁络止血，童便化瘀止血，理中汤温中健脾以摄血，合方共奏温经止血之效。

以上吐血诸证，如出血过多导致气随血脱，表现为面色苍白、四肢厥冷、冷汗出、脉微等，亟当益气固脱，可服用独参汤或静脉滴注参麦针等积极救治。

5.便血

便血为胃肠脉络受伤所致。临床主要有肠道湿热与脾胃虚寒两类。

(1)肠道湿热。

主症:便血鲜红。

兼次症:腹痛不适,大便不畅或便溏,口黏而苦,纳谷不香。

舌脉:舌质红,苔黄腻;脉滑数。

分析:恣食肥甘厚味,湿热下移大肠,热伤大肠络脉,血随便下,故见便血;湿性黏滞,肠道传化失常故大便不畅或便溏;湿为阴邪,易阻气机,气机不利故腹痛;湿热困于肠胃,运化失调,则口黏而苦,纳谷不香。舌质红,苔黄腻,脉滑数为肠道有湿热之象。

治法:清热化湿,凉血止血。

方药:地榆散。方中以地榆、茜草凉血止血;黄芩、黄连、栀子苦寒泻火燥湿;茯苓淡渗利湿。可加槐角以增强凉血止血的作用;口黏苔腻甚者,宜加苍术、砂仁以健运脾胃。若便血日久,湿热未尽去而营阴已伤者,应清利湿热与养阴补血兼而治之,可用脏连丸。方中以黄连、黄芩清热燥湿;当归、地黄、赤芍、猪大肠养血补脏;槐花、槐角、地榆凉血止血;阿胶养血止血。可酌加茯苓、白术、泽泻等燥湿利湿之品。若为肠风,则见下血鲜红,血下如溅,舌质红,脉数,应清热止血,方用槐花散或唐氏槐角丸。前方以荆芥炭疏散风邪,炒枳壳宽中理气,槐花、侧柏叶清热凉血止血;槐角丸中以防风、荆芥疏散风邪,黄连、黄芩、黄柏苦寒泻火,槐角、地榆、侧柏叶、生地黄凉血止血,当归、川芎养血归经,乌梅收敛止血,枳壳宽中。两方相比,后者清热疏风的作用较强。若为脏毒,证见下血浊而暗,应使用地榆散加苍术、萆薢、黄柏治之。方中黄连、黄芩、黄柏、栀子苦寒泻火中,地榆、茜根凉血止血,茯苓、苍术、萆薢健脾利湿。

(2)脾胃虚寒。

主症:便血紫暗或黑色。

兼次症:脘腹隐隐作痛,喜温按,怯寒肢冷,食欲缺乏便溏,神疲懒言。

舌脉:舌质淡,苔薄白;脉弱。

分析:脾胃虚寒,中气不足,脾失统摄,血溢肠中,故便血紫暗或呈黑色;脾胃阳气不足,运化乏力,故脘腹隐痛,喜温喜按;脾主四肢肌肉,阳气不能温煦肢体,故怯寒肢冷;脾胃阳虚,生化无权,则食欲缺乏便溏;阳气不足则神疲懒言。舌质淡,苔薄白,脉弱皆为脾胃虚寒之象。

治法:温阳健脾,养血止血。

方药:黄土汤。方中灶心黄土(伏龙肝)温中摄血;附子、白术温阳健脾;地黄、阿胶养阴止血;甘草和中;黄芩苦寒坚阴,用量宜少,以反佐附子辛燥偏性。临证可加炮姜炭、艾叶、鹿角霜、补骨脂以温阳止血,加白及、乌贼骨收敛止血;有瘀血见证者加花蕊石、三七活血化瘀止血。如脾胃虚弱而阳虚不明显,见便血,气短声低,面色苍白,食少乏力等表现者,当补脾摄血,用归脾汤;如下血日久不止,肛门下坠,舌质淡,脉细弱无力者,为气虚下陷之象,可合用补中益气汤以益气升阳。

便血诸证出血量大时可致气随血脱而致脱证,临证要仔细观察病情变化,及时救治。

6.尿血

尿血多因热邪蓄于下焦或阴虚火旺损伤络脉,致使血液妄行引起,也有因脾虚失摄、肾虚失固而致者。

(1)下焦热盛。

主症:尿血鲜红。

兼次症:小便黄赤灼热,心烦口渴,面赤口疮,夜寐不安。

舌脉:舌质红,苔黄;脉数。

分析:下焦热盛,灼伤膀胱之络脉,故尿血鲜红;膀胱热盛,煎灼尿液,故小便黄赤灼热;热扰神明则心烦、夜寐不安;火热上炎则面赤口疮;热伤津液则口渴。舌质红,苔黄,脉数为热盛之象。

治法:清热泻火,凉血止血。

方药:小蓟饮子。竹叶、木通清热泻火利小便;滑石清热利湿;小蓟、生地黄、蒲黄、藕节凉血止血;栀子泻三焦之火,引热下行;当归引血归经;甘草调和诸药。如心烦少寐,可加黄连、夜交藤清心安神;火盛伤阴而口渴者,加黄芩、知母、石斛、天花粉以清热生津;如尿血甚者,可加白茅根、侧柏叶、琥珀末以凉血止血。

(2)阴虚火旺。

主症:小便短赤带血。

兼次症:头晕目眩,颧红潮热,腰酸耳鸣。

舌脉:舌质红,少苔;脉细数。

分析:肾阴亏虚,虚火内动,灼伤脉络,故小便短赤带血;阴虚阳亢,故头晕目眩,颧红潮热;腰为肾府,耳为肾窍,肾阴不足,则外府失养,肾窍不充故腰酸耳鸣。舌质红,少苔,脉细数均为肾之阴虚火旺之象。

治法:滋阴降火,凉血止血。

方药:知柏地黄丸。此方以六味地黄丸滋补肾之阴水,以知母、黄柏滋阴降火,旨在"壮水之主,以制阳光"。可酌加旱莲草、大蓟、小蓟、茜草根、蒲黄炭等加强凉血止血之力;颧红潮热者加地骨皮、胡黄连、银柴胡、白薇等清热退虚火之药。

(3)脾不统血。

主症:久病尿血,色淡红。

兼次症:气短声低,面色苍白,食少乏力,或兼见皮肤紫斑、齿衄。

舌脉:舌质淡,苔薄白;脉细弱。

分析:脾气亏虚,统血无力,血不归经,渗于膀胱,则尿血日久不愈,溢于肌肤,可兼见紫斑、肌衄;脾胃运化无权,气血生化不足,故食少乏力,气短声低;气血不能上荣头面则面色苍白无华。舌质淡,脉细弱皆为气血亏虚,血脉不充之象。

治法:补脾摄血。

方药:归脾汤。临证可加用阿胶、仙鹤草、熟地黄、槐花、三七等养血生血之品;若气虚下陷,小腹坠胀者,可加升麻、柴胡等以提升中阳,亦可合用补中益气汤。

(4)肾气不固。

主症:尿血日久不愈,血色淡红。

兼次症:神疲乏力,头晕目眩,腰酸耳鸣。

舌脉:舌质淡,苔薄白;脉弱。

分析:劳倦日久或久病伤肾,肾气不足,封藏不固,血随尿出,此为久病但无火邪,故尿血日久不愈,血色淡红;肾虚则腰膝酸痛兼见耳鸣;髓海不充则头晕目眩,神疲乏力。舌质淡,脉弱皆为肾气不足之象。

治法:补益肾气,固摄止血。

方药:无比山药丸。方中熟地黄、山药、山萸肉、怀牛膝补益肾精;菟丝子、肉苁蓉、巴戟天、杜仲温肾助阳且固肾气;五味子、赤石脂固摄止血;茯苓、泽泻健脾利水。可酌加仙鹤草、蒲黄炭、大小蓟、槐花等加强止血之力;也可酌加煅龙骨、煅牡蛎、补骨脂、金樱子等加强固摄肾气之力。若见畏寒神怯者,可酌加肉桂、鹿角片、狗脊以温补肾阳。

7.紫斑

紫斑常因热盛迫血、阴虚火旺和气不摄血而血溢肌肤所致,清热解毒、滋阴降火和益气摄血为主要治疗方法。

(1)热盛迫血。

主症:感受风热或火热燥邪后,肌肤突发紫红或青紫之斑点或斑块。

兼次症:发热口渴,烦躁不安,溲赤便秘,常伴有鼻衄、齿衄、尿血或便血。

舌脉:舌质红,苔薄黄;脉数有力。

分析:感受风热或火热燥邪,火热偏盛,迫血妄行,血溢于肌肤脉络之外,故皮肤出现青紫之斑点或斑块;若热邪炽盛,损伤鼻、龈、肠胃和膀胱等处之脉络,则可见鼻衄、齿衄、便血和尿血;热扰心神则烦躁不安;火热伤津则不仅可见发热,不可见口渴、溲赤、便秘之症。舌质红,脉数有力皆为火热之邪偏盛之象。

治法:清热解毒,凉血止血。

方药:清营汤。方中犀角(水牛角代)、玄参、生地黄、麦冬滋阴清热凉血;金银花、连翘、黄连、竹叶清热解毒;丹参散瘀止血。可酌加紫草、茜草凉血止血,化斑消瘀。若发热口渴,烦躁不安,紫斑密集成片者,可加用生石膏、龙胆草,并冲服紫雪以增强清热泻火解毒之效;还可合用十灰散以增强凉血止血、活血化瘀之效;若热壅肠胃兼见气滞血瘀,症见腹痛者,可酌加白芍、甘草缓急,五灵脂、香附理气活血,以期缓解腹痛;若热伤肠络而见便血者,可加槐实、槐花、地榆炭以凉血止血;若热夹湿邪,阻滞肢体经络,而见关节肿痛者,可加秦艽、木瓜、桑枝、川牛膝等清热祛湿、舒经活络。

(2)阴虚火旺。

主症:肌肤出现红紫或青紫斑点或斑块,时作时止。

兼次症:手足心热,潮热盗汗,两颧红赤,心烦口干,常伴齿衄,鼻衄,月经过多等症。

舌脉:舌质红,少苔;脉细数。

分析:阴虚火旺,虚火灼伤肌肤络脉,故可见红紫或青紫斑点、斑块,亦可见齿衄、鼻衄或月经过多之表现;阴虚火旺,则可见手足心热,潮热盗汗;肾水不足,不能上济心火,心火被扰则心烦;虚火逼心液外出则盗汗;阴液不足则口渴。舌质红,少苔,脉细数为阴虚火旺之象。

治法:滋阴降火,宁络止血。

方药:茜根散。方中生地黄、阿胶滋阴养血;茜草根、侧柏叶、黄芩清热凉血止血;甘草调中解毒。可酌加丹皮、紫草等加强化斑消瘀止血主力。阴虚较甚者,可加玄参、龟甲、女贞子、旱莲草等育阴清热之品;潮热者,可加地骨皮、鳖甲、秦艽、白薇等清退虚热之药;盗汗者,加五味子、煅龙骨、煅牡蛎等以收敛止汗。

(3)气不摄血。

主症:紫斑反复出现,经久不愈。

兼次症:神疲乏力,食欲缺乏,面色苍白或萎黄,头晕目眩。

舌脉:舌质淡,苔白;脉弱。

分析:气虚不能摄血,脾虚不能统血,以致血溢于肌肤脉络之外而为紫斑;气虚日久,难以速复,故紫斑反复出现且经久不愈;脾虚运化无权则食欲缺乏;生化气血不足则神疲乏力,面色苍白或萎黄;气血不足,不能上承濡养清窍,故头晕目眩。舌质淡,苔白,脉弱为气虚不足之象。

治法:补脾摄血。

方药:归脾汤。临证可酌加仙鹤草、棕榈炭、血余炭、蒲黄炭、紫草等药以增强止血消斑的作用。若脾虚及肾,兼见肾气不足,出现腰膝酸冷,大便不实,小便频数清长者,可酌加菟丝子、补骨脂、川续断以补益肾气。

(孙　清)

第五节　痰　饮

痰饮是指三焦气化失常,水液在体内运化输布失常,停积于某些部位的一类病证。在《内经》无"痰饮"之名,但有"积饮"之说,如《素问·六元正纪大论》曰:"太阴所至,为积饮否隔。"《素问·气交变大论》载:"岁土太过,雨湿流行……饮发中满食减,四肢不举。"《素问·五常政大论》云:"土郁之发,民病饮发注下。"指出水湿过盛,土郁失运为积饮的主要病机,奠定了痰饮的理论基础。《金匮要略·痰饮咳嗽病脉证并治》首创"痰饮"之名,其含义有广义和狭义之分,广义的痰饮是诸饮的总称,由于水饮停积的部位不同,而分为痰饮、悬饮、溢饮、支饮4类。狭义的痰饮即指水饮停积于胃肠,是诸饮中的一个类型。并对痰饮病的证候、论治做了比较系统的论述,并提出"病痰饮者,当以温药和之"的治疗原则。由于《金匮要略》对痰饮起因及脉证治疗阐发甚详,被后世奉为准绳,成为痰饮辨证论治的主要依据。自隋代巢元方《诸病源候论》起将痰与饮分开而论,曰:"……脉偏弦者为痰,浮而滑为饮。"立诸痰候与诸饮候,并在《金匮要略》四饮基础上另有流饮和癖饮的论述,如"流饮者,由饮水多,水气停聚肠胃之间,漉漉有声,谓之流饮""此由饮水多,水气停积两胁之间,遇寒气相搏,则结聚成块,谓之癖饮"。金元四大家之一张子和《儒门事亲·饮当去水温补转剧论》则指出饮之成因:"其本有五,有愤郁而得之者,有困乏而得之者,有思虑而得之者,有痛饮而得之者,有热时伤冷而得之者,饮证虽多,无出于此。"又云:"夫治病有先后,不可妄投,邪来去时,愤不可补也。大邪新去,恐反增其气,转甚于未冶之时也。"指出治疗饮证不可妄用补法。清代喻昌则指出对痰饮之体虚、积劳、失血等虚证患者不可妄用吐法或峻攻。这些论述都对饮证治疗有指导意义。从隋唐至金元,在痰饮病的基础上,又逐渐发展了痰的病机学说,《丹溪心法·痰病》曰:"百病中多有兼痰者,世所不知也。"《景岳全书·痰饮》载:"痰之与饮,虽曰同类,而实有不同也。"一般而言,黏稠者为痰,清稀者为饮,故应加以区别。本节章论述的范围以《金匮要略》中之痰饮病为主。

西医学的慢性支气管炎、支气管哮喘、渗出性胸膜炎、胃肠功能紊乱、不完全性肠梗阻、慢性心功能不全等疾病的某些阶段,可参照本节进行辨证论治。

一、病因病机

痰饮的病因为寒湿浸渍、饮食不节、劳欲所伤,以致肺脾肾气化功能失调,三焦水道不利,水液失于正常运化、输布,停积而为痰饮。

（一）寒湿浸渍，积而成饮

寒湿之邪，易伤阳气。凡气候之寒冷潮湿，或冒雨涉水，或经常坐卧湿地等，导致寒湿浸渍，由表及里，中阳受困，运化无力，水湿停聚而为痰饮。正如《素问·至真要大论》曰："太阴之胜……独胜则湿气内郁……饮发于中。"

（二）饮食不节，伤及脾阳

恣食生冷，或暴饮暴食，均可阻遏脾阳，使中州失运，水湿聚而为饮。《金匮要略·痰饮咳嗽病脉证并治》云："夫患者饮水多，必暴喘满""食少饮多，水停心下""流饮者，由饮水多，水流走于肠胃之间，漉漉有声……。"

（三）劳欲久病，脾肾阳虚

水液属阴，全赖阳气之温煦蒸化输转。若因思虑、劳倦、纵欲太过，伤及脾肾；或年高久病，或素体阳虚，脾肾阳气不足，水液失于气化转输停聚为饮。叶天士提出"外饮治脾，内饮治肾"的大法，指出外饮为劳欲所伤，阳气内虚，水液运化无力而成为饮。

人体在生理状态下，水液的吸收、输布和排泄，主要依赖肺脾肾三脏的气化功能。《素问·经脉别论》曰："饮入于胃，游溢精气，上输于脾，脾气散精，上归于肺，通调水道，下输膀胱，水精四布，五经并行。"由此可知，体内水液的代谢包括脾之转输上行，肺之通调下降和肾之蒸化开合等三个不可分割的重要环节。水谷精气是在脾之健运，肺之通调，肾之蒸化开合作用下，化为津液，输布全身，发挥多种生理作用之后，变为汗液、尿液排出体外。如果三脏功能失调，肺之通调涩滞、脾之转输无权、肾之蒸化失职，水谷不得运化输布而成浊液，聚而为水为饮，遇火气则煎熬成痰。三脏之中，脾运失司，首当其要，因脾阳一虚，水谷精气不能正化，则上不能输精以养肺，下不能助肾以制水，必然导致水液停滞中焦，流溢四末，波及五脏。水液的输布排泄，还与三焦的作用密切相关。三焦主司一身之气化，为运行水液之道路。若三焦气化失司，水道不通，则水液停积为饮。故《素问·灵兰秘典论》曰："三焦者，决渎之官，水道出焉。"《圣济总录·痰饮统论》曰："三焦者，水谷之道路，气之所终始也，三焦调适，气脉平匀，则能宣通水液，行人于经，化而为血，灌溉周身；若三焦气塞，脉道壅闭，则水饮停积，得宜行，聚成痰饮。"

总之，痰饮之病机性质总属阳虚阴盛，为本虚标实之证。肺脾肾气化失调，阳气不足实为痰饮发生的病机基础。虽然间有因时邪与内饮相搏，或饮邪久郁化热，表现为饮热错杂之证，虽属少数，但不可忽视。

二、诊断

痰饮病证的诊断，应综合临床特征，痰饮停积的部位来确定。

（1）饮留胃肠者为痰饮，主要表现为心下痞满，胃中有振水声，肠间漉漉有声，呕吐清水痰涎。

（2）饮留胸胁者为悬饮，主要表现为咳嗽，气急，胁胁胀痛。

（3）饮浸肺者为支饮，主要表现为咳逆喘息，痰白量多。

（4）饮溢四肢者为溢饮，主要表现为身痛困重，肢体水肿。

三、相关检查

痰饮病证涉及的疾病较多，临证应注意结合相关检查以帮助诊断，如胸部 X 线摄片、胃肠钡餐造影、内镜、胸腹 B 超、痰培养、胸腔积液、CT 等检查。

四、鉴别诊断

(一)痰、饮、水、湿

四者同出于一源,均为水液不归正化,停积而成,然而在病机、形质特点、临床表现等方面各有特点。分别言之,痰多因热煎熬而成,分成有形、无形之痰,有形者,形质厚浊,咳咯可见,无形者,无处不到,病变多端;饮多因寒积聚而成,形质清稀,多停于体内局部;水为清液,有阴水、阳水之分,可泛滥体表、四末;湿性黏滞,但无定体,可随五气从化相兼为病。合而言之,痰、饮、水、湿在一定条件下又可相互转化。

(二)溢饮与风水

两者虽均可见肢体水肿,但风水可见汗出恶风,小便不利,水肿从眼睑开始,迅速漫于四肢全身。而溢饮则见恶寒无汗、身体疼痛、小便自利,肿以四肢明显,甚或偏于一侧肢体。

(三)痰饮与咳嗽、哮、喘、肺胀的关系

饮邪停积胸肺,以致肺气失于宣降,可致咳嗽、哮、喘、肺胀等证,此时饮是上述肺系疾病发生、发展的病因或病理因素,在临床辨证施治时,可以按痰饮予以施治。若咳喘肺虚日久,肺气虚弱,宣降失司,水液失于输布,又可积而为饮,加重病情或致肺疾反复发作。

五、辨证论治

(一)辨证要点

1.辨痰饮停积的部位

饮停胃肠者为痰饮,饮流胁下者为悬饮,饮溢四肢者为溢饮,饮停胸肺者为支饮。

2.辨寒热

一般而言,痰饮总属阳虚寒凝,水饮停聚。如《症因脉治·痰症论》曰:"饮主于水,寒多热少。"若饮邪郁久化热、饮热互结者,则表现饮渐黏稠、身热、口苦、苔黄、脉数等热象。临床寒热相兼之候也常有之。

3.辨虚实

痰饮病虽以实证居多,但总属阳虚阴盛、本虚标实证,其本属脾肾阳气亏虚,不能运化水湿,其标则为水饮停聚或停饮郁久化热,但在病程的不同阶段,或表现以本虚为主,或表现为标实为主。应从起病之新久、饮邪之盛衰、禀赋之强弱来权衡虚实,如新病饮盛为实,久病正虚饮微为虚。

(二)治疗原则

饮为阴邪,遇寒则凝,得温则行,故其治疗当遵《金匮要略·痰饮咳嗽病脉证并治》"病痰饮者,当以温药和之"之宗旨,以温阳化饮为基本治疗原则,以振奋阳气,开发腠理,通行水道。同时还应当分别标本缓急、表里虚实之不同,采取相应的治疗措施。若饮邪壅盛,其证属实,当祛邪治标,可根据其饮停部位,分别采用发汗、攻逐和分利等法;阳微气虚而饮邪不盛者,则温补脾肾阳气以治本;邪实而正虚者,治当攻补兼施;饮热相杂者,又当温清并用。即使实证,当饮邪已基本消除,也须继用健脾温肾以固其本,始能以巩固疗效。清代喻昌《医门法律·痰饮留伏论》提出虚实分治法,临床可作为辨治痰饮的要领,凡饮邪壅实者,当因势利导以祛除饮邪;阳虚饮微者,当以健脾温肾为主,阳气通则饮自化。

（三）分证论治

1.痰饮

（1）饮停于胃。

主症：心下坚满或疼痛，胃脘部有振水声。

兼次症：恶心或呕吐，呕吐清水痰涎，口不渴或口渴不欲饮，或饮入即吐，背冷如掌大，头晕目眩，小便不利，食少，身体逐渐消瘦。

舌脉：苔白滑；脉沉弦或滑。

分析：多由过食生冷肥甘之物，或误用寒凉药物，壅遏脾阳，运化失职所致。水饮停滞胃中不得布化，则心下坚满或疼痛，胃中有振水声；胃中停饮则其气不降而上逆，则恶心、呕吐清水痰涎，饮入即吐；水谷之精微不化生津液而旁留成饮，停结胃中，则口渴不欲饮；脾胃运化失司，水谷不化精微以养全身，则食少，甚则消瘦；阳气为饮邪所阻，不得宣达于外，则背冷如掌大；清阳不得上达则头晕目眩；饮邪中阻，膀胱气化失司则小便不利。苔白滑，脉沉弦或滑，均为水饮内结之征。

治法：和中蠲饮。

方药：小半夏加茯苓汤。本方和胃降逆，化饮止吐，为治痰饮呕吐的基础方。方中半夏、生姜辛开，和胃化饮止呕，茯苓健脾利水渗湿。饮邪盛者可加桂枝、白术通阳化饮，以祛饮邪。若饮困脾阳，症见纳呆泛酸者，加吴茱萸、川椒以温中散寒化饮；心下坚满疼痛甚者，加枳实以行气开结；小便不利者加车前子、茯苓皮以利水渗湿；纳呆食少者加焦三仙、砂仁以和胃消食。

（2）饮邪化热。

主症：脘腹坚满或灼痛。

兼次证：烦躁，口干口苦，舌燥，大便秘结，小便赤涩。

舌脉：舌质红，苔薄黄腻，或黄腻，或偏燥；脉弦滑而数。

分析：多由胃肠停饮，日久不除，郁而化热而成。饮热互结，留居胃肠，故脘腹坚满或灼痛，胃脘及肠间时有鸣声；饮热互结，腑气不通，浊气上逆则口干口苦、舌燥、大便秘结；饮热下注于膀胱，膀胱气化不利则小便赤涩；热扰心神则烦躁；舌质红，苔薄黄，或黄腻，或偏燥，脉弦滑而数，均为饮热互结胃肠之征。

治法：清热逐饮。

方药：甘遂半夏汤。本方逐水祛痰，和中除湿，治疗饮热互结胃肠之证。方中甘遂、半夏降逆逐饮，白芍、蜂蜜酸甘和中，以防伤正，并借甘遂、甘草相反之性来增强其攻逐之力。全方攻守兼备，因势利导，使水饮去，正气复。本方为权宜攻邪之剂，邪除则停，不可过用久用。若饮邪结聚，膀胱气化不利，症见小便量少不利者，加泽泻、车前子、猪苓以温阳化饮利水；饮邪上凌、阻滞清阳，症见头晕目眩者，加泽泻、白术、半夏、生姜以降逆化饮；纳呆食少者，属脾胃健运失司，水谷不化精微，加党参、茯苓、干姜以温中健脾；若见利后少腹续坚满者，加厚朴、木香以理气散结。

（3）饮留于肠。

主症：水走肠间，沥沥有声，腹部坚满或疼痛。

兼次症：脘腹发冷，头晕目眩，或下利清水而利后少腹续坚满，小便不利，纳呆。

舌脉：舌质淡，苔白滑或腻；脉沉弦或伏。

分析：饮邪内生，由胃下流于肠，故肠间沥沥有声；饮邪结聚于肠中，则腹部坚满或疼痛；饮邪结聚，自寻出路，则下利清水；病根未除，此去而彼聚，故利后少腹续坚满；饮邪结聚肠中，阳气失于宣达，清阳不得上注于目、外荣肌肤，则头晕目眩、脘腹发冷；饮邪结聚，膀胱气化失司则小便不利。苔白滑,脉沉弦或滑,为饮邪中阻之象。

治法:攻逐水饮。

方药:己椒苈黄丸。本方攻逐水饮,治疗水饮内滞,壅滞不通的实证。方中防己、椒目辛宣苦泄,导水饮从小便而去;葶苈子、大黄攻坚决壅,逐热饮从大便而除。合之前后分清,饮热无存身之所,共奏泻热逐饮之效。若饮热相互胶结,升降失司,腑气不通甚者,加芒硝以加强攻逐之力。

2.悬饮

(1)邪犯胸肺。

主症:寒热往来,身热起伏,咳嗽气急,胸胁疼痛,呼吸、转侧时疼痛加重。

兼次症:汗少,或发热不恶寒,有汗而热不解,少痰,心下痞硬,干呕,口苦,咽干。

舌脉:苔薄白或薄黄;脉弦数。

分析:肺居胸中,两胁为少阳经脉分布循行之处,若时邪外袭,邪侵胸胁,少阳枢机不和,则寒热往来,身热起伏,胸胁疼痛;时邪外袭,肺热壅盛,肺失宣降,则身热有汗,不恶寒,咳而气急少痰;邪侵胸胁,少阳热邪郁滞则心下痞硬、口苦、干呕、咽干;苔薄白或黄,脉弦数,均为邪侵胸胁、肺卫同病、邪在上焦之征。

治法:和解少阳,宣利枢机。

方药:柴枳半夏汤。本方和解少阳,化痰通络,治疗邪侵少阳,痰热内阻之证。柴胡、黄芩和解清热,半夏、瓜蒌化痰散结,枳壳、桔梗、赤芍理气和络。胁肋疼痛加丝瓜络、旋覆花通络;心下痞硬、口苦、干呕加黄连以与半夏、瓜蒌相伍以清热化痰、开郁散结。热盛汗出、咳嗽气急者,去柴胡,加石膏、桑白皮、杏仁,以清热宣肺化痰。若寒热未除,胸胁已见停饮,可参照饮停胸胁证治疗。

(2)饮停胸胁。

主症:胸胁胀满疼痛,病侧肋间饱满,甚则偏侧胸部隆起。

兼次症:气短息促不能平卧,或仅能侧卧于停饮的一侧,呼吸困难,咳嗽,转侧时胸痛加重。

舌脉:舌质淡,苔白或滑腻;脉沉弦或弦滑。

分析:胸胁为气机升降之道,肺气郁滞,气不布津,停而为饮,故胸胁胀满,病侧肋间饱满,甚则偏侧胸部隆起。饮停胸胁,脉络受阻,气机不利,故胸胁胀满疼痛,咳嗽、呼吸、转侧时均牵引胸胁,故可使疼痛加重;水饮上迫于肺,肺气出入受阻,故气息短促;苔白或滑腻,脉沉弦或弦滑,均为水饮内结于里之候。

治法:攻逐水饮。

方药:十枣汤,葶苈大枣泻肺汤。十枣汤攻逐水饮,用于水饮内停,正盛邪实之证。方中甘遂、大戟、芫花均为峻下逐饮之品,恐伤胃气,故共研细末,以大枣煎汤送服,可根据服药后吐泻轻重,酌情掌握用量。若体质虚弱,不任峻下者,可改服葶苈大枣泻肺汤,本方泻肺行水,治疗痰涎壅盛之证。方中葶苈子苦辛沉降,开泄肺气,通利膀胱,加大枣甘缓补虚,以制约葶苈子峻泻逐饮之功。此外,控涎丹亦可酌用,本方无十枣汤之峻泻,适用于痰饮伏于胸膈上下,胁肋疼痛,形气俱实者。若痰浊偏盛,胸部满闷,苔浊腻者,加瓜蒌、薤白、杏仁、椒目以宣痹泄浊化饮;若水饮久停,胸胁支满,体弱食少者,加桂枝、甘草、茯苓等健脾通阳化饮。

(3)气滞络痹。

主症:胸胁疼痛。

兼次症:胸部灼痛,或刺痛,胸闷,呼吸不畅,或咳嗽,甚则迁延日久不已,入夜、天阴时更为明显。

舌脉：舌质淡暗红，苔薄白；脉弦。

分析：饮邪久郁之后，气机不利，络脉痹阻，故胸胁疼痛。气郁不解，久郁化火，则痛势如灼；气滞及血，血脉不利，则刺痛；饮邪久留，气机郁滞，肺失宣降，则胸闷，呼吸不畅；饮邪属阴邪，入夜加重邪势，天阴时湿气停留，也助长饮邪之势，故疼痛在入夜或天阴时加重。舌质淡暗红，苔薄白，脉弦均为气滞络痹之候。

治法：理气和络。

方药：香附旋覆花汤。本方疏肝理气，降逆化痰。方中香附、旋覆花理气解郁；苏子、杏仁降气化痰；陈皮、半夏、茯苓、薏苡仁理气化痰。若痰气郁结，胸闷苔腻者，加瓜蒌、枳壳以理气化痰开郁；久痛入络，痛势如刺者，加当归、桃仁、红花、乳香、没药化瘀止痛；若饮邪未净者加通草、路路通、冬瓜皮。

（4）阴虚内热。

主症：胸胁灼痛，咳呛时作。

兼次症：口干咽燥，痰黏量少，午后潮热，颧红，心烦，盗汗，手足心热，形体消瘦。

舌脉：舌质红，少苔，脉细数。

分析：饮阻日久，气郁化热伤阴，肺络不和，则胸胁灼痛；阴虚肺燥，故咳呛时作，痰黏量少，口干咽燥；阴虚火旺则潮热、颧红、盗汗、心烦、手足心热。脉络不和，气机不利则胸胁闷痛。病久正虚而致形体消瘦。舌质红，少苔，脉细数，乃系阴虚内热之证。

治法：滋阴清热。

方药：泻白散或合沙参麦冬汤。泻白散清泻肺热，方中桑白皮清肺热、泻肺气、平喘咳，地骨皮泻肺中伏火，甘草、粳米养胃和中，四药合用，清热而不伤阴，泻肺而不伤正，使肺气清肃，则咳喘自平。沙参麦冬汤清热生津润燥，方中沙参、麦冬、玉竹。天花粉养阴生津，生扁豆、甘草健脾和中，桑叶祛风达邪。潮热者加鳖甲、功劳叶；咳嗽者加百部、川贝母；胸胁痛加瓜蒌皮、枳壳、郁金、丝瓜络、苏木；饮邪未尽者，加猪苓、泽泻、葶苈子。兼气虚、神疲、气短、自汗者，加党参、黄芪、黄精、五味子。

3.支饮（寒饮伏肺）

主症：咳逆胸满不得卧，痰清稀，白沫量多。

兼次证：面浮跗肿，或经久不愈，平素伏而不作，遇寒即发，兼见寒热，背痛，身痛等。

舌脉：舌质淡体胖有齿痕，苔白滑或白腻；脉弦紧。

分析：多由受寒饮冷，久咳致喘，迁延日久伤肺，肺不布津，饮邪留肺，支撑胸膈。饮邪犯肺，肺失宣降，故咳喘胸满，呼吸困难，不能平卧；水谷津液不归正化，停蓄成饮，则痰量多，质清稀或白沫状；饮邪伏肺则久病不愈；饮为阴邪故受寒易发或加重；水饮泛滥则面浮肢肿；伏饮遇外感诱发则恶寒背痛身痛；舌质淡体胖有齿痕，苔白滑或白腻，脉弦紧为寒饮内盛之象。

治法：温肺化饮。

方药：小青龙汤。本方有温里发表之功，用于支饮遇寒触发，表寒里饮之证。方中麻黄、桂枝、干姜、细辛温肺散寒，半夏降气化痰，佐以白芍、五味子散中有收，甘草和中。若表证已解，可改用苓甘五味姜辛汤温肺化饮；若饮邪壅滞，外无表证，喘咳痰盛不得卧，可用葶苈大枣泻肺汤泻肺逐饮；若痰多黏腻、胸闷气逆、苔浊者加三子养亲汤以降气化痰。若饮郁化热，喘满胸闷，心下痞坚，烦渴，苔黄而腻，脉沉紧用木防己汤加减清热化饮。若喘息痰壅便秘加葶苈子、大黄、芒硝以豁痰降气通腑。

4.溢饮

主症:四肢沉重疼痛水肿。

兼次证:恶寒,无汗,口不渴,或有咳喘,痰多白沫,胸闷,干呕。

舌脉:舌质淡胖,苔白;脉弦紧。

分析:多因外感风寒,玄府闭塞,肺脾输布失职,水饮流溢四肢肌肤,故四肢沉重疼痛水肿,并兼见恶寒、无汗等风寒表证。若饮迫于肺,则咳喘痰多白沫、胸闷、干呕。口不渴、舌质淡胖、苔白、脉弦紧为饮邪内伏之象。

治法:解表化饮。

方药:小青龙汤加减。本方发表散寒,温肺化饮,用于表寒里饮所致的恶寒发热,无汗,四肢沉重,甚则肢体微肿者。方中麻黄、桂枝、干姜、细辛温肺散寒,半夏降气化痰,佐以白芍、五味子散中有收,甘草和中。若水饮内聚而见肢体水肿明显,尿少者,可配茯苓、猪苓、泽泻、车前子以利水祛饮;若表寒外束,内有郁热,伴有发热、烦躁,苔白而兼黄,改用大青龙汤以发表清里。

痰饮病证总属阳虚阴盛、本虚标实,新病、初起以实证居多,若施治得法,饮邪渐去,则进入缓解期或恢复期,表现为正气虚弱为主,此时治疗应以扶正固本为主,以防病情复发;各类饮证若病情迁延缠绵或久病,则表现为虚实夹杂,在本以脾胃阳虚或肾阳虚衰为主,此时治疗应扶正祛邪并重。

脾胃阳虚证主症多见脘腹冷痛,喜温喜按,纳少,腹胀,便溏,面色少华,身体消瘦,四肢不温,少气懒言,舌质淡胖,边有齿痕,脉沉弱。治以温中通阳,方用理中丸。方中党参补中益气,干姜散寒化饮,白术燥湿健脾,共成健脾益气,温中祛寒之功。肾阳虚甚加附子、肉桂温阳;若饮邪未尽或饮邪留伏,症见呕吐清水痰涎加茯苓、桂枝、泽泻化气行水;平时可以坚持服用香砂六君子汤以健脾益气,理气和胃,以巩固疗效。

脾肾阳虚证主症多见喘促动则为甚,心悸,畏寒肢冷,或咳嗽痰多、胸闷,或食少、脘腹冷痛、便溏,或腰膝酸软、小便不利、小腹拘急、面浮肢肿,舌质淡胖,苔白,脉沉细滑。治以温阳化饮,方用金匮肾气丸、苓桂术甘汤加减,两方均能温阳化饮。若食少,痰多,加陈皮、半夏化痰和中;脐下悸,吐涎沫,头昏目眩,可先予五苓散化气行水,待饮退后再以温补脾肾。

六、预后转归

痰饮可由外感或内伤致病。如由外感风寒湿邪所致,只要治疗及时,一般预后较好。若饮邪留伏胸肺,则可变成窠臼,常因遇感引动伏饮,反复难愈。由内伤而致病者多见肺、脾、肾功能失调,不能化气行水,聚津而生痰饮,诸证乃成。饮邪内伏,复感外邪,极易诱发而使病情加重,或为寒热虚实夹杂,若用药得当,能控制证情,预后较好;若饮邪较盛,凌心射肺,则病趋复杂,缠绵难愈,预后较差。若因癥瘤所致者,则病属重笃,预后险恶。

(冯瑞英)

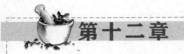

第十二章

肢体经络病证的内科治疗

第一节 痹 病

痹即闭阻不通之意,痹病是由外邪侵袭人体,闭阻经络,气血运行不畅,因而引起肌肉、筋骨、关节等处疼痛,酸胀,麻木,重着,屈伸不利,或关节肿大灼热等的病证。

痹病最早见于《素问·痹论》,"所谓痹者,各以其时,重感于风寒湿之气也。"认为风寒湿邪的侵袭,是为痹病的主要原因。《金匮要略·中风历节病》篇的历节,即指痹病一类的疾病。古人关于痹病的分类,广义痹如食痹、水假痹、喉痹、血痹、胸痹、肠痹;狭义痹如五因痹(风、寒、湿、热、顽痹,即行、痛、着、热、顽痹),五体痹(皮、肌、脉、筋、骨痹),五脏痹(心、肝、肺、脾、肾痹)。

现代医学的风湿性关节炎、骨性关节炎、类风湿关节炎、坐骨神经痛、痛风、强直性脊柱炎、肌纤维炎等,以及系统性红斑狼疮、硬皮病、皮肌炎在某些阶段以关节肿痛为主时,可参考本节辨证论治。

一、病因病机

(一)外邪侵袭

素体虚弱,由于居处潮湿,涉水冒雨,气候剧变,冷热交错等原因。以致风寒湿邪乘虚侵入人体,注于经络,留于关节,使气血痹阻成为痹病。亦有感受风热之邪,与湿相并,而致风湿热合邪为患;或因风寒湿郁久不解,化为湿热,湿热流注关节,浸淫筋骨而发为痹病。

(二)痰瘀互结

痹病日久,正虚邪恋,湿聚为痰,血滞为瘀,痰瘀互结,阻滞经络,可形成痰瘀痹阻,关节疼痛。

(三)肝肾亏虚

素体肝肾亏虚,感受外邪,更易流注筋骨;或痹病日久,邪气留连,气血耗伤,导致肝肾亏虚。痹病至此,病变复杂,常可虚实互见。

从上可知,痹病的发生,是由正气不足,腠理不密,卫外不固,感受风寒湿热之邪,使气血痹阻,关节不利,形成痹病。痹病日久,气滞血瘀,痰浊互结,可使关节畸形;或出现气血不足及肝肾亏虚的症状。

二、诊断与鉴别诊断

(一)诊断

(1)主症:肢体关节、肌肉、筋骨疼痛伴活动障碍。

(2)伴发症:麻木、酸楚、重着、肿胀、发热。

(3)病情与气候变化关系密切。

(二)鉴别诊断

本病主要与痿病相鉴别,详见痿病。

三、辨证论治

(一)辨证要点

痹病的辨证,首应辨清风寒湿痹和热痹。热痹以关节红肿灼热疼痛为特点,风寒湿痹虽有关节酸痛,但无局部红肿灼热。在风寒湿痹中,由于病邪有所偏胜,因而症状亦各有所不同。其风邪胜者为行痹,关节疼痛游走不定;寒气胜者为痛痹,关节疼痛较重而痛有定处;湿气偏胜者为着痹,肢体疼痛重着,肌肤麻木。病程久者,尚应辨认有无气血损伤及脏腑亏虚的证候。

(二)治疗要点

痹病是由于感受风寒湿热所致,故治疗应以祛风、散寒、利湿、清热以及舒筋通络为主要治则。病久不愈,疼痛屡发,体尚实者,应予破滞消瘀,搜剔络道。如病久体虚者,则应培补气血,滋养肝肾,扶正祛邪,标本兼顾。

(三)分证论治

1.风寒湿痹

(1)临床表现:肢体关节疼痛,屈伸不利,疼痛时轻时重,阴雨天甚,或见恶寒发热。若风邪偏胜,则痛处游移;寒邪偏胜,则痛有定处,疼痛较重,遇寒更甚,得热痛减;湿邪偏胜,则痛处重着,麻木不仁,或有肿胀。舌苔薄白或白滑,脉紧或濡缓。

(2)治疗原则:祛风散寒,除湿通络。

(3)代表处方:蠲痹汤。海风藤、桑枝各 20 g,独活、羌活、秦艽、当归、川芎、炙甘草、乳香、木香各10 g,桂心 6 g。

(4)加减应用:①风邪偏胜者,加防风、白芷各 10 g,威灵仙 20 g。②寒邪偏胜者,加制川乌、制附子各 10 g(先煎),细辛 6 g。③湿邪偏胜者,加薏苡仁 20 g,苍术、防己各 10 g。

2.风湿热痹

(1)临床表现:关节疼痛,不能屈伸,痛处灼热红肿,痛不可触,得冷稍减,可多个关节同时发作,发病较急,兼有身热,汗出,恶风,口渴,烦闷不安,小便短赤,舌苔黄燥,脉滑数。

(2)治疗原则:清热通络,祛风化湿。

(3)代表处方:白虎加桂枝汤。粳米 30 g,石膏 20 g(先煎),知母、生甘草各 10 g,桂枝 6 g。

(4)加减应用:①临证时,加金银花藤、薏苡仁、桑枝各 20 g,黄柏、连翘、防己各 10 g。②皮肤有红斑者,加丹皮、赤芍、地肤子各 20 g,以凉血祛风。③舌红少苔,津伤甚者,去桂枝,加沙参、麦冬各 20 g,以养阴生津。

3.痰瘀痹阻

(1)临床表现:关节疼痛,反复发作,时轻时重,痛处固定,关节肿大,肤色黯黑,甚至强直变形,屈伸不利,舌质紫,苔白腻,脉细涩。

(2)治疗原则:活血祛瘀,化痰通络。

(3)代表处方:身痛逐瘀汤。秦艽、川芎、桃仁、红花、生甘草、羌活、当归、没药、香附、五灵脂(包煎)各 10 g,牛膝 20 g,地龙 15 g。

(4)加减应用:①临证时,加胆南星、白芥子、法半夏各 10 g,以祛痰邪。②疼痛甚者,加乌梢蛇 20 g,穿山甲、土鳖虫各 10 g,全蝎 5 g,以搜风通络。

4.气血虚痹

(1)临床表现:关节疼痛,腰膝酸痛,反复发作,疼痛时轻时重,屈伸不利,或麻木不仁,面色不华,形体消瘦,倦怠乏力,舌质淡,脉沉细。

(2)治疗原则:祛风湿,补气血,益肝肾。

(3)代表处方:独活寄生汤。杜仲、茯苓、牛膝各 20 g,桑寄生 15 g,秦艽、防风、当归、芍药、独活、川芎、干地黄、人参、生甘草各 10 g,细辛、桂心各 6 g。

(4)加减应用:①如痹病日久,内舍于心,症见心悸、气短,动则尤甚,脉虚数或结代者,治宜益气养心,温阳通脉,用炙甘草汤加减。②本证以气虚血亏为主,故亦可用八珍汤加乌蛇、络石藤、狗脊各 20 g,稀莶草、秦艽各 10 g,以活络导滞,通经,宣痹止痛。

四、其他疗法

(一)单方验方

(1)鸡血藤、海风藤、桂枝各 9 g,每天 1 剂,水煎服,适用于风寒痹痛。

(2)苍术、独活各 9 g,每天 1 剂,水煎服,适用于风湿痹痛。

(3)老鹳草 30 g,木瓜 12 g,当归 9 g,白酒 500 mL,药泡酒中,7 天后即可饮用,每次 30 mL,每天 3 次,适用于久痹者。

(二)中成药疗法

行痹,可选用追风透骨丸、风湿骨痛丸;痛痹可用大活络丸、舒筋活络丸;着痹为主者,可用木瓜丸、寒热痹胶囊;热痹可选四妙丸、湿热痹胶囊;久痹可选用健步丸、虎潜丸等。

(三)外擦法

可选用风湿酒、雷公藤风湿药酒等外搽。

(四)外贴法

可选伤湿止痛膏、麝香风湿止痛膏、精制狗皮膏、青海麝香膏等外贴痛处。

(五)饮食疗法

(1)粳米 60 g,生薏苡仁、莲子、芡实各 20 g,共煮稀饭,每天 1 次,温服,适用于着痹为主者。

(2)粳米 60 g,乌豆 20 g,红糖适量,共煮稀饭,每天 1 次,温服,适用于久痹气血虚弱者。

(3)胡椒 40 g,蛇肉 250 g,同炖汤,调味服食,每天 1 次,连服数次,适用于风痹为主者。

(4)瘦猪肉 100 g,辣椒根 90 g,生姜 50 g,共煮汤,调味后服食,连服数次,适用于寒痹为主者。

(李敬涛)

第二节 痿 病

痿病是指脏腑内伤,肢体筋脉失养,而致肢体筋脉弛缓,软弱无力,日久不用,甚则肌肉萎缩或瘫痪为主要临床表现的一种病证。临床上尤以下肢痿弱较为多见,故称"痿躄""痿"是指肢体痿弱不用,"躄"是指下肢软弱无力,不能步履之意。

一、病因病机

痿病的发病原因不外感受温热邪气或湿热邪气,跌仆损伤,内伤情志,劳倦色欲,久病耗损等,致使内脏精气损伤肢体筋脉失养而发病。其病位在肢体筋脉,涉及脏腑以肺、脾胃、肝肾为主。

(一)肺热津伤,津液不布

肺为娇脏,喜润恶燥。外感温热邪毒,上犯于肺,或病后邪热未尽,肺津耗伤,"肺热叶焦",不能布送津液濡润五脏,濡养肢体,遂致四肢筋脉痿弱不用。或因五志失调,郁而化火,肾虚水不制火,火灼肺金,肺失治节,不能通调津液以溉五脏,脏气伤则肢体失养而成痿。

(二)湿热浸淫,气血不运

久处湿地,或涉水冒雨,外感湿邪,留滞经络,郁而化热;或过食肥甘辛辣,长期饮酒,损伤脾运,湿热内生;湿热浸淫筋脉,气血营运受阻,筋脉肌肉失于濡养而弛缓不收,发为痿病。

(三)脾胃亏虚,精微不输

脾胃为后天之本,气血生化之源。素体脾胃虚弱,或久病中气受损,或思虑劳倦,饮食不节,损伤脾胃,则受纳、运化、输布功能失常,导致气血津液生化之源不足,不能正常输布精微以荣五脏,四肢、筋脉、肌肉,发为痿病。

(四)肝肾亏损,髓枯筋痿

平素肾虚,或久病损肾,或房劳过度,乘醉入房,精损难复,或劳役太过,罢极本伤,阴精亏损,水亏火旺,筋脉失养,渐成痿证。此外,脾虚湿热不化,流注于下,久则损伤肝肾,致筋骨失养而成痿病。

(五)痰瘀阻络,筋脉失养

外伤跌仆,瘀血内停;或久病入络,痰瘀交结;经脉瘀阻,气血运行不畅;或嗜食肥甘,过食辛辣,或长期嗜酒,损伤脾胃,脾失健运,痰湿内生,壅塞脉络,气血运行不畅,滞缓为瘀,痰瘀互结,脉络痹阻,肢体筋脉失于气血荣养而成痿。

二、诊断要点

(1)以下肢或上肢、一侧或双侧筋脉弛缓,痿软无力,甚至瘫痪日久,肌肉萎缩为主症。
(2)具有感受外邪与内伤积损的病因,有缓慢起病的病史,也有突然发病者。

三、类证鉴别

(一)痹病

痹病后期,由于肢体关节疼痛,不能活动,长期失用,以致肌肉松弛萎缩,类似痿病,但以肢体关节疼痛为其特征;痿病肢体痿弱无力,肢体关节一般无疼痛。

(二)偏枯

偏枯又称半身不遂,表现为一侧上下肢体不能随意运动,或左或右,日久患肢肌肉亦可萎缩瘦削,类似痿病,但偏枯由中风病所致,起病急骤,一侧肢体偏瘫废用,可伴有言语謇涩、口舌㖞斜。痿病为四肢痿弱不用,尤以双下肢痿弱不用多见。

四、辨证论治

(一)辨证要点

1.辨虚实

凡起病急,发展快,病程短,肢体力弱,或拘急麻木,肌肉萎缩不明显者,属肺热津伤或湿热浸淫之实证;凡病程较长,病情渐进发展,肢体弛缓,肌肉萎缩明显,多属脾胃肝肾亏损之虚证。

2.辨病位

有在肺、脾胃、肝肾之不同。凡病起发热、咽干、呛咳,或热病后出现肢体痿软不用者,病位多在肺;若四肢痿软,食少,便溏,腹胀,病位多在脾胃;若下肢痿软无力,甚则不能站立,兼见腰脊酸软,头晕耳鸣,或月经不调者,病位多在肝肾。

(二)治疗原则

痿病的治疗,历代医家多遵"治痿独取阳明"之说,其含义有二:一则补益后天,即益胃养阴,健脾益气;二则清阳明之热邪。肺之津液来源于脾胃,肝肾之精血亦有赖于脾胃的生化。若脾胃虚弱,受纳运化功能失常,津液精血生化之源不足,肌肉筋脉失养,则肢体痿软,不易恢复。所以脾胃功能健旺,气血津液充足,脏腑功能转旺,有利于痿病恢复。故临床以调理脾胃为原则,但亦不能拘泥于此,仍需辨证论治。

痿病不可妄用风药,是治痿的另一原则。治风之剂,皆发散风邪,开通腠理,若误用,阴血愈燥,痿病加重,酿成坏病。

诸痿日久,皆可累及肝肾,故重视补益肝肾为治痿的又一原则。朱丹溪提出"泻南方、补北方",即补肾清热的治疗方法,适用于肝肾阴虚有热者。

(三)分证论治

1.肺热津伤

证候:病起发热,或热退后突然出现肢体软弱无力,咽干呛咳。皮肤干燥,心烦口渴,小便黄少,大便干燥,舌质红,苔黄,脉细数。

治法:清热润肺,濡养筋脉。

方药:清燥救肺汤加减。若身热退净,食欲减退,口燥咽干较甚者,证属肺胃阴伤,宜用益胃汤加薏苡仁、山药、谷芽之类益胃生津。

2.湿热浸淫

证候:四肢痿软,肢体困重,足胫热蒸,尿短赤涩。发热,胸闷脘痞,肢体麻木、微肿。舌质红,苔黄腻,脉濡数。

治法:清热利湿,通利筋脉。

方药:加味二妙散化裁。

3.脾胃亏虚

证候:肢体痿软无力,食少,便溏。腹胀,面浮,面色不华,气短,神疲乏力。舌质淡,苔薄,脉细弱。

治法:补脾益气,健运升清。

方药:参苓白术散加减。若肥人痰多,可用六君子汤补脾化痰。中气不足,可用补中益气汤。

4.肝肾亏损

证候:起病缓慢,下肢痿软无力,腰脊酸软,不能久立。下肢痿软,甚则步履全废,腿胫大肉渐脱,目眩发落,耳鸣咽干,遗精或遗尿,或见妇女月经不调,舌质红,少苔,脉细数。

治法:补益肝肾,滋阴清热。

方药:虎潜丸加减。

(李敬涛)

第三节 痉 证

痉证是以颈项强急,四肢抽搐,甚至口噤、角弓反张为主要临床表现的病证。痉可出现在多种疾病中,也可见于同一疾病的不同阶段,它不是一种独立的疾病,实属病中之证,故本书采用痉证为名。痉证可见于外感病,亦可出现在内伤杂病中。

一、病因病机

风、寒、湿、痰、瘀阻滞脉络,心、肝、胃、肠热邪炽盛,或阴虚血少,元气亏损,筋脉失濡,均可导致本证的发生。

(一)外邪侵袭

感受淫邪是导致部分痉证的原发病因。古人虽有"六气为患,皆足以致痉"之说,但证之临床,以风寒湿邪杂感及湿热病邪、温热病邪(含疫病之气)致痉者居多。风寒湿热等邪侵袭人体,壅滞经络,气血运行不利,筋脉拘急成痉。如《金匮要略方论本义·痉病总论》指出:"脉者人之正气、正血所行之道路也,杂错乎邪风、邪湿、邪寒,则脉行之道路必阻塞壅滞,而拘急蜷挛之证见矣。"

(二)内伤致痉

凡能耗损人体气血阴阳,以致筋脉失养的因素,或素体气虚血弱都是痉证的内伤病因。如火热内盛,或误用或过用汗、吐、下之法,耗劫津液,久病气血阴阳损伤较甚,产后或外伤失血过多,疮家血随脓出,或因饮食劳倦,化源不足,或因五志七情失度而致气血暗耗等,都属内伤致痉的原发病因。

1.火热内盛

外感温热时邪,或寒邪郁而化热,邪热入里,消灼阴津,筋脉失于濡养,引起痉证;或热病邪入营血,劫液动风,引发本证。如《临证指南医案·痉证》篇所说:"五液劫尽,阳气与内风鸱张,遂变为痉。"

2.痰火发痉

素有伏痰郁火,又触感风邪,或骤然暴怒,痰火阻闭,而成痉证。

3.汗下致痉

热病伤阴,又发汗攻下太过,复伤津液,特别是误发疮家之汗,最易致痉。

4.血枯致痉

素体气血亏虚,或因亡血失液,或因产后血少,阴液不营养筋脉,或更复感风邪,更易燥化致痉。

5.痰瘀内阻

由于素体脾虚不能运化水湿,或肝火熬煎津液,以致湿浊积聚而成;或因久病体虚,气血耗伤,气虚无力运血,以致血行不畅,渐而血积成瘀,由于痰瘀内阻,筋脉失去濡养而致发痉。

痉证病在筋脉,属肝所主。筋脉有约束、联系和保护骨节肌肉的作用,其依赖肝血的濡养,保持刚劲柔韧相兼之性。如阴血不足,肝失濡养,筋脉刚劲太过,失却柔和之性,则发为痉证。《景岳全书·痉证》篇说:"痉之为病……其病在筋脉,筋脉拘急,所以反张。"其病因虽有外感、内伤之别,但病理变化主要在于阴虚血少,筋脉失养,故《医学原理·痉门论》认为,痉证"虽有数因不同,其于津血有亏,无以滋荣经脉则一。"

由于经脉是人体气血运行之通路,若外邪侵袭,络脉、经脉为之壅塞,气血不能正常运行敷布,筋失濡润,导致颈项强急、肢体抽搐等症。若里热炽盛,上犯神明,横窜于肝,消津灼液,筋脉失于濡养,也因而发痉。此时,虽有阴精亏损,但重在热邪鸱张,故病性仍属热偏实。其中肝为藏血之脏,主筋,血热横窜筋脉,上扰元神,则手足躁扰,肢体抽搐,颈项强急,角弓反张,口噤神迷;或阳明气分热邪弥漫或热结肠道,邪热上犯神明,下消阴液,筋脉拘急而发痉;或心营热盛,内陷心包,上扰清窍,逆乱神明,毒瘀交结,闭塞经脉,而发为痉证。

另外,素体气血虚弱,或久病损伤,或因亡血,或汗下太过,以致气血两虚,筋脉失濡,从而发痉;或温病邪热久羁,灼伤真阴,筋失所养,筋燥而急,故见时时发痉,手足蠕动,病性属虚。

至于痰浊,盖由脾虚不能运化水湿,肝火熬煎津液,肺气失于宣肃等因,以致湿浊积聚而成。痰性黏稠,侵入经隧,气血运行之路为之而堵,壅塞不通;或因久病体虚,气血耗伤,气虚无力运血,以致血行不畅,渐而血积成瘀,由于痰瘀内阻,筋脉失去濡养而致发痉。诚如《医学原理》所云:"是以有气血不能引导,津液无以养筋脉而致者;有因痰火壅塞经隧,以致津血不荣者",即为此意。临床外感与内伤两种因素又可兼夹。或先有内伤复加外感,或外感后又遇误治损伤,则更易发病。此时,外感、内伤又可互为诱发因素,如《金匮要略·妇人产后病脉证并治》所举新产血虚、汗出中风病证,即属此类。

二、诊断

(1)痉证发病前可有乏力、头晕、头痛、烦躁不安、呵欠频频等前驱症状。

(2)患者颈项强直,其头后仰,不能做点头运动。出现角弓反张时,可见患者的头及足后屈,腰部前凸,形成背弓状。

(3)四肢抽搐时,患者的肢体可出现屈膝、屈肘、半握拳等姿态,屈伸交替,幅度大小不等。但比颤抖为甚,频率亦可有快慢之别,一般以频抽为多见。

(4)痉证大多伴有口噤,上下两排牙齿紧紧相抵,难以启开,甚至咬破舌体。

(5)痉证发作时,若不用药物治疗,一般常难以自行缓解。

三、病证鉴别

痉证在临床上当与痫证、中风、厥证、颤振、子痫等病证相鉴别。

(一)痫证

痫证为一发作性的神志异常疾病,发作时常兼见筋脉拘急、四肢抽搐等症状。两者鉴别的要点:一是痫证呈发作性,且有以往病史可查,而痉证则常无类似发作病史;二是痫证发病,片刻即可自行恢复,一如常人,痉证若不经治疗一般不会自行恢复,即使暂时缓解,亦多有头痛,发热等症状存在;三是痫证在发病时,常发出号叫,声如猪羊,口吐涎沫,而痉证无此相伴症状。

(二)中风

中风有时可出现筋脉拘急强痉之症状,但常以口眼㖞斜、半身不遂为主症,且留有语言謇涩、举步维艰等后遗症,发病者多以中老年为多;痉证则以四肢拘急、角弓反张为主症,治愈后一般无后遗症,不论男女老幼均能发病。

(三)厥证

厥证是由于人体气机逆乱,阴阳之气不相衔接而致突然昏仆,不省人事,以四肢逆冷为主症,无项背强急、四肢抽搐等表现;痉证由于筋脉失去濡养而致病,是以角弓反张,筋脉拘急为临床主症,一静一动可予分辨。

(四)颤振

颤振是头部或上、下肢不由自主地抖动,其特征是动作较慢,幅度较小,抽动较轻,且不停地发作,于入眠后即可停止;痉证则四肢抽搐的动作幅度较大,力量较猛,即使在昏迷状态中,仍可抽搐不止。

(五)子痫

子痫是当妊娠六七月后,或正值分娩时,忽然眩晕倒仆,昏不知人,四肢抽搐,牙关紧闭,目睛直视,口吐白沫,片刻自醒,醒后又发。其鉴别要点是子痫是在妇女妊娠期中发生的病证,而且一般先有头晕目眩、下肢水肿等症状。

在中医学的某些书籍中,尚载有"瘛疭"一证,其以抽搐为主症。如《张氏医通·瘛疭》说:"瘛者,筋脉拘急者;疭者,筋脉弛纵也,俗谓之搐。"临床上,本证很少单独出现,多是痉证的表现之一,名异实同。

四、辨证

(一)辨证要点

1.辨外感与外伤

外感发痉,为风、寒、湿邪壅滞经络,气血运行不畅,筋脉失养所致,故起病多急骤,同时伴见恶寒、发热、脉浮等外感表证;内伤发痉,是因久病体虚,气血耗伤,或产后血亏,或误下、误汗,痰瘀内阻所致,病多渐起,病情缓慢,可同时兼有内伤之证。

2.辨刚痉与柔痉

刚痉和柔痉均为外感痉证,区分的依据主要根据其感受外邪之偏盛及有无汗出而定。刚痉者,以感受寒邪为主,临床症状以发热、恶寒、无汗、脉浮紧表实证为主;柔痉者,则以感受风邪偏重,兼见发热、不恶寒、汗出、脉沉细而迟等表虚证。

3.辨虚证与实证

从病情分辨，如见四肢抽搐有力、牙关紧闭、谵语昏狂、舌红、脉弦数等症者为实证；若手足蠕动、神昏气竭、脉细数或虚而无力，为虚证。从病因分辨，外因风、寒、湿邪浸淫筋脉或痰瘀内阻而致痉者，多为实证；因耗伤津液，损伤气血而致不能荣养筋脉者为虚证。从病机分辨，太阳刚痉为表实证，太阳柔痉为表虚证。

4.辨血虚与血瘀

血虚和血瘀同为痉证的致病因素，但有本质区别。因血虚不能濡养筋脉而致痉者，多见于体质虚弱，并常见头昏目眩、唇甲淡白、面色无华、手足麻木等症；血瘀致痉者，多见于病前有剧烈头痛，痛如锥刺，且痛处固定不移，常兼见肌肤粗糙、舌质紫暗、边有瘀点等症。

（二）辨证候

对于痉证的辨证分型，历代医家各抒己见，论述颇多，至清代，吴鞠通把痉证分为寒痉、风温痉、温热痉、暑痉、燥痉、湿痉、内伤饮食痉、客忤痉和本脏百病痉九种，似可认为是从《内经》《金匮要略》以来，对痉证一次较全面的概括。临床主要分为外感与内伤两大类，再根据其病邪及脏腑病变予以区分，分述如下。

1.外感痉证

（1）寒邪外侵证：四肢挛急抽搐，口噤不得语，项背强直，角弓反张，伴有发热，恶寒，头痛，无汗，舌苔薄白，脉浮紧。

病机：寒为阴邪，易伤阳气，经脉为寒邪所客，气血运行迟缓，泣而不行，筋脉失去荣养而见项背强直，四肢抽搐，甚至角弓反张；寒性凝滞，脑络为之闭阻，脑气不通，故而头痛；寒主收引，故见四肢挛急，口噤不开而不得言语，毛窍腠理闭塞，卫阳被郁不得宣泄，故见发热，恶寒，无汗；舌苔薄白，脉浮紧，均为寒邪外束之表实证象。

（2）风邪外侵证：颈部牵掣或突发角弓反张，全身筋脉频繁抽搐，甚至口噤，伴有发热，不恶寒或微恶寒，汗出，头项强痛，舌苔薄白，脉沉细而迟。

病机：风为阳邪，其性开泄，致使汗出津伤，筋脉失去濡养；风性向上，易袭阳位，头为诸阳之会，可见头项强痛，颈部牵掣；风性主动，故全身筋脉抽搐频繁，甚至口噤，角弓反张；风邪袭表，营卫不和，犯表而使腠理开泄，故见发热汗出而不恶寒之表证；然其脉反沉细而迟，此乃风邪淫于外而津液伤于内之故也。

（3）湿邪外侵证：项背强直，不易转侧，或见角弓反张，肢体沉重，筋脉拘急难举，甚至口噤，伴头昏头痛，其痛如裹，发热不高，恶寒较轻，舌苔白腻，脉浮缓濡。

病机：经曰。诸痉项强，皆属于湿。湿性重着，其性黏滞；犯表入隧，阻于经络，气血难以运行，筋脉失其所养，故项背强直，筋脉拘急；湿性重着，故项强难以转侧，四肢沉重难举；湿邪袭卫，营卫不和，然湿为阴邪，故虽发热恶寒并见，但均不明显；湿为阴邪，阻碍气机，故头痛如裹；苔白腻，脉浮缓濡，均为湿邪束表之候。

2.内伤痉证

（1）阳明燥结证：项背强急，肌肤燥热，手足挛急，甚至口噤，唇燥起皱，角弓反张，伴壮热，大渴不止，烦躁不安，腹部胀满，大便秘结，舌质红，苔黄糙，脉见洪数欠畅。

病机：阳明为多气多血之经，邪热不解，传入阳明，邪热郁蒸，故发壮热；火热伤津，故见渴饮；阴津大伤，筋脉失养，致使项背强急，手足挛缩；肌肤燥热则为阳明燥结之征，此乃"燥胜则干"之故；腑气不通，故腹胀而便秘干结；脑神失之濡养又被燥邪所扰，故烦躁不安；舌质红，苔黄糙，脉洪数欠畅,均为燥结阳明之征象。

(2)肝热风动证:目斜上视,口噤龄齿,手足躁动,甚至项背强急,角弓反张,四肢抽搐,伴高热,额顶胀痛,急躁易怒,舌绛少苔,脉弦数。

病机:肝经热盛,热极生风,风动则木摇,筋为肝所主,今风阳妄动又系肝热灼津,故见口噤龄齿,手足躁动,甚则项背强急,角弓反张;两目为肝之外窍,额顶为肝经所主,风火相煽,上扰头目脑神,故见高热,额顶胀痛,目斜上视,急躁易怒;肝体阴而用阳,肝热耗损肝阴,故见舌绛少苔;脉来弦数则为肝经热盛之候。

(3)心营热盛证:高热不退,神志昏愦,谵语不止,项背强直,四肢抽搐,甚至口噤,角弓反张,舌质红绛,脉细数。

病机:邪热内陷心营,热扰脑神,故见高热神昏,谵语不止;筋脉因热邪伤津耗液而失之濡养,故见项背强急,四肢抽动,甚至口噤,角弓反张;舌为心之苗,脉为心所主,心阴耗伤,故见舌质红绛,脉呈细数。

(4)气血亏虚证:项背强急,四肢抽搐,但见抽动频幅较小,频率亦缓,可有口噤,兼见头目昏眩,神疲乏力,少气懒言,自汗津津,面色苍白,唇甲无华,舌质淡红,脉象弦细。

病机:因素体虚弱,或失血,汗下太过后,气血两虚,不能荣养筋脉,故而项背强急,四肢抽搐,或见口噤;但因气血已耗,又无燥热之邪,故抽搐频率缓,频幅小,与实证有异;血虚不能上奉于脑,髓海空虚,故头目昏眩;气血不足,不能充养人体,故见神疲乏力,少气懒言;气虚外卫不固而自汗津津;血虚不荣,故面色苍白,唇甲无华;舌质淡红,脉弦细,均为气血亏虚之征。

(5)痰瘀内阻证:头痛昏蒙或刺痛,痛有定处,痛如锥刺,项背强急,四肢抽搐,甚至角弓反张,伴有胸脘满闷,呕恶痰涎,舌质紫暗,边有瘀斑,舌苔白腻,脉细涩或滑。

病机:瘀血、痰浊阻于头部,上蒙清窍,经络阻塞,清阳不升,故见头痛昏蒙或刺痛;痛有定处为瘀血之特征;痰浊阻滞胸脘,故胸脘满闷,呕恶痰涎;痰瘀阻滞经脉,气血通行受阻,筋脉失养,故项背强直,四肢抽搐;舌质紫暗,舌苔白腻,脉滑或细涩,均为痰湿内阻之象。

五、治疗

(一)治疗要点

痉证主要分外感致痉和内伤致痉两大方面,因此在治疗前须分清孰内孰外。外感致痉者,当以祛邪为主,宜祛风、散寒、除湿;内伤致痉者,多扶正为主,宜益气温阳,滋阴养血,化痰通络。

痉证是由多种原因引起,通常在治疗时,只要审证求因,消除致痉因素,从本论治,则痉证自然缓解。但痉证病发突然,抽搐明显,患者十分痛苦,或当病证出现危候时,则宜急则治其标,首选解痉定搐之药控制症状,然后再缓图其本,临床上一般以标本兼顾之法为常用。

(二)分证论治

1.寒邪外侵证

治法:散寒解肌,和营柔脉。

方药:葛根汤加减。本方祛风散寒,发汗而不伤津液,散中有收,刚中有柔,切合病机,故为治疗刚痉之主方。

药用葛根为君,既可发汗解表以祛外邪,又能升脾胃清阳而输布津液,且能生津养液而濡养筋脉,诚为祛风解痉之要药。表实寒重,故以麻黄为臣加强散寒解表之力,佐以桂枝,不仅配麻黄以发汗,尤可调和营卫,使邪气一去,表气自和;为恐过汗伤津,故又佐以芍药甘酸敛阴和营,既缓发汗之力,更能荣筋缓急,与桂枝相配,调和营卫功能益著;生姜、大枣调脾胃,和众药。

若风寒痹阻经脉,周身酸楚疼痛,加秦艽、羌活通络止痛;风邪上扰,头痛甚者,可加川芎、僵蚕息风止痛。

2.风邪外侵证

治法:祛风和营,养津舒筋。

方药:瓜蒌桂枝汤加减。本方调和营卫,润燥柔筋,为治疗柔痉之主方。

药用天花粉、桂枝、白芍、生姜、大枣、甘草,本方即桂枝汤加天花粉而成。缘于风邪外客,营卫失和,以桂枝汤治之甚为合拍,然纵观颈项强急,全身筋脉拘挛之症,是为风邪外袭,经络受阻,复因表虚有汗,阴津有损,筋脉不得濡润之故,此又非桂枝汤所胜任,故而方中加入天花粉,并以此为主药,既能润燥生津,又善通行经络,故成无己称,"加之则津液通行。"

若风邪较甚,可酌加防风以加强祛风之力;若抽搐频繁不止,可加僵蚕、全蝎以息风定痉。

3.湿邪致痉证

治法:祛湿和营,通经柔脉。

方药:羌活胜湿汤。本方祛风散寒,燥湿和营,用于湿邪在表,项背强直,肢体酸重,苔腻,脉浮者。

药用羌、独二活为君,羌活入太阳经,主祛上部之风湿,《日华子本草》谓其"治筋骨拘挛",独活祛下部之风湿,二者合用,能散周身之风湿,舒利筋脉而通气血;以防风、藁本为臣,祛太阳经风湿,且止头痛;川芎为血中之气药,通利血气,亦能祛风止痛;甘草调和诸药为使。

若湿邪偏甚,下肢水肿者,可加车前草、木通以渗其湿;若湿邪郁遏,渐趋化热,当加薏苡仁、威灵仙以健脾清热,利湿通络。

4.阳明燥结证

治法:清火泻热,增液养筋。

方药:增液承气汤加减。本方滋阴润燥通便,用于高热、神昏、项背强直,甚至角弓反张、腹胀、便秘、苔黄腻而干、脉弦数者。

药用玄参、麦冬、生地黄为主滋阴增液,使阴液平复,润燥滑肠;大黄、芒硝泻热通下,软坚润燥,是以祛邪热而不伤阴液,津液来复则痉证得以缓解。

若见烦躁不安甚者,可加黄连、栀子以清其热;若腹部胀满痛甚者,酌加枳实、厚朴以加强通腑之力。

5.肝热风动证

治法:清热凉肝,息风镇痉。

方药:羚角钩藤汤。本方凉肝息风,清热透窍,用于高热、抽搐、神志昏迷、角弓反张、舌质红绛、苔黄燥、脉滑数者。

药用羚羊角、钩藤为君药,凉肝息风,清热解痉;取菊花、桑叶为臣,以加强息风之效;用生地黄、白芍养阴增液,以补热灼耗伤之阴液,以柔肝舒筋;基于热邪可灼津为痰,故用鲜竹茹、浙贝母清化热痰,以杜痰蒙脑窍之患,以茯神宁脑安神为佐,均为清脑宁神所设;生草调和诸药为使,与白芍相配,则甘酸化阴,可舒筋缓急。

若肝阳上亢,可酌加石决明、龙骨、牡蛎潜镇宁脑;若兼口苦,可加龙胆草以泻肝热。

6.心营热盛证

治法:清心凉营,开窍止痉。

方药:以清营汤为主方送服安宫牛黄丸。清营汤清热凉血,可使火热入营之邪,透出气分而解,为治邪热内传营阴之证之主方。安宫牛黄丸专为热邪内陷心包,痰热壅闭脑窍而设,为清热开窍之重要方剂,与清营汤相配更加强开窍镇痉之功效。其中清营汤以清热凉血,气血两清为主;安宫牛黄丸重在清热开窍,化痰息风。

药用犀角(用代用品)咸寒,生地黄甘寒,以清营凉血为君,此为遵"热淫于内,治以咸寒,佐以甘苦"之经旨所配。元参、麦冬配生地黄养阴增液清热为臣,佐以金银花、连翘心、黄连、竹叶心清心经之热毒以透邪热,使入营之邪,透出气分而解。热入营血,瘀热相结,故配丹参活血以消瘀热。送服安宫牛黄丸清热开窍,凉血息风。

若见大便秘结者,可酌加大黄以引热势下趋;心经热甚者,可加栀子以清心解毒。

7.气血亏虚证

治法:养血益气,柔筋缓痉。

方药:八珍汤加减。本方气血双补,滋液息风,用于项背强急,四肢抽搐,神疲乏力,少气懒言,面色苍白,唇甲无华,舌质淡红,脉象弦细者。

药用当归补血活血,人参大补元气,健脾养胃,为君药。熟地以补血为主,川芎入血分,理血中之气,芍药敛阴养血,白术健脾益气燥湿,茯苓甘淡渗湿健脾,炙甘草甘温调中,共为辅佐药。诸药配合,使血得气之助而充盈,气得血滋助更旺盛,共收气血双补之功。为解除患者抽搐之苦,可酌加钩藤、天麻等药以加强息风定痉之力。

若气血不畅,手足麻木,酌加鸡血藤、路路通活血通络;若脾失健运,食欲缺乏食少,加陈皮、炒谷麦芽。

8.痰瘀内阻证

治法:导痰化瘀,通窍止痉。

方药:导痰汤合通窍活血汤加减。导痰汤健脾燥湿,化痰开窍,用于头痛昏蒙,项背强急,四肢抽搐,甚至角弓反张,伴有胸脘满闷,呕恶痰涎,舌苔白腻,脉细滑者。通窍活血汤活血通络,祛瘀开窍,用于头痛如刺,痛有定处,痛如锥刺,项背强急,四肢抽搐,甚至角弓反张,舌质紫暗,边有瘀斑,脉细涩者。两方均以祛邪开窍为主,但前者之治重在痰浊壅盛,病在气分;后者重在瘀血阻窍,病在血分。

药用半夏性温,健脾化痰祛湿,赤芍活血化瘀,共为导痰化瘀之主药。佐以橘红理气化痰,使气顺而痰消。茯苓健脾渗湿,湿去脾旺,痰无由生。胆星化痰镇惊,主治四肢抽搐。川芎、桃仁、红花活血化瘀而养血。甘草调和诸药。

若寒痰壅盛可加姜汁,火痰加青黛,燥痰加瓜蒌、杏仁,老痰加海浮石;若兼有气滞,胸闷腹胀者,可加制香附、陈皮、路路通。

(三)单方验方

(1)蚯蚓5～10条,洗净捣烂,白糖浸泡,取糖水内服,有退热止痉之功。

(2)蜈蚣(或全蝎)3～5条,煎服,可止痉。

(3)取活蚌一个,银簪脚拨开,滴入姜汁,将蚌仰天片刻,即有水出,用瓷杯盛之,隔汤炖熟,灌下可止痉。

(4)荆芥穗不拘多少,微炒为末,每服9～15 g,以大豆黄卷炒,以热酒汰之,去豆黄卷,用汁调下,治新产血虚发痉,汗后中风,其效如神,方名卿举古拜散。

(5)伸筋草、透骨草各30 g,干姜数片,煎水,熏蒸及浸泡,治肢体挛缩。

（6）清热镇痉散：羚羊角 30 g，白僵蚕 24 g，蝎尾 18 g，蜈蚣、雄黄、琥珀、天竺黄各 12 g，朱砂、牛黄各 6 g，麝香 2 g，共研细末。每次服 3 g。对温热内闭、神昏谵语、颈项强直、牙关紧闭、手足抽搐等症有效。

（7）生槐枝 25 g，蝉蜕 15 g，金银花 30 g，钩藤 15 g，金刚藤 60 g，水煎服，每天 3 次。

（8）以井底泥敷上腹部，磨羚羊角冲服止痉散或紫雪丹等，治疗高热抽搐。

（9）白虎汤加蜈蚣，有学者用以治小儿温病发痉。兼惊者加朱砂、铁锈水、生龙骨、生牡蛎等；热者加羚羊角、青黛；痰盛者加菖蒲、胆南星；有风者加全蝎、僵蚕。

（10）防风当归饮：治发汗过多，发热头摇，口噤反张，具祛风养血之功。药用防风、当归、川芎、生地黄等分，水煎服。

（四）中成药

1.牛黄清热散

功能与主治：清热镇惊。用于温邪入里引起高热惊厥，四肢抽动，烦躁不安，痰浊壅塞等症。

用法与用量：口服，一次 1.5 g，一日 3 次，小儿酌减。

2.万氏牛黄清心丸

功能与主治：清热解毒，豁痰开窍，镇惊安神。用于邪热内闭，烦躁不安，四肢抽搐，神昏谵语，小儿高热惊厥。

用法与用量：口服，一次 1 丸，一日 2～3 次。

注意事项：孕妇慎服。感冒发热等表证未解时不宜用，以防引表邪内陷。

3.紫雪丹

功能与主治：清热解毒，镇痉开窍。主治温热病之神昏谵语，高热抽搐。

用法与用量：口服，一次 1 瓶，一日 1～2 次。

4.安脑丸

功能与主治：醒脑安神，清热解毒，镇痉息风。主治实热所致的高热神昏，头痛眩晕，抽搐痉厥，中风窍闭。

用法与用量：口服，一次 1～2 丸，一日 2 次，小儿酌减。

5.万应锭

功能与主治：清热化痰，镇惊开窍。主治惊风，昏迷，痰多气急，烦躁。

用法与用量：口服，一次 2～4 粒，一日 1～2 次，3 岁以内酌减，孕妇忌服。

6.羚羊散

功能与主治：平肝息风，清热解毒，镇惊安神。用于热病高热，神昏，谵语，头痛眩晕。

用法与用量：散剂。口服，一次 0.6～1.0 g，一日 2 次。

7.清热镇惊散

功能与主治：清热解痉，镇惊息风。用于高热急惊，烦躁不安，气促痰滞，手足抽搐。

用法与用量：散剂。口服，一次 1 g，一日 2 次。

8.牛黄宁宫片

功能与主治：清热解毒，镇静安神，息风止惊。用于高热昏迷，惊风抽搐，及头痛，眩晕，失眠等症。

用法与用量：片剂。口服，一次 6 片，一日 3 次。

9.抗热镇痉丸

功能与主治：清心涤痰，凉营息风。用于湿温暑疫，高热不退，惊厥昏狂，谵语发狂。

用法与用量:蜜丸。口服,一次1丸,一日2次,用温开水化服。

10.解毒清心丸

功能与主治:清热解毒凉血,化浊开窍。用于瘟疫热邪引起的高热不退,惊厥神昏,谵语发狂,口糜咽烂及斑疹毒盛等症。

用法与用量:糊丸。口服,一次3 g,一日2次,3岁以下小儿酌减。

(五)其他疗法

1.针灸疗法

止痉可针刺人中、涌泉、十宣、大椎、合谷、阳陵泉等穴,强刺激。热盛发痉取穴大椎、阳陵泉,俱用泻法,留针;少商、委中,均以三棱针刺血。血虚致痉取穴命门、肝俞、脾俞,用补法,风府、后溪,宜用泻法。热入营血者取穴曲泽、劳宫、委中、十宣、行间,热甚者配大椎,神昏者配水沟,以毫针刺,用泻法,或在十宣穴上放血。

2.外治疗法

(1)南星、半夏、地龙,三药共为细末,用姜汁、薄荷汁调搽劳宫、委中、涌泉穴。

(2)雄黄15 g,巴豆(不去油)15 g,砂仁1.5 g,五灵脂9 g,银砂4.5 g,蓖麻油1.5 g,蜜香0.9 g,诸药为粉,以油脂调膏,名曰"吕祖一枝梅"。将药膏做成豆大饼状,外敷在前额、印堂穴处,并记载所需时间,大抵为一炷香,同时观察贴药处情况。若有红斑晕色,肿起飞散现象,为"红霞捧飞",为好现象,示预后良好;若该处不红肿,为"白云漫野",示预后不良。成人每次可用3～4.5 g。一般1次即可,如1次不愈,可2～3次,无效不可再敷。

(李敬涛)

第四节　麻　木

麻木是指肌肤、肢体发麻,甚或全然不知痛痒的一类疾病。多因气虚失运、血虚不荣、风湿痹阻、痰瘀阻滞所致。

现代医学中的多种结缔组织病,如类风湿关节炎、结节性多动脉炎、硬皮病以及营养障碍性疾病,如脚气病等均可参照本节内容辨证治疗。

一、病因病机

麻木一证属气血的病变。临床上常见正虚邪实、虚实夹杂的复杂病理变化。

(一)气虚失运

饮食劳倦,损伤中气;或房事不节,精亏气少均可引起气虚。气虚则卫外失固易致邪侵,气虚则无力推动血的运行,经脉、肌肤得不到气血的温煦与濡养,所以出现麻木的症状。

(二)血虚不荣

素体血虚,或产后、病中失血伤津,或久病慢性失血,是引起血虚的直接原因。血虚则经脉空虚,皮毛肌肉失养,因而出现麻木感。由于气血相依,血虚则气无所附,气伤则血耗,故常见气血两虚之证。

（三）风湿痹阻

风寒湿邪,乘人体卫表空虚入侵,客于肌表经脉,使气血运行受阻,而为疼痛、麻木、重着等症。

风性善行,最易耗伤人体气血,湿邪黏滞缠绵,易于影响气血的流通,故有"风麻湿木"之说。

而寒邪其性阴凝,最易伤人阳气,阳气至虚之处,正为寒湿盘踞之所,风寒湿邪合而为痹,留恋不解,其始以疼痛为主,久则因病邪阻遏,气血失运,以麻木不仁为其主要临床表现。

（四）痰瘀阻滞

痰瘀既成,往往胶结一处,留于经隧、关节,阻遏气血流通,而为久麻久木。二者之中,尤以痰的变化为多,痰浊与外风相合,即为风痰;久停不去,深入骨骺,即为顽痰;蓄而化火,即为痰热或痰火。

总之,麻木一证,以气血亏虚为本,风寒湿邪及痰、瘀为标。麻木的病因虽有多端,而其病机皆为气血不能正常运行流通,以致皮肉经脉失养所致。

二、诊断与鉴别诊断

麻指皮肤、肌肉发麻,其状非痒非痛,如同虫蚁乱行其中;木,指肌肤木然,顽而不知。二者常同时并见,故合称麻木。

麻木一般多发生于四肢,或手指、足趾,亦有仅见于面部一侧或舌根等部位者。临床上根据以上发病特点,不难做出诊断。

三、辨证要点

（一）辨虚实

新病多实,久病多虚。麻木实证多由外感风寒湿邪或在里之湿痰瘀血阻闭经脉气血引起;虚证多属气虚或血虚,或气血两虚。

但气虚不仅可导致血虚,而且往往又是形成痰瘀的原因。

（二）辨病情轻重

麻木虽为一证,而二者又存在一定的区别。

麻是指发麻感,局部尚有一定知觉;木则是局部失去知觉。故麻轻而木重,麻为木之渐,木为麻之甚。

在病理上,麻多属气病,气虚为本,风痰为标;木则多为气病及血,而且多夹湿痰死血。

（三）辨发病部位

麻木在上肢者多属风湿,或气虚夹痰;在下肢者,以寒湿、湿热为多见。两脚麻木,局部灼热肿胀者,多属湿热下注。

头面发麻或木然不知痛痒,多为气血亏虚,风邪乘之,常兼见口眼㖞斜,面部一侧抽搐的症状。

指端麻木,多为经气全虚,内风夹痰。口舌麻木,多属痰浊阻于络脉。浑身麻木,多为营分阻滞,卫气不行。

四、证候分类

（一）气虚失运

1.症状

手足发麻,犹如虫行,面色㿠白,自汗畏风,短气乏力,倦怠嗜卧,懒于行动,语言无力,易于感冒,食少,大便稀溏或先干后溏,次数增多,舌质淡,舌体胖大,边有齿痕,苔薄白,脉弱。

2.病机分析

气为血之帅,气虚则鼓动无力,血涩不利,而为麻木;四肢为诸阳之本,故多见于四肢。面色㿠白,形体虚胖,是气虚的特点;倦怠乏力、嗜卧、自汗畏风、食少、便溏,均为脾肺气虚之象。

气虚则卫外功能减弱,所以易致外邪入侵;又因其无力推动血液运行,运化水湿,血留为瘀,湿聚为痰,所以气虚而兼痰、兼瘀者亦复不少。

(二)血虚不荣

1.症状

手足麻木,形瘦色苍,面唇淡白无华,眩晕,心悸,失眠,爪甲不荣,舌质淡,脉细。

2.病机分析

血虚则无以滋养头目,上荣于面,故见眩晕、面唇淡白无华;血不荣心,则心悸失眠;经脉失于濡养,故爪甲不荣,手足发麻。

(三)风湿痹阻

1.症状

长期渐进性肢体关节肌肉疼痛,麻木,重着,遇阴天雨湿而加剧,或呈发作性剧痛,局部多喜暖恶寒。其病久入深者,往往表现为关节不利,麻木不仁,而疼痛反不剧烈,甚至不痛。其舌质多淡,苔薄白或白腻,脉沉迟,亦有风寒湿邪郁久化热或湿热入络而局部肿胀、灼热、疼痛、麻木者,舌质多红,舌苔黄腻,脉细数或滑数。

2.病机分析

风寒湿合邪,阻闭营卫,气血不得正常的流通敷布,所以出现疼痛、麻木、重着等症状。病久入深,外邪与痰瘀胶结,营卫之行愈涩,故麻木疼痛兼见,或以麻木为主。风寒湿邪郁久化热,或湿热相合,流于经隧,则见麻木、疼痛、肿胀、灼热等症。

(四)痰瘀阻滞

1.症状

麻木日久,或固定一处,或全然不知痛痒,舌上有瘀斑,舌苔或滑或腻,脉沉滑或沉涩。

2.病机分析

麻木日久,木重于麻者,多属湿痰瘀血,胶着一处,使营卫之气,不得宣行所致。

若伴见乏力、少气、自汗、畏风等症,为气虚兼瘀兼痰;伴见头目眩晕,心悸失眠,脉细涩,为血虚而兼瘀兼痰。

心主血,开窍于舌,故瘀血为病,舌上多见紫黯之瘀斑瘀点,脉象沉涩;舌苔滑腻,脉沉滑,则多为风痰或湿痰内阻之象。

五、治疗

(一)治疗原则

麻木以气血的病变为主,多属虚证或虚中夹实证,故其治疗,应以调补气血、助卫和营为主。但由于麻木与外邪、瘀血、痰湿有关,特别是久麻久木,不知痛痒者,多属因虚而致实,前人已明确指出是湿痰瘀血为患,有形之邪,阻于经隧,故又当以疏通为先,待邪有消退之机,气血渐趋流通之时,再施调补为宜。正虚邪实,则补泻合剂,相机而施。

总之,在治疗上应注意区分新久虚实、标本缓急,全面考虑,根据具体的情况拟定治则,不可拘于一法一方。

(二)治法方药

1.气虚失运

治法:补气实卫。

方药:补中益气汤加减。此方有补气升清之功,气壮则血行,麻木可瘥。但方中参、芪需重用,其效始著。

黄芪益气汤系此方加黄柏、红花而成,一则抑降阴火,一则活血散瘀,用于气虚麻木亦很合拍。

阳虚者,可用补中益气汤加桂枝、制附片以振奋阳气。脾虚湿盛,食少便溏,两腿沉重麻木,用除湿补气汤以升阳益气除湿。夏月手指麻木,四肢乏力,困倦嗜卧,用人参益气汤。

气虚兼痰者,一般用补中益气汤合二陈汤。若痰盛,可先用青州白丸子或止麻清痰饮;不效,可酌用礞石滚痰丸、控涎丹加桃仁、红花以祛风痰,通经络,待痰去十之六七,再用补中益气汤加减调补。

气虚兼瘀,常用黄芪赤风汤、补阳还五汤等以补气行血。

2.血虚不荣

治法:养血和营。

方药:四物汤加减。可加丹参、秦艽、红花、鸡血藤等以增强活血通络作用。

血虚液燥,加首乌、枸杞子、沙苑子、熟地黄。病在手,加桑枝、蒺藜;病在足,加牛膝、木瓜。

血虚而风寒袭之,手足麻木疼痛者,可用当归四逆汤或桂枝汤加当归、红花温经活血;血虚而兼风湿,治宜神应养真丹。

木重于麻,在病之早期多为阳气衰微,不能鼓动血藏运行,可在益气养血和血方中加桂枝、附子通阳开痹,振奋阳气,脾气旺血行,而麻木自已。

一般气血两虚的麻木,用黄芪桂枝五物汤。方中黄芪补气益卫,桂、芍和营,姜枣斡旋脾胃之气以发挥药力。

兼肝肾不足者,酌加养血息风之品如枸杞子、白蒺藜、沙苑子、天麻之类,并兼用丹参、鸡血藤、红花、五加皮等以活血通络,对阴虚风动所引起的麻木,应以滋养肝肾治其本,平肝息风、通络化痰治其标,常用天麻钩藤饮、镇肝息风汤等方,加豨莶草、老鹳草、桑枝、地龙通络,痰盛者合二陈汤加竹沥、远志、石菖蒲。待火降风息,则以填补为主常用地黄饮子、四斤丸、虎潜丸。形丰多痰者,参用健中化痰之剂。

中年以上,形体丰盛之人,如见中指、食指发麻,多为中风先兆,不可滥用祛风发表,以免损伤真气可用桑枝膏丸,滋养肝肾,活血通络。

3.风湿痹阻

治法:祛风通络。

方药:初期常选蠲痹汤加减。方中羌活、独活、桂枝、秦艽、海风藤、桑枝,既祛风湿又兼通络之长;当归、川芎活血;木香、乳香调气;甘草调和诸药。

偏风者加防风;偏寒者加制川乌;偏湿者,加防己、薏苡仁、苍术。病在上肢加姜黄、威灵仙;病在下肢加牛膝、续断、五加皮、木瓜。风寒湿痹,并可配合服用大、小活络丹。湿热痹则以清利湿热为主,佐以通络,常用三妙丸加萆薢、地龙、乳香、豨莶草、鸡血藤、海风藤、姜黄、防己之类。病邪去,营卫复,则麻木自愈。

痹病日久,肝肾、气血、阴阳俱虚,症见麻木疼痛,活动障碍,常用独活寄生汤加减。方中人参、茯苓、甘草、地黄、芍药、当归、川芎双补气血;桑寄生、杜仲、牛膝补肝肾、壮筋骨;独活、细辛、防风祛风湿;合为养正固本、兼祛风湿之良方。《三因方》之胜骏丸,亦有扶正祛邪之功,可以选用。

湿热羁留不去,久而伤阴,症见局部灼热、肿胀、活动不利,用三妙丸合四物汤,加地龙、蚕沙、木瓜、僵蚕、鸡血藤、防己之类,继用虎潜丸。湿热甚者,忌用参、芪之类甘温补气药。

4.痰瘀阻滞

治法:化痰行瘀。

方药:双合汤加减。方中桃红四物汤活血祛瘀,二陈汤合白芥子、竹沥、姜汁涤痰通络。但瘀痰亦可有偏盛,治疗上各有侧重。

偏痰者,用二陈汤加苍白术、桃仁、红花,少加附子以引经;偏瘀者,用四物汤加陈皮、茯苓、羌活、红花、苏木。瘀血阻痹经络隧道,可用身痛逐瘀汤。方中桃仁、红花、当归、川芎活血祛瘀;没药、五灵脂、香附行血疏肝;羌活、防风、牛膝、地龙,祛风湿、通经络。

湿热偏重者,加苍术、黄柏燥湿清热;气虚加黄芪。并可适当加用全蝎、地鳖虫、白花蛇等虫类药物搜剔通络,提高疗效。

顽痰结聚,形盛色苍,体壮脉实之人,可用控涎丹加桂枝、姜黄、全蝎、桃仁、红花、姜汁以攻逐之。体虚邪实,不任重剂克伐者,可改用指迷茯苓丸。

口舌麻木,多属痰火,可用止麻消痰饮。方中半夏、茯苓、陈皮、细辛化痰行气;瓜蒌、黄芩、黄连清化热痰;桔梗、枳壳调理气机升降;天麻平肝息风。气虚酌加人参,血虚加当归、白芍。

颜面麻木,多属风痰阻络,常用牵正散加白芷、防风、钩藤、蜈蚣。兼血瘀者合桃红四物汤。兼用外治法:川芎、防风、薄荷、羌活煎汤,用布巾蒙头熏之,一日二三次。

(李敬涛)

第五节　腰　　痛

腰痛是指以腰部一侧或两侧酸楚疼痛为主要症状的病证。腰为肾之府,腰痛与肾的关系最为密切。

西医学的腰椎疾病、腰肌劳损、泌尿系统感染等疾病的过程中出现以腰痛为主症者,可参考本节辨证治疗。

一、病因病机

(一)感受寒湿

由于久居冷湿之地,或涉水冒雨,劳汗当风,衣着湿冷而感受寒湿之邪,致腰腿经脉气血运行不畅而发生疼痛。

(二)感受湿热

感受湿热之邪,或寒湿内蕴日久郁而化热,湿热阻遏经脉气血运行,引起腰痛。

(三)跌仆外伤

跌仆闪挫,或体位不正,用力不当,导致经络气血阻滞不通,瘀血留着而腰痛。

(四)肾亏体虚

先天禀赋不足,或久病失治,或年老体衰,或房劳过度,致肾精亏损,无以濡养经脉筋骨而发生腰痛。

总之,腰痛的病因病机以肾虚为本,感受外邪,跌仆闪挫是标,两者又互为因果。

二、辨证论治

腰痛辨证宜先分辨虚实。虚证病情缠绵,反复发作,多由肾虚所致,治宜补肾壮腰;实证多感受外邪,或跌仆闪挫而致,发病急,病程短,治宜祛邪通络为主,佐以补肾。

(一)寒湿腰痛

1.证候

腰部冷痛重着,转侧不利,静卧痛不减,遇阴雨加重,苔白腻,脉沉。

2.证候分析

寒湿之邪,侵袭腰部,寒性收引,湿性黏滞,痹阻经络,气血运行不畅,故腰部冷痛重着,转侧不利。寒湿为阴邪,得阳运始化,静卧则寒湿邪气更易停滞,故虽卧疼痛不减。潮雨寒冷天气则寒湿更盛,疼痛加剧。苔白腻,脉沉均为寒湿停聚之象。

3.治法

散寒化湿,温经通络。

4.方药

甘姜苓术汤(干姜、甘草、茯苓、白术)加味。若冷痛甚,拘急不舒,可加热附片以温阳祛寒。若痛而沉重,可加苍术以燥湿散邪。若腰痛左右不定,牵引两足,或连肩背,或关节游痛,可加独活、防风、牛膝、桑寄生以祛风补肾通络。

(二)湿热腰痛

1.证候

腰部坠胀疼痛,痛处伴有热感,小便短赤,苔黄腻,脉濡数。

2.证候分析

湿热壅于腰部,筋脉弛缓,经气不通,故腰部坠胀疼痛而有热感。湿热下注膀胱,故小便短赤。苔黄腻,脉濡数,均为湿热之象。

3.治法

清热利湿,舒筋止痛。

4.方药

三妙散(苍术、黄柏、牛膝)加味。坠痛明显,可加木瓜、络石藤以加强通络止痛之功;若口渴,小便短赤,可加栀子、泽泻以助清利湿热。

(三)瘀血腰痛

1.证候

腰痛如刺,痛有定处,痛处拒按,舌质暗紫,或有瘀斑,脉涩。或有外伤史。

2.证候分析

瘀血阻于腰部经脉,气血运行不畅,故腰痛如刺,痛有定处,痛处拒按。舌质暗紫,或有瘀斑,脉涩,均为瘀血内停征象。

3.治法

活血化瘀，通络止痛。

4.方药

身痛逐瘀汤（秦艽、当归、桃仁、红花、乳香、五灵脂、香附、牛膝、地龙、羌活、甘草、川芎、没药）加减。若腰部重着，宜加独活、狗脊祛风胜湿；若有腰部闪扭病史则加地鳖虫、乳香以增强活血止痛之功。

(四)肾虚腰痛

1.证候

腰部以酸软疼痛为主，绵绵不绝，喜温喜按，腿膝无力，遇劳更甚，卧则减轻。偏阳虚者，则少腹拘急，手足不温，少气乏力，舌质淡，脉沉细；偏阴虚者，则五心烦热，失眠，口燥咽干，面色潮红，舌红少苔，脉弦细数。

2.证候分析

腰为肾府，肾主骨髓，肾之精气亏虚，腰脊失养，故见酸软无力，其痛绵绵，喜温喜按；劳则耗气，故遇劳更甚，卧则减轻。肾阳虚衰不能温煦下元，则少腹拘急；不能温养四末，故手足不温。舌淡，脉沉细皆为阳虚有寒之象。肾阴虚则阴津不足，虚火上炎，故五心烦热，失眠，口燥。舌质红少苔，脉弦细数，均为阴虚有热之征。

3.治法

补肾壮腰，偏阳虚者温肾壮腰，偏阴虚者滋补肾阴。

4.方药

偏阳虚者以右归丸（熟地黄、山茱萸、怀山药、枸杞子、菟丝子、杜仲、附子、肉桂、当归、鹿角胶）为主方加减。偏阴虚者以左归丸（熟地黄、山茱萸、怀山药、枸杞子、菟丝子、鹿角胶、龟甲胶、川牛膝）为主方加减。

三、针灸治疗

(一)寒湿腰痛

可选取肾俞、大肠俞，委中、阿是穴、三阴交、腰阳关穴(灸)，宜泻法。每天1~2次。

(二)湿热腰痛

可选取阿是穴、肾俞、大肠俞、委中(放血)、三阴交、阳陵泉，用泻法。每天1~2次。

(三)瘀血腰痛

可选取阿是穴、肾俞、大肠、委中、人中、昆仑穴，用泻法。每天1~2次。

(四)肾虚腰痛

可选取足临泣、肾俞、委中、命门、太溪穴，用补法，可加灸。每天1~2次。

（李敬涛）

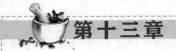

第十三章

常见病证的针灸治疗

第一节 头 痛

一、诊断

(一)西医诊断要点

西医将头痛大体分为紧张型头痛、偏头痛、丛集性头痛及特殊病因所致的头痛等四类。

1.紧张型头痛

根据患者临床表现,排除颅颈部疾病如颈椎病、占位性病变和炎症性疾病等,通常可以确诊。国际头痛协会(1988年)将紧张型头痛分为两类,每类又分为两型。

(1)发作性紧张型头痛:①至少有10次发作,头痛天数<180天/年(15天/月)。②头痛持续30分钟至7小时。③头痛至少有以下两项特点:a.压迫和/或束缚感(非搏动性);b.轻或中度;c.双侧性;d.行走楼梯或类似日常活动头痛不加重;e.无呕吐、恶心,可有畏光或畏声,但不并存。本型包括伴颅周肌肉收缩和不伴颅周肌肉收缩两型。

(2)慢性紧张型头痛:①6个月内平均头痛天数≥180天/年(≥15天/月)。②头痛至少有以下两项特点:a.压迫和/或束缚感(非搏动性);b.轻或中度;c.双侧性;d.行走楼梯或类似日常活动头痛不加重;e.无呕吐、恶心,可有畏光或畏声,但不并存。本型包括伴颅周肌肉收缩和不伴颅周肌肉收缩两型。发作性紧张型头痛发作次数未达到10次,慢性紧张型头痛发作尚不到6个月,均不符合紧张型头痛的诊断标准。

2.偏头痛

根据偏头痛发作临床表现、家族史和神经系统检查正常,通常可做出诊断。通过颅脑CT、MRI、MRA、DSA等检查排除颅内动脉瘤、脑血管畸形、颅内占位性病变和痛性眼肌麻痹等。通常根据国际头痛协会(1988年)偏头痛诊断标准。

(1)无先兆的(普通型)偏头痛诊断标准:①符合下述2~4项,发作5次以上。②每次发作持续4~72小时(未经治疗或治疗无效者)。具有以下特征,至少2项:a.单侧性;b.搏动性;c.中至重度影响日常活动;d.上楼或其他类似的日常活动使之加重。③发作期间至少有下列1项:a.恶心和/或呕吐;b.畏光和畏声。④病史和体格检查提示,无器质性和其他系统代谢性疾病证据;或经相关检查已排除;或虽有某种器质性疾病,但偏头痛初次发作与该病无密切关系。

(2)有先兆的(典型)偏头痛诊断标准:①至少有2次下述2项发作。②具有以下特征,至少3项:a.有一次或多次完全可逆的先兆症状,表现局灶性大脑皮层和/或脑干功能障碍;b.至少有一个先兆症状,逐渐发展,持续4分钟以上;或相继发生两个或两个以上的症状;c.先兆症状持续时间<60分钟,但有一个以上的先兆症状时,持续时间相应延长;d.头痛发生在先兆后,间隔<60分钟(头痛可与先兆症状同时发生)。③至少具有下列各项中的一项(参见无先兆头痛的④项)。

3.丛集性头痛

丛集性头痛是少见的伴一侧眼眶周围严重疼痛的发作性头痛,具有反复密集发作的特点。疼痛特点为固定于一侧眼眶部,为眼内、眼周深处和眼眶周围的剧烈钻痛,无搏动性,通常向前额、颞部和颊部放射。疼痛可迅速缓解或逐渐消退。根据确切病史和发作时的典型临床表现可做出诊断。

4.特殊病因所致头痛

特殊病因,如高血压、颈椎病、脑外伤、脑肿瘤、激素周期相关性头痛、五官疾病等。诊治该病首先应详细询问病史,仔细检查,探求病因,方有利于诊治。

(二)中医诊断要点

1.中医命名

头痛。

2.中医诊断

头痛是患者自觉头部疼痛的一类病证,可见于多种急慢性疾病。如脑及眼、口鼻等头面部病变和许多全身性疾病均可出现头痛,其病因复杂,涉及面很广。根据病史及典型的临床症状可诊断。这里主要讨论外感和内伤杂病以头痛症状为主症者,若为某一疾病发生过程中的兼症,也可参照本节治疗。

3.辨证要点

(1)按头痛的部位辨证归经,前额痛为阳明头痛,侧头痛为少阳头痛,后枕痛为太阳头痛,巅顶痛为厥阴头痛。

(2)病因病机:临床上分为外感和内伤头痛两大类。外感头痛主要是风邪所致,每多兼寒、夹湿、兼热,上犯清窍,经络遏阻而致头痛。内伤头痛可因情志、饮食、体虚久病等所致。情志不遂,肝失疏泄,肝阳妄动,上扰清窍;肾阴不足,脑海空虚,清窍失养;禀赋不足,久病体虚,气血不足,脑失所养;恣食肥甘,脾失健运,痰湿内生,阻滞脑络;外伤跌仆,气血瘀滞,脑络被阻。

(3)证型分析:①外感头痛。a.风寒头痛:头痛连及项背,遇风寒加重,兼见恶风畏寒,口不渴,苔薄白,脉浮。b.风热头痛:头痛而胀,甚则头痛如裂,兼见面目红赤,发热,口渴欲饮,便秘溲黄,舌苔黄,脉浮数。c.风湿头痛:头痛如裹,肢体困重,纳呆胸闷,小便不利,大便溏,舌苔白腻,脉濡。②内伤头痛。a.肝阳上亢:头痛而眩,心烦易怒,夜寐不宁,或兼胁痛,面红口苦,苔薄黄,脉弦有力。b.痰浊头痛:头痛昏蒙,胸脘满闷,呕恶痰涎,舌苔白腻,脉滑或弦滑。c.瘀血头痛:头痛经久不愈,痛处固定不移,痛如锥刺,或有头部外伤史,舌质紫,苔薄白,脉细或细涩。d.肾精亏损:头痛且空,每兼眩晕,腰痛酸软,神疲乏力,遗精带下,耳鸣少寐,舌红少苔,脉细无力。e.气血亏虚:头痛绵绵,遇劳则甚,兼见心悸怔忡,神疲乏力,面色不华,食欲缺乏,舌淡苔白,脉细无力。

二、针灸处方

(一)外感头痛

1.主穴

风池、百会、太阳、合谷。

2.方义

"伤于风者,上先受之""巅顶之上,惟风可到",风邪又有百病之长之称,故外感头痛,多以风邪为主。风池为足少阳、阳维脉的交会穴,功于祛风;百会位于巅顶,为"三阳五会",二穴相配散风通络,配经验穴太阳,可加强其通络止痛的功效。合谷属手阳明经,其经脉上循于头,祛风止痛。

3.配穴

风寒者加用灸法,风热者加大椎、曲池;风湿者加阴陵泉、丰隆、头维;前头痛加上星、阳白、解溪;偏头痛加率谷、外关;后头痛加天柱、玉枕、束骨;头顶痛加百会、四神聪、太冲。

4.刺灸方法

毫针泻法。大椎点刺出血。

(二)内伤头痛

1.实证

(1)主穴:百会、头维、风池。

(2)方义:百会、头维疏通头部经络气血。风池活血通经,清利头目,调和气血。

(3)配穴:肝阳上亢配太冲、侠溪、三阴交;痰浊头痛加中脘、合谷、丰隆;瘀血头痛加头部阿是穴、膈俞、合谷、三阴交。

(4)刺灸方法:毫针泻法。

2.虚证

(1)主穴:百会、风池、足三里。

(2)方义:百会疏调气血以养脑髓。风池活血通经,调和气血。足三里补益气血,滋养脑髓。

(3)配穴:肾精亏损加脑空、肾俞、悬钟、太溪;气血亏虚加心俞、脾俞、足三里、三阴交。

(4)操作:风池用平补平泻法;余穴均用补法。

三、经验处方

(一)邱茂良

运用病变部位所属的表里经络、手足同名经,每经取一穴,配穴处方为"对穴"。

1.风寒头痛

后溪、束骨。后溪直刺1寸,紧提慢按泻法,使针感向上传达。束骨直刺0.5寸,提插泻法,使针感扩散。留针30分钟。风热头痛:合谷、飞扬。合谷直刺1寸,得气后将针斜向上,行提插泻法,使针感向上传达至臂部。飞扬直刺2寸,行快速有力的捻转泻法,使针感向上下放散。留针30分钟。

2.肝阳头痛

外关、足临泣。外关直刺1寸,用紧提慢按泻法,使针感向上下传达。足临泣直刺0.5寸,亦用提插泻法,进针后反复行针使针感向上传达。

3.血虚头痛

太冲、三阴交。太冲向上斜刺 1.5 寸,使针感传达至足掌,以透涌泉,用慢提紧按补法,达到肝肾两补。三阴交直刺 1 寸,提插补法,使针感向上下传达。

4.痰浊头痛

强间、丰隆。强间斜刺捻转泻法,得气后将针提起,向上下左右方向斜刺,反复行针,使针感向四周扩散。丰隆直刺 2 寸,行紧提慢按泻法,使针感向上下传达。

5.瘀血头痛

膈俞、行间。膈俞向脊柱方向斜刺 1 寸,平补平泻法,使针感向前传达。行间直刺 1 寸,做快速有力地捻转泻法,使针感向上传达。

(二)高立山

1.外风头痛

首选风池。

2.前头痛

头维、印堂、上星、攒竹、合谷、列缺。

3.偏头痛

太阳、率谷、外关、侠溪、行间、列缺、合谷。

4.后头痛

天柱、风池、申脉、昆仑、后溪、列缺、合谷。

5.头顶痛

百会、昆仑、行间。

6.肝风头痛

偏头痛穴组加肝俞、风池。

7.气虚头痛

中脘、足三里、气海。

8.血虚头痛

脾俞、三阴交、地机、血海、神门、内关。

9.肾虚头痛

肾俞、太溪、三阴交。

(三)王乐亭

1.外感头痛

刺风府调其阴阳不足。有余则泻风池,合谷。

2.头痛连项

天柱、风池。

3.头伴寒痛

玉枕。

4.偏头痛

丝竹空透率谷、风池透风府,未愈再取中脘、足三里、解溪。

5.正头痛

百会、风府、神庭、太阳、风池、合谷。

6.头痛如锥刺

头窍阴、强间。

7.雷头风

又名"项心痛",取百会、前后顶、囟会、承浆、至阴。

8.前额痛

神庭、印堂、阳白、攒竹。

9.后头痛

百会、神庭、囟会、风府、太阳、风池、合谷。

10.偏正头痛

曲池、合谷、列缺、太渊。

11.两额角痛

头维、悬颅、合谷。

12.头痛目痛

上星、头维、攒竹。

13.头痛面肿

前顶、水沟、合谷、通里。

14.头痛目眩

百会、神庭、风池、外关、手三里。

15.内伤头痛

百会、囟会、风府、神庭、合谷、三阴交、太冲。

四、其他疗法

(一)耳针法

1.主穴

耳尖放血、神门、皮质下。配穴:前头痛加额、胃;偏头痛加颞、胰胆、交感、外耳;后头痛加枕、膀胱;头顶痛加顶、肝;全头痛加额、颞、枕、外耳。

2.操作

贴压法、刺血法。中强刺激。压籽:每天自行按压2～3次,每次3～5分钟,每周压籽2次,7次为1个疗程。刺血:外感及肝阳上亢型头痛取耳尖,三棱针放血,放血2～4滴,两耳交替轮用,3天1次。外感及肝阳上亢型头痛可用强刺激,肾虚型用轻中度刺激。

(二)三棱针法

处方1:太阳、大椎、风池、印堂。处方2:四神聪、合谷、太冲、太阳。处方3:百会、风池、头维、太阳。操作:选择太阳穴静脉怒张处,用三棱针点刺出血,可加拔火罐。大椎穴点刺后拔罐2～3分钟。风池、印堂、四神聪、合谷、太冲、头维、百会可点刺出血。

(三)头针法

前头痛,取对侧或双侧面部感觉区;后头痛,取对侧或双侧下肢躯干头部感觉区。进针后快速捻转,留针15～20分钟,每天1次,10次为1个疗程。

291

（四）刺络拔罐法

取 L_1～S_4 夹脊为主穴，风池、太阳、阳白为配穴。梅花针叩打 L_1～S_4 夹脊，结合叩刺患病局部如头巅以及两手掌及指端。头痛较重者可选风池、太阳、阳白穴等部位，叩至少量出血，后加拔火罐。本法适用于外感头痛、肝阳头痛及瘀血头痛。

（五）温针灸

取穴：风府、哑门、风池、天柱等。方法：每次取 1～2 穴，温针灸 3～5 壮，隔 1～2 天 1 次。本法适用于风寒头痛。

五、提示

（1）头位于高巅之处，又为藏脑重地，故头痛一证，外感六淫之气可以为患；神志失调，气血虚损，脉道不通可以发病。因此，治疗头痛时，必须审证求因，按部分经，辨证施治，方能获取良效。

（2）内伤头痛辨证治疗尤需谨慎，有时还得借助现代医学的检查方法，如头痛进行性加重时，伴有恶心、呕吐、视力减退、神经系统体征或有或无，均应细致地进行眼底检查，以观察有无视盘水肿，或用超声波探查脑的中线波有无移位。如有视盘水肿，或脑的中线波移动，则提示有颅内占位性病变存在的可能，应请专科治疗。

（王丁磊）

第二节　眩　晕

一、诊断

（一）西医诊断要点

现代医学认为，引起眩晕的病因分为 3 种：周围性眩晕（耳性眩晕）、中枢性眩晕（脑性眩晕）和其他原因的眩晕。

1.耳性眩晕

（1）梅尼埃病：以发作性眩晕伴耳鸣、听力减退及眼球震颤为主要特点，严重时可伴有恶心、呕吐、面色苍白和出汗，发作多短暂，很少超过 2 周。具有复发性。

（2）迷路炎：多由中耳炎并发，症状同上，检查发现鼓膜穿孔，有助于诊断。

（3）内耳药物中毒：常由链霉素、庆大霉素及其同类药物中毒性损害所致。多为渐进性眩晕伴耳鸣、听力减退，常先有口周及四肢发麻等。水杨酸制剂、奎宁、某些镇静安眠药亦可引起眩晕。询问相关服药史有助于诊断。

（4）前庭神经元炎：多在发热或上呼吸道感染后突然出现眩晕，伴恶心、呕吐，一般无耳鸣及听力减退。持续时间较长，可达 6 周，痊愈后很少复发。

（5）位置性眩晕：患者头部处在一定位置时出现眩晕和眼球震颤，多数不伴耳鸣及听力减退。可见于迷路和中枢病变。

(6)晕动病：见于晕船、晕车等，常伴恶心、呕吐、面色苍白、出冷汗等。

2.中枢性眩晕

(1)颅内血管性疾病：脑动脉硬化、椎基底动脉供血不足等。

(2)颅内占位性病变：听神经瘤、小脑肿瘤等。

(3)颅内感染性疾病：颅后凹蛛网膜炎等、颅内脱髓鞘疾病、癫痫。

3.其他原因的眩晕

(1)心血管疾病：低血压、高血压、阵发性心动过速、房室传导阻滞等。

(2)中毒性：畸形发热性疾病、尿毒症、严重肝病、糖尿病等。

(3)眼源性：眼肌麻痹、屈光不正；头部或颈椎损伤后。

(二)中医诊断要点

1.中医命名

眩冒、眩晕、头眩、眩运。

2.中医诊断

目视眼花、发黑为眩；头晕或旋转不定，不能站立为晕。二者常同时并见，故统称"眩晕"。轻者闭目即止；重者如坐车船，旋转不定，不能站立，或伴恶心、呕吐、汗出，甚则昏倒等症状。

3.辨证要点

(1)病因病机：眩晕起因多与忧郁恼怒，恣食厚味，劳伤过度等有关。情志不舒，气郁化火，风阳升动，或急躁恼怒，肝阳暴亢，而致清窍被扰；恣食肥甘厚味，滞脾而痰湿中阻，清阳不升，浊阴上蒙清窍；素体虚弱，或病后体虚，气血不足，清窍失养，过度劳伤，肾精亏耗，脑髓不充。上述均可导致眩晕。眩晕的发生不外乎风、痰、虚三条。

(2)证型分析：①实证。a.肝阳上亢：眩晕耳鸣，头痛且胀，每因烦劳或恼怒而头痛头晕加重。兼见面部潮红、急躁易怒、少寐多梦，口苦等症，舌红苔黄，脉弦。b.痰湿中阻：眩晕而头重如蒙，兼见胸闷恶心，食少多寐，舌苔白腻，脉象濡滑。②虚证。a.气血亏虚：眩晕时常发作，动则加剧，劳累即发，兼见面色㿠白，唇甲不华，气短懒言，神疲纳减，心悸失眠，舌质淡，脉细弱。b.肾精不足：眩晕而见精神萎靡，少寐多梦，健忘，腰膝酸软，遗精耳鸣。偏于阴虚者五心烦热舌质红，脉细数；偏于阳虚者形寒肢冷，舌质淡，脉沉细无力。

二、针灸处方

(一)主穴

风池、百会、内关、太冲。

(二)方义

肝经为风木所系，与胆经相表里，取肝经太冲和胆经风池，清泻肝胆，平抑肝阳。内关宽胸理气，和中化痰止呕。百会可清利脑窍而定眩。

(三)配穴

肝阳上亢加侠溪、太溪、三阴交。痰湿中阻加头维、中脘、合谷、丰隆、解溪。

(四)操作

实证用泻法。虚证风池用平补平泻。

三、经验处方

(一)王乐亭

1.肝阳上亢主穴

肾俞、太溪、肝俞、行间、风池。补肾俞、太溪二穴,用以滋补肾水。取肝俞、行间、风池用以平息肝阳。

2.痰湿内停主穴

中脘、章门、足三里、内关、神庭。用中脘、章门、足三里调理脾胃,以除湿化痰。神庭、内关二穴治头晕目眩,并能开胸解闷而止呕。

3.气血两虚型主穴

中脘、气海、关元、足三里、三阴交。取气海、关元以补气血。用中脘、足三里、三阴交以健脾胃而加强气血生化之源。

(二)高立山

1.肝阳上亢型处方

肾俞、太溪、三阴交,以滋补肾水。肝俞、行间、风池、侠溪、太冲,平息肝阳。针法:泻肝补肾。

2.气血双亏型处方

足三里、三阴交、脾俞,加强气血生化之源,益气而养血。关元三焦元气所发之处,气海生发元气。针法:针灸并用,针刺用补。

3.痰湿内阻型处方

补脾俞、中脘、足三里,以治其本。泻丰隆、头维、内关,以治其标。补脾泻痰之法。

四、其他疗法

(一)耳针法

1.主穴

枕、额、心、神门。配穴:肝阳上亢型加耳尖放血;气血亏虚型加脾、胃、肾等穴。

2.操作

贴压法、刺血法。中强刺激。压籽:压籽后按压数秒钟,每天自行按压 2~3 次,每次 3~5 分钟,每周压籽 1 次,7 次为 1 个疗程。刺血:肝阳上亢型取耳尖,三棱针放血,放血 2~4 滴,两耳交替轮用,3 天 1 次。

(二)头针法

选顶中线,沿头皮刺入,快速捻转,每天 1 次,每次留针 30 分钟。

(三)皮肤针

取穴:脊柱两侧、乳突部、气管两侧、内关、足三里、三阴交。方法:一般采用轻度或中度叩刺,不宜过重刺激,10 次为 1 个疗程,疗程间休息 3~5 天。

五、提示

伴耳鸣、听力下降可见于前庭器官疾病、第Ⅷ对脑神经病变及肿瘤;伴恶心、呕吐可见于梅尼埃病、晕动病;伴共济失调可见于小脑、颅后凹或脑干病变;伴眼球震颤可见于脑干病变、梅尼埃病。

(王丁磊)

第三节　痴　呆

一、诊断

(一)西医诊断要点

痴呆常见的原因可分为阿尔茨海默病(AD)、血管性痴呆(VD)、混合型痴呆。

1.阿尔茨海默病

诊断标准:分可能的 AD,很可能的 AD,肯定的 AD。以下几点有助于 AD 的临床诊断:神经心理学测验证实有痴呆;缓慢起病,逐渐加重,无中风史;神经心理障碍重,神经功能缺损轻;头颅CT、MRI 显示弥漫性脑萎缩,无局灶性病变;Hackinski 评分少于 4 分;SPECT 示双侧颞、顶、枕皮层血流量对称减低。最后确诊尚需病理学检查。

2.血管性痴呆

确定有痴呆:必须同时有患脑血管病的证据;痴呆与脑血管病两者必须相互关联。以下几点有助于血管性痴呆的临床诊断:有和痴呆发生相关的中风病史;有神经功能缺损的症状和体征;脑 CT、MRI 见脑血管病损害表现;Hackinski 评分>7;SPECT 有局灶脑血流量减低。

3.混合型痴呆

混合型痴呆系血管性痴呆与 AD 共存,要确定两个病是否同时存在,无疑是很困难的。以下几点有助于其临床诊断:痴呆病程中有 VD 和 AD 两者临床特点;脑 CT、MRI 有可引起痴呆的脑血管局灶性损害,中、重度白质疏松并伴有弥漫性脑萎缩。最后确诊需病理学检查。

(二)中医诊断要点

1.中医命名

痴呆,又称"痴证""呆病"。

2.症状

主要是精神功能障碍和出现神经系统的症状。早期仅表现为记忆力和思维敏捷性和创造性的轻度减退,对环境的适应能力下降,难以持久从事某一工作,易于疲劳、焦虑和精力不充沛等。继而出现记忆障碍、认知障碍、人格改变、情感障碍、言语障碍和精神异常,并可出现各种神经功能障碍如肢体失用、帕金森病、共济失调、癫痫、锥体束征等。最后生活完全不能自理,无自主运动,缄默不语,成为植物人状态。

3.辨证要点

(1)肝肾亏虚:记忆力减退,暴发性哭笑,易怒,易狂。伴有头痛眩晕、手足发麻、震颤、失眠,重者发作癫病。舌质红、苔薄黄,脉弦数。

(2)气血不足:行为表情失常,终日不言不语,或忽笑忽歌,喜怒无常,记忆力减退甚至丧失,步态不稳,面色淡白,气短乏力,舌淡、苔白,脉细弱无力。

(3)痰浊闭窍:表情呆板,行动迟缓,终日寡言,坐卧不起。记忆力丧失,二便失禁,舌胖嫩而淡、边有齿痕,苔白厚而腻,脉滑。

(4)瘀血阻络:神情淡漠,反应迟钝,常默默无语,或离奇幻想,健忘易惊,舌质紫暗、有瘀点或瘀斑,脉细涩。

二、针灸处方

(一)主穴

百会、四神聪、太溪、大钟、悬钟、足三里。

(二)方义

脑为髓之海。百会、四神聪均位于巅顶,通过督脉内入络脑,乃局部取穴,以醒脑宁神;肾主骨生髓,补肾即为生髓;太溪、大钟可补肾养髓;悬钟为髓之会,补之亦可补养脑髓,髓海得充,可健脑益智;足三里补益后天、化生气血以助生髓之源。诸穴合用,共奏益肾补髓、健脑醒神之效。

(三)配穴

肝肾阴虚加肝俞、三阴交补益肝肾;气血虚弱加气海、膈俞益气养血;痰浊中阻加丰隆、中脘化痰通络;瘀血阻络加膈俞、委中以活血化瘀。

(四)操作

各腧穴均常规针刺;四神聪刺向百会穴,百会针后加灸(重灸 20 分钟以上,使患者感到艾灸热力达到颅内和穴位深层),每天或隔天治疗 1 次。

三、经验处方

(一)王氏针刺治疗痴呆

取穴:百会、水沟、内关、足三里、三阴交,手法平补平泻。

(二)赵氏原络取穴法治疗痴呆

取穴:神门、太溪、飞扬、太白、丰隆、太冲、百会、本神、风池、大椎、膻中、关元。偏于虚证用补法,并对关元、太溪、太白施以雀啄灸。偏于实者用写法,取大椎、丰隆,刺血拔罐。

四、其他疗法

(一)头针

取顶中线、额中线、颞前线、颞后线。每次选 2～3 穴,毫针强刺激;还可配合使用电针,疏密波中强度刺激。

(二)耳针

取心、肝、肾、枕、脑点、神门、肾上腺。每次选用 3～5 穴,毫针浅刺、轻刺,留针 30 分钟;也可用王不留行籽贴压。

五、提示

(1)西医学认为痴呆与神经递质、受体、神经肽有关,实验表明针灸可调节神经递质和神经肽,能控制和延缓疾病的进展,有一定的治疗作用。

(2)针灸治疗本病以早期效果较好,晚期疗效较差。有明确病因者在针灸治疗的同时还应积极治疗原发病。

(3)戒酒,少用安眠镇静的药物。

(王丁磊)

第四节　面　瘫

　　面瘫是以口、眼向一侧歪斜为主要表现的病症,又称为"口眼㖞斜""口僻"等,多因劳作过度,机体正气不足,脉络空虚,卫外不固,风寒或风热乘虚入中面部经络,导致气血痹阻,经筋功能失调,筋肉失于约束,出现㖞僻。

　　周围性面神经麻痹临床最常见于贝尔麻痹,是指原因不明的、茎乳孔(面神经管内)面神经急性非特异性炎症所致的周围性面神经麻痹。

一、病因病机新论及辨证探要

(一)传统认识

　　古代无"面瘫"病名,文献记载有"口㖞""眼㖞""唇㖞""口眼㖞邪""㖞戾不端""㖞僻""口僻"等,且与瘫痪、中风概念交叉较多。《灵枢·经筋》"足阳明之筋,……其病……卒口僻,急者目不合,热则筋纵,目不开,颊筋有寒,则急引颊移口,有热则筋弛纵缓,不胜收,故僻""足之阳明,手之太阳,筋急则口目为僻,目眦急不能卒视",叙述了本病的特征。《诸病源候论·妇人杂病门》所言:"偏风口㖞,是体虚受风,风入于夹口之筋也",指出风邪是面瘫发病的外在因素;《类证治裁·中风》中载"口眼㖞斜,血液衰涸,不能荣润经脉",指出了疾病的内在因素。在病机方面,《金匮要略·中风篇》曰:"贼邪不泻,或左或右,邪气反缓,正气即急,正气引邪,㖞僻不遂,邪在于络,肌肉不仁",认为风邪入中人体之后,留于经络之间而不去,阻碍气血运行,经脉失于濡养,故而发病。关于病位,《针灸资生经》曰:"口眼㖞斜,其状㖞向右者,谓左边脉中风而缓",《卫生宝鉴》《神灸经纶》等书中也有相似论述,认为㖞向右者,病位在左;㖞向左者,病位在右,这与西医学对贝尔面瘫病位的认识相一致。

(二)现代新论

　　现代在认识面瘫的病因病机方面基本与古代一致,但更加系统和全面。认为本病多因劳作过度,机体正气不足,面部脉络空虚,卫外不固,风寒或风热之邪乘虚侵袭面部阳明、太阳阳脉,邪气滞留经络,气血运行失调,经筋失养,纵缓不收而发病。或由于素体阳盛,内热亢盛筋脉不收,风热之邪侵袭,与内热相合,热郁快而盛;风寒之邪侵袭,寒从热化,均可致热邪侵淫面部而影响气血运行,致使筋脉肌肉弛纵不收而致口眼口㖞斜。面部乃手足三阳经筋散布结聚之处。足太阳经筋为"目上冈",足阳明经筋为"目下冈",口颊部主要为手太阳和手、足阳明经筋所主。经筋功能失调导致本病的发生,故现代临床采用经筋理论指导选经取穴有重要的意义。

(三)辨证探要

　　周围性面神经麻痹有起病急骤,预后良好的特点。临床可按照发展的过程进行分期,一般分为急性期、静止期和恢复期。急性期多见风寒外袭、风热外袭之证,静止期痰瘀互结,多见痰瘀阻络之证,恢复期气血耗损,瘀血阻滞,多见气虚血瘀之证。素体为痰湿体质患者,遇风寒、风热之邪夹杂为患,且湿性黏滞,疾病缠绵难愈。气血不足者,常见渐进性发病,症状逐渐加重,病程较长。

二、古代治疗经验

本证在古代针灸文献中被描述为口喝、眼喝、唇喝、口僻、目为僻、口眼歪等,与现代临床上的周围性面瘫和中枢性面瘫相关。早在《灵枢·经脉》中足阳明胃经的"所生病"已有"口歪"之症。至清末为止,针灸治疗本证文献达100条。

(一)选穴特点

1.选头面部穴

常用穴为地仓、颊车、水沟、承浆、听会等,如《针灸逢源》载:"口噤先须申脉详,颊车合谷与承浆,喝斜添入地仓穴,不效翳风听会良。"《针灸甲乙经》曰:"喝僻,水沟主之。"

2.选阳经五腧穴

阳经上达头面,故治疗本证多取手、足阳经五腧穴。常用穴为内庭、冲阳,合谷等。如《铜人俞穴针灸图经》载,内庭主治"口喝齿龋痛";冲阳主治"偏风口眼喝斜";《循经考穴编》曰,合谷主治"凡一切头面诸症及中风不语、口眼喝斜"。

3.采用交叉选穴

古人早已知道治疗本证当取喝斜的对侧穴,如《肘后备急方》指出:"若口左僻,灸右吻;右僻,灸左吻。"

就经络而言,古人多取与头面相关的阳经,包括胃、大肠、督、胆等经脉,因本证常由感受风寒外邪而发,故亦取肺经穴。

(二)针灸方法

1.灸法

艾灸可促进血液循环,加快水肿的吸收,并提高机体免疫能力,因此古人常用灸法,如《普济本事方》载:"灸中风口眼喝斜不正者,右于耳垂下麦粒大灸三壮。"《卫生宝鉴》称,治"风中脉口眼喝斜,"灸"喝陷中二七壮"。《肘后备急方》"灸手中指节上一丸,喝右灸左也。"《备急千金要方》"灸手交脉三壮";《医心方》"灸肘头三四壮"等。

古人采用的灸法包括化脓灸、温和灸、苇筒灸等,如《疯门全书》载:"灸承浆穴七壮,灸疮愈再灸,再愈,三灸之后,服二圣散。"《肘后备急方》载:"治中风口喝僻者方,衔奏灸口吻中横文间觉火热便去艾,即愈。"《备急千金要方》载:"治卒中风口喝方:以苇筒长五寸,以一头刺耳孔中,四畔以面密塞之,勿令泄气,一头内大豆一颗,并艾烧之令燃,灸七壮,即差。"

2.热熨

古人也用较大面积的热疗法——熨法,如《卫生宝鉴》载,于"颊上热手熨之";《医学纲目》曰,以"膏油熨其急者"。《医学纲目》又曰,"以火熨摩紧急处",这是在用热疗的同时,加施按摩疗法,以求通过双管齐下来提高疗效。

3.涂敷

古人还通过在穴位上涂敷药物来治疗本证,如用"鸡冠血及鳖血涂(患部),干复涂"(《备急千金要方》);"用橡斗盛蒜泥,涂合谷穴"(《奇效良方》);"用巴豆七枚去皮研烂",涂手心,"以白酒调和桂末涂其弛者"(《医学纲目》);"外用南星、草乌各一两,白及一钱,白僵蚕七枚为末,姜汁调涂喝处"(《东医宝鉴》)。

4.针刺

古代针刺治疗面瘫注意针刺的手法,有在远端穴位施行泻法的经验,如《百症赋》道:"太冲泻唇喝以速愈。"也有从观察调整左右两侧表情肌角度,施行适宜针刺手法的经验,如《玉龙歌》曰:"口眼㖞斜最可嗟,地仓妙穴连颊车,㖞左泻右依师正,㖞右泻左莫令斜。"古人也用透针法,如《针灸逢源》载:"颊车针向地仓,地仓针向颊车。"

5.控制刺激强度

古人治疗本证讲究刺激量的大小,晋代《肘后备急方》就已指出"勿尽艾,尽艾则太过。"《太平圣惠方》载:"其艾炷大小,壮如粗钗脚大,灸壮若大,口转喝,可灸承浆七七壮。"可见治疗本证刺激量不宜过大,若过大,则会产生"口转喝"(即"倒错")。该条文还提供了治疗"倒错"的方法,即"灸承浆七七壮"。

三、临床治疗现状

(一)面瘫的治疗

1.体针

面瘫的辨证治疗见表13-1。

表 13-1　面瘫常见证型治疗表

证型	主症	主穴	配穴
风寒证	口眼歪斜,一侧面部肌肉板滞、麻木、瘫痪额纹消失,眼裂变大露睛流泪,鼻唇沟变浅,口角下垂歪向健侧,病侧不能皱眉、蹙额、闭目、露齿、鼓颊;部分患者耳后疼痛,舌前2/3味觉减退或消失,听觉过敏。有面部受凉史。舌淡,苔薄白,脉浮紧	四白、颧髎、颊车、地仓、翳风、合谷	风池。抬眉困难加攒竹,鼻唇沟变浅加迎香,人中沟歪斜加水沟,颏唇沟歪斜加承浆
风热证	口眼歪斜,一侧面部肌肉板滞、麻木、瘫痪额纹消失,眼裂变大露睛流泪,鼻唇沟变浅,口角下垂歪向健侧,病侧不能皱眉、蹙额、闭目、露齿、鼓颊;部分患者耳后疼痛,舌前2/3味觉减退或消失,听觉过敏。可继发于感冒发热。舌红,苔薄黄,脉浮数		曲池。余同上
气血不足	口眼歪斜,一侧面部肌肉板滞、麻木、瘫痪额纹消失,眼裂变大露睛流泪,鼻唇沟变浅,口角下垂歪向健侧,病侧不能皱眉、蹙额、闭目、露齿、鼓颊;部分患者耳后疼痛,舌前2/3味觉减退或消失,听觉过敏。见于恢复期或病程较长者,肢体困倦无力,面色淡白,头晕。舌淡,苔薄白,脉沉弱		足三里。余同上

2.特种针灸法

(1)皮肤针。选穴:阳白、颧髎、地仓、颊车。方法:在上述诸穴叩刺,以局部潮红为度。适用于恢复期。

(2)刺络拔罐。选穴:阳白、颧髎、地仓、颊车。方法:先用三棱针点刺上述诸穴,然后拔罐,每周2次。适用于恢复期。

(3)电针。选穴:太阳、阳白、地仓、颊车。方法:针刺得气后,接通电针仪,以断续波刺激10～20分钟,强度以患者面部肌肉微见跳动而能耐受为度。适用于恢复期。

(4)穴位贴敷。选穴:太阳、阳白、颧髎、地仓、颊车。方法:将马钱子锉成粉末1～2分,撒于胶布上,然后贴敷于穴位处,5～7天换药1次;或用蓖麻仁捣烂加麝香少许,取绿豆大一团,贴敷穴位上,每隔 3～5 天更换 1 次;或用白附子研细末,加冰片少许做面饼,贴敷穴位,每天 1 次。

(二)周围性面神经麻痹的治疗

1.常用方案

方案一

选穴:地仓、颊车、合谷、阳白、下关、翳风。

方法:面部腧穴均行平补平泻,恢复期可加灸法。在急性期,面部腧穴手法不宜过重,针刺不宜过深,肢体远端腧穴行泻法且手法宜重;在恢复期,合谷行平补平泻法,加足三里施行补法。在上述腧穴治疗中,可采用透刺法、浅刺法。

方案二

选穴:①太阳、阳白、地仓、颊车;②牵正、颧髎、上迎香、下关。

方法:两组腧穴交替治疗,每天一组。针刺得气后接电针仪,静止期选疏密波,恢复期选断续波,急性期一般不选用电针治疗。每次治疗 10～20 分钟,强度以患者面部肌肉微见跳动而能耐受为度。若见患者牙齿咬嚼,为针刺过深,刺中咬肌所致,应调整针刺深度。

方案三

选穴:地仓、颊车、合谷、阳白、下关、翳风。

方法:采用隔姜灸。将新鲜生姜切成薄片,上放艾炷置于上述诸穴施灸。每穴 3～5 壮,灸至患者感觉灼热或皮肤红润为度。

2.周围性面神经麻痹针灸切入点

(1)早期介入,缩短病程:周围性面神经麻痹能否早期进行针灸治疗上存在争论。目前大部分学者认为面神经炎急性期有效的针刺治疗对面神经炎恢复、转归和预后起着重要的作用。此外,根据面瘫的发病机理,急性期多由脉络空虚,风寒之邪侵入阳明、少阳之脉,以致经气阻滞,经脉失养、肌肉纵缓不收而发病,此时正气与病邪正处在抗争阶段,故在发展期,抓住良机,祛风活络,疏调经气,扶正与祛邪并举,可以达到祛邪外出的目的,把外邪驱除在发展阶段,防止进入静止期。在急性期进行针刺的过程中,有个别患者出现病情加重的情况,这并不是针刺引起的,而是病情发展的一个自然过程,即使不针刺,这种情况仍可能出现。在急性期,面神经正处在炎症水肿期,对面神经的损害尚未停止,所以病情本身就会有逐渐加重的趋势。正因为如此,更应该及早采取治疗措施,改善面部血液循环,积极扭转这一趋势,控制病情,以免错过最佳治疗时机。近年来,多数的临床研究实践亦支持上述观点。研究表明,急性期是针灸治疗面瘫的最佳时机,急性期治疗效果明显优于非急性期,急性期介入针灸治疗,可以提高疗效,缩短病程。

(2)综合治疗,提高疗效:临床采用针药合用治疗面瘫方法多样,无论痊愈率还是有效率针灸配合中药内服都明显优于单纯针灸治疗。还有急性期采用 CO_2 激光及面部按摩能减少面神经水肿渗出阶段的一系列反应,缩短该期的治疗天数,有利于恢复期的针刺治疗。也可见用中西医结合治疗周围性面瘫,运用西医口服泼尼松、肌内注射利巴韦林、加服维生素 B_1、维生素 C,结合针刺和大秦艽汤加牵正散加减,取得了较满意的效果。

3.针灸治疗思路

面瘫的针灸治疗应实施分期论治。要根据面瘫急性期、静止期、恢复期的不同阶段,分别采用不同刺激量的针刺手法治疗。研究表明,急性期证属脉络空虚,卫外不固,外邪入络,是正虚邪实的表现,宜平补平泻法。采用患侧局部多针浅刺或平刺法,电针采用疏密波,通电时间短,刺激强度轻。静止期此时病情平稳,各种症状得到控制,为治疗的最佳时机。治宜疏通经络,宜提插泻法,给足刺激量。可适当深刺透穴,电针可采用低频连续波与疏密波交替。恢复期是邪去正复,宜补气养血为主,佐以祛风通络,针刺亦由深变浅,宜用捻转补法,可加大刺激量,以透穴为主,电针以高频连续波为主,与低频连续波交替使用等。临床研究提示,分期针灸治疗周围性面瘫优于常规针灸法。临床并需注意在四肢和患部穴位所施行的针刺手法应有强弱的差别。一般而言,患部多针浅刺,行针手法宜轻,四肢穴位可适当深刺,根据患者证候施以适宜补泻手法。

实践表明毫针、电针、灸法等是最常用的治疗方法,面瘫早期用单纯毫针刺法优于电针,隔姜灸治疗面瘫疗效优于毫针,综合疗法优于单纯毫针,中药穴位注射也优于毫针。在刺法粉末,透刺法是最常用的针刺方法,其疗效优于浅刺法,透刺、浅刺又都比常规针刺法好。

4.针灸治疗周围性面神经麻痹的疗效特点

针灸治疗本病起效迅速,总体疗效令人满意。近年来研究提示,针灸疗效与面神经损伤程度密切相关,重度失神经性损害者预后差,而轻、中度失神经损害者预后良好。面神经损伤平面与针灸疗效也有着十分重要的影响。仅有面神经鼓索段以下受损者,部位最低,针灸疗效最好;合并泪液减少或耳部疱疹或眩晕的岩浅大神经及以上受损者,部位最高,预后最差。面瘫合并上述表现两个以内者,面神经损害范围小,针灸效果好;两个及以上者,面神经损害范围大,预后差。提示面神经损伤部位的高低及损伤范围的大小与针灸疗效呈负相关。此外,辨证分型、针灸方法与针灸疗效也密切相关。面瘫的辨证分型与预后的相关性研究表明:风寒型预后良好;风热证型不如风寒证型;瘀血证型则预后更差。而面瘫的分期治疗更能体现辨证论治的特点,其临床疗效优于常规针灸方法。

四、展望

现代针灸临床治疗面瘫,是在吸取古代医家治疗经验的基础上,结合近代临床研究成果,逐步总结其中规律。临床主要运用针灸各种方法,如单纯毫针刺法、电针、灸法、火罐;针刺加灸、针刺加火罐、针药结合等,在治疗面瘫中有着肯定的疗效。

随着面瘫临床研究的进一步深入,循证医学的兴起,面瘫临床疗效缺乏严格的随机对照研究支持。因此,采用多中心大样本随机对照试验来证实针灸治疗面瘫的临床疗效,扩大临床样本量、盲法评价、采用假针刺对照、排除针灸治疗过程中心理影响作用等,将在临床研究中占主导地位。

同时也需要进一步研究、筛选治疗面瘫的有效方案,如艾灸疗法、刺络放血、穴位注射等,也包括针刺疗法中的经筋刺法、透穴刺法、排刺法、挂针疗法等。要进一步筛选治疗面瘫的有效腧穴、电针刺激参数等。

借用西医有关量表,建立符合中医自身规律和特点的面瘫临床疗效评价标准,也是面瘫临床研究中的一项重要任务。

(王丁磊)

第五节　痫　病

痫病是一种发作性意识异常的疾病,俗称"羊痫风",其特征为发作性精神恍惚,甚则突然仆倒,昏不知人,口吐涎沫,双目上视,四肢抽搐,或口中如作猪羊叫声,移时苏醒,发作后如常人,反复发作。

中医学的痫病与西医学的癫痫基本相同。癫痫主要分为发作期和间歇期。发作期又区分为大发作、失神小发作、不典型失神发作、局灶性发作等。西医学认为，癫痫是神经元的异常放电导致的暂时性突发性大脑功能失常，根据发病原因可分为原发性和继发性两类，但在症状表现上均与痫病相同，皆与本证相关，因此可参照论治。

一、病因病机新论及辨证探要

（一）传统认识

中医学认为，本病多与先天因素、七情失调、脑部外伤、饮食失调等有关。母孕受惊，损及胎儿，精伤肾亏；大惊大恐，肝肾受损，阴不敛阳；跌仆撞击，脑窍受损，瘀血阻络；饮食失调，脾胃受损，痰浊内聚，均可使脏气失调，气机逆乱，阳升风动，痰瘀上壅，蒙蔽清窍，走窜经络而发病。

（二）现代新论

近代医家继承经典中医理论，认为癫痫多由骤受惊恐，先天禀赋不足，跌仆撞击等因素，导致风痰闭阻，痰火内盛，心肾亏虚，气血瘀滞所致。痫病的主要病理基础是肝、脾、肾的损伤，而风阳痰浊，蒙蔽心窍，流窜经络，是本病发作的基本病理因素。另外，对痫病病机又有与瘀相关的论点，认为多种因素导致瘀血阻于脑窍是发生痫病的共同病机基础。

总之，现代医家对痫病病因病机的认识，可概括为病位在脑，与心、肝、脾、肾、胆关系密切，其病因病机可概括为风、火、气、痰、瘀蒙蔽心窍，壅塞经络，气机逆乱，元神失控而发病。

（三）辨证探要

癫痫病情迁延，时轻时重，症情复杂，难以治愈。临诊时，要详知病史，以助判断病因；细辨症状，以判断轻重；辨发作期或间歇期，明断虚实，以对证施治；分清阴痫阳痫，以知治疗难易；辨发作期、间歇期，针灸取穴有异。

辨病情轻重，一是根据病发时间长短而辨：一般持续时间长则病重，短则病轻；二是根据发作间隔久暂而辨：间隔时间久则病轻，短则病重。

辨证候虚实，若从证而论，痰火扰神、瘀阻脑络属实；心脾两虚、肝肾阴虚属虚；若从病期而论，发作期多实，或实中夹虚，休止期多虚，或虚中夹实。

辨阴痫阳痫，阳痫表现为猝然仆倒，不省人事，四肢强痉拘挛，口中有声，口吐白沫，烦躁不安，气高息促，痰声漉漉，口臭便干，舌质红或暗红，苔黄腻，脉弦滑。阴痫表现为猝然仆倒，不省人事，口吐涎沫，四肢抽搐无力，手足蠕动，四肢不温，二便自遗，舌质淡，少苔，脉细弱。

癫痫迁延难愈，症状烦乱，在疾病的演变过程中，病因繁多，病机复杂，故临诊时还要注意的基本病因问题如下。①病因相兼：在发病过程中，往往多种因素共存，如痰兼火；痰阻兼气乱；痰兼瘀；气乱兼血瘀等，各种因素各为其患，合而致病，病机复杂。②病因互化：各种病理因素既可相兼共存，又可互因互果，相互资生。如积痰可生热生火生风，又可滞气阻血；气乱则生痰致瘀，又可有余为火；风可触痰或挟痰上冲，又可助火乱气动血。凡此种种，为本病难治之根由。③病情虚实转变，由实变虚，虚实夹杂，亦可因虚致实，久之，脏腑愈虚，痰浊愈结愈深，反复发作，乃成痼疾。

二、古代针灸治疗经验

本证在古代针灸文献中被描述为癫痫、痫、羊鸣等，多与现代的癫痫相关。早在《灵枢·寒热病》中已记载："暴挛痫眩,足不任身,取天柱。"至清末为止,针灸治疗本证文献共达200余条。古代对癫、痫、惊风分辨不够明确,而癫证、惊风相关的条文不属本篇范围,阅读与分析时当注意辨析。

（一）选穴特点

1.循经选穴

多选膀胱经与督脉穴。《灵枢·经脉》云:膀胱经"其支者从颠入络脑";《难经·二十八难》云:"督脉……上至风府,入络于脑,"故临床多用膀胱经穴与督脉穴。常用穴位是百会、神庭、水沟、大椎、心俞、申脉、金门等。

选用任脉和心、心包、脾、肺经穴,本证多由痰迷心窍、脏气不平所致,而"脾为生痰之源,肺为贮痰之器,"任脉又为"阴经之海",循行于胸腹,与心、脾、肺广泛联系,故治疗本证多取任脉与心、心包、脾、肺经穴。常用穴为巨阙、中脘、神门、间使、劳宫、隐白、少商等。

重视奇经八脉,除上述督脉、任脉外,冲脉贯脊,与督脉相通,而《灵枢·寒热》又曰:"足太阳……在项中两筋间入脑,乃别阴跷阳跷。"故冲脉、阴跷、阳跷脉跟督脉一样,皆与脑、脊、背相关,故《脾胃论》曰:"病痫者,涎沫出于口,冷汗出于身,清涕出于鼻,皆阳跷、阴跷、督、冲四脉之邪上行……当从督、冲、二跷、四穴中奇邪之法治之。"因此八脉交会穴后溪、公孙、申脉、照海多被取用。

2.分部选穴

多选头部和手足部穴。例如《医宗金鉴》云:"神庭主灸羊痫风。"《类经图翼》谓:"水沟:癫痫卒倒。"《胜玉歌》曰:"后溪鸠尾及神门,治疗五痫立便痊。"

多选四肢末端穴。因为本病常出现昏厥症状,当开窍醒神。如《奇效良方》载:"鬼眼四穴……治五痫等证,当正发时灸之,大效矣。"鬼眼即少商和隐白。《杂病穴法歌》曰:"劳宫能治五般痫,更刺涌泉疾如挑。"

多选鸠尾部穴。因为鸠尾部有任脉之络穴和心之募穴,该部的膏肓又是痰浊隐藏之处,而癫痫多由痰迷心窍所致,任脉和心、脾、肺三脏相合于胸脘的鸠尾部,故多取该部穴鸠尾、巨阙和中脘等。如《席弘赋》道:"鸠尾能治五般痫。"《太平圣惠方》曰:"猪痫病如尸厥吐沫,灸巨阙穴三壮。"《扁鹊心书》载:"有气痫者,因恼怒思想而成,须灸中脘穴而愈。"

选上背部的背俞穴。因为上背部穴可以安神化痰,因此古人也选用该部穴,如《太平圣惠方》载,心俞主治"狂、痫心气乱"。

3.对症选穴

本证以痰浊内闭为主,故取鸠尾、中脘、巨阙、心俞、肺俞等祛痰之穴,如《针灸大成》载:"锦衣张少泉公夫人患痫证二十余载","取鸠尾、中脘,快其脾胃,取肩髃、曲池等穴,理其经络,疏其痰气。"

对于风痰夹杂者,当取祛风之穴,《针灸资生经》曰:"人有患痫疾,发则僵卧在地,久之方苏,予意其用心所致,为灸百会,又疑是痰厥致僵仆,为灸中脘,其疾稍减,未除根也,后阅脉诀后通真子有爱养小儿,谨护风池之说,人来觅灸痫疾,必为之按风池穴,皆应手酸疼,使灸之而愈。"

对于痰热搏结之痫,可配合选用清热之穴,如《医宗金鉴》取百会治"痰火癫痫";《千金要方》曰:"心痫之为病,面赤,心下有热,数灸心下第二肋端宛宛中","又灸手心主及少阴各三壮"。

4.按时选穴

古人认为本病的发作与时间和人体的阴阳变化有关,癫痫昼发为阳气不足,夜发为阴气不足,而阳跷主阳气,阴跷主阴气,故重视按时选穴。如《卫生宝鉴》载:"洁古老人云:昼发取阳跷申脉,夜发取阴跷照海。"《医学纲目》曰:"痫……平旦发者足少阳,晨朝发者足厥阴,日中发者足太阳,黄昏发者足太阴,人定发者足阳明,半夜发者足少阴。"

(二)针灸方法

古代治疗癫痫,多用艾灸。如《针灸聚英》载:"丹溪治一妇人久积怒与酒,病痫,目上视,扬手踯足,筋牵喉响流涎,定则昏昧,腹胀痛冲心,头至胸大汗,痫与痛间作……乘痛时灸大敦、行间、中脘……又灸太冲、然谷、巨阙,及大指甲肉……又灸鬼哭穴。"《循经考穴编》载少商穴"禁灸,唯癫痫可灸七壮"。《医心方》载:"灸痫法:囟中未合,骨中随息动者,是最要处也,灸五壮。"因为小儿囟门不可针刺,故用灸法。

古人也采用针刺方法,如《针灸大成》云:"户部王缙庵公乃弟,患心痫疾数载矣","刺照海、列缺,灸心俞等穴,其针待气至,乃行生成之数而愈,凡治此症,须分五痫。"又载:"其女患风痫甚危……乃针内关而苏。"

对于血瘀明显者,还采用放血疗法,尤其是采用耳后刺血法。如《太平圣惠方》曰:"耳后完骨上青络盛,卧不静,是痫候,清旦大脉刺之,令血出也。"《神灸经纶》也说:"癫痫病……先宜看耳后高骨间先有青脉纹,抓破出血可免其患。"此外,百会、龈交、液门等穴亦有放血的记载。

三、临床治疗现状

(一)痫病的针灸治疗

1.穴位埋线

选穴:鸠尾、内关、心俞、大椎。

方法:分2组,先取鸠尾、内关为1组,后取心俞、大椎为1组,2组交替使用。选用0~1号羊肠线,9号穿刺针头,先将0.5~1 cm羊肠线入巴比妥那注射液浸泡10~15分钟。常规消毒穴位,用1%利多卡因局麻,首先打出皮丘。将羊肠线放入穿刺针芯内,右手持穿刺针,左手固定穴位皮肤,将穿刺针刺入穴位推动针栓,羊肠线即进入穴位内,使局部以胀、沉为主,轻揉局部,使羊肠线完全埋入皮下组织并以医用胶布固定。穿刺部位24小时避免沾水以防感染。埋线每次间隔1周,4次为1个疗程。

2.电针

选穴:①头维、百会;②神庭、内关;③太阳、足三里。

方法:每次选1组穴,交替使用,选用疏密波,刺激强度以患者耐受为度,每次治疗30分钟,每天1次,10次为1个疗程,疗程间休息1~2天。适用于间歇期。

3.耳针

选穴:脑点、缘中、枕、心、神门、皮质下、脑干、肝、脾、肾、胃。痰多者加脾、大肠;抽搐甚者加肝。

方法:缓解期采用压丸法,双耳交替进行,2~3天更换1次。发作期可采用毫针刺,每次2~4穴,强刺激,留针20~30分钟。

4.水针

选穴:足三里、内关、大椎、风池。

方法:选用维生素B_1注射液100 mg,或维生素B_{12}注射液100 mg,每次选用2~3穴,每穴注入0.5~1.0 mL,每天1次,10次为1个疗程。

5.灸法

选穴:身柱、神道、膈俞。

方法:施与瘢痕灸。一般每次每穴灸3壮。

(二)癫痫针灸切入点

1.早期介入,以获良效

针灸能减少癫痫发作的频率,减轻或缓解发作时对大脑和机体的损害,改善脑功能,因此,针灸治疗要及早介入,把握治疗时机,病程越短,一般病情较轻,针灸的疗效也越好,尤其是对于初发而且病程短者疗效更好;对于病程长,反复发作,病情逐渐加重者针灸疗效较差。

2.针灸综合施治,延长发作间隔、降低发作强度

较重症的癫痫,发作频繁,且发作时常病情较重,单独一种针灸方法虽有一定疗效,但难获佳效,应多种针灸方法综合施治,以延长癫痫的发作间隔和降低发作强度。

3.针药结合,扬长避短

对于病情严重且频繁发作的癫痫,针灸治疗不能奏效者,切不可一味追求针灸疗效而延误病情,要配合药物止痫。通过药物治疗控制其严重症状,通过针灸治疗减少药物应用剂量,降低药物所致的肝肾功能损伤等不良反应,针药结合可缩短疗程,提高疗效。

研究者从针灸终止癫痫的发作,脑电也恢复正常中发现,脑内局部葡萄糖代谢增加或产生一种内源性脑电信号。这种内源性的脑电信号可能作为干预癫痫发作的一个"扰动",进而消除癫痫发作。

(三)针灸治疗思路

癫痫的病因病机总属阴阳失衡,痰瘀阻于脑窍。针灸治疗发作时应以攻邪为主,当开窍定痫;缓解期要查阴阳虚实,脏腑所属,心、肝、脾、肾之主次,病变经络,从而调节脏腑经络,明施补泻。

在发作期,实证者,常见肝火扰神、瘀阻脑络之证,取背俞穴、任督二脉、足厥阴肝经腧穴为主,毫针应用多泻法;虚证者,多为肝肾阴虚或心脾两虚,取背俞穴、任督二脉、足阳明胃经、足少阴肾经为主,毫针应用多补法;诸型均宜配取具有特异治疗作用的经外奇穴腰奇。急性发作之时窍闭神昏,当开窍醒神,取穴人中、涌泉、百会等。此外,根据发在白昼者为阳跷病,发在夜间者为阴跷病的理论,分别选取申脉或照海,也是临床常用的取穴方法。

癫痫呈慢性、反复发作,不同时期应综合使用不同的针灸疗法,必要时和西药联合使用,癫痫大发作、持续状态不应单纯针灸,应及时进行抢救。频繁发作者多结合电针、芒针、穴位注射等,缓解期多结合灸法、穴位埋线、耳穴等。

近年研究发现,头针与体针结合以头针为主进行癫痫的治疗取得了满意的疗效,头针主要选用运动区、晕听区、舞蹈震颤控制区等,这种治疗方法可重复性强,便于在临床推广。

(四)针灸治疗癫痫的疗效特点

针灸治疗癫痫具有调理气血,醒脑开窍,熄风定惊,平衡阴阳,宁神安志的作用,无毒副作用,故可长期施治。病程短、病情轻者效果较好,病程长、病情重者效果较差,故本病应及早治疗。发病5年后针灸治疗疗效不良。儿童癫痫起病愈早,针灸疗效愈差,1岁前发病者发作很难控制。脑电图正常或接近正常针灸疗效较好,异常脑电图,尖慢波或局限性棘波针灸疗效差。脑电图异常见于顶、枕和中央区针灸疗效较好,位于颞、额区疗效较差。儿童中央区棘波疗效较好。对于一些较难取效的癫痫以及对抗痫药产生抗药性,病情控制不理想的患者,在西药基础上配合针灸的综合疗法往往可以提高效果。针灸治疗取得疗效后,应坚持治疗一定时间。间歇期的针灸治疗同样十分重要。对于癫痫持续状态的治疗要中西医结合,针药并用,必要时采用急救措施,以

保障不危及患者生命。

统计发现，目前针灸治疗癫痫的总有效率较高，而治愈率偏低，仅占 1/3。这种情况基本反映了临床的实际，即针灸可以减少或减轻癫痫的发作，但根治较难。本着"治病求本"的原则，在临床应对本病的发病原因，特别是原发性癫痫的病因、机理进行治疗，才可进一步提高针刺对本病的治愈率。

四、研究动态

近十多年对癫痫的针灸研究，实验研究较多，尤其对发病机理的研究有较多报道。临床文献报道水平尚不能称高，目前的临床证据并不支持针刺作为癫痫的适宜治疗方法，需要更大样本量、更高质量及对照恰当的临床试验来进一步研究。

（一）采用中医疗效评定标准

目前临床使用的中医疗效评定标准是根据 1992 年 7 月国家中医药管理局全国脑病急症协作组制定的痫病疗效评定标准。其计分方法，着眼于意识障碍及其持续时间，强直、抽搐的程度及持续时间，脑电图的变化，同时结合发作频度的变化判定疗效，分为基本控制、显效、有效、效差、无效。

（二）采用癫痫药物临床疗效评定标准

这是根据 1983 年（青岛）神经精神疾病全国癫痫座谈会制定的标准，主要根据发作频率减少情况而定，分为显效、有效、效差、无效、加重。

五、展望

癫痫是一个严重危害人类身心健康的医学难题，其临床患病率在 5‰ 左右。目前，世界共有 4 000 万癫痫患者，中国有 500 万～600 万癫痫患者，且每年有 38 万新发的癫痫患者，如何有效治疗癫痫是迫切需要解决的医学、社会问题。

充分发挥针灸临床特色。针灸治疗癫痫，无论在穴位的选择，还是针法、灸法的选择上均有其自身的特点和优势。现代针灸工作者在继承传统针灸疗法的同时，发展和改善了各种不同的方法，如穴位埋线、皮内针、穴位注射等，这些针灸疗法不但较单纯针刺提高了疗效，也发展了针灸理论、丰富了针灸临床内涵。因此，在继承传统针灸学的基础上，如何发挥针灸特色，综合应用各种特色针灸疗法，提高疗效，是临床工作者的重要任务。另外，抗痫穴位的筛选；针灸与中、西药物配合应用的研究；不同针灸疗法疗效的比较；针灸疗法减轻抗痫西药的毒副作用等方面也都具有广泛的研究前景。同时，在今后的临床研究中，应尽量采取循证医学研究方法，进行规范化、高质量的研究，为针灸治疗癫痫提供真正科学、客观的依据。

目前，针灸治疗癫痫的机理研究已取得一些进展，初步证实针灸通过调整脑内神经突触间各种神经递质（兴奋性和抑制性氨基酸、脑啡肽、单胺类物质等）的失衡，而达到治疗目的。今后的机理研究中，还应进一步阐明各种针灸方法如何通过对腧穴的刺激介导或诱发机体正常或病理功能状态的改变，如何改善脑电活动，如何影响神经递质的释放、其他递质及基因表达，这些问题都是我们研究的重点。

（王丁磊）

第六节　黄　疸

　　黄疸是以面目肌肤黄染、小便黄为临床特征的病证,一般分为阳黄和阴黄二大类。阳黄多属外感引起,病程短;阴黄多属内伤,病程长。本证与西医学所述的黄疸症状含义相同,可见于病毒性肝炎、肝硬化、溶血性黄疸、胆石症、胆囊炎等疾病。

一、病因病机

　　本证多由感受湿热外邪、饮食所伤、脾胃虚寒等所致。

(一)湿热外袭

　　外感湿热疫毒,内阻中焦,脾失健运,湿热交蒸于肝胆,肝失疏泄,胆汁外溢,浸淫肌肤,下注膀胱,使目身溲俱黄;若湿热疫毒炽盛,灼伤津液,内入营血,则蒙蔽心包。

(二)饮食所伤

　　饥饱失常,嗜酒无度,损伤脾胃,湿浊内生,郁而化热,湿热熏蒸肝胆而成。

(三)脾胃虚寒

　　素体脾胃阳虚,湿浊内生,郁滞中焦,土壅木郁,胆液被阻,泛溢肌肤;如湿从寒化日久,则寒凝血瘀,阻滞胆管。

二、辨证

(一)肝胆湿热

　　证候:身目俱黄,黄色鲜明,发热口渴,心中懊恼,胸胁胀痛,脘腹胀满,口干而苦,恶心欲吐,小便黄赤,大便秘结或溏泄,苔黄腻,脉弦数。

　　治法:清热利湿,疏泄肝胆。

(二)湿困脾胃

　　证候:身目俱黄,黄色晦暗如烟熏,头重身困,胸脘痞满,恶心纳少,腹胀便溏,舌淡,苔腻,脉濡缓或沉迟。

　　治法:健脾和胃,利湿化浊。

(三)热毒炽盛

　　证候:发病急骤,黄疸迅速加深,其黄如金,高热烦渴,胁痛腹满,或神昏谵语,或肌肤发斑,衄血便血,或发痉厥,舌红绛,苔黄燥,脉弦数或滑数。

　　治法:清热解毒,凉血开窍。

(四)寒凝阳衰

　　证候:身目俱黄病久,黄色晦暗,腹胀脘闷,纳少便溏,神疲畏寒,口淡不渴,舌淡,苔白腻,脉濡缓或沉迟。

　　治法:温化寒湿,健脾和胃。

三、治疗

(一)针灸治疗

1.肝胆湿热

取穴:胆俞、至阳、太冲、阳陵泉。

随症配穴:恶心欲吐者,加内关。脘闷便溏者,加足三里。发热者,加大椎。便秘者,加天枢。

刺灸方法:针用泻法。

方义:胆俞针之可利胆退黄。至阳为退黄要穴。太冲、阳陵泉疏肝利胆,清泄湿热。

2.湿困脾胃

取穴:脾俞、阴陵泉、三阴交、中脘、胆俞。

随症配穴:大便溏泄者,加关元、足三里。

刺灸方法:针用补泻兼施法,可加灸。

方义:脾俞为脾之背俞穴,与阴陵泉、三阴交相配温运脾胃,利湿化浊。中脘为胃之募穴和腑会,可和胃通腑化浊。胆俞通利胆腑退黄。

3.热毒炽盛

取穴:十二井穴、十宣、大椎、劳宫、涌泉、太冲、至阳。

随症配穴:神昏谵语者,加水沟。皮肤瘀斑者,加膈俞、血海。

刺灸方法:针用泻法。

方义:十二井穴及十宣穴均为急救要穴,点刺出血以清泄血分之热邪,并可开窍醒神。大椎清热。劳宫、涌泉清心开窍。太冲疏泄肝胆,清热利湿。至阳为治黄效穴。

4.寒凝阳衰

取穴:脾俞、章门、足三里、三阴交、关元、胆俞。

随症配穴:神疲畏寒者,加肾俞、命门。胁下癥积者,加痞根。

刺灸方法:针用泻法或平补平泻法,可加灸。

方义:脾俞、章门为俞募配穴,合足三里可温中健脾,散寒化湿。三阴交可化湿通络。关元可助阳以温寒。胆俞利胆退黄。

(二)其他治疗

1.耳针

取肝、胆、脾、胃、神门、皮质下,每次选用2～4穴,毫针刺激,留针30分钟,每天或隔天1次。

2.穴位注射

取肝俞、脾俞、期门、阳陵泉,每次选用2～4穴,以板蓝根、丹参等注射液每穴注射0.5～1 mL,每天1次,10次为1个疗程。

(王丁磊)

第七节 肥 胖

肥胖是指体内脂肪积聚过多,超过标准体重的20%以上。若无明显病因,单纯由于营养过度、或能量消耗过少所造成的全身性脂肪过度积聚为单纯性肥胖,包括体质性和获得性两类;继发于其他疾病,如丘脑病、垂体病、胰岛病、甲状腺功能减退症、肾上腺皮质功能亢进症、性腺功能减弱症、遗传性疾病等为病理性肥胖,又称继发性肥胖。前者不伴有显著的神经或内分泌系形态及功能变化,但可伴有代谢调节过程的障碍;后者常继发于神经、内分泌系统及代谢疾病,或与遗传、药物有关。

中医学将肥胖称为"肥人""肥满",多列属痰湿证论治,针灸减肥主要针对单纯性肥胖。肥胖不但给人们的生活与工作带来诸多的不便,而且往往会并发高脂血症、冠心病、糖尿病等,并增加猝死的概率,故认为肥胖能加速衰老和死亡,对中老年人危害尤甚。

一、病因病机新论及辨证探要

(一)传统认识

传统认为先天禀赋,过食肥甘,脏腑失调,缺乏运动是肥胖的重要成因。如《灵枢·阴阳二十五人》指出,"土形之人,……圆面,大头,美肩背,大腹,美股胫,小手足,多肉","水形之人,……大头,小肩,大腹"。前者为全身性肥胖,后者为腹形肥胖,均与体质有关。在肥胖与饮食的关系上,《素问·奇病论》说:"必数食甘美而多肥也";《素问·通评虚实论篇》有"肥贵人则膏粱之疾也"之说。脏腑失调也会导致肥胖,《素问·示从容论篇》归纳为"肝虚、肾虚、脾虚,令人体重烦怨";《素问·奇病论》认为"肥者令人内热,甘者令人中满"。古人认为形体少动,气机郁结,精微失于输布,痰湿脂浊积聚而致肥胖,故有《素问·宣明五气篇》"久卧伤气"一说。后世医家提出痰湿与肥胖有关,《丹溪心法》认为"肥白人多痰","肥人多是痰饮","肥人气虚生寒,寒生湿,湿生痰……,故肥人多寒湿"。

(二)现代新论

现代认为肥胖与先天禀赋,地理环境,过食膏粱厚味,饮食超量,疏于劳作运动,七情过度等外因有关,内因与肝郁气滞,脾虚失运,痰饮水湿内生等致痰湿蓄积体内有关。

本病表现为本虚标实,本虚主要指脾肾气虚,标实则为痰湿内盛,痰浊水湿存在于整个发病过程之中。病位在脾、肾、兼及肺、心、肝。肥人虽胃能受纳,进食量多,但因脾失健运,不能化生精微充养全身,而变生膏脂,发为肥胖。肾气不足,不能化气,助脾制水,湿浊停蓄,亦令人肥胖。若肝气郁结,木郁克土,土失健运,聚湿生痰。肥胖患者,体内长期为膏脂、痰浊、水湿所阻,导致气机失畅,脉道不利,进而出现气滞血瘀,或痰湿郁久,化热化燥,常并见心痛、眩晕、消渴等症。总之,肥胖是在内、外多种因素作用下,脏腑功能失调,导致水湿、痰浊、膏脂等壅盛于体内而致。

(三)辨证探要

肥人多气虚,表现为神疲乏力,少气懒言,倦怠气短,动则喘促;肥人多痰湿,可见形体肥胖,腹大胀满,四肢沉重,头重胸闷,时吐痰涎;水湿偏重多有腹泻便溏,暮后肢肿;痰热偏盛,多见心烦口苦,大便秘结等。

肥胖与脾虚关系密切，表现为身体重着，神疲乏力，腹大胀满，头沉胸闷，或有恶心、痰多。病久累及于肾，可见腰膝疼痛、酸软，动则气喘，下肢水肿，夜尿频多。本病有时病及肝胆，出现胸胁胀闷，烦躁眩晕，口干口苦，大便秘结，脉弦；也可病及心肺，表现心悸气短，少气懒言，神疲自汗等。

本病舌淡胖，边有齿痕者，多为气虚；苔薄白或白腻者，多兼水湿内停；舌红苔黄腻者，多为湿热或痰热内聚；舌暗，或有瘀斑、瘀点，舌下瘀筋者，多有瘀血内停，兼舌淡胖者，属气虚血瘀；舌红苔黄腻者，属痰瘀热互结。

除了肥胖，无症可辨时，可以根据患者体质属性判断其虚实，如患者食欲旺盛，或控制食欲而体重还是加重者属实，食欲欠佳者属虚；患者肌肤紧而结实为实，肌肤松弛为虚。

二、临床治疗现状

（一）肥胖的治疗

1.体针

肥胖的辨证治疗，见表13-2。

表 13-2　肥胖常见证型治疗表

证型	症状	主穴	配穴
脾虚湿阻	肥胖臃肿，疲乏无力，肢体困重，尿少、食欲缺乏，腹满，脉沉细。舌淡胖边有齿印，苔薄白或薄腻，脉濡数	脾俞、胃俞、水分、气海、阴陵泉、足三里、丰隆、三阴交、太白	嗜睡加照海、申脉；腹胀加小肠俞、下巨虚
胃肠实热	肥胖，头胀头晕，口渴喜饮，消谷善饥，大便秘结或黏滞灼热。舌红，苔黄腻，脉弦滑而数	天枢、中脘、曲池、足三里、公孙、内庭	便秘甚加天枢、支沟、阳陵泉；口渴甚加承浆、太溪
肝郁气滞	肥胖，面色紫红或暗红，胸闷胁胀，心烦易怒，便秘，失眠多梦。舌暗红或有瘀斑瘀点，脉沉弦或涩	期门、膻中、合谷、三阴交、支沟、太冲、行间	月经不调加曲泉、血海、地机
脾肾阳虚	肥胖，颜面虚浮，神疲嗜卧，气乏无力，腰酸腿软，下肢水肿，尿昼少夜频。舌淡胖，苔薄白，脉沉细	脾俞、肾俞、命门、关元、气海、足三里	心悸气短加神门、内关
肝肾阴虚	肥胖，头昏眼花，头胀头痛，腰膝酸软，五心烦热，低热。舌尖红苔薄，脉细而数	水道、三阴交、然谷、照海	汗出量多加阴郄、复溜

2.特种针灸法

(1)耳压。选穴：皮质下、内分泌、神门、交感、心、肝、肾。方法：先在穴区按压寻找敏感点，将粘有王不留行籽的胶布贴压耳穴。要求患者在每次进餐前半小时自行按压1次，每穴按压1～2分钟，双耳穴位交替使用，3天更换1次。

(2)芒针。选穴：肩髃透曲池、梁丘透髀关、梁门透归来。方法：选28号粗细的芒针，针身长度1～2尺。选取上述穴位，要求针感强烈，必须达到酸胀感，留针30分钟，每天1次，6次为1个疗程。

(3)艾灸。选穴：主穴选阳池、三焦俞；或足三里、中极、关元。配穴选地机、命门、三阴交、大椎、天枢、丰隆、太溪、肺俞。方法：每次选主穴及配穴各两个，用隔姜灸，每穴灸7壮，每天治疗1次，1个月为1个疗程。或患者取半卧位或坐位，暴露施灸穴位，点燃艾条，施用雀啄法或旋转法，距离穴位的高度及穴区皮肤温度以患者能耐受为度。

（4）埋线。选穴：①天枢、滑肉门、大横、丰隆；②中脘、水道、梁丘、大巨；③天应穴（腹部最高点）、梁门、水分、三阴交；④带脉、外陵、风市、上巨虚。方法：在所选穴位旁用龙胆紫做进出针点标记，皮肤常规消毒后，用1%利多卡因在穴位处做皮内浸润麻醉，铺洞巾。医者左手捏紧标记处皮肤，右手持持针器，夹住带消毒羊肠线的皮肤缝合针，快速经局麻点穿出，然后捏起两端羊肠线，来回牵拉以使该穴位点产生得气感，贴皮剪断羊肠线并提起两端皮肤，使肠线线头缩入皮内，用消毒干棉球按压片刻，再用胶布固定。以上4组穴位交替使用，20天埋线1次。

（二）肥胖病的治疗

1.常用方案

选穴：主穴选曲池、天枢、阴陵泉、丰隆、太冲。胃火亢盛者加合谷、内庭；脾虚湿盛加三阴交、水分；肺脾气虚加肺俞、脾俞、太渊、足三里；肾虚加肾俞、气海、太溪。耳穴选饥点、三焦、内分泌、神门、脾。

方法：根据虚实，毫针施以补泻，留针40分钟，每10分钟行针1次。气虚或湿盛也可在背俞穴施以灸法，每天1次。每次针刺治疗后，用王不留行籽贴压耳穴，嘱患者每次进餐前半小时自行按压10分钟。

2.肥胖病针灸切入点

目前对于病程短、无并发症的肥胖患者，主张通过控制饮食，加强运动及行为矫正来达到减肥的目的。若难以奏效，再考虑增加其他治疗方法，如针灸、推拿、药物、外科减肥等。西药的使用是一个有争议的问题，西药使用不当，会造成很大的不良反应。手术作为一种创伤性治疗，有较多禁忌证。因此，针灸是治疗肥胖病理想的方法之一。

针灸减肥临床治疗的主要对象是单纯性肥胖中的获得性肥胖患者、超重患者和性腺功能减退者。针灸的疗效确切，无不良反应，可以对全身相关系统产生调整作用，在减轻体重的同时，改善临床症状及并发症。针刺对继发于下丘脑、垂体、胰腺、甲状腺、肾上腺等腺体疾病的患者疗效较差。

3.针灸治疗思路

（1）审因辨证、综合治疗：审证求因是正确治疗的前提，由于传统中医学并无肥胖病这一独立的病名，因此在针刺减肥时，要先进行肥胖病的诊断和分类，更好地针对病因进行选择性的治疗。临床上可以根据病史、体检和实验室辅助检查来确定病因。可从肥胖出现的时间、食欲及饮食习惯、性功能、用药史、脑外伤或脑炎史、伴随症状等方面进行病因的初步认定，如自童年起发胖可诊为体质性肥胖，绝经期的肥胖多由性腺功能减退引起等；还可通过检查患者的脂肪分布情况确定病因，如单纯性肥胖、间脑性肥胖及胰岛细胞病所致肥胖多呈均匀性分布；肥胖性生殖无能者、皮质醇性肥胖及肥胖-通气不良综合征多为向心性分布；性功能低下性肥胖，脂肪主要分布在腰部以下、臀部与大腿等处；痛性肥胖者，常在肥胖基础上形成病理性皮下脂肪结节。肥胖伴高血压者，提示库欣综合征；满月脸、水牛背及腹部紫纹，则提示皮质性肥胖。实验室可检查血糖、血脂、血浆胰岛素、皮质醇等指标。明确诊断可以使治疗更具针对性，如对胃肠实热型肥胖患者，在取主穴的同时，如果属自幼发胖（体质性肥胖）可加肾俞、三阴交；更年期肥胖，可加气海、关元；并发高血糖或糖尿病可加阳池、三阴交、然谷等。

针灸疗法的选择，最常用的是体针与耳针。二者配合可抑制亢进的胃肠消化吸收功能，减少能量的摄入。并促进能量代谢，增加能量的消耗，促进体脂的动员及分解，达到减肥的目的。芒针主要适用于身体较强壮的肥胖者，能更有效达到调整与治疗效果。

除四肢末端腧穴外，其他腧穴一般要求深刺，可根据患者脂肪层的厚度刺入 2 寸左右，使针体透过脂肪层，到达肌肉层，酌情采用不同的补泻手法，尤其是腹部穴多用泻法，治疗后，针刺处患者可有发热的舒适感。

（2）合理选穴、组方精当：肥胖病的发生是在脏腑功能失调的基础上，产生痰湿、积热、气郁等病理因素而形成的。西医学也认为神经内分泌失调是肥胖病发病的主要环节，胰腺功能（糖代谢）与肥胖病的关系最为密切，所以选穴不应只针对肥胖的局部部位，应注意整体性调节。

临床选穴以辨病、辨证及对症选穴为原则。取穴以足阳明胃经、足太阴脾经为主，并以腹部穴位为主。根据具体患者的证型、病变涉及的脏腑、经脉选穴。对症选穴，主要解决患者当前的具体症状。初次治疗取穴以每次 4～5 穴为宜，以后可逐渐增加至每次 10 穴左右。治疗时不应追求速效，应从调节食欲、调节体脂动员机制、建立和巩固新建的代谢平衡点入手，为实现减肥的最终目的，制订一个循序渐进、疗效可靠的方案。

（3）坚持运动，合理饮食：临床减肥方案多强调配合运动、节食、调整饮食结构。即使减肥取效后，也应注意体育锻炼，饮食有节，才能够巩固疗效，防止反弹。可以推荐患者参加体操、气功、太极拳、跑步等运动。体力活动可提高低下的肌张力，促进新陈代谢，还可消除一部分热量，减少积聚的脂肪。要求患者少吃高脂、高糖、高热量的食物。节食减肥不宜急于求成，不恰当地减少饮食，会造成水、电解质紊乱，酮中毒，甚至心肌梗死、脑血栓形成等疾病的发生。

4.针灸治疗肥胖病的疗效特点

针刺减肥疗效是一个累积的过程。减肥初期体重减轻 5% 的效果并不意味着一直能延续下去，有时存在一个相对较长的平台调整期，可能使患者和医师失去治疗的信心，这也是一些减肥患者放弃治疗的常见原因，但平台调整期恰恰是患者机体重建新的机体代谢平衡点的关键时期，所以把握好这一时期的治疗非常重要。在这一时期，患者的体重虽未减轻，但其体内的脂肪分布可能有所变化，此时要注重观察其体脂分布情况、食欲变化情况，并相应调整针刺治疗的方案，适当增加针刺的刺激量。在平台期，食欲调整是关键，对于食欲未能控制的患者可考虑增加耳针，一般取穴为饥点、内分泌、三焦、神门。由于针刺减肥效应的积蓄作用，不少患者针刺停止后，在一定时间内还会继续产生减肥作用。所以，针灸起效的时间因人而异，一般要经过 1～2 个月才能达到减肥效果，尤其是虚证患者，起效较慢，且多有反复。

针灸治疗单纯性肥胖症的疗效除了与治疗方法，包括针刺深度、方向、角度、腧穴选择、手法、治疗时机的选择等有关外，还与患者年龄、性别、肥胖程度、病程、证型、有无并发症、有无肥胖家族史等因素有关。有研究表明单侧交替取穴近期临床效果优于双侧取穴；采用大幅度提插、快速捻转、间歇运针等手法产生足够的刺激量，维持得气状态，留针 30 分钟即可获得最佳疗效。针灸减肥，疗程越长，疗效越好；男性疗效多优于女性，中青年疗效优于年长者，肥胖度轻者优于重者，实证疗效优于虚证；无并发症疗效优于有并发症，单一并发症疗效优于多个并发症；无家族史者优于有肥胖家族史者。

三、展望

近年来，针灸治疗肥胖的研究，无论在临床方面还是在实验方面，均取得较大进展。目前国内外对针刺减肥效应的研究已涉及针刺手法、腧穴作用及效应机理等方面,特别是对效应机理的研究已经深入到分子水平,借助分子生物学技术,针灸减肥机制研究的着眼点从神经系统和内分泌系统转向瘦素的生物学效应机制。目前已经明确,机体瘦素血脑转运异常、瘦素受体基因表达缺陷是产生肥胖的重要原因,针灸对中枢与外周瘦素水平有良性调节作用,且能促进下丘脑瘦素受体基因的表达,但调节脂肪代谢、纠正异常的摄食与内分泌代谢的生物学效应机制还尚未发现,有待进一步研究。

由于肥胖患者体质不同,伴随症状各异,建立统一诊断标准和疗效标准很有必要。仅用体重标准来判断疗效是不够的,减肥不等于减体重,如在合并水肿的情况下,水肿消退即可使体重下降,但这种减肥不等于体脂的减少。另一种情况,如治疗后,体重不减,有时是由于肌肉增加了,而体脂却减少了,也应视为有效减肥。因此选用体重标准外,还应考虑用体脂的百分比和/或体重指数等定量肥胖指标来判断,应有全身功能改善的量化指标作为疗效评价标准。

针灸减肥的方法多,减重明显,疗效肯定,减轻了肥胖患者的痛苦,改善了生活质量,降低了并发症的发生,值得推广,但是针灸减肥的临床研究中仍有一些问题需要解决:①患者纳入标准不统一;②样本数量较少,筛选方案的研究比较少,尚未形成公认有效的治疗方案;③对于不同证型还未形成统一规范的针灸处方;④临床疗效评价标准不统一,导致临床报道疗效差异较大;⑤对针灸减肥远期疗效、反弹情况报道较少。这些都是今后研究中需要注意解决的关键问题,对肥胖的科学、规范化治疗,有重要的意义。

(王丁磊)

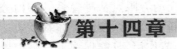

第十四章

常见病证的推拿治疗

第一节　高　热

高热在临床上属于危重症范畴。正常体温常以肛温 36.5～37.5 ℃，腋温 36～37 ℃ 衡量。若腋温超过 37.4 ℃，且一日间体温波动超过 1 ℃，可认为发热。所谓低热，指腋温为 37.5～38.0 ℃，中度热 38.1～39 ℃，高热 39.1～40 ℃，超高热则为 41 ℃ 以上。

一、诊断要点

（一）症状

体温上升时出现恶寒、战栗、皮肤苍白并干燥无汗，体温可在几分钟、几小时、几天内达到高峰。临床表现为皮肤潮红、灼热、出汗、呼吸及心率加快等，并有眼结膜充血、口唇疱疹、头痛，甚至意识障碍。

（二）体征

体温 39 ℃ 以上，心率 100 次/分以上，呼吸 24 次/分以上，面色潮红，周身汗出或无汗。败血症伴有皮疹、皮肤黏膜出现血点；伤寒、副伤寒伴有表情淡漠、玫瑰疹、肝脾大。风湿热可伴有关节红肿、心律失常，少数患者可出现环形红斑或结节性红斑。

（三）实验室检查

（1）败血症患者白细胞计数常在 $15×10^9$/L 以上，有核左移，中毒颗粒者应考虑为金黄色葡萄球菌败血症。

（2）结核病患者白细胞计数正常或减少。淋巴细胞分类增加，应考虑浸润性肺结核，结合胸片及痰菌检查可确诊。

（3）伤寒、副伤寒患者白细胞计数减少，贫血、血或骨髓涂片可找到疟原虫。

（4）细菌性或阿米巴性肝脓肿患者白细胞计数明显增加，X 线透视、超声波有助于诊断定位。

（5）尿路感染患者尿常规检查可见白细胞、脓球。

（6）中枢神经系统感染患者应及时做脑脊液检查及 CT 检查。

（7）风湿热患者血沉增快，黏蛋白增高，抗"O"增高，系统性红斑狼疮血沉加快，抗核抗体阳性，骨髓或血中有时可检出狼疮细胞。

二、辨证分型

(一)外感高热型
发病急,病程短,体温在 39 ℃以上,初起伴有恶风寒等外感证候。

(二)风热型
高热恶寒,咽干,头痛,咳嗽,舌红苔黄,脉浮数。

(三)肺热型
伴有咳嗽,痰黄而稠,咽干口渴等。

(四)热在气分型
高热汗出,烦渴引饮,舌红,脉洪数。

(五)热入营血型
高热夜甚,斑疹隐隐,吐血便血,舌绛心烦,甚则出现神昏谵语、抽搐。

三、推拿治疗

(一)治则
清热,泻火,退热。

(二)手法
一指禅推法、点法、擦法、揉法、分法等。

(三)取穴
以足太阳经、手阳明经、督脉腧穴为主,配合有关经脉腧穴,取大椎、大杼、肺俞、风池、中府、玄门、尺泽、曲池、肩井、合谷、外关、太阳、印堂、迎香等穴。

(四)操作方法
(1)患者坐位,术者站于其前方,先用一指禅推法于前额印堂穴向上推至前发际,再推向太阳穴再沿眉弓推回印堂,如此往返操作治疗 2～3 分钟,治疗重点以印堂、太阳、鱼际诸穴为主。继之用双手拇指分抹法于前额部,重点以印堂、太阳、鱼际诸穴为主。继之用双手拇指分抹前额部,自印堂眉弓由中间向两侧向上逐次分推抹至前发际两侧头维、太阳,反复操作治疗 2～3 分钟,再用双手拇指按揉印堂、太阳、头维、神庭、迎香穴,反复操作治疗 2～3 分钟,均以酸胀感为佳。

(2)承上势,术者位于其背后,先用擦法于肩背部沿大肠经和肺经向指端方向往返操作治疗 2～3 分钟,其重点以曲池、尺泽、外关、鱼际诸穴为主,继之拿按风池,手法宜重,令其发汗。用双手示、中指按揉中府、云门穴各 1 分钟,再点按肩井、大椎、大杼、肺俞诸穴,反复治疗 2～3 分钟,均以酸胀感为度。

(3)接上势,术者施用擦法于肩背两侧及膀胱经,左右上下往返治疗 3～5 分钟,继用掌擦督脉、膀胱经,上下反复擦至皮肤色红、热透入里为度。然后用掌拍肩背脊柱部,反复拍打 3～5 遍。最后,拿揉风池,拿按肩井,搓揉肩背部,结束手法操作。

(五)随证加减
(1)无汗或自汗,四肢不温者,加揉按肺俞、脾俞、肾俞、足三里,艾灸气海穴。

(2)发热,出汗,痰黄,咽肿痛,口渴者,加点揉大椎,按揉肺俞、尺泽,拿按曲池。

(3)无汗怕冷,鼻塞流涕者,加按揉风门,擦大椎,摩中脘,艾灸合谷、神阙。

（六）注意事项

（1）内伤发热，或流行性感冒并发肺炎、脑炎、伤寒、副伤寒、败血症等出现高热不退，应及时转科诊治。

（2）嘱患者注意保暖，多饮开水，避免过劳或受寒凉。

（3）平时坚持锻炼身体，经常做头面部保健操及保健功法以增强体质。

四、自我保健推拿

患者取坐位，用示、中指指腹揉印堂，按揉太阳，抹前额，揉推迎香，按揉风池，拿按合谷，拿揉内关、外关，按揉中府、云门、尺泽，擦胸部，重按大椎、肺俞。每次操作时间约 15 分钟，每天早晚各 1 次。

（王丁磊）

第二节　中　暑

中暑是高温环境下，人体产生的严重不良反应。正常人的体温由大脑皮层、间脑、延髓及视丘脑下部的体温调节中枢管理。人体产生的热通过传导、辐射、对流和蒸发而散失，从而维持适当的体温。当外界温度过高，长时间日晒、湿热或空气不流通的高温环境等阻碍了散热时，就会发生中暑。

一、诊断要点

（一）先兆中暑型
高温或日晒下，出现头昏、耳鸣、胸闷、出汗、口渴、恶心等。

（二）轻度中暑型
体温高于 38.5 ℃时，除先兆中暑症状外，可有呼吸及循环衰竭早期症状。

（三）重症中暑型
除上述症状，体温可高达 40 ℃，并有昏迷、痉挛及呼吸、循环衰竭，还可以出现热痉挛，导致低血钠、低血氯、低血钙及维生素缺乏。

二、辨证分型

（一）暑入阳明致气阴两伤型
壮热多汗，口渴引饮，面赤气粗，大便燥结，小便短赤，舌质红，脉洪数，指纹深红，透达气关。

（二）暑犯心包致热余气机型
猝然昏倒或昏狂谵语，身热肢厥，斑色紫黑，舌绛起刺，脉洪大而滑数，指纹紫黯，直达命关。

（三）暑热亢盛致肝风内动型
昏眩欲倒，四肢挛急，头项抽搐，甚至角弓反张，牙关紧闭，神志不清。

（四）阴损及阳致气虚欲脱型
面色不华，头晕心悸，精神萎靡，汗出肢冷，发作时昏倒仆地，气息短促，舌质紫黯，苔白腻，脉沉微、沉缓，指纹多淡滞。

三、推拿治疗

（一）治则

清暑化湿，解表和里。

（二）手法

一指禅推法、拿法、按法、擦法、拍击法等。

（三）取穴

以任脉、手太阴经、足太阴经、足太阳经腧穴为主，配以有关经脉腧穴。取中脘、膻中、章门、孔最、尺泽、合谷、足三里、丰隆、三阴交、肺俞、胃俞、印堂、太阳、迎香等穴。

（四）操作方法

（1）患者仰卧位，术者位于其一侧，先用一指禅推法于脘腹部沿任脉自膻中穴向下推至神阙穴，上下往返操作 3～5 分钟，其治疗重点为膻中和中脘穴。继之用按揉膻中、中脘、章门诸穴，反复按揉治疗 3～5 分钟，均以酸胀感为度。

（2）承上势，术者先用双手拇指自印堂穴向上向两侧分推前额部，反复操作治疗 2～3 分钟。继之用两手拇指分别按揉两侧太阳、迎香、攒竹、神庭、百会诸穴 2～3 分钟，再拿揉孔最、尺泽、外关、合谷、足三里、丰隆、三阴交诸穴，反复操作 5～7 分钟，均以酸胀感为度。

（3）患者俯卧位，术者位于其一侧，先用擦法于背脊部自大椎穴向下沿膀胱经至腰部两侧，反复操作 2～3 分钟，手法宜偏重，均以明显酸胀感为佳。最后，用掌拍肩背两侧和背脊膀胱经，反复操作 2～3 分钟，结束手法治疗。

（五）注意事项

（1）及时将中暑患者迅速移至阴凉通风处，解开衣领，让患者躺在床上休息，头部不要垫高，并给冷盐水或清凉饮料，或采取冷湿敷，酒精擦浴处理。

（2）当中暑出现循环衰竭、脱水、昏迷等严重病情时，应及时采取中西医综合抢救，如静脉补液、冰块降温等措施。

四、自我保健推拿

取坐位，用右手拇指按揉膻中、中脘、章门穴各 1 分钟，摩腹、分推腹部 2 分钟，按揉太阳、印堂、迎香，拿按孔最、尺泽、合谷、足三里、丰隆穴各 3～5 分钟，每天 1～2 次。

（王丁磊）

第三节　冻　伤

冻伤是机体暴露于低温环境所致的全身性或局部性急性冻结性损伤，是由寒冷所致末梢部局限性炎症性皮肤病，是冬季常见病，以暴露部位出现充血性水肿红斑，遇温高时皮肤瘙痒为特征。严重者可能会出现患处皮肤糜烂、溃疡等现象。该病病程较长，冬季还会反复发作，不易根治。

一、诊断要点

（一）一度冻伤

一度冻伤为皮肤浅层冻伤。局部皮肤初为苍白色,渐转为蓝紫色,继之出现红肿、发痒、刺痛和感觉异常,无水疱形成。约 1 周后,症状消失,表皮逐渐脱落,愈后不遗留瘢痕。

（二）二度冻伤

二度冻伤为全层皮肤冻伤。局部皮肤红肿、发痒、灼痛,可于 24～48 小时内出现水疱,如无继发感染,经 2～3 周,水疱干涸,形成黑色干痂,脱落后创面有角化不全的新生上皮覆盖,局部可能有持久的僵硬和痛感,但不遗留瘢痕和发生痉挛。

（三）三度冻伤

三度冻伤为皮肤全层及皮下组织被冻伤。皮肤由苍白逐渐变为蓝色,再转为黑色。皮肤感觉消失,冻伤周围组织出现水肿和水疱,并伴较剧烈的疼痛和灼痒。坏死组织脱落后留有创面,易继发感染。愈合缓慢,愈后遗留瘢痕,并可影响功能。

（四）四度冻伤

四度冻伤为皮肤、皮下组织、肌肉甚至骨骼都被冻伤。伤部感觉和运动功能完全消失。患处呈暗灰色,与健康组织交界处可出现水肿和水疱。2～3 周内有明显坏死分界线出现。一般为干性坏疽,但有时由于静脉血栓形成,周围组织水肿以及继发感染,形成湿性坏疽。往往留下伤残和功能障碍。

二、辨证分型

（一）寒凝血瘀型

局部麻木发凉,冷痛,肤色青紫或黯红,肿胀结块,或有水疱,发痒,或灼痛,感觉迟钝,舌苔白,或舌有瘀斑,脉沉或细。

（二）寒凝化瘀型

冻伤后,局部坏死,疮面溃烂流脓,四周红肿,疼痛加剧,伴有发热、口干,舌质红,苔黄,脉数。

（三）寒盛阳衰型

时时寒战,四肢厥冷,蜷卧嗜睡,感觉麻木,肢端冷痛,面色苍白,舌质淡,苔白,脉沉迟。或神志不清,反应迟钝,知觉丧失,四肢厥冷,全身僵直,唇甲青紫,面色青灰,瞳孔散大,喘息微弱,脉微欲绝,或六脉俱无。

三、推拿治疗

（一）治则

温经活血(推拿治疗适用于早期一、二度冻伤)。

（二）手法

滚法、按法、揉法、拿法、捻法、擦法等。

（三）取穴

上肢部:曲池、手三里、孔最、内关、合谷等;下肢部:足三里、阳陵泉、承山、昆仑、太溪、太冲等。

（四）操作方法

(1)患者仰卧位,术者位于一侧,先用滚法于前臂内、外侧,反复操作治疗 3～5 分钟。继之按揉曲池、手三里、孔最、内关,拿揉合谷,反复操作 3～5 分钟,均以酸胀为度。再用摩法,捻法施于冻伤处及手指,手法摩揉捻动要轻柔缓和,反复操作3～5分钟。然后轻擦前臂外侧及手背冻伤处,以温热感为宜。

(2)承上势,若足部冻伤,术者位于患足侧方,先用一指禅推摩法施于足踝部及足背趾部,反复推摩治疗5～7分钟。继之用拇指轻按揉足三里、解溪、丘墟、商丘、内庭、地五会、京骨、太冲诸穴,反复治疗3～5分钟,然后用轻揉的掌擦法施于足踝足背部反复治疗,以温热感为宜。最后,摇踝关节,轻缓柔和顺、逆时针方向各摇转3～5次。

(3)患者俯卧位,术者位于患肢侧方,先用一指禅推法施于患小腿后侧,足跟底部,自上而下反复操作5～7分钟,小腿肚、足踝病变处为重点治疗部位。继用拇指按揉足三里、阳陵泉、承山、昆仑、太溪诸穴,反复治疗2～3分钟,均以酸胀感为度。再施用擦法于小腿肚、足踝、足掌心,反复擦至发热为佳。

(五)随证加减

(1)手部冻伤者,加双手在温热水中浸泡15～20分钟,擦浴后在冻伤处用轻揉5～8分钟,继用按揉法施于足三里、孔最、外关诸穴,拿揉合谷,反复治疗3～5分钟,揉前臂外侧及手背部3～5分钟,每天2～3次。

(2)足部冻伤者,加用热水洗净双足,浸泡15～20分钟,先将两掌心搓热放在冻伤处轻揉5～8分钟,继用拇指在患处周围做指压治疗5～7次,点揉足三里、绝骨、太冲诸穴2～3分钟,再做踝关节屈伸及旋转被动活动各3～5次,每天2～3次。

(六)注意事项

(1)注意保暖,适当参加体育运动。

(2)本法对冻伤面积较大者,3度以上冻伤,不宜推拿治疗。

(3)轻度冻伤者,坚持自我推拿,效果更佳。

四、自我保健推拿治疗

(一)手部冻伤

双手在温热水中浸泡15～20分钟,擦干后在冻伤处轻揉5～8分钟,按揉手三里、孔最、外关,拿合谷等。揉前臂外侧及手背部约10分钟,每天2～3次。

(二)足部冻伤

用热水洗净双足,浸泡15～20分钟,将两手掌心搓热在冻伤处轻揉5～8分钟,用拇指在患处周围做指压法5～10次,点揉足三里、绝骨、太冲等穴,做踝关节屈伸旋转运动20～30次,每天2～3次。

(王丁磊)

第四节　休　　克

休克是临床上较为常见的一个急症,是由各种致病因素引起有效循环血量下降,使全身各组织和重要器官灌注不足,从而导致一系列代谢紊乱、细胞受损及脏器功能障碍。其临床表现为面色苍白、四肢湿冷、肢端发粗、脉搏细速、尿量减少及神志迟钝、血压下降等。休克特征为微循环障碍,临床上各科均可遇到。不论其病因如何,导致休克根本因素为有效血容量锐减,最终使组织缺血、缺氧,细胞代谢异常,造成细胞死亡。

一、诊断要点

(1)有诱发休克的原因。

(2)有意识障碍。

(3)脉搏细速,超过 100 次/分或不能触知。

(4)四肢湿冷,胸骨部位皮肤指压阳性(压迫后再充盈时间超过 2 秒钟),皮肤花纹,黏膜苍白或发绀,尿量少于 30 mL/h 或尿闭。

(5)收缩血压低于 10.7 kPa(80 mmHg)。

(6)脉压小于 2.7 kPa(20 mmHg)。

(7)原有高血压者,收缩血压较原水平下降 30% 以上。

凡符合上述第(1)项以及第(2)、(3)、(4)项中的两项和第(5)、(6)、(7)项中的一项者,可诊断为休克。

(8)实验室检查:细菌感染,特别是化脓性感染时,白细胞总数和中性粒细胞增高,而病毒、立克次氏体、疟原虫及某些细菌感染,白细胞总数正常或减少。动脉血乳酸含量增高,血中乳酸脱氢酶含量增高表明组织破坏严重。若一度升高而后逐渐下降,表明缺氧和坏死得到改善。休克患者可能伴有低钠、低氯、高钾血症。

二、辨证分型

(一)热厥型

身热头痛,口干舌燥,烦渴,大便燥结,脉沉滑数,舌红苔黄燥等,与革兰阳性菌所致脓毒性休克相符。

(二)寒厥型

以肢体厥冷,出冷汗,唇甲青紫,精神萎靡,舌淡苔滑,脉沉微细欲绝为主要特点,是一种阴寒内盛、阳气衰败的全身虚寒性急危重症。

(三)气脱型

精神萎靡,面色苍白,胸闷气短,汗出黏或汗出湿冷,舌淡红,脉细数无力,与心源性休克相符。为卫气不固、正气外脱、气阴伤耗之证。

(四)血脱型

多与失血性休克相符,表现口渴,心悸,面色苍白,四肢厥冷,舌质淡,脉细数。

三、推拿治疗

(一)治则

急则治其标,缓则治其本。以醒脑开窍,回阳救逆为法,缓则培元固本,补益血气。

(二)手法

按揉法、一指禅推法、掐法、拿法、点法等。

(三)取穴

素髎、内关,配以人中、中冲、涌泉、百会、神阙、关元等。

(四)操作方法

(1)患者仰卧位,术者位于其右侧,先施用掐法、点按法于素髎、人中、内关、合谷、涌泉诸穴,以升阳救逆;症状稍有缓解时,施用一指禅推法。揉按百会、神阙、关元、涌泉,掐揉中冲(或十宣)以醒脑开窍。

(2)承上势,隔天再以按揉法、一指禅推法于上述各穴位,并加用拿揉肩井、肩髎、肩贞、曲池、少海、手三里。点按太冲、足三里诸穴,以平肝潜阳,降逆宽胸,补中益气。操作治疗时间20分钟左右。

(五)注意事项

(1)休克是一种严重病症,术者必须密切观察病情变化。

(2)患者应平卧,不用枕头,宽衣解带,并注意保暖和安静。待血压稳定后,必须搬动时,动作要轻缓。

(3)经推拿治疗效果不显著者,可配服独参汤或建议其他方法治疗。

(王丁磊)

第五节 昏 厥

昏厥是一种突发性、短暂性、一过性的意识丧失而昏倒的病症,系因一时性,广泛性脑缺血、缺氧引起,并在短时间内自然恢复。昏厥的产生可由于心排血量明显减少,或心脏瞬时停搏,大循环中周围血管阻力下降,或由于局部脑供血不足所致。当人体站立时,心排血量停止1~2秒,就会有头昏无力感,3~4秒可发生意识丧失。

一、诊断要点

(一)症状

突然昏厥,不省人事,面色㿠白,四肢厥冷。昏前常有诱因,如疼痛、情绪不佳、恐惧、焦虑、疲劳、闷热、突然转颈、低头等。昏前常有前驱症状,如出汗、恶心、上腹不适,头晕、耳鸣、眼花、气促、胸痛、四肢发麻等。

(二)体征

(1)面色异常,如显著苍白多见于反射性昏厥;面色潮红见于某些脑性昏厥,发绀见于原发性肺动脉高压症,哭泣昏厥等。

(2)呼吸异常多见于心脏机械性阻塞或脑性昏厥。

(3)血压异常下降见于直立性低血压性昏厥,血压明显升高见于高血压脑病、妊娠高血压综合征等。

(4)心脏停搏或心动过缓可见于颈动脉性昏厥、吞咽性昏厥、排尿性昏厥。

(三)实验室检查

实验室检查对昏厥患者诊断帮助较大,一般先做常规检查。尿常规尿糖和酮体阳性可能为糖尿病。尿蛋白大量并伴有红细胞、白细胞、管型者,应考虑尿毒症的可能。血常规白细胞增高者,应考虑感染、炎症、脱水及其他应激情况。血红蛋白阳性,应考虑内出血、贫血。同时,还应注意脑脊液检查、呕吐物检查,必要时再做血液生化检查。

(四)X 线、CT 特殊检查

X 线检查有助于寻找隐匿病因,如头颅 X 片可发现颅骨骨折,胸部 X 片可发现肺部肿瘤或炎症,腹部 X 片可发现梗阻征象等。

CT 检查对颅内、胸腔、腹腔内病变都有较高的诊断价值,在昏迷原因较难确定时,应考虑做 CT 检查,特别是头颅 CT 检查,对鉴别诊断帮助较大。

二、辨证分型

(一)气厥

1.实证

由于情志刺激而诱发突然昏仆,不省人事,呼吸气粗,口噤握拳,四肢厥冷,舌苔薄白,脉沉有力或沉弦。

2.虚证

眩晕昏仆,面色苍白,气息低微,冷汗淋漓,四肢厥冷,舌淡,脉沉细微。

(二)血厥

1.实证

猝然昏倒,不省人事,牙关紧闭,面红目赤,口唇紫黑,舌红或紫黯。脉弦。

2.虚证

突然昏厥,唇面色苍白,口张自汗,肢冷,气息微弱,目陷无光,舌淡,脉细无力或芤。

(三)暑厥

猝然昏倒,气喘不语,冷汗不止,面色潮红或苍白,口渴尿少,舌红而干,脉洪数或虚数而大。

(四)痰厥

突然晕仆,不省人事,喉间痰声辘辘作响或吐涎沫,呼吸气粗,四肢厥冷,苔白腻,脉弦滑。

(五)食厥

暴饮过食突然昏厥,胸闷气窒,脘腹胀满疼痛,舌苔黄腻,脉滑。

三、推拿治疗

(一)治则

开窍醒神,理气降逆。

(二)手法

掐法、按法、揉法、点法、推法、拿法、拍法等。

(三)取穴

人中、攒竹、百会、印堂、太阳、膻中、心俞、膈俞、内关、足三里等穴。

(四)操作方法

(1)患者仰卧位,头颈稍垫高,解开衣襟,若喉中有痰者,先用吸痰器吸痰,或将头偏向一侧,进行口对口吸痰。术者位于右侧,用拇指掐人中、攒竹两穴,先掐后揉治疗 2～3 分钟。继用按揉百会、印堂穴 1～2 分钟,再从印堂推抹至太阳、角孙穴反复操作治疗 2～3 分钟。

(2)承上势,术者先用双手拇指与示、中、无名指重拿肩井穴 3～5 次。用掌揉膻中穴,用四指端点揉期门、章门诸穴 2～3 分钟。继用双手分推两侧心俞、膈俞、肝俞诸穴,反复操作 2～

3分钟,以酸胀感为度。继用指掌分推法于背脊部自大椎穴分推至两侧胁肋部,往返操作5～7遍。最后用掌拍法于脊背部重拍督脉、膀胱经,反复操作1～2分钟。

(五)注意事项

(1)昏厥重症,出现循环衰竭、脱水昏迷等严重病情时,不宜手法治疗,应及时转诊其他科治疗处理。

(2)患者苏醒后,应积极寻找病因,进行治疗。

(3)嘱患者避免情志刺激,暴饮、暴食、暑热劳作等各种诱发因素。

(王丁磊)

第六节　抽　搐

抽搐是不随意运动表现,是神经-肌肉疾病的病理现象,表现为横纹肌的不随意收缩。中医认为引起抽搐的病因病机主要有热毒内盛,风阳扰动,风毒窜络,阴血亏损等方面。常见于脑系疾病、传染病、中毒、头颅内伤、厥病、子痫、产后痉病、小儿惊风、破伤风、狂犬病等病中。

一、诊断要点

(一)症状

突然发病,项背强直,口噤不开,四肢和躯干出现肌肉抽搐,甚则角弓反张,不省人事,或手指蠕动。可伴有发热或畏寒、头痛、呕吐、心悸、二便失禁等。癔症性抽搐,在发作前多有精神刺激,出现全身僵直,牙关紧闭,双手紧握,或为不规则四肢挥舞,杂以啼哭,叫喊,发作时间一般偏长,数分钟至数小时,偶尔更长。

(二)体征

(1)患者肌张力增高,呈强直性或痉挛性肌收缩,可有意识障碍。

(2)体温可异常升高,血压亦可异常,可有心肺体征或神经系统体征,以及其他方面体征。

(3)癔症性抽搐患者无异常体征,肌张力变化不定。

(三)X 线、CT 特殊检查

如考虑为大脑功能障碍性抽搐,脑缺血、脑梗死、脑肿瘤、脑外伤应做心电图、脑彩超、CT、脑血管造影等检查。

(四)实验室检查

可按需要做血常规、尿常规、血糖、血电解质测定、肝功能、肾功能测定,脑脊液检查,血气分析,寄生虫抗原皮内试验等。

二、辨证分型

(一)邪壅经络型

发热恶寒,头痛,项背强直甚或口噤不得语,四肢搐搦,或筋脉拘急,胸脘痞闷,渴不欲饮,苔白腻,脉浮紧。

(二)风痰闭神型

突然昏仆,肢体抽搐或瘫痪,喉中痰鸣,口吐涎沫,苔白腻,脉弦滑。

(三)热郁阳明型

壮热胸闷,口噤龂齿,项背强直,四肢抽搐甚至角弓反张,口渴喜冷饮,躁扰神昏,腹胀便秘,苔黄腻,脉弦数。

(四)热盛动风型

壮热汗出口渴,躁扰不宁,甚则神昏,四肢抽搐,颈项强直,两目上视,面赤,舌质红绛,苔黄,脉数。

(五)热动营血型

身热夜甚,神昏,口噤抽搐,项背强直,角弓反张,或身见斑疹,舌红绛,苔黄燥,脉弦数或细数。

(六)肝阳化风型

头痛眩晕,项强不舒,肢体麻木,震颤或抽搐,急躁易怒,或见昏迷,口苦,面红目赤,舌红,苔黄,脉弦细。

(七)阴虚动风型

头痛眩晕,腰酸耳鸣,心烦失眠,肢体麻木、震颤甚或抽搐,小便短黄,大便干结,舌红,少苔,脉数。

(八)风毒入络型

四肢抽搐,牙关紧闭,舌强口噤,或肌肉震颤,或苦笑面容,或半身不遂,或口眼㖞斜,头痛眩晕,舌红,苔腻,脉弦。

(九)火毒入络型

四肢抽搐无力,肌肉𥆧动,肢体发麻,食少,腹胀,便溏,神疲乏力,肢凉,眩晕,体瘦,面色萎黄,舌淡,苔薄白,脉缓弱。

三、推拿治疗

(一)治则

急则治其标,缓则治其本,以开窍、醒脑、解痉、止搐为法。

(二)手法

掐法、点法、拿法、按法、揉法等。

(三)取穴

以督脉为主,取人中、印堂、百会、大椎、筋缩、合谷、太冲、后溪、涌泉等穴。

(四)操作手法

(1)患者仰卧位,术者位于其一侧,先用拇指指端掐人中、十宣,先掐后揉反复操作3~5次,继之重按揉印堂、百会、大椎、筋缩、合谷、太冲、后溪,施用点按法于两侧阳陵泉、太冲、涌泉诸穴,反复操作3~5分钟,均要有明显酸胀感。

(2)承上势,术者用拿揉法于两上肢曲池、内关、合谷、手三里诸穴反复操作治疗3~5分钟,再拿按委中、承山、昆仑诸穴,反复操作治疗2~3分钟,最后用双手掌搓揉上、下肢,反复操作2~3遍。

(五)注意事项

(1)治疗应针对原发病因处理,在急症期应用推拿治疗同时应配合其他必要的综合抢救措施。

(2)治疗时,必须注意患者平卧,头偏向一侧,保持呼吸道通畅,并将患者下颌托起,防止舌后坠阻塞。

(3)要解开患者领口、衣扣,放松裤带,以减轻呼吸道阻力,应注意大小便护理。

四、自我保健推拿

取坐位,用示、中指按揉印堂、百会、大椎、合谷、太冲、阳陵泉各1分钟,拿曲池、委中、承山穴,搓擦涌泉,时间15分钟,每天1次,两侧交替进行。

(王丁磊)

第七节　落　枕

落枕又名"失枕",是以晨起时出现颈部酸胀、疼痛、活动不利为主症的颈部软组织损伤疾病。本病多见于青壮年,男多于女,冬春季发病率较高。轻者4～5天可自愈,重者疼痛剧烈,并向头部及上肢部放射,迁延数周不愈。

一、病因病理

本病多由睡眠时枕头过高、过低或过硬,以及躺卧姿势不良等因素,使头枕部长时间处于偏歪姿势,导致颈部一侧肌群受到过度伸展牵拉,在过度紧张状态下而发生静力性损伤,临床上以一侧胸锁乳突肌、斜方肌及肩胛提肌痉挛多见。

中医认为,本病多因素体亏虚,气血不足,循行不畅,筋肉舒缩活动失调,或夜寐肩部外露,颈肩受风寒侵袭,致使气血凝滞,肌筋不舒,经络痹阻,僵凝疼痛而发病。《伤科汇纂·旋台骨》有"因挫闪及失枕而项强痛者"的记载,因此,颈部突然扭转闪挫损伤,或肩扛重物致局部筋肌扭伤,痉挛也是导致本病的原因之一。

二、诊断

(一)症状

(1)晨起后即感一侧颈部疼痛,颈项僵滞,头常歪向患侧,不能自由旋转,转头视物时往往连同身体转动。

(2)疼痛可向肩部、项背部放射。

(3)颈部活动受限,常受限于某个方位上,主动、被动活动均受牵掣,动则症状加重。

(二)体征

(1)颈部肌肉疼痛痉挛,触之呈条索状。

(2)压痛:在胸锁乳突肌处有肌张力增高感和压痛者,为胸锁乳突肌痉挛;在锁骨外1/3处(肩井穴)或肩胛骨内侧缘有肌紧张感和压痛者,为斜方肌痉挛;在上三个颈椎棘突旁和同侧肩胛骨内上角处有肌紧张感和压痛者,为肩胛提肌痉挛。

(3)活动障碍:轻者向某一方位转动障碍,严重时各方位活动均受限制。

(三)辅助检查

X 线片检查:一般颈椎骨质无明显变化。少数患者可有椎体前缘增生,颈椎生理弧度改变、序列不整、侧弯等。

三、治疗

(一)治疗原则

舒筋活血,温经通络,解痉止痛。

(二)手法

一指禅推法、㨰法、按法、揉法、拿法、拔伸法、擦法等。

(三)取穴与部位

风池、风府、肩井、天宗、肩外俞等穴及受累部位。

(四)操作

1.舒筋活血

患者取坐位,术者立于其身后,用一指禅推法、按揉法沿督脉颈段、两侧颈夹脊穴上下往返操作 3～5 遍。自两侧肩胛带、颈根部、颈夹脊线用㨰法操作,时间 3～5 分钟。

2.疏通经络

用拇指或中指点按风池、风府、天宗、肩井、肩外俞等穴,每穴按压半分钟;用拿法提拿颈椎两侧软组织,以患侧为重点部位,并弹拨紧张的肌肉,使之逐渐放松。

3.解痉止痛

根据压痛点及肌痉挛部位,分别在痉挛肌肉的起止点及肌腹部用按揉法、抹法、弹拨法操作,时间 2～3 分钟。

4.拔伸摇颈

嘱患者自然放松颈项部肌肉,术者左手持续托起下颌,右手扶持后枕部,维持在颈略前屈、下颌内收姿势,双手同时用力向上牵拉拔伸片刻,再缓慢左右摇颈 10～15 次,以活动颈椎小关节。

5.整复错缝

对颈椎后关节有侧偏、压痛者,在颈部微前屈的状态下,以一手拇指按于压痛点处,另一手托住其下颌部,做向患侧的旋转扳法,以整复后关节错缝。手法要稳而快,切忌暴力蛮劲,以防发生意外。在患部沿肌纤维方向做擦法、摩肩、拍打、叩击肩背部数次,结束治疗。

四、注意事项

(1)推拿治疗本病过程中,手法宜轻柔,切忌施用强刺激手法,防止发生意外。

(2)对症状持续 1 周以上不缓解,短期内有两次以上发作者,必须做 X 线检查,以明确诊断。

(3)注意颈项部的保暖,科学用枕,参照颈椎间盘突出症。

五、功能锻炼

(1)患者应有意识放松颈部肌肉,疼痛缓解后,应积极进行颈部功能锻炼,可做颈部前屈后仰、左右侧弯、左右旋转等活动,各做3～5 次,每天 1～2 次。

（2）坚持做颈部保健操,参照颈椎病。

六、疗效评定

（一）治愈

颈项部疼痛、酸胀消失,压痛点消失,颈部功能活动恢复正常。

（二）好转

颈项部疼痛减轻,颈部活动改善。

（三）未愈

症状无改善。

（王丁磊）

第八节 颈 椎 病

颈椎病是发生在颈段脊柱的慢性退行性疾病,是由于颈椎骨质增生、椎间盘退行性改变以及颈部损伤等原因引起脊柱内、外平衡失调,刺激或压迫颈神经根、椎动脉、脊髓或交感神经而引起的一组综合征,又称颈椎综合征。多见于中老年人群,男性多于女性,近年来有明显低龄化趋势。本病临床表现为头、颈、肩臂麻木疼痛,肢体酸软无力,病变累及椎动脉、交感神经、脊髓时则可出现头晕、心慌、大小便失禁、瘫痪等症状。

一、病因病理

颈椎间盘退变是本病的内因,各种急慢性颈部损伤是导致本病的外因。

（一）内因

在一般情况下颈椎椎间盘从 30 岁以后开始退变,退变从软骨板开始并逐渐骨化,通透性随之降低,髓核中的水分逐渐减少,最终形成纤维化,缩小变硬成为一个纤维软骨性实体,进而导致椎间盘厚度变薄,椎间隙变窄。由于椎间隙变窄,使前、后纵韧带松弛,椎体失稳及继发性炎症,后关节囊松弛,关节腔变窄,关节面长时间磨损而导致增生。椎体后关节、钩椎关节等部位的骨质增生以及椎间孔变窄或椎管前后径变窄是造成脊髓、颈神经根、椎动脉及交感神经受压的主要病理基础。

（二）外因

由于跌仆闪挫或长期从事低头伏案工作,平时姿势不良、枕头和睡姿不当,均可使颈椎间盘、后关节、钩椎关节、椎体周围各韧带及其附近软组织不同程度的损伤,从而破坏了颈椎的稳定性,促使颈椎发生代偿性骨质增生。若增生物刺激或压迫邻近的神经、血管和软组织则引起各种相应的临床症状和体征。

此外,颈项部受寒,肌肉痉挛致使局部组织缺血缺氧,也可引起临床症状。

中医学关于颈椎病的论述多记载于"痹证""痿证""头痛""眩晕""项强""项筋急"和"项肩痛"等病证中。中医认为颈椎病与人的年龄及气血盛衰、筋骨强弱有关。年过四十肾气始衰,年过五十肝气始衰,年过六十筋肌懈惰,骨骸稀疏。年老体弱,肝肾、气血亏虚,筋肌骸节失却滋养;或被风寒湿邪所侵,气血凝滞痹阻;或反复积劳损伤,瘀聚凝结于脊窍,发为本病。

二、诊断

(一)颈型颈椎病

颈型颈椎病由于颈椎过度运动、外伤或长期不良姿势,而造成椎旁软组织劳损、颈椎活动节段轻度错缝,颈椎的稳定性下降,从而导致椎间盘代偿性退变。这种退变尚处于退变的早期阶段,表现为椎间盘纤维环结构的部分破坏、椎间盘组织的轻度膨出及椎骨骨质的轻度增生,这些膨出及增生的结构尚未构成对神经、血管组织的实质性压迫,但可刺激分布于其间的椎窦神经感觉纤维。后者则向中枢发出传入冲动,经脊髓节段反射及近节段反射的途径,导致颈项部和肩胛骨间区肌肉处于持续紧张的状态,出现该区域的刺激症状。

1.症状

(1)表现为患者颈部前屈、旋转幅度明显减小,颈夹肌、半棘肌、斜方肌等出现肌紧张性疼痛。

(2)颈部有僵硬感,易于疲劳。

(3)肩胛肩区有酸痛感和沉重感,劳累后症状加重,休息后症状减轻,经常出现"落枕"样现象。

2.体征

同"落枕"。

3.辅助检查

同"落枕"。

(二)神经根型颈椎病

神经根型颈椎病由于颈椎钩椎关节、关节突骨质增生、颈椎椎骨之间结构异常及软组织损伤、肿胀等原因,造成对神经根的机械压迫和化学刺激而引起典型的神经根症状。

1.症状

(1)颈项部或肩背呈阵发性或持续性的隐痛或剧痛;受刺激或压迫的颈脊神经其循行路经有烧灼样或刀割样疼痛,伴针刺样或过电样麻感;当颈部活动、腹压增高时,上述症状会加重。

(2)颈部活动有不同程度受限或发硬、发僵,或颈呈痛性斜颈畸形。

(3)一侧或两侧上肢有放射性痛、麻,伴有发沉、肢冷、无力、握力减弱或持物坠落。

2.体征

(1)颈椎生理前凸减少或消失,甚至反弓,脊柱侧凸。上肢及手指感觉减退,严重时可有肌肉萎缩。

(2)颈部有局限性条索状或结节状反应物,在病变颈椎节段间隙、棘突、棘突旁及其神经分布区可出现压痛。手指放射性痛、麻常与病变节段相吻合。

(3)患侧肌力减弱,病久可出现肌肉萎缩。

(4)臂丛神经牵拉试验、压头试验、椎间孔挤压试验,均可出现阳性。

(5)腱反射可减弱或消失。

3.辅助检查

(1)X线片检查:可显示颈椎生理前凸变直或消失,脊柱、棘突侧弯,椎间隙变窄,椎体前、后缘骨质增生,钩椎关节变锐及椎间孔狭窄等改变。

（2）CT 检查：可清楚地显示颈椎椎管和神经根管狭窄、椎间盘突出及脊神经受压情况。

（3）MRI 检查：可以从颈椎的矢状面、横断面及冠状面对椎管内结构的改变进行观察，对脊髓、椎间盘组织显示清晰。

（三）脊髓型颈椎病

脊髓型颈椎病是由于突出的颈椎间盘组织、增生的椎体后缘骨赘、向后滑脱的椎体、增厚的黄韧带和椎管内肿胀的软组织等，对脊髓造成压迫；或由于血管因素的参与，导致脊髓缺血、变性等改变，引起颈部以下身体感觉、运动和大小便功能等异常。本病与颈椎间盘突出症有相似之处。

1.症状

（1）表现为上肢症状往往不明显，有时仅表现为沉重无力；下肢症状明显，可出现双下肢僵硬无力、酸胀、烧灼感、麻木感和运动障碍，呈进行性加重的趋势。

（2）步态笨拙，走路不稳或有踩棉花感。手部肌肉无力、发抖、活动不灵活、持物不稳、容易坠落。

（3）甚至四肢瘫痪，排尿、排便障碍，卧床不起。

（4）患者常有头痛、头昏、半边脸发热、面部出汗异常等。

2.体征

（1）颈部活动受限不明显，病变相应节段压痛存在。

（2）上肢动作欠灵活，肌力减弱。

（3）下肢肌张力增高。低头 1 分钟后症状加重。

（4）肱二、三头肌肌腱及膝腱反射减弱；跟腱反射亢进。

（5）髌阵挛和踝阵挛。

（6）腹壁反射和提睾反射减弱。

（7）霍夫曼征、巴宾斯基征均可出现阳性。

3.辅助检查

（1）X 线片检查：可见病变椎间隙狭窄、椎体骨质增生、节段不稳定等退行性改变。有时可见椎管狭窄、椎间孔缩小。

（2）脊髓造影：脊髓造影可发现硬膜囊前后压迫情况，如压迫严重可呈现不完全一性或完全性梗阻。

（3）CT 检查：可确切地了解颈椎椎管的大小、椎间盘突出程度、有无椎体后骨刺等情况。

（4）MRI 检查：可明确有无颈椎间盘变性、突出或脱出及其对脊髓的压迫程度，了解脊髓有无萎缩变性等。

（四）椎动脉型颈椎病

椎动脉型颈椎病是由于椎间盘退变及上位颈椎错位，横突孔骨性非连续管道扭转而引起椎动脉扭曲，或因椎体后外缘、钩椎关节的骨质增生而导致椎动脉受压，造成一侧或双侧的椎动脉供血不足，或因椎动脉交感神经丛受刺激而导致基底动脉痉挛等。近年来对椎动脉形态学的研究表明，该病存在椎动脉入横突孔位置变异（图 14-1）、先天性纤细、痉挛（图 14-2）、钩椎关节增生压迫（图 14-3）、横突孔内纤维束带牵拉扭曲（图 14-4）及骨质增生压迫椎动脉等病理改变。

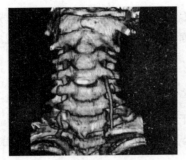

图 14-1　入横突孔位置变异

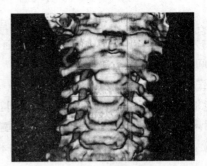

图 14-2　先天性纤细痉挛

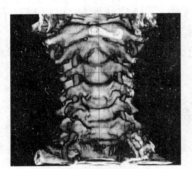

图 14-3　骨质增生压迫椎动脉

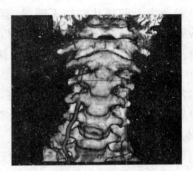

图 14-4　纤维束带牵拉扭曲

因此,可以认为,椎动脉形态学改变使椎动脉血流动力学异常,椎动脉供血不足,小脑缺血、缺氧是导致眩晕的主要原因。

《黄帝内经·灵枢》有"髓海不足,则脑转耳鸣""上气不足,脑为之不满,耳为之苦鸣,头为之苦倾,目为之眩"及"上虚则眩"等记载。

1.症状

(1)持续性眩晕、恶心、耳鸣、重听、记忆力减退、后枕部麻木、偏头痛等。

(2)可伴有视物模糊、视力减退、精神萎靡、失眠、嗜睡等。

(3)头部过伸或旋转时,可出现位置性眩晕、恶心、呕吐等急性发作症状。

(4)可出现猝然摔倒、持物坠落,但摔倒时神志多清醒。

(5)部分患者可同时伴有颈肩臂痛等神经根型颈椎病的表现,以及交感神经刺激症状。

2.体征

(1)病变节段横突部压痛。

(2)当出现颈源性眩晕等椎动脉供血不足的症状时,可发作性猝倒。

(3)旋颈试验阳性。

3.辅助检查

(1)X线片检查:颈椎正位及斜位片,可见颈椎生理弧度减小或消失,可出现侧凸畸形。可见钩椎关节侧方或后关节部骨质增生、椎间孔变小等。

(2)椎动脉造影:可见椎动脉因钩椎关节骨赘压迫而扭曲或狭窄,可作为确切诊断。

(3)TCD检查:为目前临床常用的检查项目,可发现椎动脉血流速减慢或增快,可供临床参考。

(4)3D-CTA检查:可清晰观察椎动脉及椎-基底动脉全貌,分析椎动脉与椎体、椎间孔及周围软组织的关系,可明确诊断。

(五)交感神经型颈椎病

1.症状

(1)有慢性头痛史,以眼眶周围、眉棱骨等部位明显,疼痛常呈持续性。

(2)可出现头晕、眼花、耳鸣、恶心或呕吐。

(3)可有心动过速或减慢、心前区闷痛、心悸、气促等症状。

2.体征

(1)两侧颈椎横突前压痛点明显。

(2)部分患者出现霍纳征。

(3)有"类冠心病样综合征"征象。

3.辅助检查

(1)X线片检查:颈椎生理弧度有不同程度的改变,椎体和钩椎关节骨质增生,横突肥厚等。

(2)心电图检查:无异常或有轻度异常。

(六)混合型颈椎病

兼具上述两种类型或两种以上类型的诊断要点。

三、鉴别诊断

临床上根据患者的病史、症状和体征,并通过相应检查可明确诊断,并注意同下列疾病相鉴别。

(一)神经根型颈椎病

(1)风湿性或慢性劳损性颈肩痛有颈肩、上肢以外多发部位的疼痛史,无放射性疼痛,无反射改变,麻木区不按脊神经根节段分布,该病与天气变化有明显关系,服用抗风湿类药症状可好转。

(2)落枕颈项强痛,活动功能受限,无手指发麻症状,起病突然,以往无颈肩症状。

(3)前斜角肌综合征颈项部疼痛,患肢有放射痛和麻木触电感,以手指胀、麻、凉、皮肤发白或发绀为特征。手下垂时症状加重,上举后症状可缓解。前斜角肌痉挛发硬,艾迪森试验阳性。

(二)脊髓型颈椎病

1.颈脊髓肿瘤

脊髓压迫症状呈进行性加重,先有一侧颈、肩、臂手指疼痛或麻木,逐渐发展到对侧下肢,然后累及对侧上肢。X线平片显示椎间孔增大,椎体或椎弓破坏。CT、MRI、脊髓造影可确诊。

2.脊髓粘连性蛛网膜炎

可有感觉神经和运动神经受累症状,亦可有脊髓的传导损害症状。腰椎穿刺时,脑脊液呈不全或完全梗阻现象。脊髓造影时,造影剂通过蛛网膜下腔困难,并分散为点滴延续的条索状。

3.脊髓空洞症

好发于 20～30 岁的青年人,以痛温觉与触觉分离为特征,尤以温度觉的减退或消失较为明显。脊髓造影通畅,MRI 检查可见颈膨大,有空洞形成。

此外,还需与颈椎骨折脱位、颈椎结核相鉴别。

（三）椎动脉型颈椎病

1.梅尼埃病

平素有类似发作症状,常因劳累、睡眠不足、情绪波动而发作。其症状表现为头痛、眩晕、呕吐、恶心、耳鸣、耳聋、眼球震颤等。

2.位置性低血压

发作于患者突然改变体位时,尤其从卧位、蹲位改为立位时,突然头晕,而颈部活动无任何异常表现。

3.内听动脉栓塞

突发耳鸣、耳聋及眩晕,症状严重且持续不减。

（四）交感神经型颈椎病

1.心绞痛

有冠心病史,发作时心前区剧烈疼痛,伴胸闷心悸、出冷汗,心电图有异常表现。含服硝酸甘油片能缓解。

2.自主神经紊乱症

多见于青壮年,表现为头痛、头晕、睡眠障碍、自制能力差等。X线片显示颈椎无明显异常改变,神经根、脊髓无受累征象。服用调节自主神经类药物有效。对此类患者需长期观察,以防误诊。

四、治疗

（一）治疗原则

消除肌痉挛,纠正椎骨错缝,恢复颈椎内外力平衡。颈型以纠正颈椎紊乱,缓解肌紧张为主;神经根型以活血化瘀,疏经通络为主;脊髓型以疏经理气,温通督脉为主;椎动脉型以行气活血,益髓止晕为主;交感神经型以益气活血,平衡阴阳为主。

（二）手法

擦法、一指禅推法、按法、拿法、拔伸法、扳法、旋转法、按揉法、擦法等。

（三）取穴与部位

1.五线

(1)督脉线:自风府穴至大椎穴连线。

(2)颈夹脊线:自天柱穴至颈根穴(大椎穴旁开1寸)连线,左右各一线。

(3)颈旁线:自风池穴至颈臂穴(缺盆穴内1寸)连线,左右各一线。

2.五区

(1)肩胛区:冈上肌区域,左右各一区。

(2)肩胛背区:冈下肌区域,左右各一区。

(3)肩胛间区:两肩胛骨内侧缘区域。

3.十三穴

风府穴、风池穴(双)、颈根穴(双)、颈臂穴(双)、肩井穴(双)、肩外俞穴(双)、天宗穴(双)。

（四）操作

1.基本操作

(1)督脉线:用一指禅推法、按揉法、擦法,累计2～3分钟。

（2）颈夹脊线：用一指禅推法、按揉法、拿法、擦法，累计3～5分钟。

（3）颈旁线：用一指禅推法、按揉法、擦法、抹法，累计2～3分钟。

（4）肩胛区：由肩峰端向颈根部施㨰法、拿法、擦法，累计3～5分钟。

（5）肩胛背区：用㨰法、按揉法，累计1～2分钟。

（6）肩胛间区：用一指禅推法、按揉法、拨揉法，累计2～3分钟。

2.辨证推拿

（1）颈型颈椎病：①有椎间关节紊乱者，用颈椎定位扳法、旋转扳法等，纠正颈椎生理弧度、侧弯和关节紊乱。②根据症状累及部位，选择相应的五区、十三穴，用一指禅推法、按揉法、拨揉法，累计3～5分钟。③有偏头痛者，同侧风池穴按揉，手法作用力向上，时间2～3分钟。④有眩晕者，用一指禅推风池穴（双），用拇指的尺侧偏峰沿寰枕关节向风府方向推，左手推右侧，右手推左侧。每穴2～3分钟。

（2）神经根型颈椎病：①有椎间关节紊乱者，用颈椎定位扳法、旋转扳法等，纠正颈椎生理弧度、侧弯和关节紊乱。②相应神经根节段治疗。放射至拇指根麻木者，取同侧 C_5～C_6 椎间隙，用一指禅推法、按揉法治疗，累计时间3～5分钟；放射至拇、示、中指及环指桡侧半指麻木者，取同侧 $C_{6～7}$ 椎间隙，用一指禅推法、按揉法治疗，累计时间3～5分钟；放射至小指及环指尺侧半指者，取同侧 C_7～T_1 椎间隙，用一指禅推法、按揉法治疗，累计时间3～5分钟。③根据症状累及部位，选择相应的五区、十三穴，用一指禅推法、按揉法、拨揉法，累计3～5分钟。

（3）脊髓型颈椎病：①根据症状所累及部位，选用相应的五区、十三穴，用一指禅推法、按揉法、拨揉法，累计3～5分钟。②根据所累及的肢体，选用相应穴位操作，以缓解肢体相应症状。时间3～5分钟。

（4）椎动脉型颈椎病：①一指禅推风池穴（双），用拇指的尺侧偏峰沿寰枕关节向风府方向推，左手推右侧，右手推左侧。每穴3～5分钟。②取颈臂穴（双），用一指禅推法、按揉法，每穴1～2分钟。③有椎间关节紊乱者，用颈椎定位扳法、旋转扳法等，纠正颈椎生理弧度、侧弯和关节紊乱。④用鱼际揉前额，拇指按揉印堂、睛明穴、太阳穴，分抹鱼腰穴；用沿足少阳胆经头颞部循线行扫散法治疗。时间约5分钟。

（5）交感神经型颈椎病：①有椎间关节紊乱者，用颈椎定位扳法、旋转扳法等，纠正颈椎生理弧度、侧弯和关节紊乱。②颞部、前额部、眼眶等部位，用抹法、一指禅推法、按揉法、扫散法等治疗，累计时间3～5分钟。③视物模糊、眼涩、头晕者，一指禅推风池穴（双），用拇指的尺侧偏峰沿寰枕关节向风府方向推，左手推右侧，右手推左侧。每穴3～5分钟。④头痛、偏头痛、头胀、枕部痛者，取同侧风池穴按揉，手法作用力向上，时间约3分钟。⑤耳鸣、耳塞者，取风池穴（同侧），用一指禅推法、按揉法向外上方向操作，累计时间2～3分钟。⑥心前区疼痛，心动过速或过缓者，取颈臂穴（双），用一指禅推法、按揉法操作，累计时间3～5分钟。

（6）混合型颈椎病：按证型症状的轻重缓急，综合对症处理。

五、注意事项

（1）对颈椎病的推拿治疗，尤其在做被动运动时，动作应缓慢，切忌暴力、蛮力和动作过大，以免发生意外。

（2）低头位工作不宜太久，避免不正常的工作体位。

（3）避免头顶、手持重物。

(4)睡眠时枕头要适宜。对颈椎生理弧度变直、消失的,枕头宜垫在颈项部;弧度过大的,宜垫在头后部;侧卧时枕头宜与肩膀等高,使颈椎保持水平位。

(5)治疗后可选用合适的颈围固定颈部,并要注意保暖。

(6)本病可以配合颈椎牵引治疗。重量3～5 kg,每次20～30分钟。

(7)对脊髓型颈椎病,禁用斜扳法。推拿治疗效果不佳,或有进行性加重趋势,应考虑综合治疗。

六、功能锻炼

(一)颈肌对抗锻炼

(1)双手交握,置于额前(枕后),颈部向前(后)用力与之对抗,每次持续10～20秒,每组8～10次,每天1～3组。

(2)将手掌置于头同侧,颈部用力与之对抗,每次持续10～20秒,每组8～10次,每天1～3组。

(3)左右侧分别进行。

(二)颈部关节活动度锻炼

头向前缓慢、用力屈至极限,停顿3秒钟后缓慢、用力抬起,向后伸至极限,停顿3秒钟后缓慢回到中立位,每组8～10次,每天2～3组;头向左缓慢、用力屈至极限,停顿3秒钟后缓慢、用力向右屈至极限,停顿3秒钟后缓慢回到中立位,每组8～10次,每天2～3组。

(三)颈保健操

1.捏九下

用手掌心放在颈后部,用示、中、环及小指与掌根相对用力,提捏颈部肌肉。左手捏九下,右手捏九下。

2.摩九下

用手掌放在颈后部,用手指、手掌连同掌根,沿颈项做横向的来回往返摩擦。左手摩九下,右手摩九下。至颈项发热舒适。

3.扳九下

用示、中、环及小指放在颈后部,做头缓缓向后仰,同时手指向前扳拉。左手扳九下,右手扳九下。使颈后部有被牵拉感。

七、疗效评定

(一)治愈

原有各型症状消失,肌力正常,颈、肢体功能恢复正常,能参加正常劳动和工作。

(二)好转

原有各型症状减轻,颈、肩背疼痛减轻,颈、肢体功能改善。

(三)未愈

症状无改善。

（王丁磊）

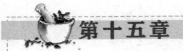

第十五章

常见疾病的中医康复治疗

第一节 脑 卒 中

脑卒中是脑中风的学名，是一种突然起病的脑血液循环障碍性疾病，又叫脑血管意外。其中缺血性脑卒中又称为脑梗死，包括脑血栓形成、脑栓塞和腔隙性脑梗死等。出血性脑卒中包括脑出血和蛛网膜下腔出血。

由于脑损害的部位、范围和性质不同，脑卒中发病后的表现不尽相同，多见一侧上下肢瘫痪无力，肌肤不仁，口眼㖞斜，时流口水，面色萎黄，舌强语謇。久之，则肢体逐渐痉挛僵硬，拘急不张，甚则肢体出现失用性强直、挛缩，进而导致肢体畸形和功能丧失等。可分为运动功能障碍、感觉功能障碍、言语功能障碍、认知障碍、心理障碍以及各种并发症，其中运动功能障碍以偏瘫最为常见。

传统医学认为本病的发生，主要因素在于患者平素气血亏虚，心、肝、肾三脏阴阳失调，兼之忧思恼怒，或饮酒饱食，或房室劳累，或外邪侵袭等因素，以致气血运行受阻，经脉痹阻，失于濡养；或阴亏于下，肝阳暴涨，阳化风动，血随气逆，夹痰夹火，横窜经络，蒙闭清窍而猝然仆倒，半身不遂。

传统康复疗法主要以针灸、推拿、中药和传统运动疗法等为手段，从而减轻结构功能缺损（残损）程度，在促进患者的整体康复方面发挥重要作用。

一、康复评定

(一)现代康复评定方法

1.整体评定内容

(1)全身状态的评定：包括患者的全身状态、年龄、并发症、主要脏器的功能状态和既往史等。

(2)功能状态的评定：包括意识、智能、言语障碍、神经损害程度及肢体伤残程度等。

(3)心理状态的评定：包括抑郁症、焦虑状态和患者个性等。

(4)患者本身素质及所处环境条件的评定：包括患者爱好、职业、所受教育、经济条件、家庭环境、患者与家属的关系等。

（5）其他：对其丧失功能的自然恢复情况进行预测。

2.具体康复评定

脑卒中康复评定是脑卒中康复的重要内容和前提，它对康复治疗目标和康复治疗效果起着决定作用，且有利于评估其预后。原则上，在脑卒中早期就应进行评定，之后应定期评定。康复评定涉及的内容包括有脑损害严重程度、脑卒中的功能障碍、言语功能、认知障碍、感觉、心理、步态分析、日常生活活动能力等评定。

（二）传统康复辨证

1.病因病机

中医认为本病的发生多因肝肾阴虚，肝阳偏亢，肝风内动为其根本，当风阳暴涨之际，夹气、血、痰、火，上升于巅，闭塞清窍，以致猝然昏迷，横窜经络，气血瘀阻，形成脑卒中。

2.辨证分型

临床上常将本病分为中脏腑与中经络两大类。中脏腑者，病位较深，病情较重，主要表现为神志不清，半身不遂，并且常有先兆及后遗症状出现。中经络者，病位较浅，病情较轻，一般无神志改变，仅表现为口眼㖞斜，语言不利，半身不遂。具体证型如下。

（1）风痰入络：肌肤不仁，手足麻木，突然发生口眼㖞斜，语言不利，口角流涎，舌强语謇，甚则半身不遂，或兼见手足拘挛，关节酸痛等症，舌苔薄白，脉浮数。

（2）阴虚风动：平素头晕耳鸣，腰酸，突然发生口眼㖞斜，言语不利，甚或半身不遂，舌红苔腻，脉弦细数。

（3）气虚血瘀：半身不遂，肢软无力，或见肢体麻木，患侧手足水肿，语言謇涩，口眼㖞斜，面色萎黄，或黯淡无华，舌色淡紫，瘀斑瘀点，苔白，脉细涩无力。

（4）风阳上扰：平素头晕头痛，耳鸣目眩，突然发生口眼㖞斜，舌强语謇，或手足重滞，甚则半身不遂等症，舌红苔黄，脉弦。

二、康复策略

（一）目标

脑卒中康复目标是采用一切有效的措施预防脑卒中后可能发生的残疾和并发症（如压疮、泌尿道感染、深静脉血栓形成等），改善受损的功能（如运动、语言、感觉、认知等），提高患者的日常活动能力和适应社会生活的能力。

（二）治疗原则

（1）只要患者神志清楚，生命体征平稳，病情不再发展，48小时后即可进行康复治疗。

（2）康复治疗注意循序渐进，需脑卒中患者的主动参与及家属的配合，并与日常生活和健康教育相结合。

（3）采用综合康复治疗，包括物理因子治疗、运动治疗、作业治疗、言语治疗、心理治疗、传统康复治疗和康复工程等。

（4）康复与治疗并进。脑卒中的特点是障碍与疾病共存，故康复应与治疗同时进行，并给予全面的监护与治疗。

（5）重建正常运动模式。在急性期，康复运动主要是抑制异常的原始反射活动（如良好姿位摆放等），重建正常运动模式；其次才是加强肌力的训练。脑卒中康复是一个改变"质"的训练，旨在建立患者的主动运动，保护患者，防止并发症的发生。

(6)重视心理因素。严密观察脑卒中患者有无抑郁、焦虑情绪,它们会严重影响康复治疗的进行和效果。

(7)预防复发,即做好二级预防工作,控制危险因素。

(8)根据患者功能障碍的具体情况,采取合理的药物治疗和必要的手术治疗。

(9)坚持不懈,康复是一个持续的过程,重视社区及家庭康复。

偏瘫恢复的不同阶段治疗方法不同。软瘫时以提高患侧肌张力、促进随意运动产生为主要治疗原则;痉挛时要注意降低肌张力,而在本阶段不恰当的针刺治疗易引起肌张力增高,故应特别注意。

三、针灸治疗

脑卒中的传统康复疗法包括针灸、推拿、中药内服、中药熏洗和气功疗法等,既可单独使用,也可联合应用。多种康复疗法的综合应用,可以优势互补、提高疗效。药物与针灸结合是最常用的康复疗法,体针和头针结合也得到了普遍认可。推拿疗法在改善痉挛状态方面有独特的优势。在康复过程中应特别重视针灸对肌张力的影响。故传统康复技术与现代康复技术的配合应用,可提高脑卒中康复治疗的有效率。

以疏通经络、调畅气血、醒脑开窍为原则,可选用体针或头皮针法。

(一)体针法

(1)对中风脑出血闭证,以取督脉、十二井穴为主,用毫针泻法及三棱针点刺井穴出血。口眼㖞斜者,初起单取患侧,久病取双侧,先针后灸,选地仓、颊车、合谷、内庭、承泣、阳白、攒竹等穴。半身不遂者初病可单刺患侧,久病则刺灸双侧,初病宜泻,久病宜补,选肩髃、曲池、合谷、外关、环跳、阳陵泉、足三里。

(2)阳闭痰热盛者选穴:水沟、十二井、风池、劳宫、太冲、丰隆,十二井穴点刺放血,其他穴针用泻法,不留针。

(3)阴闭痰涎壅盛者选穴:丰隆、内关、三阴交、水沟,针用泻法,每天 1 次,留针 10 分钟。

(4)中风,并发高热、血压较高者选穴:十宣、大椎、曲池。十宣点刺放血,其他穴针用泻法,每天 1 次,不留针。

(5)血压较高者选穴:曲池、三阴交、太冲、风池、足三里、百会,针用泻法,每天 1 次,留针10～20 分钟。

(6)语言不利选穴:哑门、廉泉、通里、照海,强刺激,每天 1 次,不留针。

(7)口眼㖞斜者选穴:翳风、地仓、颊车、合谷、牵正、攒竹、太冲、颧髎,强刺激,每天 1 次,留针20～30 分钟。

(8)石氏醒脑开窍法。①主穴:双侧内关、人中、患侧三阴交。②副穴:患肢极泉、尺泽、委中。③配穴:根据合并症的不同,配以不同的穴位。吞咽障碍配双侧风池、翳风、完骨;眩晕配天柱等。④操作。主穴:先针刺内关,直刺 0.5～1 寸,采用提插捻转结合的手法,施手法 1 分钟,继刺人中,向鼻中隔方向斜刺 0.3～0.5 寸,采用雀啄手法,以流泪或眼球湿润为度,再刺三阴交,沿胫前内侧缘与皮肤呈 45°角斜刺,进针 0.5～1 寸,采用提插针法。针感传到足趾,下肢出现不能自控的运动,以患肢抽动三次为度。副穴:极泉穴,原穴沿经下移 2 寸的心经上取穴,避开腋毛,术者用手固定患侧肘关节,使其外展,直刺 0.5～0.8 寸,用提插泻法,患者有麻胀并抽动的感觉,以患肢抽动 3 次为度。尺泽穴取法应屈肘,术者用手拖住患侧腕关节,直刺 0.5～0.8 寸,行提插泻法,针感从肘关节传到手指或手动外旋,以手动 3 次为度。委中穴,仰卧位抬起患侧下肢取穴,医师用左手握住患者踝关节,医者肘部顶住患肢膝关节,刺入穴位后,针尖向外 15°,进针 1.0～1.5 寸,用提插泻法,以下肢抽动 3 次为度。印堂穴向鼻根方向进针 0.5 寸,同样用雀啄泻法,最好能达到两眼流泪或湿润,但不强求;后用 3 寸毫针上星透百会,高频率(＞120 转/分)捻针,有明显酸胀感时留针;双内关穴同时用捻转泻法行针 1 分钟。每周三次。

治疗时可结合偏瘫不同时期的特点采用不同的治疗方法。如偏瘫 Brunnstrom 运动功能恢复分期,在出现联合反应之前,采用巨刺法,即针刺健侧;出现联合反应但尚无自主运动时,采用针刺双侧的方法;当患肢出现自主运动之后,则采用针刺患侧。巨刺法可促进联合反应和自主运动的出现。但有些脑卒中患者病变范围较广,巨刺法虽可诱发出联合反应,然而促使其出现明显的自主运动仍然比较困难。

(二)头皮针法

选择焦氏头针,按临床体征选瘫痪对侧的刺激区。运动功能障碍选运动区,感觉障碍选感觉区,下肢感觉运动功能障碍选用足运感区,肌张力障碍选舞蹈震颤控制区,运动性失语选言语一区,命名性失语选言语二区,感觉性失语选言语三区,完全性失语取言语一至三区,失用症选运用区,小脑性平衡障碍选平衡区。

操作方法:消毒,针与头皮呈 30°斜刺,快速刺入头皮下推进至帽状腱膜下层,待指下感到不松不紧而有吸针感时,可行持续快速捻转 2～3 分钟,留针 30 分钟或数小时,期间捻转 2～3 次。行针及留针时嘱患者活动患侧肢体(重症患者可做被动活动)有助于提高疗效。急性期每天 1 次,10 次为 1 个疗程,恢复期和后遗症期每天或隔天 1 次,5～7 次为 1 个疗程,中间休息 5～7 天再进行下 1 个疗程。

不管是体针还是头针治疗,均可加用电针以提高疗效,但须注意选择电针参数。一般软瘫可选断续波,电流刺激后可见肌肉出现规律性收缩为度。痉挛期选密波,电流强度以患者耐受且肢体有细微颤动为度。通电时间面部 10～20 分钟,其他部位 20～30 分钟为宜。灸法、皮肤针法、拔罐疗法等也可用于偏瘫治疗,但临床上应用相对较少。

四、注意事项

(1)推拿操作时力量应由轻到重,强度过大或时间过长的手法有加重肌肉萎缩的危险。在软瘫期,做肩关节活动时,活动幅度不宜过大,手法应柔和,以免发生肩关节半脱位。对于肌张力高的肢体切忌强拉硬扳,以免引起损伤、骨折或骨化性肌炎。

(2)针刺治疗包括电针时,应注意观察患者肌张力的变化。如果发现肌痉挛加重,应调整治疗方法或停止针刺。对于体质瘦弱者,针刺手法不宜过强。针刺眼区、项部的风府等穴及脊柱部的腧穴,要掌握一定的角度,不宜大幅度的提插、捻转和长时间留针,以免伤及重要组织器官;胸胁腰背部腧穴,不宜深刺、直刺。电针时电流调节应逐渐从小到大,不可突然增强,以免造成弯针、折针、晕针等情况。应避免电针电流回路经过心脏。安装心脏起搏器者禁用电针。

(3)灸法操作时应防止因感觉障碍而造成皮肤的烧烫伤。

(高　鑫)

第二节　脑 性 瘫 痪

　　小儿脑性瘫痪简称脑瘫，是自受孕开始至婴儿期非进行性脑损伤和发育缺陷所导致的综合征，主要表现为运动障碍及姿势异常，是小儿时期常见的中枢神经障碍综合征。现代医学认为本病的病因是多种因素造成的。而其中早产、窒息、核黄疸是本病的三大原因。

　　脑性瘫痪的主要功能障碍可表现为以下几方面。①运动功能障碍：可出现痉挛、共济失调、手足徐动、帕金森病、肌张力降低等。②言语功能障碍：可表现为口齿不清，语速及节律不协调，说话时不恰当地停顿等。③智力功能障碍：可表现为智力低下。④其他功能障碍：包括发育障碍、精神障碍、心理障碍、听力障碍等。

　　本病在传统医学中属于"五迟""五软""五硬"和"痿证"的范畴。五迟是指立迟、行迟、发迟、齿迟、语迟；五软是指头颈软、口软、手软、脚软、肌肉软；五硬是指头颈硬、口硬、手硬、脚硬、肌肉硬。现代康复临床上按运动功能障碍的特点一般将本病分为痉挛性、不随意运动型、强直性、共济失调型、肌张力低下型和混合型。按瘫痪部位可将本病分为单瘫、双瘫、偏瘫、三肢瘫和四肢瘫。

一、康复评定

（一）现代康复评定方法

　　（1）粗大运动功能评定：常采用 GMFM 量表。

　　（2）肌张力评定：包括静止性肌张力测定（包括肌肉形态、硬度、关节伸展度等）、姿势性肌张力测定、运动性肌张力测定。

　　（3）肌力评定：多用徒手肌力检查法（MMT）。

　　（4）关节活动度评定。

　　（5）智能评定：包括智力测验（常用韦氏幼儿智力量表、韦氏儿童智力量表、盖塞尔发育量表等）、适应行为测验。

　　（6）反射发育评定：包括原始反射、病理反射、平衡反射等。

　　（7）姿势与运动发育评定。

　　（8）日常生活能力评定。

　　（9）其他评定：包括一般状况评定、精神评定、感知评定、认知能力评定、心理评定、言语评定、听力评定、步态分析等。

（二）传统康复辨证

1.病因病机

　　主要有 3 个方面。一是先天不足，多因父母精血亏虚、气血不足或者近亲通婚，导致胎儿先天禀赋不足、精血亏虚，不能濡养脑髓；母体在孕期营养匮乏、惊吓或是抑郁悲伤，扰动胎儿，以致胎儿发育不良；先天责之于肝肾不足，胎元失养，致筋骨失养，肌肉萎缩，日久颓废。二是后天失养，多因小儿出生，禀气怯弱，由于护理不当致生大病，伤及脑髓，累及四肢；后天责之于脾，久病伤脾，痰浊内生，筋骨肌肉失于濡养，日渐颓废。脑髓失养，而致空虚。三是其他因素，多为产程中损伤脑髓,或因脑部外伤、瘀血内阻、邪毒侵袭、高热久病、正虚邪盛,营血耗伤,伤及脑髓而致。

2.四诊辨证

通过四诊,临床一般将本病分为以下 3 型。

(1)肝肾不足型:发育迟缓,智力低下,五迟,面色无华,神志不清,精神呆滞,常伴有龟背、鸡胸、病久则肌肉萎缩,动作无力,舌淡苔薄,指纹色淡。

(2)瘀血阻络型:精神呆滞,神志不清,四肢、颈项及腰背部肌肉僵硬,活动不灵活、不协调,舌淡有瘀斑瘀点,苔腻,脉滑。

(3)脾虚气弱型:面色无华,形体消瘦,五软,智力低下,神疲乏力,肌肉萎缩,舌淡,脉细弱。

二、康复策略

为促进患儿正常的运动发育,抑制异常运动模式和姿势,最大限度地恢复功能,小儿脑瘫的康复应做到早诊断、早治疗,才能达到较好的康复效果。目前主要针对患儿的运动障碍采取综合治疗。在整体康复中,中国传统康复疗法有着举足轻重的作用。脑瘫的康复是一个长期复杂的过程,需要在中西医结合的理论指导下,医师、治疗师、护士、家长共同努力完成。

脑瘫传统康复治疗的目的主要在于减轻功能障碍,提高生活质量。大多以针灸、推拿为主要手段。针灸可以有效改善脑血流速度,促进脑组织的血液供应,从而进一步改善中枢神经功能,促进康复。有效的推拿方法对于运动和姿势异常而引发的继发性损害如关节挛缩等有良好的预防和康复治疗作用。

三、康复治疗方法

(一)针灸治疗

以疏通经络、行气活血、益智开窍为原则。《素问·痿论》提出"治痿独取阳明"的治法,常选取手足阳明经腧穴进行针刺,辅以头部腧穴。一般选择毫针刺法、灸法、头皮针法等。

1.毫针刺法

主穴:四神聪、百会、夹脊、三阴交、肾俞。

配穴:肝肾不足加太溪、关元、阴陵泉、太冲;瘀血阻络加风池、风府、血海、膈俞;脾虚气弱加脾俞、气海;上肢瘫痪加肩髃、肩髎、肩贞、曲池、手三里、合谷、外关;下肢瘫痪加伏兔、血海、环跳、承山、委中、足三里、阳陵泉、解溪、悬钟、太冲、足临泣;言语不利加廉泉、哑门、通里;足下垂加昆仑、太溪;颈软加天柱、大椎;腰软加腰阳关;斜视加攒竹;流涎加地仓、廉泉;听力障碍加耳门、听宫、听会、翳风。

具体操作:选用 28 号毫针针刺。一般每次选 2～3 个主穴,5～6 个配穴,平补平泻。廉泉向舌根方向刺 0.5～1 寸;哑门向下颌方向刺 0.5～0.8 寸,不可深刺,不可提插。每天或隔天 1 次,留针 15 分钟,15 次为 1 个疗程,停 1 周后,再继续下 1 个疗程。

2.灸法

选取四神聪、百会、夹脊、足三里、三阴交、命门、肾俞,上肢运动障碍配曲池、手三里、合谷、后溪;下肢运动障碍配环跳、足三里、阳陵泉、解溪、悬钟。使用艾条进行雀啄灸,每天 1 次,皮肤红晕为度;或者隔姜灸,每次选用 3～5 个腧穴,每穴灸 3～10 壮,每天或隔天 1 次,10 次为 1 个疗程。

3.头皮针疗法

运动功能障碍取健侧相应部位的运动区;感觉功能障碍取健侧相应部位的感觉区;下肢功能

运动和感觉障碍配对侧足运感区;平衡功能障碍配患侧或双侧的平衡区。听力障碍取晕听区;言语功能障碍,配言语1、2、3区(具体为运动性失语选取运动区的下2/5;命名性失语选取言语2区;感觉性失语选取言语3区)。

具体操作:一般用1寸毫针,头皮常规消毒,沿头皮水平面呈30°角斜刺,深度达到帽状腱膜下,再压低针身进针,捻转,平补平泻,3岁以内患儿不留针,每天1次,10次为1个疗程。

(二)推拿治疗

以疏通经络、强健筋骨、醒神开窍为原则。常采用分部操作和对症操作。一般先用点法、按法、揉法、运法、扫散法等,然后被动活动四肢关节。

1.分部操作

分部操作包括上肢功能障碍和下肢功能障碍。

(1)上肢功能障碍:在患儿上肢内侧及外侧施以推法,从肩关节至腕关节,反复3~5次;按揉合谷、内关、外关、曲池、小海、肩髃、天宗5分钟,拿揉上肢、肩背部3~5次,拿揉劳宫、极泉各3~5次;摇肩、肘及腕关节各10次;被动屈伸肘关节及掌指关节各10次;捻手指5~10次,揉搓肩部及上肢各3~5次。

(2)下肢功能障碍:在患儿下肢前内侧和外侧施以推法,自上而下操作3~5遍;按揉内外膝眼、足三里、阳陵泉、环跳、委阳、委中、昆仑、太溪、涌泉10分钟;拿揉股内收肌群、股后肌群、跟腱各3分钟,反复被动屈伸髋关节、膝关节、踝关节3~5次;擦涌泉,以透热为度。

2.对症操作

对症操作包括智力障碍、大小便失禁、关节挛缩。

(1)智力障碍:开天门50~100次,推坎宫50~100次,揉太阳50~100次,揉百会、迎香、颊车、下关、人中各50次;推摩两侧颞部50次,推大椎50次;拿风池5次,拿五经5次;按揉合谷50次,拿肩井5次。

(2)大小便失禁:在患儿腰背部双侧膀胱经、督脉施以推法,反复操作3~5遍;擦肾俞、命门、八髎,以透热为度;按揉中脘、气海、关元、中极、足三里、三阴交5分钟,摩腹5~10分钟,擦涌泉50次。

(3)关节挛缩:取挛缩关节周围的腧穴,点按法操作并结合关节活动。动作由轻到重,切忌粗暴,宜循序渐进。患肢痉挛者,应由轻到重进行掐按。肌肉萎缩、食欲差及体弱者,可在胸腹部拍打、推揉。上肢屈肌肌张力增高、屈曲者,可轻揉上肢前群肌肉,被动活动上肢,外展外旋肩关节,伸展肘、腕关节,伸展手指,改善肩、肘、腕等关节挛缩;下肢内收肌肌张力增高、伸展者,拿揉、揉搓大腿内侧肌群,减轻肌痉挛,被动活动下肢,外旋外展髋关节,屈曲膝关节,改善髋、膝关节挛缩;足尖走路者,被动背伸踝关节,牵拉挛缩肌腱,缓慢用力,避免诱发踝阵挛。

(三)其他传统康复疗法

一般包括中药疗法、足部按摩疗法等。

1.中药疗法

临床常用内服、外治两种方法。

(1)中药内服:肝肾不足型可选用六味地黄丸加减;瘀血阻络型可选用通窍活血汤加减;脾虚气弱型可选用调元散和菖蒲丸加减。对特殊并发症者则选择针对性的方药治疗。癫痫者可选用紫石汤、定痫丸、紫河车丸加减;斜视者可选用小续命汤、六君子汤合正容汤、养血当归地黄汤加减等;智力低下者可选用调元散、十全大补汤、涤痰汤、小柴胡汤加减等;失语者可选用菖蒲丸、木通汤、肾气丸、羚羊角丸、涤痰汤等。

（2）中药外治：常用的是中药熏洗方法。选择具有通经活血、祛风通络作用的药物组方。目的是促进局部血液循环，提高治疗效果。常选用红花 10 g、钻地风 10 g、香樟木 50 g、苏木 50 g、老紫草 15 g、伸筋草 15 g、千年健 15 g、桂枝 15 g、路路通 15 g、乳香 15 g、没药 10 g、宣木瓜 10 g，加入清水煮沸，进行熏洗或用毛巾浸透药液进行局部热敷。注意水温，以防烫伤，对于皮肤知觉较差的患儿尤应注意。

2.足部按摩疗法

在患儿足底均匀涂抹按摩介质，如凡士林等。医者两手握足，两拇指相对于足底，其余四指握足背，两拇指由足跟到足趾进行全足放松，手法轻柔，操作 3～5 次，取肾上腺、大脑、小脑、脑垂体等部位进行重点刺激，以拇指点按 30～40 次，按揉 1 分钟，酸胀或微痛为度。再按上述放松手法操作，结束治疗。每天 1 次，每次持续 20～30 分钟，10 次为 1 个疗程。

四、注意事项

（1）本病病变在脑，多累及四肢，主要表现为中枢性运动障碍及姿势异常，并可能同时伴有智力低下、听力障碍、癫痫、行为异常等症状。一般在新生儿期即可发现，但少数患儿症状不明显，待坐立困难时才发觉，本病严重影响患儿生长发育及生活能力，是儿童致残的主要疾病之一。因此，应引起广大临床医务工作者和家长的高度重视。

（2）由于婴儿运动系统、神经系统正处于发育阶段，异常姿势运动还没有固化，所以临床上对于小儿脑瘫的治疗，应做到早诊断、早治疗，以达到最好的康复效果。提倡在出生后即进行评估，如存在脑瘫发病高危因素，则立即进行干预治疗；出生后 3～6 个月内确诊，如确诊，综合康复治疗应立即进行。康复治疗最佳时间不要超过 3 岁，其方法包括躯体训练、技能训练、物理治疗、针灸治疗、推拿手法治疗等。

（3）针灸治疗本病有较好的疗效。毫针治疗关键在于选择腧穴和针刺补泻手法，选取腧穴多以阳明经穴和奇穴为主，针刺手法以补法和平补平泻为主；头皮针治疗刺激量不宜太大；灸法注意防止烫伤；痉挛型脑瘫患儿的痉挛侧不宜用电针治疗。

（4）有效的推拿方法对于运动和姿势异常而引发的继发性损害，如关节挛缩等有良好的预防和康复治疗作用。但应掌握手法的灵活运用，操作时手法宜轻柔，力度不宜过大，特别是对挛缩关节的操作，更应注意手法的力度和幅度。

（高　鑫）

第三节　冠状动脉粥样硬化性心脏病

冠状动脉粥样硬化性心脏病简称冠心病，是指由于冠状动脉功能性改变或器质性病变，引起冠脉血流和心肌需求之间不平衡而导致心肌缺血缺氧、心肌损害的一种心血管疾病。由于心肌供血障碍，心肌缺血，故本病又被称为"缺血性心脏病"。

现代医学认为，本病的病因大多是由于多种因素作用于不同环节而致冠状动脉粥样硬化。其中最重要的易患因素是高脂血症、高血压和吸烟，其次为肥胖、缺乏体力劳动、糖尿病、精神过度紧张等。

本病属中医"心痛""胸痹""厥心痛""真心痛""心悸""怔忡"等病的范畴。其病因多为年老体虚,饮食不当,情志失调,寒邪内侵。主要病机为心气不足、心阳不振,以致寒凝气滞、血瘀和痰浊阻滞心脉,影响气血运行而导致本病。其病位在心,与肝、脾、肾三脏功能失调有关。本病病理变化主要表现为本虚标实,虚实夹杂。本虚主要由心气虚、心阳虚、心阴虚、心血虚,且又可阴损及阳,阳损及阴,而表现为气阴两虚、气血两亏、阴阳两虚,甚至阳微阴竭、心阳外越;标实为气滞、寒凝、痰浊、血瘀,且又可以相互为病,如气滞血瘀、寒凝气滞、痰瘀交阻等。发作期多以标实为主,以血瘀最为突出;缓解期有心、脾、肾气血阴阳之亏虚,以心气虚为主。

一、康复评定

(一)现代康复评定方法

1.病史

冠状动脉粥样硬化的病程较长。

2.症状

由于冠状动脉病变的部位、范围和程度的不同,本病有不同的临床表现。一般可分为 5 型。

(1)无症状性心肌缺血:无临床症状,但静息、动态时或负荷试验心电图有 ST 段压低,T 波降低、变平或倒置等心肌缺血的客观证据;或心肌灌注不足的核素心肌显像表现。

(2)心绞痛型:表现为发作性胸骨后疼痛,常有压迫、憋闷和紧缩感,可放射至左肩、左上肢内侧、左颈部、上腹部等部位,持续时间一般为数分钟、很少超过 30 分钟。心绞痛又可分为稳定型和不稳定型两类。稳定型心绞痛,常因劳累、情绪激动、饱食等增加心肌耗氧量的因素诱发,休息或舌下含服硝酸甘油后消失,病情相对稳定。不稳定型心绞痛与心肌耗氧量的增加无明显关系,而与冠状动脉血流储备量减少有关,一般疼痛程度较重,时限较长,并且含服硝酸甘油后不易缓解。

(3)心肌梗死型:为冠状动脉供血急剧减少或中断,导致局部心肌缺血性坏死所致,是冠心病中比较严重的类型。症状表现为持续性胸骨后剧烈疼痛、发热,甚至心律失常、休克、心力衰竭。

(4)缺血性心肌病:为长期心肌缺血导致心肌纤维化所引起。表现为心脏增大,心力衰竭和/或心律失常。

(5)猝死:突发心脏骤停而死亡,多为心脏局部发生电生理紊乱,传导功能发生障碍引起严重心律失常所致。

3.体征

冠心病心绞痛发作时常见心率增快、血压升高、表情焦虑、皮肤冷或出汗,有时出现第四或第三心音奔马律,可有暂时性心脏收缩期杂音,第二心音可出现逆分裂或出现交替脉。急性心肌梗死发生时患者血压可降低,心率增快,心音可出现异常。缺血性心肌病患者可出现心脏增大。

4.其他检查

临床常用的检查方法有代谢当量评定、心电运动负荷试验、心功能评定分级、六分钟步行试验等。

(二)传统康复辨证

1.病因病机

中医认为本病为本虚标实之证。本虚应区别阴阳气血亏虚之不同。心气不足可见心胸隐痛而闷,因劳累而发,伴心慌,气短,乏力,舌淡胖嫩,边有齿痕,脉沉细或结代;心阳不振可见胸痛、胸闷气短,四肢厥冷,神倦自汗,脉沉细;心阴亏虚可见隐痛时作时止,缠绵不休,动则多发,伴口干,舌淡红而少苔,脉沉细而数。标实又应区别气滞、痰浊、血瘀、寒凝的不同。气滞可见心胸闷重而痛轻,兼见胸胁胀满,善太息,憋气,苔薄白,脉弦;痰浊可见胸部窒闷而痛,伴唾吐痰涎,苔腻,脉弦滑或弦数;血瘀可见胸部刺痛固定不移,痛有定处,夜间多发,舌紫黯或有瘀斑,脉结代或涩;寒凝可见胸痛如绞,遇寒则发,或得冷加剧,伴畏寒肢冷,舌淡苔白,脉细。

2.四诊辨证

临床一般将本病分为以下 6 型。

(1)心血瘀阻型:可见心胸剧痛、痛处固定不移、入夜痛甚,伴见心悸不宁、舌质紫黯或有瘀点、脉沉涩。

(2)痰浊闭阻型:可见胸闷如窒、痛引肩背、气短喘促、肢体沉重、体胖多痰、舌质淡胖、舌苔浊腻、脉弦滑。

(3)寒凝心脉型:可见胸痛彻背、感寒痛甚、胸闷气短、心悸喘息、不能平卧、面色苍白、四肢厥冷、舌苔薄白、脉沉细紧。

(4)心肾阴虚型:可见胸闷隐痛、心烦不寐、心悸盗汗、腰膝酸软、眩晕、耳鸣、舌红少津,或舌边有紫斑、脉细数或细涩。

(5)气阴两亏型:可见胸闷隐痛、时发时止、心悸短气、倦怠懒言、面色少华、头晕目眩、遇劳即甚、舌质偏红或有齿印、脉细无力或结代。

(6)阳气虚衰型:可见胸闷气短、胸痛彻背、心悸汗出、畏寒肢冷、腰酸乏力、面色苍白、唇甲青紫、舌质淡白或有紫黯、脉沉细或沉微欲绝。

二、康复策略

本病的传统康复疗法主要有中药、推拿、针灸、饮食、运动、心理康复等方法。对冠心病患者进行传统康复治疗,可以使患者恢复到最佳生理、心理、职业状态,防止冠心病或有易患因素的患者动脉粥样硬化的进展,减少冠心病猝死和再梗死的危险,并缓解心绞痛。最终达到延长患者生命,并恢复患者的活动和工作能力的目的。

三、针灸治疗

常用毫针刺法和艾灸进行治疗。

(一)毫针刺法

以疏通经络,活血化瘀,行气止痛为原则。

主穴:膻中、内关、心俞、厥阴俞、鸠尾、巨阙。

配穴:心阴虚加三阴交、神门、太溪;心阳虚加素髎、大椎、关元;心气虚加气海、足三里;心脉痹阻配通里、乳根;痰浊内阻配丰隆、肺俞。

操作:平补平泻手法,每次选用 4～5 穴,交替使用,10 次为 1 个疗程,1 个疗程后休息 3～5 天,再进行下 1 个疗程的治疗。在针刺背部腧穴的同时可注意寻找敏感点进行针刺。

(二)艾灸

对心阳不振、寒凝心脉者可用灸法。取血海、膈俞、曲池,每次每穴 5～10 壮,每天 1 次。

(高　鑫)

第四节　高　血　压

　　高血压是一种常见病、多发病,是引起心脑血管疾病死亡的主要原因之一。康复治疗可以有效地协助降低血压、减少药物使用量及对靶器官的损害、干预高血压危险因素,是高血压治疗的必要组成部分。对于轻症患者可以单纯用康复治疗使血压得到控制。高血压的传统康复治疗能最大限度地降低心血管的发病率,提高患者的活动能力和生活质量。

　　现代研究尚未明确高血压的发病机制。但可以肯定,外界不良刺激引起的长时间、强烈及反复的精神紧张、焦虑和烦躁等情绪波动,会导致或加重血压升高而发病。高血压早期无明显病理改变,长期高血压会引起动脉粥样硬化的形成和发展。

一、康复评定

(一)现代康复评定方法

　　血压评定:根据血压值,高血压分为3级(表15-1)。

表15-1　高血压分级

类别	收缩压(mmHg)	舒张压(mmHg)
1级高血压(轻度)	140~159	90~99
2级高血压(中度)	160~179	100~109
3级高血压(重度)	≥180	≥110

(二)传统康复辨证

1.病因病机

　　本病可参考中医学中眩晕证治疗,常因情志内伤,气郁化火等致肝阳上亢;或肾阴亏虚,肝失所养,以致肝阴不足,阴不制阳,肝阳上亢;或劳倦过度,气血衰少,气血两虚,清阳不展,脑失所养而发。本病病位在清窍,与肝、脾、肾三脏关系密切,以虚者居多。

2.四诊辨证

　　(1)辨脏腑:本病病位虽在清窍,但与肝、脾、肾三脏功能失常关系密切。肝阴不足,肝郁化火,均可导致肝阳上亢,兼见头胀痛,面潮红等症状。脾虚气血生化乏源,兼有纳呆,乏力,面色㿠白等;脾失健运,痰湿中阻,兼见纳呆,呕恶,头重,耳鸣等;肾精不足者,多兼腰酸腿软,耳鸣如蝉等。

　　(2)辨虚实:本病以虚证居多,夹痰夹火亦兼有之;一般新病多实,久病多虚,体壮者多实,体弱者多虚,呕恶、面赤、头胀痛者多实,体倦乏力、耳鸣如蝉者多虚;发作期多实,缓解期多虚。病久常虚中夹实,虚实夹杂。

　　(3)辨体质:面白而肥多为气虚多痰,面黑而瘦多为血虚有火。

　　(4)辨标本:本病以肝肾阴虚、气血不足为本,风、火、痰、瘀为标。其中阴虚多见咽干口燥,五心烦热,潮热盗汗,舌红少苔,脉弦细数;气血不足则见神疲倦怠,面色不华,爪甲不荣,食欲缺乏食少,舌淡嫩,脉细弱。标实又有风性主动,火性上炎,痰性黏滞,瘀性留著之不同,要注意辨别。

二、康复治疗

(一)康复策略

高血压的康复治疗应在患者病情减轻,血压控制稳定时进行。高血压的传统康复主要有中药疗法、针灸疗法、传统运动疗法等,通过传统康复治疗可以降低血压,控制疾病发展,改善患者心血管系统功能,减少并发症,提高患者日常生活质量。

针对高血压阴阳失调、本虚标实的基本病理,高血压的康复当以调和阴阳、扶助正气为原则,综合运用多种传统康复治疗方法。

(二)治疗方法

1.中药疗法

针对本病阴阳失调、本虚标实的主要病因病机,中药治疗当以调和阴阳、扶助正气为原则,采用综合方法,以达到身心康复的目的。阴虚阳亢者治宜滋阴潜阳,方用镇肝熄风汤加减;肝肾阴虚者治宜滋补肝肾,方用杞菊地黄汤加减;阴阳两虚者治宜调补阴阳,方用二仙汤加减。

2.针灸疗法

(1)毫针刺法:以风池、百会、曲池、内关、合谷、足三里、阳陵泉、三阴交为主穴。肝阳偏亢者可加行间、侠溪、太冲;肝肾阴亏者可加肝俞、肾俞;痰盛者可加丰隆、中脘、解溪。每天或隔天1次,7次为1个疗程。

(2)耳针法:取皮质下、降压沟、脑点、内分泌、交感、神门、心、肝、肾等,每天或隔天1次,每次选1~2穴,留针30分钟。亦可用埋针法,或用王不留行籽外贴。

(3)皮肤针法:部位以后颈部及腰骶部的脊椎两侧为主,结合乳突区和前臂掌面正中线,轻刺激,先从腰骶部脊椎两侧自上而下,先内后外,再叩刺后颈部、乳突区及前臂掌面正中线。每天或隔天1次,每次15分钟。

(4)穴位注射法:取足三里、内关,或三阴交、合谷,或太冲、曲池。三组腧穴交替使用,每穴注射0.25%盐酸普鲁卡因1 mL,每天1次,或取瘈脉穴,注射维生素 B_{12} 1 mL,每天1次,7次为1个疗程。

3.推拿疗法

一般以自我推拿为主,常用方法如揉攒竹、擦鼻、鸣天鼓、手梳头、揉太阳、抹额、按揉脑后、推桥弓、搓手浴面、揉腰眼、擦涌泉等,并辅以拳掌拍打。

4.传统体育疗法

传统体育是高血压康复的有效手段,既可起到一定的降压效果,又能调整机体对运动的反应性,从而促使患者康复。

(1)太极拳:太极拳动作柔和、姿势放松、意念集中,强调动作的均衡和协调性,有利于高血压患者放松和降压。一般可选择简化太极拳,不宜过分强调高难度和高强度。

(2)气功:气功的调心、调息和调神有辅助减压的效果,能稳定血压、心率及呼吸频率,调节神经系统。一般以静功为主,辅以动功。初始阶段可取卧式、坐式,然后过渡到立式、行式,每次30分钟,每天1~2次。

5.其他疗法

(1)音乐疗法:聆听松弛镇静性乐曲。如二泉映月、渔舟唱晚等,以移情易性,保持心情舒畅,精神愉快,消除影响血压波动的有关因素。

（2）饮食康复：饮食需定时定量，不可过饥过饱，不暴饮暴食。肥胖与钠摄入量高均与高血压有明显关系，因此日常宜采用低脂、低热量、低盐饮食，尤其应重视低盐饮食。一般摄盐应控制在每天 6 g 以下，病情较重者应限制在每天 2 g 以下。在限盐的同时，适当增加钾的摄入量（蔬菜水果中含量较丰富）。然而，也不必过分拘泥而长期素食，以防止顾此失彼，造成营养不良或降低人体抵抗力而罹患其他疾病。

三、注意事项

（1）急进性高血压，重症高血压或高血压危象，病情不稳定的Ⅲ期高血压患者不宜传统康复治疗。

（2）伴随其他严重并发症，如严重心律失常、心动过速、脑血管痉挛、心力衰竭、不稳定型心绞痛等不宜传统康复治疗。

（3）出现明显降压药不良反应而未能控制、运动中血压过度增高［收缩压＞29.3 kPa（220 mmHg）或舒张压＞14.7 kPa（110 mmHg）］不宜传统康复治疗。

（4）继发性高血压一般应针对其原发疾病进行治疗。

（高　鑫）

第五节　低　血　压

低血压是以体循环动脉血压偏低为主要症状的一种疾病。原发性低血压的诊断尚无统一标准，一般指以长期收缩压≤12.0 kPa（90 mmHg）和/或舒张压≤8.0 kPa（60 mmHg）为特征，排除其他原因所引发者。长时间低血压会使机体功能大大下降，可影响组织细胞氧气和营养的供应，二氧化碳及代谢废物的排泄，危害各个脏器。

中医学领域无低血压病对应病名，但根据其临床症状特点，大致可将其归纳为"眩晕""失眠""心悸""虚劳"等范畴。《灵枢·海论》认为"髓海不足，则脑转耳鸣，胫酸眩冒，目无所见，懈怠安卧。"《灵枢·卫气》说："上虚则眩。"诸论述符合低血压病的临床表现。低血压病位在心、脾、肾三脏，以脾肾为主。其病机是肝、脾、肾三脏虚损，痰浊上犯清窍，清窍失养。虚实之间又可互相转化与夹杂，如脾虚者，一方面生化之源不足，气血亏虚而生眩晕，另一方面又可聚湿生痰而生眩晕。虚实之间亦可相互转化，如肝肾阴虚日久阴损及阳，出现肾阳亏虚等。中医药治疗原发性低血压存在一定优势，主要表现在改善临床症状、减少临床不良反应等方面。

一、中医病因病机

低血压属于中医学"眩晕""虚劳""厥证"等范畴。多为先天不足，后天失养，劳倦伤正、久病劳倦内伤等所致。

低血压的病机以气血亏虚为主，其中气虚居多，阳损及阴，病位在心、脾、肾三脏。其病因病机为脏腑受损和气血不足，以虚为主。对于虚实夹杂证，为本虚标实，治疗应以补虚为主。

二、中医治疗

(一)辨证要点

1.辨脏腑

眩晕与心、脾、肾三脏功能失调密切相关。心阳虚者兼见心悸气短,头晕胸闷,神疲乏力等症状。脾胃虚弱,气血不足者,兼有纳呆、乏力、面色㿠白等症状。脾失健运,痰湿中阻者,兼见纳呆呕恶、头痛、苔腻诸症。肾精不足者,多兼有腰酸腿软、耳鸣如蝉等症。

2.辨标本虚实

低血压引起的诸证以虚证为主,实证为标。病程短,或突然发作,眩晕重,伴呕恶痰涎,胸脘满闷者,多属实证。凡病程较长,反复发作,遇劳即发,伴两目干涩,腰膝酸软,或面色㿠白,神疲乏力,脉细或弱者,多属虚证。气虚眩晕,迁延日久,气不运血,便可见唇甲青紫、面色晦暗、身体疼痛、舌质青紫、脉象细涩等血脉瘀滞的症状,此为本虚标实。

(二)中医辨证论治

1.气血两虚证

(1)临床表现:眩晕头昏,动则加剧,心悸气短,失眠多梦,神疲乏力,面色苍白或萎黄,唇甲色淡,食欲减退,舌淡苔薄白,脉细弱。

(2)治法:补益气血,健运脾胃。

(3)代表方:补中益气汤合四物汤加减。

(4)方解:方中黄芪补中益气,升阳固表;熟地黄滋阴补血;党参、白术、茯苓、甘草甘温益气,补益脾胃;陈皮调理气机,白芍养血柔肝,川芎活血行气,畅通气血;升麻协同柴、芪升举清阳。

2.气阴两虚证

(1)临床表现:头晕心悸,气短乏力,心烦失眠,倦怠懒言,健忘多梦,口干咽燥,或小便色黄,舌红少苔,脉细弱。

(2)治法:益气养阴,宁心安神。

(3)代表方:生脉饮加减。

(4)方解:方中党参、黄芪、甘草益气;阿胶、麦冬、五味子、沙参、白芍滋阴养血;当归养血补血;茯苓健脾宁心,远志安神定志;枳壳助升血压。诸药合用,共奏益气养阴,安神定志之功。

3.肝肾阴虚证

(1)临床表现:头晕头昏,耳鸣目涩,腰膝酸软,口燥咽干,失眠健忘,手足心热,四肢麻木,颧红盗汗,舌红少苔,脉细弱。

(2)治法:滋肾柔肝,育阴增液。

(3)代表方:左归饮合二至丸加味。

(4)方解:熟地甘温滋肾以填真阴;女贞子甘平,益肝补肾;旱莲草甘寒,入肾补精,能益下而荣上;辅以山茱萸、枸杞子养肝肾,以加强滋肾阴而养肝血之效;茯苓、炙甘草益气健脾,山药益阴健脾滋肾,麦冬、西洋参滋养肺胃之阴,养肺阴以清金制木,养胃阴以培土荣木;丹皮降相火以制虚阳浮动。诸药合用,有滋肾养肝之功。

4.心肾阳虚证

(1)临床表现:心悸气短,头晕胸闷,神疲乏力,腰酸肢冷,小便清长,大便溏泄,食欲减退,舌淡,苔薄白,脉沉缓或沉细。

（2）治法：温补心肾，益气助阳。

（3）代表方：金匮肾气丸加减。

（4）方解：附子、干姜、肉桂温壮元阳，鼓舞阳气；鹿角胶温肾阳，益精血；熟地黄、山药滋阴益肾，取"阴中求阳"之义；杜仲、菟丝子补肾强腰膝；炙甘草益气养心又调和诸药。诸药合用，共奏温补心肾，益气助阳之功。

5.痰湿中阻证

（1）临床表现：头晕目眩，头痛如蒙，胸脘满闷，恶心纳呆，神疲多寐，舌苔白腻，脉濡滑。

（2）治法：祛湿化痰，健脾和胃。

（3）代表方：二陈汤加减。

（4）方解：方中陈皮、半夏、茯苓燥湿祛痰；炙甘草、白术健脾益气；枳实、青皮理气和胃降逆；石菖蒲、郁金开窍化痰。诸药合用，共奏燥湿化痰，健脾和胃之功。现代研究表明枳实、青皮具有升高血压的药理作用。

6.气虚血瘀证

（1）临床表现：头晕头痛，面色晦暗，唇色黯红，气短懒言，自汗，胸闷隐痛，失眠多梦，舌红少苔，有瘀斑或瘀点，脉细涩。

（2）治法：补气活血，化瘀通络。

（3）代表方：补阳还五汤加减。

（4）方解：黄芪补益元气，意在气旺则血行，瘀去络通；人参甘温益气，健脾养胃；白术健脾燥湿，加强益气助运之力；当归尾活血通络而不伤血，赤芍、川芎、丹参协同当归尾以活血祛瘀；地龙通经活络，力专善走，周行全身，以行药力；枳实行气助血行。

（三）其他治疗

1.针刺

（1）取穴：百会、风池、曲池、足三里、三阴交、心俞、脾俞、肾俞。

（2）配穴：痰湿中阻，加中脘、丰隆、解溪；恶心呕吐，加内关；阳痿耳鸣，灸关元，刺听宫；眼睑下垂，加阳白透鱼腰；晕厥者，先强刺人中，不效再刺中冲，并刺足三里，灸百会、气海。

（3）方法：针法平补平泻，留针20分钟。

2.耳针

（1）取穴：额、枕、颞、神门、皮质下。

（2）方法：每穴捻针半分钟，留针30分钟，每天1次，10天为1个疗程。王不留行籽按压，用单侧穴位，3～5天更换穴位。

3.皮肤针

（1）部位：脊柱两侧（颈、胸、腰、骶），内关、足三里、三阴交。

（2）方法：采用轻或中度叩刺，不宜过重刺激。叩至局部微红为度。每天1次，10天为1个疗程。

（四）单味药研究

1.人参

性味归经：味甘、微苦，性温、平。归脾、肺经、心经。

药理作用：人参的主要生理活性成分是人参皂苷，此外还含有糖类、脂溶性成分、氨基酸、维生素、蛋白质、多肽、有机酸以及微量元素等多种化学成分。人参皂苷可提高人体记忆力，抗老年痴呆,减轻人体疲劳,增强免疫力,调节中枢神经系统,还能抗心肌缺血,抗脑缺血,抗心律失常,抗氧化,抗衰老,抗肿瘤。人参多糖除了具有免疫调节作用和抗肿瘤的作用外,还可降血糖、抗氧化、抗疲劳等,人参超微粉及水提物对大鼠实验性低血压均具有升压作用,能缓解心室重构,改善心肌收缩功能。人参超微粉不仅对血压具有"双向调节"作用,也在一定程度上对心脏收缩与舒张功能存在影响。

临床应用:人参具大补元气,复脉固脱,补脾益肺,生津,安神之功效。现代药理研究已证实,人参皂苷对血压具有双向调节作用,可使慢性低血压患者的血压上升。

2.西洋参

性味归经:性凉,味甘、微苦。归心、肺、肾经。

药理研究:西洋参的化学成分主要含有人参皂苷、多糖、挥发油,有机酸,甾醇,聚炔类,氨基酸,蛋白质等。具有抗肿瘤、保护心血管系统、提高机体免疫功能、调节代谢、抗缺氧之作用。西洋参具有抗炎、保护血管内皮、调节能量代谢等作用,进而能保护心肌梗死后受损的非缺血区心肌组织。西洋参总皂苷能提高乏氧性缺氧实验动物的耐缺氧能力。

临床应用:西洋参有补气养阴、清热生津之功效。主要用于气阴两虚之证。现代研究发现,西洋参中具有药效的成分主要是人参皂苷。清代张锡纯在《医学衷中参西录》中谈到:"西洋参性凉而补,凡欲用人参而不受人参之温补者,皆可以此代之。"近代药理亦证明西洋参与人参所含成分基本相同,药理亦颇相似。经临床观察,西洋参对气阴两虚型低血压病有良好的疗效。

3.黄芪

性味归经:性微温,味甘。归脾、肺经。

药理研究:黄芪主要含糖类、多种氨基酸、蛋白质、胆碱、甜菜碱、叶酸、维生素 P 以及淀粉酶等。黄芪多糖能促进 RNA 和蛋白质合成,使细胞生长旺盛,寿命延长,并能抗疲劳、耐低温、抗流感病毒。黄芪水煎液、多糖、皂苷对造血功能有保护和促进作用。黄芪总皂苷具有正性肌力作用,黄芪总黄酮和总皂苷能保护缺血缺氧心肌。黄芪水煎液有保护肾脏、消除尿蛋白和利尿作用,并对血压有双向调节作用。此外,黄芪有抗衰老、抗辐射、抗炎、降血脂、降血糖、增强免疫、抗肿瘤和保肝等作用。黄芪具有细胞免疫作用:黄芪多糖能够增强巨噬细胞的吞噬作用,同时可刺激 T、B 淋巴细胞,还诱导机体产生干扰素,增强机体抗病毒能力即黄芪的细胞免疫的作用。

临床应用:黄芪具有补气升阳、固表止汗、利水消肿、生津养血、行滞通痹、托毒排脓、敛疮生肌之功效。黄芪的动物实验虽提示有降压作用,但临床单味应用或配伍成复方应用,均发现有良好的升压功效,尤其对中气下降型低血压病效果尤为明显,这可能与黄芪能加强心脏及血管的收缩力有关。

三、预防、调护与康复

一般无症状性低血压,大多可通过饮食疗法和体育锻炼使血压得以回升。体质弱者的低血压,除了注意营养,多摄入蛋白质丰富的饮食,适当多摄入食盐以增加血容量外,要长期坚持跑步、骑车、游泳、健美操等体育锻炼,以增强肌肉张力、血管弹性、心肌收缩力和神经兴奋性,促使血压升高的有利因素。若血压长期低于正常值,并伴有倦怠、头晕、心悸、心前区重压感等症状者,则需要配合药物治疗。

低血压患者应注意多休息,保持足够的睡眠时间。建议适当增加食盐用量,同时多饮水。多进食山药、薏苡仁、荔枝、枸杞子、栗子、核桃、红枣、瘦肉、羊肉及鸡、鸽子等禽类食品,滋阴益气、补肾健脾、温通心阳,以促使血压回升;同时还应多吃含维生素、微量元素丰富的水果蔬菜,如苹果、香蕉、橘子、菠萝、油菜、西红柿、韭菜及豆类制品等,各种营养摄入充分,才能使气血生化有源。应在医师的指导下增加营养,适当进食有利于调节血压的滋补品,如人参、黄芪、生脉饮等;增加体育锻炼,提升机体调节功能;必要时进行药物治疗。

四、预后与转归

低血压病的大部分患者无症状或症状很轻,患者长期、反复地发生这种低血压,导致心脑肾等器官的血流灌注不足,引起器官损害。有症状性低血压的预后较好,通过积极治疗可以得到有效缓解。对于无症状性低血压及因原发病或透析等因素引起的低血压则需要尤其重视。

明清以来,低血压病诸症对应的中医病名以"眩晕"为主,反映一切头目不利导致的视物转动感。但中医病名"眩晕"与低血压病的定义不是确切的一一对应或包含关系,只是两者之间存在共性。因此,以症状与伴随症状作为低血压病的中医病名或有不妥,参考病机命名可能是一个不错的选择。低血压病的辨证以虚证为主,根据气血阴阳的虚损程度,有针对性地进行调整,为低血压病辨证的具体思路。治疗时,秉持补虚扶正的大法,施予补气方药为主,根据患者情况适当配伍补血药、补阳药、补阴药。

另外,临床需注意高血压与低血压的发生并不是两个相互独立的对立事件,有高血压病史的老年人也会发生直立性低血压的问题,此时的治疗切忌单一使用降血压药或升血压药物,应以患者的临床症状为主辨证治疗。从特殊类型低血压患者的治疗上可以看出,中医药可发挥未病先防作用。而在已经出现的特殊类型低血压患者治疗上,则应重视原发病、致病条件及患者体质等因素,兼顾病因、病势、诱因共同治疗。

(高　鑫)

第六节　慢性阻塞性肺疾病

慢性阻塞性肺疾病(COPD)是一种具有气流受限特征的肺部病证,气流受限不完全可逆,并呈进行性发作,与肺部对有刺激气体或有刺激颗粒的异常炎症反应有关。COPD与慢性支气管炎和肺气肿密切相关。当慢性支气管炎、肺气肿患者肺功能检查出现气流受限、并且不完全可逆时,即属COPD。如患者只有"慢性支气管炎"和/或"肺气肿",而无气流受限,则不能诊断为COPD,可将具有咳嗽、咳痰症状的慢性支气管炎视为COPD的高危期。

COPD属中医"哮证""喘证""肺胀"等疾病范畴,认为本病多因内伤久咳、支饮、哮喘、肺痨等慢性肺系统疾病,迁延失治,痰浊潴留,气滞肺间,日久导致肺虚,复感外邪诱使病情发作加剧。

一、康复评定

(一)现代康复评定方法

1.病史

COPD起病缓慢,病程较长。

2.症状

主要有慢性咳嗽、咳痰、喘息、胸闷、气短或呼吸困难等。同时,出现运动耐力下降,活动的范围、种类和强度减少甚至不能活动。

3.体征

本病早期体征不明显,随着病情的进展可出现桶状胸、呼吸变浅、频率加快、辅助呼吸肌活动增强。重症患者可出现呼吸困难或发绀。叩诊肺部过清音,心浊音界缩小,肺下界和肝浊音界下降。听诊两肺呼吸音减弱,呼气延长,平静呼吸时可闻及干啰音,肺底和其他部位可闻及湿啰音。

4.X线检查

肺容积增大,膈肌位置下移,双肺透亮度增加,肋间隙增宽,肋骨走行扁平,心影呈垂直狭长。

5.呼吸功能徒手评定分级

大多数 COPD 患者都不同程度存在呼吸困难,通过让患者做一些简单的动作或短距离行走,根据患者出现气短的程度可初步评定其呼吸功能。徒手评定一般分为 0～5 级(表 15-2)。

表 15-2　呼吸功能的徒手评定分级方法

分级	表现
0	虽然不同程度的阻塞性肺气肿,但活动时无气短,活动能力正常,疾病对日常生活无明显影响
1	一般活动时出现气短
2	平地步行无气短,速度较快或登楼、上坡时,同龄健康人不觉气短而自己有气短
3	慢走 100 m 以内即有气短
4	讲话或穿衣等轻微活动时即有气短
5	安静时出现气短,不能平卧

6.肺功能测试

(1)用力肺活量(FVC):指深吸气至肺总量位,然后用力快速呼气直至残气位时的肺活量。

(2)第 1 秒用力呼气量(FEV_1):为尽力吸气后尽最大努力快速呼气,第 1 秒所能呼出的气体容量。

临床评价通气功能障碍的两项主要指标:FEV_1 占预计值的百分比(即 $FEV_1\%$)和 FEV_1 占 FVC 的百分比(即 FEV_1/FVC)。通过这两项指标来评价气流的阻塞程度,用于 COPD 肺功能的分级(表 15-3)。

表 15-3　肺功能的分级标准

分级	$FEV_1\%$	$FEV_1/FVC(\%)$
基本正常	＞80	＞70
轻度减退	80～71	70～61
显著减退	70～51	60～41
严重减退	50～21	≤40
呼吸衰竭	≤20	

7.COPD 的严重程度分级

肺功能康复是慢性阻塞性肺疾病的康复的主要内容,根据慢性阻塞性肺疾病全球倡议,将本病的严重程度分为 5 级(表 15-4)。

表 15-4 COPD 严重程度分级

级别	分级标准
0（危险期）	有慢性咳嗽、咳痰症状；肺功能正常
Ⅰ（轻度）	伴或不伴慢性咳嗽、咳痰症状；$FEV_1/FVC<70\%$，$FEV_1\geqslant80\%$预计值
Ⅱ（中度）	伴或不伴慢性咳嗽、咳痰、呼吸困难症状；$FEV_1/FVC<70\%$，$30\%\leqslant FEV_1<80\%$预计值
Ⅲ（重度）	伴或不伴慢性咳嗽、咳痰、呼吸困难症状；$FEV_1/FVC<70\%$，$30\%\leqslant FEV_1<85\%$预计值
Ⅳ（极重度）	伴慢性呼吸衰竭；$FEV_1/FVC<70\%$，$FEV_1<30\%$预计值

8.COPD 病程分期

（1）急性加重期：在疾病过程中，短期内咳嗽、咳痰、气短和/或喘息加重、痰量增多，呈脓性或黏液脓性，可伴发热等症状。

（2）稳定期：患者咳嗽、咳痰、气短等症状稳定或症状轻微。

9.活动能力评定

（1）活动平板试验或功率车运动试验：通过活动平板或功率车进行运动试验可获得最大吸氧量、最大心率、最大代谢当量（MET）值、运动时间等量化指标来评定患者的运动能力，也可通过活动平板运动试验中患者主观劳累程度分级（Borg 分级）等半定量指标来评定患者的运动能力。

（2）定量行走评定（6 分钟步行试验）：适用于不能进行活动平板试验的患者，让患者行走6 分钟，记录其所能行走的最长距离，以判断患者的运动能力及运动中发生低氧血症的可能性。

（3）日常生活活动能力评定：可根据需要进行 Barthel 指数、Katz 指数、修订的 Kenny 自理指数和 Pulses 等评定。

（二）传统康复辨证

1.病因病机

本病病位主要在肺、脾、肾及心，病变首先在肺，继而影响脾、肾，后期则病及于心。因肺主气、司呼吸，开窍于鼻，外合皮毛，故外邪从口鼻、皮毛入侵，多首先犯肺，以致肺之宣降功能不利，气逆于上而为咳，升降失常而为喘。久则肺虚，而致主气功能失常，影响呼吸出入，肺气壅滞，导致肺气胀满，张缩无力，不能敛降。若肺病及脾，子盗母气，脾失健运，则可导致肺脾两虚。肺为气之主，肾为气之根，若久病肺虚及肾，肺不主气，肾不纳气，可致咳喘日益加重，吸气尤为困难，呼吸短促难续，动则尤甚。肺与心同居胸中，经脉相通，肺气辅佐心脏治理，调节血脉的运行，心阳根于命门真火，故肺虚治节失职，或肾虚命门火衰，均可病及于心，使心气无力、心阳衰竭，甚则可以出现喘脱等危候。

2.四诊辨证

（1）稳定期分为肺虚、脾虚、肾虚 3 型进行康复评定。

肺虚型：偏气虚者易患感冒，自汗怕风，气短声低，或兼见轻度咳喘，痰白清稀；偏阴虚者，多见呛咳，痰少质黏，咽干口燥。

脾虚型：偏气虚者常常痰多，倦怠，气短，食少便溏；伴阳虚者，则可见形寒肢冷，泛吐清水等症状。

肾虚型：平素常短气息促，动则尤甚，吸气不利，腰膝酸软。

（2）急性加重期一般分为以下 2 型行康复评定。

外寒内饮型：咳逆喘满不得卧，气短气急，咳痰白稀、呈泡沫状，胸部膨满；或恶风寒，发热，口干不欲饮,周身酸楚,面色青黯,舌体胖大,舌质黯淡,舌苔白滑,脉浮紧或浮弦滑。

痰热郁肺型:咳逆喘息气粗,胸满烦躁,目睛胀突,痰黄或白、黏稠难咯;或发热微恶寒,溲黄便干,口渴欲饮,舌质红黯,苔黄或白黄厚腻,脉弦滑数或兼浮象。

二、康复策略

COPD 目前尚无有特效的治疗方法。其病程可长达数十年,在缓解期因症状轻微常被患者忽视,若出现并发症,如肺心病、肺性脑病、呼吸衰竭等往往预后不良。因此在缓解期进行康复治疗是非常必要的。

COPD 急性加重期病情严重者应住院治疗,采取控制性氧疗、抗感染、舒张支气管、纠正呼吸衰竭等多种方法对症治疗,不宜进行康复治疗。COPD 患者的传统康复治疗应在稳定期进行。由于稳定期患者气流受限的基本特点仍持续存在,如果不做有效治疗,其病变长期作用的结果必然会导致肺功能的进行性恶化。因此,应重视 COPD 患者稳定期的传统康复治疗,采取综合性康复治疗措施,以减轻症状,减缓或阻止肺功能进行性降低为目标。

COPD 的传统康复治疗主要有针灸、推拿、中药疗法、食疗、运动疗法、情志康复等具有中医特色的治疗手段和方法。通过全面的传统康复治疗措施,可明显改善患者症状,增加呼吸运动效率,提高生活自理能力,减少住院次数,从而延长患者寿命,提高生活质量。

三、康复治疗

(一)中药疗法

1.内服法

(1)肺脾两虚者可见喘促短气,乏力,咳痰稀薄,自汗畏风,面色苍白,舌淡脉细弱,或见口干,盗汗,舌红苔少,脉细数,或兼食少便溏,食后腹胀不舒,肌肉消瘦,舌淡脉细。治以健脾益气,培土生金,方取补中益气汤加减。

(2)肺肾两虚者可见胸满气短,语声低怯,动则气喘,或见面色晦黯,或见面目水肿,舌淡苔白,脉沉弱。治以补肺益肾,止咳平喘,方取人参蛤蚧散加减。

(3)肺肾阴虚者可见咳嗽痰少,胸满烦躁,手足心热,动则气促,口干喜饮,舌红苔少,脉沉细。治以养阴清肺,方取百合固金汤加减。

(4)脾肾阳虚者可见胸闷气憋,呼多吸少,动则气喘,四肢不温,畏寒神怯,小便清长,舌淡胖,脉微细。治以补脾益肾,温阳纳气,方取金匮肾气丸加减。

2.外治法

白芥子、延胡索各 20 g,甘遂、细辛各 10 g,麝香 0.6 g,共为细末,用姜汁调和,在夏季三伏天时,每伏第一天外敷于肺俞、膏肓、颈百劳等腧穴,4 小时后除去,共分三次敷完。每年 1 个疗程。

3.药膳

药膳可以提高本病康复治疗效果,现介绍几种常用药膳。

(1)紫苏粥:紫苏叶 10 g、粳米 50 g、生姜 3 片,大枣 5 枚。具有祛风散寒,理气宽中的作用。

(2)枇杷饮:枇杷叶 10 g、鲜芦根 10 g。具有祛风清热,止咳化痰的作用。

(3)鲫鱼汤:鲫鱼 200 g 以上 1 条,肉豆蔻 3~5 g。具有健脾益肺的作用。

(4)梨子汤:梨子 200 g,川贝 10 g。具有养阴润肺化痰的作用。

(5)薏苡杏仁粥:薏米 50 g、杏仁(去皮尖)10 g。具有健脾祛湿,化痰止咳的作用。

（6）人参蛤蚧粥：蛤蚧粉 2 g、人参 3 g、糯米 75 g。具有补肺益肾，纳气定喘的作用。

（7）虫草全鸭汤：冬虫夏草 10 g、老雄鸭肉 300 g、黄酒 15 g、生姜 5 g、葱白 10 g、胡椒粉 3 g、食盐 3 g。具有补肺益肾，平喘止咳的作用。

（8）紫河车汤：紫河车 1 个，生姜 3～5 片。具有补肺疗虚的作用。

（二）针灸治疗

以毫针刺法、灸法为主，以疏通经络、宣肺止咳为原则。

1.毫针刺法

主穴：肺俞、脾俞、肾俞、膏肓、气海、足三里、太渊、太溪、命门。

配穴：合谷、天突、曲池、列缺。

操作方法：每次选 3～5 穴，常规方法针刺，用补法，隔天 1 次。

2.灸法

主穴：大椎、风门、肺俞、肾俞、膻中、气海。

操作方法：用麦粒灸，每穴每次灸 3～5 壮，10 天灸 1 次，3 次为 1 个疗程。

（三）推拿治疗

以疏通经络、宣肺止咳为原则，分部选择腧穴进行推拿治疗。

1.按天突

适用于阵咳不止或喉中痰鸣不易咳出，或气短不能平卧者。用拇指按压天突穴。注意拇指要从天突穴向胸骨柄内面按压，以有酸胀感为宜。按压 10 次。

2.叩定喘

适用于剧咳不出、气喘明显者。在该部用指尖叩击，症状常可缓解。

3.叩丰隆

功能化痰止咳。手握拳状，以指间关节背侧叩击该穴。

4.叩足三里

功能调理脾胃，手法同叩丰隆。

5.宽胸按摩

常用于呼吸烦闷不畅时。①抹胸：两手交替由一侧肩部由上而下呈斜线抹至对侧肋下角部，左右各 10 次；②拍肺：两手自两侧肺尖部开始沿胸廓自上而下拍打，两侧各重复 10 次；③捶背：两手握空拳，置于后背部，嘱患者配合呼吸，呼气时由内向外捶打，同时背稍前屈；吸气时由外向内拍打，同时挺胸，重复 10 次；④摩膻中：用掌根按于膻中穴，做顺、逆时针方向按摩各 36 次。

（四）传统运动疗法

常用的传统运动疗法如八段锦、易筋经、少林内功、五禽戏等。

四、注意事项

（一）饮食调理

饮食做到"三高四低"，"三高"即高蛋白、高维生素、高纤维素，故宜多食用瘦肉、豆制品、鱼类、乳类等含蛋白量较高食品，以及蔬菜、水果、菌类、粗粮等含维生素、纤维素较多的食物，经常食用有助于增加营养，改善体质，通畅大便，排出毒素。"四低"即饮食中应注意低胆固醇、低脂肪、低糖、低盐。

（二）调节情绪

对患者及时有效地运用语言疏导法，有助于病情的康复和生活质量的提高。首先要改善患者对本病的消极态度，协助其解脱因呼吸困难而产生的焦虑，又因焦虑而产生呼吸困难的恶性循环。其次，应鼓励患者参加适当的活动，改善其躯体功能。另外，要及时发现患者潜在的身体和心理方面的异常变化，防止患者因极度痛苦而感到绝望，甚至产生自杀行为。医护人员及家属要多与患者交流，以满足患者对关怀的需求，消除抑郁、孤独的情绪。

（三）吸氧

绝大多数患者有低氧血症，尤其夜间容易发生缺氧，吸氧可以使患者运动能力提高，也可以防止肺动脉高压的发展，及肺心病的发生。

（四）慎起居

平时要注意防寒保暖、忌烟酒、远房事、调情志、加强体育锻炼，增强体质，提高机体免疫力。

（高　鑫）

参 考 文 献

[1] 赵吉平,符文彬.针灸学[M].北京:人民卫生出版社,2020.

[2] 杨卓欣.中医临证撷英[M].广州:广东科技出版社,2020.

[3] 杜广中,李青青.现代并发症的针灸诊疗[M].北京:中国医药科技出版社,2020.

[4] 彭清华,刘旺华.中医诊断现代研究[M].长沙:湖南科学技术出版社,2020.

[5] 王向莹,王诗源.中医基础与疾病辩证[M].哈尔滨:黑龙江科学技术出版社,2021.

[6] 朱建平.总论、中医基础理论[M].上海:上海科学技术出版社,2020.

[7] 黄龙微.临床中医诊疗与针灸[M].哈尔滨:黑龙江科学技术出版社,2020.

[8] 许桂青.临床针灸与推拿实践[M].哈尔滨:黑龙江科学技术出版社,2020.

[9] 王心东.中医实践论语[M].北京:中医古籍出版社,2020.

[10] 王常海,车志英.中医诊断学研究[M].济南:山东科学技术出版社,2021.

[11] 梁少华.临床中医诊疗学[M].长春:吉林科学技术出版社,2020.

[12] 张永臣,王健.针灸学[M].济南:山东科学技术出版社,2020.

[13] 崔姗姗.中医门径 中医基础通识[M].郑州:河南科学技术出版社,2021.

[14] 王艳君,王鹏琴,龚利.针灸推拿康复学[M].北京:中国中医药出版社,2020.

[15] 李灿东.实用中医诊断学[M].北京:中国中医药出版社,2021.

[16] 张捷.脑卒中针灸康复诊疗[M].太原:山西科学技术出版社,2020.

[17] 黄福忠.中医诊治常见疾病[M].成都:四川科学技术出版社,2021.

[18] 胡德胜,朱锐.实用小儿推拿学[M].武汉:华中科学技术大学出版社,2021.

[19] 李宁,吕建琴.针灸学[M].成都:四川大学出版社,2021.

[20] 肖少卿.肖少卿针灸中药治验荟萃[M].沈阳:辽宁科学技术出版社,2020.

[21] 吴中云.中医文化纵观[M].北京:知识产权出版社,2021.

[22] 黄国健.针灸单穴应用大全[M].北京:中国医药科技出版社,2020.

[23] 张必萌,汤晓龙.常见眼病针灸治疗实用手册[M].上海:上海科学技术出版社,2021.

[24] 宋柏林,于天源,赵焰,等.推拿治疗学[M].北京:人民卫生出版社,2021.

[25] 王红民.经络诊察与推拿临床思维训练[M].北京:中国中医药出版社,2021.

[26] 李桂.中医临床精要[M].北京:中医古籍出版社,2021.

[27] 牟成林,沈向楠,朱学亮,等.实用骨病针灸推拿康复技术[M].北京:科学技术文献出版社,2021.

［28］孙涛.推拿手法［M］.北京：中国劳动社会保障出版社,2021.

［29］吴耀持,涂宇明.针灸疗法［M］.上海：上海科学技术出版社,2020.

［30］王少英.临床中医诊疗精粹［M］.北京：中国纺织出版社,2020.

［31］秦华佗,刘格,陈苑珠.中医临证经验与方法［M］.长春：吉林科学技术出版社,2020.

［32］汪文军,顾赤.推拿疗法［M］.上海：上海科学技术出版社,2020.

［33］曾培杰.认识中医［M］.沈阳：辽宁科学技术出版社,2020.

［34］吕明.推拿手法学［M］.北京：中国医药科学技术出版社,2020.

［35］王健,王耀智.新编中国现代推拿［M］.上海：上海交通大学出版社,2021.

［36］罗玉生.分析针灸配合中药在临床中治疗偏头痛患者的效果［J］.中医临床研究,2020,12
(4)：44-46.

［37］赵鑫,吕翠霞.叶天士虚劳辨治特色［J］.中国中医基础医学杂志,2021,27(1)：38-41.

［38］满斌,王琪,许军峰.调神降逆针法联合旋覆代赭汤治疗中风后呃逆效果观察［J］.山东医药,
2020,60(19)：30-33.

［39］林红.《医学纲目》扶正法在辨治积聚中的应用浅析［J］.浙江中医杂志,2021,56(4)：266-267.

［40］王磊,李志超,王敏,等.名老中医董建文教授治疗早中期膝痹病经验［J］.中医临床研究,
2021,13(19)：97-100.